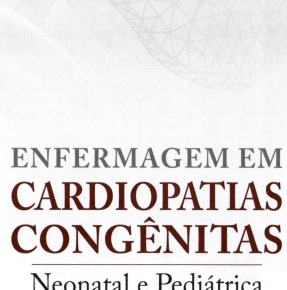

ENFERMAGEM EM
CARDIOPATIAS CONGÊNITAS
Neonatal e Pediátrica

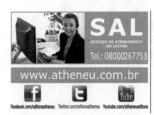

ENFERMAGEM EM CARDIOPATIAS CONGÊNITAS
Neonatal e Pediátrica

Editoras

Ana Lúcia Capucho Lorena Abrahão

Maria do Carmo Martins Jatobá

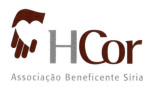

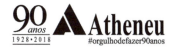

EDITORA ATHENEU

São Paulo — Rua Jesuíno Pascoal, 30
Tel.: (11) 2858-8750
Fax: (11) 2858-8766
E-mail: atheneu@atheneu.com.br

Rio de Janeiro — Rua Bambina, 74
Tel.: (21)3094-1295
Fax: (21)3094-1284
E-mail: atheneu@atheneu.com.br

PRODUÇÃO EDITORIAL/CAPA: Equipe Atheneu
PROJETO GRÁFICO/DIAGRAMAÇÃO: Triall Composição Editorial Ltda.

CIP-Brasil. Catalogação na Publicação
Sindicato Nacional dos Editores de Livros, RJ

E46
Enfermagem em cardiopatias congênitas : neonatal e pediátrica / Ana Lúcia Capucho
Lorena Abrahão, Maria do Carmo Martins Jatobá. - 1. ed. - Rio de Janeiro : Atheneu,
2019.
: il.

Inclui bibliografia
ISBN 978-85-388-0922-7

1. Cardiologia pediátrica. 2. Cardiopatias congênitas. I. Abrahão, Ana Lúcia
Capucho Lorena. II. Jatobá, Maria do Carmo Martins.

18-52980

CDD: 618.9212
CDU: 612.17-053.2

ABRAHÃO, A. L. C. L.; JATOBÁ, M. do C. M.

Enfermagem em Cardiopatias Congênitas – Neonatal e Pediátrica

© *EDITORA ATHENEU*
São Paulo, Rio de Janeiro, 2019

Sobre as Editoras

Ana Lúcia Capucho Lorena Abrahão

- Gerente de Enfermagem das Unidades de Terapia Intensiva Cardiopediátrica e Neonatal, Pediatria e Unidade Fetal do Hospital do Coração da Associação Beneficente Síria (HCor).
- Graduada em Enfermagem pela Faculdade de Enfermagem e Obstetrícia Severino Sombra.
- Especialista em Neonatalogia pelo Centro Universitário São Camilo.
- MBA Executivo em Saúde pela Fundação Getulio Vargas (FGV).

Maria do Carmo Martins Jatobá

- Enfermeira Supervisora da Unidade de Terapia Intensiva Cardiopediátrica e Neonatal do Hospital do Coração da Associação Beneficente Síria (HCor).
- Enfermeira Graduada pela Faculdade de Enfermagem Nossa Senhora das Graças (FENSG).
- Especialista em Enfermagem em Cardiologia pela Universidade Federal de São Paulo (Unifesp).
- MBA em Gestão em Saúde pela Escola de Enfermagem da Universidade de São Paulo (EE-USP), Ribeirão Preto.

Sobre os Colaboradores

Adriana da Silva Magalhães

Enfermeira Especialista em Cardiologia (Modalidade Residência) pela Universidade Federal de São Paulo (Unifesp). Enfermeira da Unidade de Terapia Intensiva Cardiopediátrica e Neonatal do Hospital do Coração da Associação Beneficente Síria (HCor).

Ana Paula Lima da Silva

Enfermeira pela Universidade Camilo Castelo Branco. Especialização em Enfermagem em Cardiologia pela Universidade Federal de São Paulo (Unifesp). Mestre pelo Programa de Saúde do Adulto da Escola de Enfermagem da Universidade de São Paulo (EEUSP).

André Luiz Peres Nicola

Graduação em Enfermagem pela Faculdades Adamantinenses Integradas (FAI). Especialização em Cardiologia pela Real Benemérita Sociedade Beneficência Portuguesa – Hospital São Joaquim. Título de Especialista em Enfermagem em Cardiologia pela Sociedade Brasileira Cardiovascular (SBC). Especialista em Docência para Educação Profissional em Enfermagem pela Faculdade de Educação São Luis (FESL). Especialista em Educação Permanente pela Faculdade Albert Einstein. Atualmente Enfermeiro Especialista em Educação Permanente da Associação do Sanatório Sírio do Hospital do Coração da Associação Beneficente Síria (HCor).

André Santos Alves de Araujo

Enfermeiro da Equipe Multiprofissional de Terapia Nutricional. Pós-graduação em Nutrição Humana Aplicada e Terapia Nutricional – IMeN. Especialista em Nutrição Parenteral e Enteral pela Sociedade Brasileira de Nutrição Parenteral (SBNPE). Pós-graduação em Enfermagem em Cardiologia pela Universidade Federal de São Paulo (Unifesp).

Cecilia Ayako Suto

Gerente de Enfermagem do Centro de Diagnóstico do Hospital do Coração da Associação Beneficente Síria (HCor). MBA Executivo em Saúde pela Fundação Getulio Vargas (FGV).

Celia de Fatima Anhesini Benetti

Enfermeira pela Pontifícia Universidade de São Paulo (PUC-SP). Enfermeira Especialista em Hemodinâmica e Cardiologia Intervencionista. MBA em Gestão Executiva de Saúde pela Faculdade Getulio Vargas (FGV). Gerente Executiva de Enfermagem do Setor de Hemodinâmica do Hospital do Coração da Associação Beneficente Síria (HCor).

Claudia Reiko Akamoto Sato

Supervisora de Enfermagem do Centro de Diagnóstico do HCor – Associação Beneficente Síria. Pós-graduada em Administração Hospitalar pela Universidade de Ribeirão Preto (UNAERP).

Enfermagem em Cardiopatias Congênitas – Neonatal e Pediátrica

Claudia Satiko Takemura Matsuba

Enfermeira Coordenadora Técnico-administrativa da Equipe Multiprofissional de Terapia Nutricional do Hospital do Coração da Associação Beneficente Síria (HCor). Professor Convidado do Curso de Pós-graduação em Nutrição Humana pelo Instituto de Metabolismo e Nutrição (IMeN). Pós-graduação em Enfermagem em Unidade de Terapia Intensiva pela Universidade Federal de São Paulo (Unifesp). Especialização em Nutrição Parenteral e Enteral pela Sociedade Brasileira de Nutrição Parenteral (SBNPE). Mestrado em Enfermagem na área da Saúde do Adulto e do Idoso pela Universidade Federal de São Paulo (Unifesp). MBA Executivo em Saúde pela Fundação Getulio Vargas (FGV). Presidente do Comitê de Enfermagem da SBNPE.

Daniele Silva Szpak

Graduação em Farmácia e Bioquímica pela Universidade Paulista (UNIP). Cursando Pós-graduação em Farmacologia e Toxicologia Clínica no Instituto Racine.

Edineia Reis Castelo Bonalume

Enfermeira da Unidade de Pediatria e Cardiopatias Congênitas do Hospital do Coração da Associação Beneficente Síria (HCor). Formada pelo Centro Universitário Uninove (Uninove). Especialização em Enfermagem Obstetriz pela Faculdade Metropolitana (FMU).

Elaine Cristina Dalcin Seviero

Graduada em Serviço Social pela Pontifícia Universidade Católica de São Paulo (PUC-SP). Pós-graduada em Serviço Social no Hospital Universitário pela Universidade Federal de São Paulo (Unifesp). Cursando o último ano em Psicanálise Clínica pelo Centro de Formação de Psicanalistas Clínicos do Brasil Wilson Cerqueira. Assistente Social, Especialista em Hospital Universitário pela Unifesp. Coordenadora do Serviço Social.

Eli Kamei

Graduação em Enfermagem e Obstetrícia pela Faculdade de Medicina de Marília (Famema). Pós-gradução em UTI Adulto pela Universidade Federal de São Paulo (Unifesp).

Eliza Akemi Ikeisumi

Enfermeira da Unidade de Terapia Intensiva Cardiopediátrica e Neonatal do Hospital do Coração da Associação Beneficente Síria (HCor). Especialista em Cardiologia pelo Hospital da Beneficiência Portuguesa de São Paulo.

Ellen Karin de Castro

Enfermeira graduada pelo Centro Universitário São Camilo. Pós-graduação em Neonatologia pelo Centro Universitário São Camilo. Pós-graduação em Obstetrícia. Enfermeira da Unidade de Terapia Intensiva Cardiopediátrica e Neonatal do Hospital do Coração da Associação Beneficente Síria (HCor).

Erica de Oliveira Paes

Enfermeira pelo Centro Universitário São Camilo. Pós-graduação em Pediatria e Neonatologia pela Escola Paulista de Medicina (Unifesp). ECLS Training Course 2013 – Stollery Children´s Hospital – Edmonton, Canadá. Enfermeira da Unidade de Terapia Intensiva Cardiopediátrica e Neonatal do Hospital do Coração da Associação Beneficente Síria (HCor).

Erica Freitas de Amorim

Fisioterapeuta Coordenadora da Unidade de Terapia Intensiva Cardiopediátrica e Neonatal do Hospital do Coração da Associação Beneficente Síria (HCor). Especialista em Fisiologia do Exercício pela Universidade Federal de São Paulo (Unifesp). Mestre na área de Clínica Cirúrgica pela Faculdade de Medicina de Ribeirão Preto (FMRP).

Janaina Xavier de Andrade Santos

Psicóloga Clínica e Hospitalar. Bacharelado e Licenciatura em Psicologia. Especialista em Psicologia e Saúde: Psicologia Hospitalar pela Pontifícia Universidade Católica de São Paulo (PUC-SP). Formação em Psicologia Perinatal e Parentalidade pelo Instituto Brasileiro de Psicologia Perinatal Gerar. Psicóloga Responsável pela Cardiopediatria, Unidade Fetal da Unidade de Terapia Intensiva Neonatal e Cardiopediátrica. Supervisora de Estágio de Graduação – Brinquedoteca. Membro Suplente do Comitê de Ética e Pesquisa do Hospital do Coração da Associação Beneficente Síria (HCor).

Leda Rezende Sobreira Duarte

Enfermeira graduada pela Faculdade de Enfermagem e Obstetrícia de Guarulhos (FIG). Pós-graduada em Cardiologia pela FMU.

Lillian de Carla Sant'Anna Macedo

Nutricionista graduada pelo Centro Universitário São Camilo. Especialista em Nutrição Humana Aplicada à Prática Clínica pelo Instituto de Metabolismo e Nutrição (IMeN) e em Terapia Nutricional Parenteral e Enteral pela Sociedade Brasileira de Nutrição Parenteral (SBNPE). Coordenadora de Nutrição Clínica e Membro da Equipe Multiprofissional de Terapia Nutricional do Hospital do Coração da Associação Beneficente Síria (HCor).

Luciane Moreira da Silva

Enfermeira da Unidade de Terapia Intensiva Cardiopediátrica e Neonatal do Hospital do Coração da Associação Beneficente Síria (HCor). Especialista em UTI Neonatal e Pediátrica pelo Instituto da Criança da Faculdade de Medicina da Universidade de São Paulo (ICR-FMUSP).

Luciene Denneberg Guimarães Silva

Enfermeira graduada pela Universidade Federal de São Paulo (Unifesp). Especialista em Cardiologia pela Unifesp.

Mara Lucia Leite Ribeiro

Pós-graduação em Gerenciamento de Enfermagem pela Universidade Federal de São Paulo (Unifesp). MBA – Gestão Executiva em Saúde pela Faculdade Getulio Vargas (FGV). Gerente de Enfermagem do Centro Cirúrgico e CME do Hospital do Coração da Associação Beneficente Síria (HCor).

Natacha Cristina Winitski

Enfermeira graduada pelo Centro Universitário das Faculdades Metropolitanas Unidas de São Paulo. Enfermeira da Unidade de Pediatria e Cardiopatias Congênitas do Hospital do Coração da Associação Beneficente Síria (HCor).

Neide Eiko Uekubo

Supervisora de Enfermagem do Centro de Diagnóstico do Hospital do Coração (HCor). Pós-graduada em Nefrologia pela Universidade Federal de São Paulo (Unifesp).

Patricia Antonia de Camargo Peres

Pós-graduação em Enfermagem em Centro Cirúrgico pela Universidade de Guarulhos (UNG).

Priscila Fernanda da Silva

Enfermeira Especialista em Prevenção e Controle de Infecção Relacionada a Assistência à Saúde (Infecção Hospitalar) pela Universidade Federal de São Paulo (Unifesp). Especialização em Cuidados Intensivos e Emergênciais Neonatal e Pediátrico pelo Instituto da Criança da Faculdade de Medicina da Universidade de São Paulo (FMUSP).

Renata Helena Benvenga

Formação em Fisioterapia pela Pontifícia Universidade Católica de Campinas (PUC-CAMP). Especialista em Fisioterapia Respiratória Pediátrica pelo Instituto da Criança da Faculdade de Medicina da Universidade de São Paulo (FMUSP). Fisioterapeuta Sênior da UTI Cardiopediátrica do Hospital do Coração da Associação Beneficente Síria (HCor).

Samara de Campos Braga

Enfermeira da Unidade de Terapia Intensiva Cardiopediátrica e Neonatal do Hospital do Coração da Associação Beneficente Síria (HCor). Especialista em Enfermagem em Nefrologia pela Universidade Federal de São Paulo (Unifesp).

Selma Tieko Outi Teruya

Enfermeira Pleno do Centro de Diagnóstico do Hospital do Coração da Associação Beneficente Síria (HCor). Pós-graduação em Administração Hospitalar pela Universidade de Ribeirão Preto (Unaerp).

Sheyla Christina Stefanes Ribas

Graduada em Enfermagem e Obstetrícia pela Universidade Bandeirante de São Paulo (Uniban). Especialista em Enfermagem Cardiovascular pela Uniban. Especialista em Docência do Ensino Médio, Técnico e Superior na área da Saúde pela Faculdade de Pinhais. Especialista em Auditoria de Enfermagem pelo Centro Universitário São Camilo. Enfermeira Auditora no Setor de Auditoria Médica. Enfermeira da Unidade de Cardiopediatria do Hospital do Coração da Associação Beneficente Síria (HCor).

Silmara Gimenes dos Reis

Enfermeira Graduada pela Universidade Bandeirantes de São Paulo (Uniban). Especialização em Cuidados Intensivos e Emergenciais à Criança e ao Adolescente pelo Instituto da Criança da Faculdade de Medicina da Universidade de São Paulo (ICR-FMUSP). Enfermeira da Unidade de Terapia Intensiva Cardiopediátrica e Neonatal do Hospital do Coração da Associação Beneficente Síria (HCor).

Simone Kelly Niklis Guidugli

Psicóloga Especialista em Psicologia Hospitalar Aplicada à Cardiologia. Mestre em Psicologia Clínica pela Universidade de São Paulo (USP). Doutoranda em Psicologia Clínica pela Universidade de São Paulo (USP).

Siomara Tavares Fernandes Yamaguti

Graduação em Enfermagem pela Faculdade de Enfermagem e Obstetrícia de Adamantina (FAI). Especialização em Enfermagem em Cuidados Intensivos da Escola de Enfermagem da Universidade de São Paulo (EEUSP). Especialização em Enfermagem em Cardiologia pela Escola Paulista de Enfermagem da Universidade Federal de São Paulo (EPE-Unifesp). Especialização em Enfermagem na Formação de Docentes para o Ensino Profissional em Enfermagem da Faculdade de Educação São Luis. Coordenadora do Serviço de Educação Permanente do Hospital do Coração da Associação Beneficente Síria (HCor). Mestre em Ciências pela EEUSP. Doutoranda no Programa de Enfermagem na Saúde do Adulto pela EEUSP.

Solange Antonia Lourenço

Graduada pela Faculdade de Enfermagem e Obstetrícia Don Domênico. Especialista em Neonatologia pela Universidade do Grande ABC. Especialista em Cardiologia pela Faculdades Metropolitanas Unidas (FMU). Mestrado em Ciências da Saúde pela Universidade Federal de São Paulo (Unifesp). Coordenadora do Grupo de Cateteres do Hospital do Coração da Associação Beneficente Síria (HCor).

Sueli de Souza Viana

Enfermeira Graduada pela Faculdade Santa Marcelina (FSM). Especialização em Cuidados Intensivos e Emergenciais à Saúde da Criança e do Adolescente pelo Instituto da Criança da Faculdade de Medicina da Universidade de São Paulo (FMUSP). Enfermeira da Unidade de Pediatria e Cardiopatias Congênitas do Hospital do Coração da Associação Beneficente Síria (HCor).

Tania Kazue Nakada Tanaka

Enfermeira Pleno do Centro de Diagnóstico do HCor – Associação Beneficente Síria. MBA em Marketing Empresarial pela Faculdade de Diadema.

Viviane Moreira Lino

Enfermeira Graduada pela Universidade Estadual Paulista "Júlio de Mesquita Filho" (Unesp), Botucatu. Pós-graduação em Enfermagem Neonatal e Pediátrica pelo Instituto de Ensino e Pesquisa Albert Einstein. Pós-graduação em Enfermagem em Infecção Hospitalar pelo Instituto de Ensino e Pesquisa Albert Einstein. Enfermeira da Unidade de Pediatria e Cardiopatias Congênitas do HCor – Associação Beneficente Síria.

Homenagem à Cardiologia Pediátrica

Homenageamos nesta obra o ícone na evolução do cuidado à Cardiopatia Congênita, Professor Dr. Adib Jatene, responsável pelo desenvolvimento da técnica da "Cirurgia de Jatene" para correção da transposição das grandes artérias. Dr. Adib Jatene é parte da história mundial das intervenções nas Cardiopatias Congênitas que certamente contribuiu com a melhora da qualidade de vida de inúmeras crianças. Em nossa Instituição, o seu nome representa respeito e orgulho, profissional sempre voltado para a valorização da vida, ética, ensino e pesquisa, incansável na busca da qualidade e mestre na arte de cuidar.

Dentre suas frases, tem uma que nos marca muito:

"Você não precisa ser o melhor, basta procurar fazer aquilo que faz, sem esperar recompensa, simplesmente pelo prazer de fazer bem feito."

Adib Jatene

Dedicatórias

*Ao Fernando e a Luiza, meus amores e minha vida,
por acreditarem que todos os desafios são possíveis de se concretizar.*

Ana Lúcia Capucho Lorena Abrahão

*Dedico este trabalho ao que tenho de mais precioso: meus filhos,
meu esposo, grande companheiro pelo amor e compreensão
que teve durante todos os momentos.*

Maria do Carmo Martins Jatobá

Agradecimentos

A Deus
Por nos fortalecer a cada dia no trabalho, mostrando a importância do cuidar, do saber, do ouvir e do falar para acreditarmos que esta dedicação faz a diferença para o próximo.

Às nossas famílias
Pela incondicional presença, companheirismo e paciência em todos os momentos de desenvolvimento para que este trabalho se concretizasse.

Aos nossos colaboradores
Que dedicam suas vidas a cuidar dos pacientes pediátricos em nossa Unidade de Cardiopatias Congênitas e Cardiologia Pediátrica.

Às Enfermeiras
Pela dedicação, aprendizado, trabalho e desenvolvimento do conteúdo deste livro.

Ao Drº Antonio Carlos Kfouri
Pelo incansável esforço e imensa dedicação no reconhecimento e crescimento contínuo do Hospital do Coração da Associação Beneficente Síria (HCor).

À Enfermeira Rita de Cassia P. Coli
Pelo incentivo diário, por estimular e proporcionar oportunidades para construção científica e solidificação da enfermagem enquanto ciência.

À Diretoria do Hospital do Coração da Associação Beneficente Síria (HCor)
Pela dedicação, carinho e respeito com a Cardiopediatria e pelo trabalho árduo de anos que certamente ajudou a consolidar o setor entre os melhores serviços do nosso país.

Aos Editores da Série HCor e à Superintendência de Qualidade e Responsabilidade Social
Agradecemos o espaço e a oportunidade de desenvolvimento da obra.

Às Voluntárias da Associação do Sanatório Sírio
Pelo envolvimento diário com as crianças e
familiares, favorecendo o acolhimento e humanizando
a estadia destes em nossa instituição.

À Drª Ieda Jatene
Pelo seu incansável trabalho junto ao tratamento
dos pacientes pediátricos e apoio integral à Enfermagem.

Ao Drº Carlos Regenga Ferreiro
Pela colaboração diária e apoio à Equipe de
Enfermagem da UTI Cardiopediátrica e Neonatal.

À Equipe Médica Clínica, Cirúrgica e Intervencionista da Cardiopediatria
Que com sua parceria diária mostra que fazemos parte
de um time de alta performance *no cuidado de pacientes pediátricos.*

À Equipe Multidisciplinar
Pelo intenso trabalho e dedicação no
cuidado integrado do paciente pediátrico.

Apresentação

O livro *Enfermagem em Cardiopatias Congênitas – Neonatal e Pediátrica* surgiu da necessidade de compartilhar cuidados tão específicos e individualizados a uma população tão especial de pacientes.

Diariamente nos deparamos com crianças que apresentam cardiopatias congênitas graves que estão sob nossos cuidados e para isso temos que preparar continuamente a equipe para que tenhamos um cuidado de excelência.

Procuramos escrever este livro com base na experiência que obtivemos nestes anos atuando com as cardiopatias congênitas neonatal e pediátrica no Hospital do Coração da Associação Beneficente Síria (HCor), focados nas unidades onde o fluxo do paciente pediátrico se faz presente no período de internação, e nas evidências atualizadas da literatura mundial.

Nesta obra, propomos enfatizar os principais aspectos do cuidado de enfermagem referentes às cardiopatias congênitas, propiciando conhecimento necessário para que o leitor possa usá-lo como referência para seus estudos e atuação direta no cuidado ao paciente pediátrico.

Os capítulos foram organizados de modo a mostrar o funcionamento de uma unidade de atendimento a pacientes neonatal e pediátrico cardiopatas, dentre eles: organização, educação, gestão e qualidade do cuidado, estrutura das unidades de atendimento a pacientes neonatais e pediátricos, conhecimentos básicos relacionados com a fisiologia e anatomia do coração, patologias correspondentes e padronização das ações dos cuidados de enfermagem, complicações, manejos clínicos, ECMO, integração multidisciplinar no cuidado.

Aproveitamos a oportunidade para agradecer a dedicação e o carinho com que os autores dos capítulos demonstraram para a realização deste sonho.

Esperamos ter alcançado o nosso objetivo, que é contribuir com a geração de conhecimento em nosso país, transpor as paredes da nossa Instituição e poder atender os locais mais remotos de cuidados de enfermagem com pacientes portadores de cardiopatias congênitas.

As Editoras

Prefácio

Ao ser convidada para escrever o prefácio do livro *Enfermagem em Cardiopatias Congênitas – Neonatal e Pediátrica,* me senti, ao mesmo tempo, privilegiada por poder participar de uma obra tão relevante, e preocupada pela enorme responsabilidade em retratar, de maneira justa, o trabalho realizado pelos editores e pelos autores.

Antes de mais nada, a iniciativa de publicar um livro abordando os diferentes aspectos do atendimento da enfermagem nas cardiopatias congênitas tem impacto tanto no campo do conhecimento como da assistência, e colabora para o engrandecimento dos profissionais que trabalham com esse grupo de pacientes.

Podemos perceber, ao longo dos capítulos do livro, a preocupação inicial em demonstrar a importância de se organizar adequadamente um serviço de Cardiopatias Congênitas desde a educação continuada, passando pela gestão e priorizando a qualidade do cuidado com os pacientes sem deixar de valorizar a estruturação das unidades de atendimento a pacientes recém-nascidos e pediátricos, no âmbito hospitalar e ambulatorial.

A longa caminhada que se iniciou nos anos 1980, com o atendimento a crianças com cardiopatias congênitas no Hospital do Coração, vem mostrando resultados expressivos ao longo das últimas três décadas de maneira consistente e reconhecida por todos os profissionais e dirigentes da Instituição.

Além de explanar sobre a embriologia, anatomia e fisiologia do coração normal, foram abordadas as cardiopatias congênitas mais frequentes, assim como as principais complicações e o manejo clínico, culminando com as considerações sobre os assuntos mais atuais como assistência circulatória e os cuidados na Unidade de Terapia Intensiva.

Entretanto, não podemos deixar de valorizar a integração multidisciplinar e a criação do Time de Resposta Rápida (TRR), além do cuidado com a humanização nas diferentes unidades de atendimento, incluindo reuniões semanais com os pais das crianças internadas no HCor.

Gostaria de cumprimentar todos os autores e as enfermeiras Ana Lúcia e Maria do Carmo, que se esmeraram como editoras e souberam conduzir, de forma agregadora e competente, um trabalho longo que resultou nesta obra tão importante .

Tenho certeza que esta será uma publicação de extrema valia e desejo que todos possam desfrutar de uma leitura agradável e rica em conhecimento.

Ieda Biscegli Jatene

Sumário

Seção 1
Organização, Educação, Gestão e Qualidade do Cuidado do Paciente Congênito 1

Capítulo 1 Gestão da Unidade de Cardiopatia Congênita Neonatal e Pediátrica 3
Ana Lúcia Capucho Lorena Abrahão

Capítulo 2 Centro Cirúrgico: Fluxo de Atendimento às Cardiopatias Congênitas
Pediátricas e Neonatal/Desmistificando o Mito..11
Mara Lucia Leite Ribeiro
Patricia Antonia de Camargo Peres

Capítulo 3 Cateterismo Diagnóstico e Intervencionista nas Cardiopatias Congênitas:
Assistência de Enfermagem do Preparo à Alta do Laboratório de Hemodinâmica ..29
Ana Paula Lima da Silva
Celia de Fatima Anhesini Benetti

Capítulo 4 Centro de Diagnóstico: Assistência de Enfermagem na Realização de Exames 35
Cecilia Ayako Suto
Selma Tieko Outi Teruya
Tania Kazue Nakada Tanaka

Capítulo 5 Gestão do Cuidado à Gestante na Unidade Fetal 63
Ana Lúcia Capucho Lorena Abrahão
Elaine Cristina Dalcin Seviero
Lillian de Carla Sant'Anna Macedo
Simone Kelly Niklis Guidugli

Capítulo 6 Educação Permanente em Enfermagem Cardiopediátrica.......................................73
Siomara Tavares Fernandes Yamaguti
André Luiz Peres Nicola

Seção 2
Estrutura das Unidades de Atendimento a Pacientes Neonatais e Pediátricos Congênitos 83

Capítulo 7 Unidade de Internação Pediátrica: Estrutura e Fluxos de Atendimento 85
Luciene Denneberg Guimarães Silva
Natacha Cristina Winitski

xxiv Enfermagem em Cardiopatias Congênitas – Neonatal e Pediátrica

Capítulo 8 Unidade de Terapia Intensiva Cardiopediátrica: Estrutura e Fluxos de
Atendimentos 97
Maria do Carmo Martins Jatobá
Eli Kamei

Capítulo 9 Ambulatório de Cardiopediatria: Estrutura e Fluxo de Atendimento...................107
Cecilia Ayako Suto
Claudia Reiko Akamoto Sato
Neide Eiko Uekubo

Seção 3
Fisiologia e Anatomia do Coração   111

Capítulo 10 Embriologia Cardíaca...113
Ellen Karin de Castro
Edineia Reis Castelo Bonalume

Capítulo 11 Anatomia e Fisiologia do Coração Normal 119
Luciane Moreira da Silva
Sheyla Crhistina Stefanes Ribas

Seção 4
Cuidados de Enfermagem ao Paciente com Cardiopatia Congênita   129

Capítulo 12 Comunicação Interventricular, Persistência do Canal Arterial e
Defeito do Septo Atrioventricular...131
Viviane Moreira Lino
Silmara Gimenes dos Reis

Capítulo 13 Coarctação da Aorta 141
Erica de Oliveira Paes
Eliza Akemi Ikeisumi

Capítulo 14 Tetralogia de Fallot (T4F) 159
Ellen Karin de Castro
Edineia Reis Castelo Bonalume

Capítulo 15 Transposição das Grandes Artérias 169
Eli Kamei
Leda Rezende Sobreira Duarte

Capítulo 16 Síndrome da Hipoplasia do Coração Esquerdo (SHCE) 179
Erica de Oliveira Paes

Capítulo 17 Atresia Tricúspide, Atresia Pulmonar..191
Sueli de Souza Viana

| Sumário   **xxv**

Capítulo 18   *Truncus Arteriosus Communis* 205
     Solange Antonia Lourenço

Capítulo 19   Drenagem Anômala Total das Veias Pulmonares.................................217
     Adriana da Silva Magalhães
     Sheyla Crhistina Stefanes Ribas

Seção 5
Complicações Relacionadas às Cardiopatias Congênitas, Seus Manejos Clínicos e ECMO   227

Capítulo 20   Hipertensão Pulmonar...229
     Eliza Akemi Ikeisumi

Capítulo 21   Síndrome da Resposta Inflamatória Sistêmica (SRIS).........................263
     Solange Antonia Lourenço

Capítulo 22   Arritmias Cardiacas...277
     Eli Kamei

Capítulo 23   Insuficiência Cardíaca Pré e Pós-operatória em Cardiopatia Congênita..............289
     Luciene Denneberg Guimarães Silva

Capítulo 24   Abordagem e Cuidados no Quilotórax 307
     André Santos Alves de Araujo

Capítulo 25   Sepse Grave 311
     Priscila Fernanda da Silva

Capítulo 26   Insuficiência Renal Aguda e Indicações de Diálise...............................325
     Samara de Campos Braga

Capítulo 27   ECMO (*Extracorporeal Membrane Oxigenation*) na Unidade de
     Terapia Intensiva...335
     Erica de Oliveira Paes

Seção 6
Integração Multidisciplinar no Cuidado ao Paciente Pediátrico Congênito   351

Capítulo 28   Sistematização do Cuidado de Enfermagem na Terapia Nutricional Oral,
     Enteral e Parenteral 353
     Claudia Satiko Takemura Matsuba
     Adriana da Silva Magalhães
     Lillian de Carla Sant'Anna Macedo

Capítulo 29   Farmacologia na Cardiopatia Congênita 385
     Daniele Silva Szpak

Enfermagem em Cardiopatias Congênitas – Neonatal e Pediátrica

Capítulo 30 Atuação do Time de Resposta Rápida Pediátrico 395
Luciene Denneberg Guimarães Silva
Ana Lúcia Capucho Lorena Abrahão

Capítulo 31 Reunião Semanal com os Pais das Crianças Internadas na Unidade de Terapia
Intensiva 403
Maria do Carmo Martins Jatobá
Janaina Xavier de Andrade Santos
Erica Freitas de Amorim
Renata Helena Benvenga
Elaine Cristina Dalcin Seviero

Capítulo 32 Humanização: A Expectativa e a Participação do Familiar na Terapia Intensiva ..417
Maria do Carmo Martins Jatobá
Janaina Xavier de Andrade Santos

Índice Remissivo 429

Seção 1

Organização, Educação, Gestão e Qualidade do Cuidado do Paciente Congênito

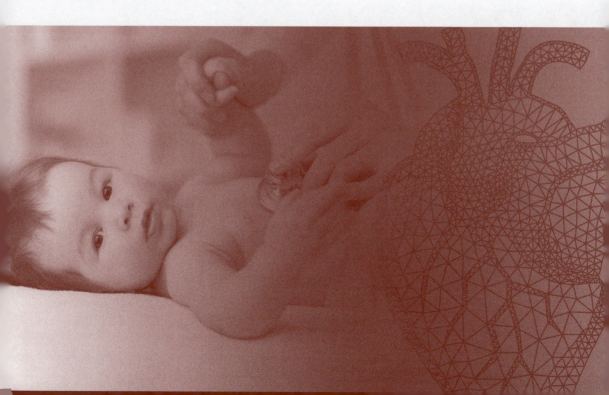

capítulo 1

Ana Lúcia Capucho Lorena Abrahão

Gestão da Unidade de Cardiopatia Congênita Neonatal e Pediátrica

■ INTRODUÇÃO

As mudanças que transformaram o setor de Saúde para atender à demanda das necessidades de saúde da população brasileira nas últimas décadas levaram à adoção de novos modelos gerenciais, definindo um novo perfil do profissional para atuar na gestão do cuidado dos recursos e da equipe de trabalho e impulsionando a revisão das dimensões do processo de trabalho dos enfermeiros nos aspectos assistencial e gerencial.[1]

Na Cardiopediatria, esta revisão de processos já vem sendo realizada há algum tempo, pois existe uma necessidade de preparo do profissional para atuar nesta área tão específica, com adequação a novas tecnologias, propostas terapêuticas e diversidade de patologias complexas.

Portanto, cabe ao enfermeiro saber gerenciar os conflitos com os médicos, os pacientes e a equipe, utilizando recursos de articulação e mediação, para preservar a relação institucional, respeitar a relação médico-paciente e a relação paciente-instituição. Ele precisa, ainda, como estratégia, integrar e alinhar a equipe nas demandas necessárias de atendimento, sem que haja insatisfação, além de ter um olhar direcionado, e preparar sua equipe para que possa atender as demandas que surgirem. Além disso, é o responsável pelo cuidar, garantindo uma assistência de Enfermagem segura ao paciente e a sua equipe, por meio de uma prática alicerçada no conhecimento científico, educando, pesquisando e ensinando.

Os enfermeiros são profissionais que têm uma atuação muito próxima e direta com os pacientes e seus familiares; levantam as necessidades que possam ser supridas pelas intervenções de Enfermagem ou que devem ser atendidas por profissionais da equipe multidisciplinar.

O enfermeiro, enquanto gestor, é o responsável pelo planejamento, pela implementação e execução dos processos assistenciais e administrativos, monitorando o desempenho da unidade de sua equipe de indicadores assistenciais, processos e resultados.

A gestão do cuidado deve ser realizada diariamente pelos *rounds* multidisciplinares e pelas paradas técnicas durante o plantão, para as discussões dos casos clínicos, com a finalidade de planejar o cuidado de forma integrada e coordenada.

O modelo assistencial adotado em nossa instituição é o "Cuidado Integrado", que tem o paciente e a família como um agente do cuidado e o foco na pessoa, na ética e na espiritualidade, respeitando os padrões de estrutura, protocolos e processo que visam atender integralmente o paciente.

O cuidado integrado visa ao atendimento à criança e à família, reconhecendo a importância do paciente, priorizando a qualidade, com enfoque nos processos e na avaliação dos resultados. O cuidado, de forma idealizada, recebido/vivido pelo paciente, é o somatório de um grande número de pequenos cuidados parciais, que vão se complementando de maneira mais ou menos consciente e negociada, entre os vários cuidadores que circulam e produzem a vida do hospital.[2]

Em Pediatria, entende-se que a participação ativa da família e a humanização do cuidado são fundamentais para o sucesso do tratamento.

■ GESTÃO DA ASSISTÊNCIA

O gerenciamento no processo de trabalho da Enfermagem tem como foco principal a organização da assistência, isto é, o planejamento de ações compartilhadas, para que a equipe de Enfermagem, sob a liderança do enfermeiro, desenvolva o processo de trabalho com eficiência e qualidade, com a finalidade de satisfazer as necessidades do paciente assistido.

Os principais instrumentos do processo de trabalho no cuidar são: observação, levantamento de dados, planejamento, evolução, avaliação, sistemas de assistência, procedimentos técnicos e de comunicação e interação entre pacientes e trabalhadores da Enfermagem e entre os diversos profissionais.[3]

O enfermeiro, na gestão da assistência, tem como papel realizar a SAE (Sistematização da Assistência de Enfermagem), que é composta de histórico de enfermagem, exame físico, diagnóstico, intervenção e evolução, gerando dados para nortear o planejamento do cuidado, propiciar um ambiente colaborativo entre os profissionais que irão atuar na intervenção proposta e gerenciar todas as atividades que envolvam o planejamento do cuidado e da educação de saúde dos pacientes sob sua responsabilidade.

A gestão de uma Unidade de Pediatria de Cardiopatias Congênitas se dá por meio de uma equipe multidisciplinar, que, integrada ao modelo assistencial de Cuidado Integrado, tem o enfermeiro como gestor e facilitador, desempenhando integralmente seu papel junto ao paciente e à instituição.

O processo de cuidar de pacientes é algo muito dinâmico, pois envolve vários profissionais da área de saúde, vários ambientes e departamentos. A integração destas atividades de cuidados à criança e à família resulta no processo do cuidado, sendo necessário integrar todos os profissionais para que a meta do cuidado seja atingida.

Quando buscamos o significado da palavra "cuidar", temos: ter cuidado, tratar de, assistir. A palavra "integrado" significa que se integrou, adaptado, incorporado; os elementos ou partes funcionam de maneira complementar.[4] Assim, o cuidado integrado, segundo Boff (2000) e Heidegger (*apud* Steiner 1978; 2007), seria ter uma atitude de escuta e de acolhimento de modo integrado pelos profissionais que fazem parte da equipe como partes, mas que funcionam de modo complementar.[5]

A criança e a família são o centro do cuidado na Unidade de Cardiopediatria e a Equipe Multidisciplinar irá atendê-las (a criança e a família) integralmente em suas necessidades. É preciso o acompanhamento da família durante todo o período de internação, devido à complexidade da doença e dos procedimentos realizados.

Para a organização do cuidado, são necessários protocolos médicos que direcionem as formas adequadas para o tratamento, as rotinas para nortear como devemos realizar os cuidados e os procedimentos que mostrarão como executá-lo de forma correta, todos voltados para a segurança do tratamento do paciente. Os protocolos devem ser escritos com embasamento científico e evidências práticas, para que sejam assertivos. Toda a equipe deve ser capacitada para que haja uniformidade na assistência.

Na UTI Cardiopediátrica e Neonatal, é realizada uma reunião semanal com os pais e a equipe multidisciplinar (médicos, enfermeiros, assistente social, psicólogo, nutricionista e fisioterapeuta), para esclarecimentos de dúvidas que possam surgir acerca da assistência prestada à criança e das rotinas comuns a todos os envolvidos, propiciando um espaço para que eles estejam próximos de todos os membros da equipe. Falaremos um pouco mais sobre esta prática em outro capítulo.

Realiza-se também uma reunião quinzenal com os pais das crianças internadas na unidade, com a presença do médico, do enfermeiro e dos membros da equipe que possam ter uma interferência mais direta neste cuidado, para manter os pais conscientes e esclarecidos da complexidade e do andamento clínico do caso de seu filho.

Todas essas ações são realizadas com a finalidade de acolher, alinhar as informações e aproximar a família que acompanha a criança internada.

Com estas ações, mantém-se a qualidade da comunicação junto à equipe e à família e, para avaliar a assistência prestada, são utilizados indicadores, medidas padronizadas internacionalmente que permitem a comparação dentro e fora do nosso serviço. Elas permitem

Capítulo 1 | Gestão da Unidade de Cardiopatia Congênita Neonatal e Pediátrica

traçar planos de melhoria, a fim de aprimorar continuamente o cuidado prestado, garantindo a segurança do paciente.

Os indicadores que acompanhamos mensalmente, objetivando uma melhor avaliação do desempenho da assistência e da unidade são:

- taxa de adesão à higiene das mãos;
- densidade de infecção de corrente sanguínea laboratorialmente confirmada;
- densidade de infecção do trato urinário associada à sonda vesical de demora;
- taxa de utilização de cateter venoso central;
- densidade de pneumonia associada à ventilação mecânica;
- índice de perda de acesso enteral na Pediatria;
- índice de perda de sonda enteral;
- índice de dieta enteral infundida;
- índice de nutrição parenteral infundida;
- índice de reintubação em criança.

Com os dados mensurados nos indicadores, é possível ao gestor avaliar se há necessidade de intervenção, treinamento e/ou alteração de rotina para que o resultado seja efetivo.

Na gestão da assistência, devemos sempre avaliar a efetividade do cuidado pautado nas boas práticas (evidência científica).

■ GESTÃO DE PESSOAS

A gestão de pessoas se faz através da gestão de talento, gestão da competência do capital humano, administração da capacidade intelectual, treinamento e acompanhamento das diversas atividades desempenhadas pelo profissional.[6]

O enfermeiro tem um importante papel junto à equipe, implementando estratégias gerenciais por meio de competências técnicas e comportamentais que lhe darão condições de atuar em uma unidade de alta complexidade e especificidade, como a Cardiopediatria. É seu papel avaliar o dimensionamento do quadro da área, a fim de prestar uma assistência de qualidade.

Nas instituições de saúde, especialmente as hospitalares, o Serviço de Enfermagem representa um papel fundamental no processo assistencial e, por isso, constitui-se em uma parcela significativa de seu quadro de pessoal.[7]

O dimensionamento do quadro de Enfermagem Pediátrica é a etapa inicial do processo de provimento de pessoal, que tem por finalidade a previsão qualiquantitativa de funcionários requerida para atender direta ou indiretamente às necessidades de assistência de enfermagem da clientela.[8]

Em referência ao dimensionamento e à adequação qualiquantitativa do quadro de profissionais de Enfermagem, devem basear-se em características relativas à instituição, como:

- missão;
- porte;
- estrutura organizacional;
- estrutura física;
- tipos de serviços e/ou programas;
- tecnologia e complexidade dos serviços e/ou programas;
- política de pessoal;
- política de recursos materiais;
- política de recursos financeiros;
- atribuições e competências dos integrantes dos diferentes serviços e/ou programas;
- indicadores hospitalares.[9]

Para o adequado dimensionamento de pessoal de Enfermagem Pediátrica, é importante conhecer quais processos serão executados e definir o modelo assistencial que será adotado:

- Qual o perfil dos pacientes atendidos?
- Os manuais de normas e rotinas disponíveis estão atualizados?
- Há um programa de educação e capacitação do pessoal?
- Há um grupo de trabalho para melhoria de processos?
- Há continuidade de cuidados e seguimento de casos?[10]

O *Manual de Acreditação Hospitalar*, desde sua versão de 2004, do Consórcio Brasileiro de Acreditação Hospitalar (CBA), com o aval do Ministério da Saúde, situa a equipe de Enfermagem como:

A responsável pela assistência contínua ao paciente nas 24 horas, desde a internação até a alta e que compreende: A prestação de cuidados aos pacientes, de modo sistematizado, respeitando os preceitos éticos e legais da profissão.

É um processo que depende do conhecimento da carga de trabalho existente nas unidades de internação, por sua vez, das necessidades de assistência dos pacientes e do padrão de cuidado pretendido.[11]

Há, ainda, a especificação para o dimensionamento de quadro de uma UTI, que se dá pela Resolução RDC nº 7, de 24 de fevereiro de 2010, pelas Normas do COFEN, do COREN e pela complexidade dos pacientes atendidos e suas demandas, que serão acompanhadas pelo escore de gravidade dos pacientes, como base para a distribuição da escala e do dimensionamento da equipe.[2,9,10] Contudo, no dimensionamento do quadro de uma UTI de Cardiopatias Congênitas Neonatais e Pediátricas, há especificidades de gravidade que as normas não comtemplam e, para tanto, deve-se conhecer a complexidade das crianças internadas e trabalhar junto ao escore de gravidade e trabalho, para se chegar a um dimensionamento satisfatório para a prestação de cuidado. Em nossa unidade, utilizamos o NAS.

O NAS (*Nursing Activities Score*) é um sistema de classificação de necessidades de cuidados de Enfermagem que possibilita correlacionar a carga de enfermagem com o quantitativo de pessoal disponível. É uma ferramenta muito utilizada para avaliar a carga de trabalho em UTI.

A equipe superdimensionada implica alto custo e a equipe reduzida implica queda da qualidade da assistência. Esta ferramenta nos auxilia em uma avaliação mais ponderada.[12]

É necessário agregar as orientações do Ministério da Saúde e os demais escores de gravidade, para compor o dimensionamento do quadro de Enfermagem de uma Unidade Pediátrica de Cardiopatias Congênitas, composta de Unidade de internação e UTI. Com o dimensionamento alinhado, é preciso avaliar, então, o perfil do profissional que integrará a unidade.

■ PERFIL DO ENFERMEIRO DA CARDIOPEDIATRIA

Para atuar na Cardiopediatria, o enfermeiro deverá participar de um processo seletivo específico, em que demonstrará seu conhecimento na área pediátrica pela avaliação escrita e dinâmica da equipe, realizada pelo setor de Recursos Humanos. Para a avaliação de todas as especificidades necessárias, ele deve apresentar as seguintes competências:

- **Técnicas:** formação e experiência em Pediatria, com ênfase em Cardiologia, Terapia Intensiva Pediátrica ou Neonatologia. Dentre as competências e os conhecimentos científicos e técnicos, ele deverá ter destreza e agilidade para prestar atendimento de urgência e emergência, conhecer as especificidades do paciente pediátrico, ter interesse em aprender acerca do tratamento das cardiopatias, saber trabalhar com diálise peritoneal, hemodiálise, cuidar de pacientes em isolamentos de contato, respiratório, aerossóis e gotículas. Deve, também, saber manejar os monitores e as diversas bombas de infusão, conhecer as drogas vasoativas, os antibióticos e os medicamentos cardiotônicos mais utilizados.

- **Comportamentais:** foco no cliente, foco em resultados, capacidade de análise, comunicação assertiva, controle, tomada de decisão, liderança, excelência interpessoal, autodesenvolvimento profissional, ética e moral profissional.

O enfermeiro deverá ter habilidade para acolher os familiares e trabalhar com foco em humanização.

■ PERFIL DO TÉCNICO DE ENFERMAGEM

Deverá ter experiência em Pediatria e ou UTI Pediátrica, dependendo da área de escolha para trabalhar, além de ser dinâmico, ter destreza e agilidade para procedimentos de urgência e emergência, e saber acolher os familiares.

A equipe de Enfermagem, após a contratação, passará por um treinamento admissional institucional para conhecer a missão, a visão, as normas e rotinas da instituição. Posteriormente, será encaminhado a um treinamento específico, para conhecer a dinâmica e o funcionamento da área, antes que assuma os cuidados integrais de um paciente.

O treinamento tem, em média, noventa dias de duração e, neste período, o profissional estará sob a preceptoria da Enfermeira, que se encarregará de acompanhá-lo em suas atividades e seu treinamento. O técnico de Enfermagem será auxiliado por outro profissional da mesma categoria, que o auxiliará a conhecer os procedimentos no cuidado à criança cardiopata.

Enfermeiros e técnicos de Enfermagem passarão por um treinamento de conhecimento teórico e técnico de emergência, para atenderem os pacientes sob sua responsabilidade, com a finalidade de orientá-los como se deve iniciar o suporte básico de vida com manobras de RCP e estabilização do paciente. O treinamento para os enfermeiros chama-se Pediatric Advanced Life Support (PALS) e, para os técnicos de Enfermagem, Basic Life Support (BLS). O treinamento técnico ocorre no setor de manipulações dos equipamentos de uso específico e envolve os princípios da diálise peritoneal e da hemodiálise, conhecimento dos parâmetros do monitor, documentação da área e formas de preenchimento de impressos específicos.

Espera-se que o enfermeiro que atue nessa área busque conhecimento com especializações e aprimoramento, compartilhando-o na instituição e propiciando o seu desenvolvimento na assistência prestada.

As destrezas e habilidades avaliadas estarão relacionadas às competências na execução das atividades que deverão ser desempenhadas.

São papéis importantes da gestão de pessoas: trabalhar o clima organizacional, a comunicação, a qualidade de vida, a saúde ocupacional e as atividades sociais e comemorativas, lembrando que o setor não será responsável por tratar todas as demandas, contudo, ele deverá solicitar auxílio ao setor de Recursos Humanos, que orientará como tratar as demandas que surgirem.

Para que os profissionais sejam motivados e competitivos, a instituição deve monitorizar continuamente os recursos humanos, a fim de que eles possam adquirir novas habilidades, investindo em treinamento e desenvolvimento, além de socializar os colaboradores na cultura organizacional, para que entendam a missão e a visão da empresa e tenham aderência a novas rotinas.

Deve-se também avaliar o desempenho organizacional, os cargos e salários, a fim de atender os profissionais de forma satisfatória.

Existem indicadores que irão mensurar o desempenho da área referente à gestão de pessoas, que são acompanhados mensalmente para que seja possível traçar os planos de melhoria sempre que necessário. Os mais comumente utilizados para esta gestão são:

- Absenteísmo: nº de horas perdidas × nº de horas possíveis.
- Horas/treinamento/homem: nº de horas/investimento realizado com desenvolvimento na instituição.
- Rotatividade – Admitidos + Desligados do mês/2/número funcionários mês que vai nos mostrar como esta o desempenho do setor em porcentagem.[13]

A gestão de pessoas é importante para o enfermeiro, pois a equipe necessita continuamente de um canal interno com o objetivo de identificar problemas e receber sugestões, além de promover atividades sociais e comemorações, para que o ambiente fique mais descontraído e a equipe, mais próxima e homogênea.

Recursos financeiros

Para aumentar a eficiência em saúde, é necessário prestar o mesmo serviço, com a mesma qualidade e com menos recursos.

Baseando-se nesta máxima, anualmente é necessária a realização de uma previsão e um orçamento dos custos, que deverão ser alocados na unidade, referente a recursos físicos, humanos, tecnológicos, de consumo direto, de aquisição de equipamentos e treinamentos.

Mensalmente, os custos da área são acompanhados para que seja possível avaliar se o orçamento necessita de readequação e qual o comprometimento da equipe envolvida no desempenho da unidade.

São de extrema importância para o funcionamento da unidade o planejamento e o acompanhamento orçamentário. O planejamento financeiro da área se dá por meio do orçamento anual, que é de responsabilidade do gestor, no decorrer do ano.

O gerente de Enfermagem é responsável pelo orçamento do centro de custo da unidade. O centro de custo engloba os custos de produção que impactam diretamente no produto final e os custos de serviços, quando a intervenção é feita de forma indireta.[14]

Para determinar e controlar os custos dos serviços produzidos, é necessário observar os seguintes custos:

- **Custo fixo:** são aqueles que não variam com a produção e são constantes e independentes da eficiência da gestão. Por exemplo: a conta de energia elétrica, o número de profissionais da área.
- **Custos variáveis:** são os que variam proporcionalmente com as alterações da produção ou as atividades. Por exemplo: materiais de escritório e higiene e limpeza que são proporcionalmente alterados com a taxa de ocupação mensal.
- **Custos semivariáveis:** são alterados no mesmo sentido da alteração da produção dos serviços, porém, não necessariamente de forma proporcional. Por exemplo: o aumento na utilização do número de medicamentos.[14]

As equipes de Enfermagem e multidisciplinar participam no controle dos custos que envolvem o centro de custo utilizando os recursos necessários para seu trabalho de forma racional.

Para avaliar a eficiência da unidade, há indicadores que são mensalmente acompanhados pelo gerente de Enfermagem do setor. Os indicadores mais comumente utilizados são: taxa de ocupação, média de permanência/dia e saídas hospitalares. Com estes indicadores, também é possível acompanhar o grau de complexidade do paciente e avaliar a média de custos de sua internação.

Para completar este controle, é de responsabilidade do gestor o acompanhamento mensal dos recursos orçados, a fim de avaliar os desvios e ajustá-los de forma adequada.

Gestão de qualidade

Consiste em alcançar os resultados desejados pela empresa e simultaneamente encantar aqueles que consomem os produtos e/ou serviços.[15]

Donabedian (1984) ampliou critérios conceituais que nos permite o entendimento da avaliação da qualidade em saúde a partir do que chamou de os sete pilares da qualidade, que são: eficácia, eficiência efetividade, otimização, aceitabilidade, legitimidade e equidade, a seguir.[16]

- **Eficácia:** capacidade de a arte e a ciência da Medicina produzirem melhorias na saúde e no bem-estar. Significa o melhor que se pode fazer nas condições mais favoráveis, dado o estado do paciente e mantidas constantes as demais circunstâncias.
- **Efetividade:** melhoria na saúde, alcançada ou alcançável nas condições usuais da prática cotidiana. Ao definir e avaliar a qualidade, a efetividade pode ser mais precisamente especificada como sendo o grau em que o cuidado, cuja qualidade está sendo avaliada, alça-se no nível da melhoria da saúde que os estudos de eficácia têm estabelecido como alcançáveis.
- **Eficiência:** é a medida do custo com o qual dada melhoria na saúde é alcançada. Se duas estratégias de cuidado são igualmente eficazes e efetivas, a mais eficiente é a de menor custo.
- **Otimização:** torna-se relevante à medida que os efeitos do cuidado da saúde não são avaliados em forma absoluta, mas relativamente aos custos. Em uma curva ideal, o processo de adicionar benefícios pode ser tão desproporcional aos custos acrescidos, que tais "adições" úteis perdem a razão de ser.
- **Aceitabilidade:** sinônimo de adaptação do cuidado aos desejos, expectativas e valores dos pacientes e de suas famílias. Depende da efetividade, eficiência e otimização, além da acessibilidade do cuidado, das características da relação médico-paciente e das amenidades do cuidado.
- **Legitimidade:** aceitabilidade do cuidado da forma em que é visto pela comunidade ou sociedade em geral.
- **Equidade:** princípio pelo qual se determina o que é justo ou razoável na distribuição do cuidado e de seus benefícios entre os membros de uma população. A equidade é parte daquilo que torna o cuidado aceitável para os indivíduos e legítimo para a sociedade.[16]

A qualidade é um instrumento que, se utilizado de forma adequada, é muito útil à instituição.

A criação de instrumentos destinados à melhoria da qualidade da assistência à saúde tornou-se um fenômeno, pois ela é entendida como um instrumento para gestão do serviço de saúde para mensurar a qualidade dos serviços prestados. A acreditação hospitalar é um método de avaliação das organizações de saúde, voluntário, periódico e reservado para garantir a qualidade da assistência por meio de padrões predefinidos.

A acreditação é um sistema de avaliação externa que determina se o serviço contempla padrões previamente estabelecidos. Refere-se à qualidade da assistência prestada, partindo da premissa de que os serviços de saúde devem ser locais seguros para a prática profissional e para os cuidados prestados aos pacientes.

A primeira certificação foi em 2006, no Hospital do Coração, em um trabalho com a Joint Comission International, que é a mais importante credencial internacional da qualidade e segurança do cuidado prestado em hospitais, para gerenciar a assistência de forma segura no atendimento ao paciente, por meio de indicadores de qualidade, rotinas, políticas, protocolos e procedimentos.

Os indicadores auxiliam a uma melhor avaliação e tomada de decisão, baseadas em informações relevantes, de fundamental importância para o gestor. Auxiliam também na comunicação das informações junto aos colaboradores da área, para que todos entendam seu papel no resultado e a necessidade de plano de ação para melhoria e alinhamento dos processos que necessitam de revisão.

Há vários indicadores assistenciais que norteiam o cuidado prestado. Cada área e instituição deve avaliar quais são suas necessidades de melhoria e monitoramento para a criação de um indicador.

Existem indicadores específicos para as áreas pediátrica e neonatal que envolvem a equipe multidisciplinar na coleta, no acompanhamento e no plano de ação, a fim de garantir a segurança do paciente:

- Flebite;
- Queda;
- Cuidado Integrado;

- Índice de perda de sonda enteral;
- Índice de dieta enteral infundida;
- Índice de nutrição parenteral infundida;
- Índice de reintubação em criança.

O treinamento contínuo é extremamente importante dentro da área pediátrica e neonatal, sendo responsável por todos os pontos citados na gestão da qualidade, pois, sem o treinamento, não é possível praticar uma assistência de qualidade com segurança.

■ CONCLUSÃO

Após discorrermos brevemente sobre os aspectos que envolvem a gestão de uma Unidade de Cardiopatia Congênita Pediátrica e Neonatal, observamos que existem peculiaridades e escassez de literatura relacionadas à prática assistencial.

O enfermeiro, enquanto gestor, deve ter uma postura flexível e participativa, valorizando o potencial humano. Deve ter destreza para atuar nos conflitos que permeiam sua rotina de trabalho e conhecimento para realizar o controle dos recursos humanos e financeiros que estão sob sua responsabilidade, além de promover mudanças.

Destacamos que o enfermeiro deverá assumir vários papéis dentro do contexto da saúde, e principalmente na especialidade de cardiopatia congênita, para que tenha sucesso na gestão de uma unidade tão complexa e com tantas variáveis.

■ REFERÊNCIAS BIBLIOGRÁFICAS

1. Kurcgant P, Lima AF, Prado C, et al. Gerenciamento em enfermagem. Rio de Janeiro; Guanabara Koogan; 2005.
2. Resolução ANVISA nº 7, de 24 de Fevereiro de 2010. Dispõe sobre os requisitos mínimos para funcionamento de Unidades de Terapia Intensiva e dá outras providências. Disponível: http://bvsms.saude.gov.br/bvs/saudelegis/anvisa/2010/res0007_24_02_2010.html.
3. Willig MH, Lenardt MH. A prática gerencial do enfermeiro no processo de cuidar. Cogitare Enferm (Curitiba) 2002;7(1):23-9.
4. Margherita BT, Minatel AV. Enfermagem de excelência: da visão à ação. Rio de Janeiro: Guanabara Koogan; 2003.

5. Cury SM. O cuidado integrado na melhoria da qualidade da assistência interdisciplinar. São Paulo: Atheneu; 2014.

6. Chiavanetto I. Gestão de pessoas: o novo papel dos recurso humanos nas organizações. 3 ed. Rio de Janeiro: Elsevier; 2008.

7. Neto GV, Malik AM. Gestão em saúde. Rio de Janeiro: Guanabara Koogan; 2011.

8. Fugulin FM, Silva SH, Shimizu HE, et al. Implantação do sistema de classificação de pacientes na unidade de clínica médica do Hospital Universitário da Universidade de São Paulo. Rev Med HU-USP 1994; 4(1/2): 63-8.

9. Conselho Federal de Enfermagem. Resolução nº 293/2004.[online]. Disponível em URL:http://www.corensp.org.br/resolucoes/resolucao 293.htm. Acesso em jan. 2014.

10. Conselho Federal de Enfermagem - Resolução nº 189/96.[online]. Disponível em . URL:http://www.corensp.org.br/resolucoes/resolucao189.htm. (Acesso em jan. 2014)

11. Padrões de Acreditação da Joint Comission International para Hospitais (editado por) Consórcio Brasileiro de Acreditação de Sistemas e Serviços de Saúde. Rio de Janeiro: CBA; 2014. Petrópolis (RJ): Vozes; 2000.

12. Conishi RM, Gaidzinski RR. Avaliação do NAS nursing activities score (NAS) como instrumento para medir carga de trabalho de enfermagem em UTI adulto. Dissertação (Mestrado) - Escola de Enfermagem, Universidade de São Paulo (EEUSP). São Paulo, 2005.

13. Assis MT. Indicadores de gestão de recursos humanos: usando indicadores demográficos, financeiros e de processos na gestão do capital humano. Rio de Janeiro: Qualitymark; 2005.

14. Malagon-Londono G, Moreira RG, Pontón LP. Administração hospitalar. Rio de Janeiro: Guanabara Koogan; 2000.

15. Balsanelli AP, Jerico MC. Os reflexos da gestão pela qualidade total em instituições hospitalares brasileiras Acta Paul Enferm 2005; 18(4): 397-402.

16. Donabedian AA. Gestão da qualidade total na perspectiva dos serviços de saúde. Rio de Janeiro: Qualitymark; 1994.

capítulo 2

Mara Lucia Leite Ribeiro
Patricia Antonia de Camargo Peres

Centro Cirúrgico: Fluxo de Atendimento às Cardiopatias Congênitas Pediátricas e Neonatal/ Desmistificando o Mito

■ INTRODUÇÃO

A cirurgia cardíaca e a Enfermagem se entrelaçam no decorrer dos relatos históricos, a partir de 1800, quando se deu o primeiro procedimento cardíaco com sucesso, assim como a primeira assistência de Enfermagem, realizada pela primeira enfermeira reconhecida, Florence Nightingale.

Na história, encontramos relatos de tentativas de cirurgias cardíacas desde 1810, porém, somente em 1896 ocorreu um procedimento bem-sucedido, no qual o cirurgião Ludwing Rehn realizou uma sutura de 1,5 cm em uma laceração na face anterior do coração de um adulto.

Quando se trata de cirurgia infantil, os relatos são mais recentes. Em 1923, em Boston, os médicos Elliot Cuttler e Samuel Levini realizaram a primeira comissurotomia. Segundo Braile e Godoy, essa correção cirúrgica foi realizada em uma menina de 12 anos.[1]

Entretanto, o maior avanço da Cardiologia Cirúrgica foi a cirurgia cardíaca a céu aberto. A primeira realizada com sucesso foi uma correção de persistência do canal arterial, realizada pelo médico Robert Gross em uma menina de 7 anos. Essa cirurgia é considerada por Downes como o marco inicial da cirurgia cardiovascular pediátrica.[2]

As cardiopatias congênitas estão definidas na literatura como um defeito da estrutura do coração ou um mau funcionamento de suas funções, fator que, muitas vezes, já pode ser diagnosticado no período intraútero.

Grande parte do tratamento destas cardiopatias é cirúrgico. O resultado pode ser definitivo, com restabelecimento normal das funções do coração, ou apenas paliativo, dando ao lactente ou à criança um período de sobrevida, normalmente seguido de outros procedimentos também cirúrgicos.

Muito embora estas crianças cardiopatas passem por vários procedimentos invasivos, o centro cirúrgico não deixa de ser um ambiente desconhecido e, muitas vezes, assustador, não só para a criança como para os familiares.

Devemos levar em conta que não somente o ato cirúrgico, mas o ato anestésico causa medo e ansiedade. Segundo Silva,[3] o centro cirúrgico é considerado uma área especializada e complexa, pois reúne pessoal, equipamentos, materiais e áreas diversificadas e peculiares, a fim de atender clientes que, por sua patologia e necessidades cirúrgicas, são considerados de risco e devem ter assistência planejada, organizada e coordenada por uma equipe de enfermagem especializada.

Por este motivo, a assistência de Enfermagem no centro cirúrgico está voltada para a satisfação das necessidades do processo de «cuidar» ou do cuidado do paciente no período pré, intra e pós-operatório imediato, buscando a qualificação e competência dentro de um processo sistematizado, visando à continuidade dessa assistência.

Devemos considerar que a Enfermagem do centro cirúrgico é o elo de ligação entre o paciente/família e o ambiente do centro cirúrgico. Por isso, é relevante considerarmos que alguns fatores são de extrema importância para que haja uma assistência de qualidade.

A contínua capacitação da equipe de Enfermagem está ligada à evolução dinâmica dos procedimentos médico-cirúrgicos e ao avanço tecnológico dos equipamentos. Na busca desse aperfeiçoamento, a Enfermagem tem procurado direcionar e integrar o saber com o fazer, para a melhoria da qualidade de sua assistência.[4]

A prática da equipe de Enfermagem do centro cirúrgico do Hospital do Coração, na assistência de Enfermagem à cirurgia cardíaca infantil; a eficácia na montagem da sala operatória para os procedimentos cardíacos e sua rápida abertura para a operação confirmam que o planejamento, o controle do processo e a avaliação contínua são ferramentas eficazes e seguras utilizadas pelo enfermeiro do centro cirúrgico e que contribuem para a aparente e real tranquilidade de toda a equipe multiprofissional envolvida neste procedimento.

■ CIRURGIA CARDÍACA E A MONTAGEM DA SALA

Uma cirurgia cardíaca é sempre um evento, de acordo com alguns profissionais da Enfermagem e até algumas instituições de grande porte. Nada mais justo esta definição, pois é um procedimento cirúrgico bastante complexo e que demanda grande quantidade de materiais, equipamentos e pessoas no seu preparo.

Todo o preparo da sala cirúrgica é voltado para garantir uma assistência completa e eficaz ao paciente. Por mais que busquemos uma forma de assistência única e padronizada que sirva a todos os pacientes, no final, a assistência torna-se pessoal, individualizada a cada ser, a cada cuidado, a cada dia.

Neste processo de preparo da sala cirúrgica, são muito importantes também as informações que o centro cirúrgico recebe na passagem de plantão da unidade de origem do paciente. Este processo pode ser considerado tão antigo como a Enfermagem, e, se bem executado, garante às equipes um breve contato com o estado clínico geral e emocional do paciente. A passagem de plantão é um mecanis-

mo utilizado pela Enfermagem para assegurar a continuidade da assistência prestada.[5]

Quando nos referimos ao "centro cirúrgico", envolvemos toda uma equipe multiprofissional que atua neste setor, não somente a Enfermagem, mas também a equipe da Farmácia, a Engenharia Clínica, o banco de sangue, as equipes médicas e a Central de Materiais e Esterilização (CME). É importante considerar também a estrutura física de cada centro cirúrgico. A seguir (Figura 2.1), destacamos um gráfico com a disposição de mobiliários e equipamentos de uma sala operatória do Hospital do Coração de São Paulo (HCor), preparada para uma cirurgia cardíaca.

O propósito de haver um protocolo de disposição de mobiliários e equipamentos é a sua rápida visualização, para prever e prover a completa assistência de Enfermagem em uma cirurgia de grande porte do nível da cirurgia cardíaca (Figura 2.2).

Cada equipe médica possui sua característica e sua própria rotina, no entanto, um protocolo de fluxo é imprescindível e pertinente para a manutenção da dinâmica, minimizando o estresse na assistência de uma cirurgia deste porte.

Outra rotina que auxilia a equipe de Enfermagem na garantia de uma assistência qualificada e que, com certeza, minimiza o estresse desta equipe, é haver um protocolo de disposição dos insumos na sala de cirurgia cardíaca e da abertura de sala (Figuras 2.3 a 2.11).

Outro fator que é essencial e que produz um resultado positivo no preparo da sala cirúrgica e otimiza o tempo da sua montagem para um procedimento cardíaco, é a separação e o envio de todas as caixas e avulsos pela equipe da Central de Material e Esterilização (CME) (Figura 2.12).

A montagem do carro é realizada pela Central de Material e Esterilização (CME) e contém os seguintes itens:

Caixa padrão

20 Pinças Kelly curva 14 cm
20 Pinças Mosquito curva 12 cm
20 Backaus 13 cm
16 Pinças Rochester Pean curva 16 cm
1 Pinça Semb 24 cm
2 Pinças Rochester Pean curva 24 cm

Capítulo 2 | Centro Cirúrgico: Fluxo de Atendimento às Cardiopatias... 13

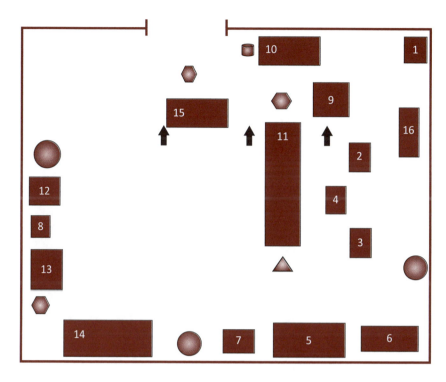

1) Estrados
2) Mesa auxiliar para passagem de AVC (Acesso Venoso Central)
3) Mesa auxiliar para flebotomia
4) Mesa auxiliar para cateterismo vesical
5) Mesa para varal
6) Mesa auxiliar grande
7) Mesa de Mayo
8) Escadinha
9) Aparelho de anestesia
10) Carro de anestesia (material/medicamento)
11) Mesa cirúrgica
12) Computador
13) Mesa para apoio de prontuários, exames etc.
14) Armário de insumos (luvas estéreis, compressas, gazes, sondas foley, curativos, almotolias de soluções, soros, aspirador, borracha de aspirador, lâminas de bisturi, placa de bisturi, caneta de bisturi, etc.).
15) Equipamento de CEC
16) Suporte de bacias

Forma triangular: bisturi elétrico e desfibrilador
Forma hexagonal: cadeira
Forma circular: Hamper
Forma de seta: suporte de soro
Forma cilíndrica: caixa térmica (pequena, para hemoderivados)

Figura 2.1 Disposição dos mobiliários e equipamentos na sala cirúrgica.

4 Pinças Rochester curva 20 cm
4 Pinças Kocher reta 20 cm
4 Pinças Reynalds 20 cm
3 Pinças Monyhan 21 cm
2 Pinças Duval 18 cm
3 Pinças Mixter 20 cm
2 Porta-agulhas para fio de aço 20 cm
4 Porta-agulhas MayoHegar 17 cm
2 Pinças anatômicas 20 cm
2 Pinças dente de rato 20 cm
1 Pinça dente de rato potts 18 cm
1 Afastador Richardson 02 cm

1 Afastador Richardson 03 cm
2 Afastadores Farabeuf 15 cm
1 Afastador Weitlaner 14 cm
1 Alicate para fio de aço 22 cm
1 Estilete de Rummel 26 cm
2 Cabos de Bisturi nº 04
1 Cabo de Bisturi nº 07
3 Espátulas maleáveis
2 Tesouras de Metzembaum curva 18 cm
1 Tesoura de Mayo reta 14 cm
2 Tesouras de Mayo curva 17 cm
1 Tesoura para cortar tubo 20 cm

14 Seção 1 | Organização, Educação, Gestão e Qualidade do Cuidado do Paciente...

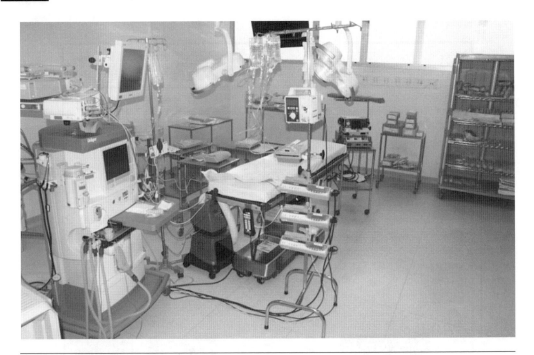

Figura 2.2 Visão panorâmica da sala cirúrgica montada para uma cirurgia cardíaca infantil.
Fonte: Acervo do Centro Cirúrgico do HCor.

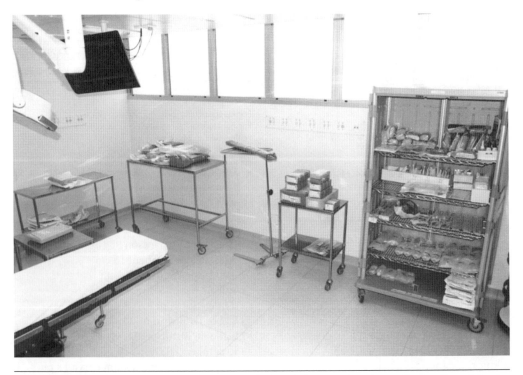

Figura 2.3 Apresentação do carro de insumos da farmácia para cirurgia cardíaca e disposição das caixas cirúrgicas e avulsos (organização padrão para abertura de sala).
Fonte: Acervo do Centro Cirúrgico do HCor.

Capítulo 2 | Centro Cirúrgico: Fluxo de Atendimento às Cardiopatias... 15

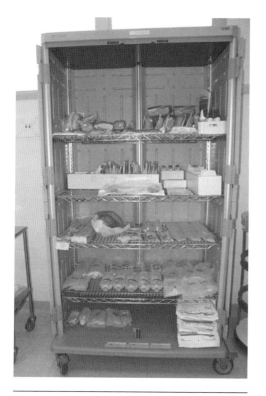

Figura 2.4 Kit de material e medicamentos para cirurgia cardíaca infantil.
Fonte: Acervo do Centro Cirúrgico do HCor.

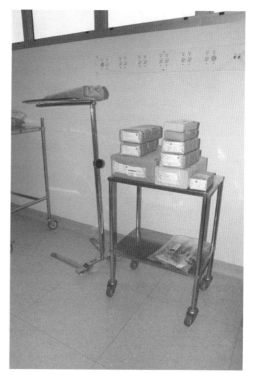

Figura 2.5 Caixas cirúrgicas de instrumentas para cirurgia cardíaca infantil.
Fonte: Acervo do Centro Cirúrgico do HCor.

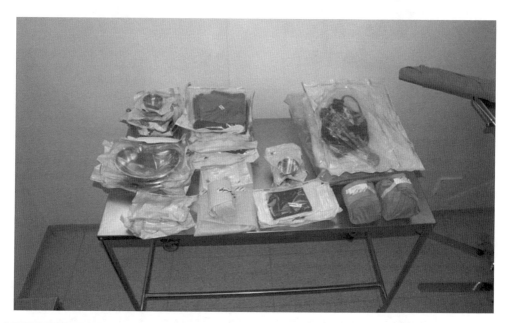

Figura 2.6 Mesa auxiliar com materiais avulsos.
Fonte: Acervo do Centro Cirúrgico do HCor.

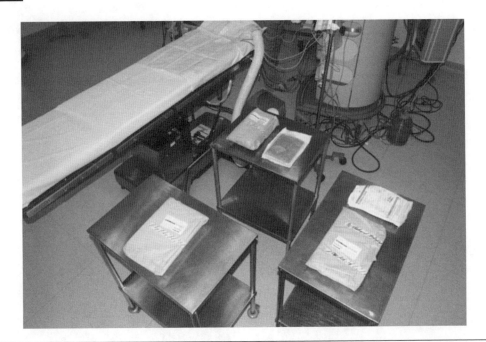

Figura 2.7 Mesas auxiliares para realização de passagem de cateter venoso central, sondagem vesical de demora e pressão arterial média (PAM).
Fonte: Acervo do Centro Cirúrgico do HCor.

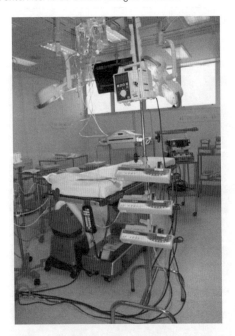

Figura 2.8 Montagem padrão de bombas para infusão de fármacos, e soroterapia aquecida e preparo de soros para acesso venoso periférico e acesso venoso central.
Fonte: Acervo do Centro Cirúrgico do HCor.

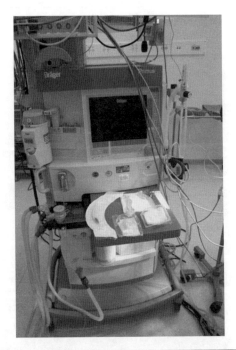

Figura 2.9 Montagem padrão para anestesia geral (Tubo com ou sem *cuff*, laringoscópio com lâmina, gaze, material para fixação e seringa).
Fonte: Acervo do Centro Cirúrgico do HCor.

Capítulo 2 | Centro Cirúrgico: Fluxo de Atendimento às Cardiopatias... 17

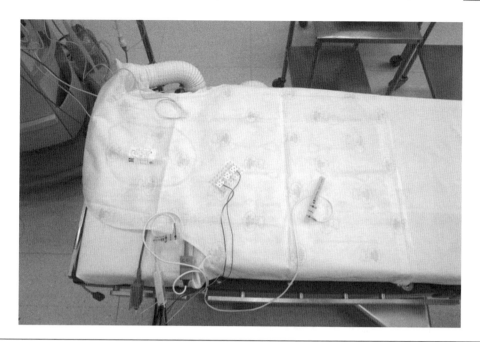

Figura 2.10 Montagem padrão da mesa cirúrgica para recebimento da criança (manta térmica, sensor de cardioscopia, dois sensores de oximetria de pulso, monitor de profundidade anestésica).
Fonte: Acervo do Centro Cirúrgico do HCor.

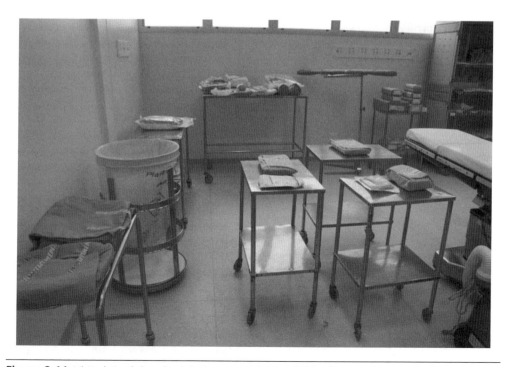

Figura 2.11 Visão lateral da sala cirúrgica montada para início do procedimento.
Fonte: Acervo do Centro Cirúrgico do HCor.

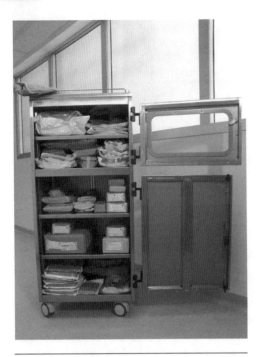

Figura 2.12 Padrão de carro para cirurgia cardíaca infantil. Montado pela CME e encaminhado ao centro cirúrgico.
Fonte: Acervo do Centro Cirúrgico do HCor.

Caixa vascular

1 Pinça Atraul 30 cm
2 Pinças Atraul 24 cm
1 Pinça Atraul 20 cm
1 Pinça Clamps Debakey curva 29 cm
1 Pinça Clamps Debakey angulada 32 cm
2 Tesouras Metzembaum curva 18 cm
1 Tesoura Calciferd (Nelson) 23 cm
1 Tesoura Metzembaum 26 cm
2 Pinças Clamps Debakey angulada 60° 20 cm
2 Pinças Derra 17 cm
1 Porta-agulhas 26 cm
1 Porta-agulhas 23 cm
2 Porta-agulhas (Codman) 20 cm
1 Pinça ClampsDebakey curva 18 cm
1 Pinça Satinsky 35 cm
1 Mixter delicado 18 cm

Caixa coronária

1 Pinça Pott's Smith com widia 20 cm
2 Pinças Dietrich 24 cm
2 Pinças Dietrich 20 cm
1 Tesoura Debackey 60°
1 Tesoura Dietrich 13°
1 Tesoura Debackey 45°
1 Buldog
1 Bugia 1,25 cm
1 Bugia 1,50 cm
1 Bugia 2,0 cm
1 Bugia 2,5 cm
1 Bugia 3,0 cm
1 Bugia 1,75 cm
1 Porta-agulha Ryder 18 cm
1 Porta-agulha Ryder 20 cm
1 Porta-agulha para Coronária 20 cm
1 Agulha Ponteira Sturn

Coronária especial

7 Jogo de dilatador para coronária 1.0/1.25/1.50/1.75/2.0/2.5/3.0
3 Budolg Clamp 12 mm
3 Budolg Clamp 08 mm
1 Tesoura Dietrich 45°
1 Tesoura Dietrich 60°
1 Tesoura Dietrich 90°
1 Tesoura Dietrich 130°
1 Tesoura Debakey 45°
1 Tesoura Debakey 60°
1 Tesoura Metzenbaum c/ Classic Plus Titânio 18 cm
1 Pinça de Dissecção Debakey Titâneo 15 cm
1 Pinça de Dissecção Debakey Titâneo 19,5 cm
1 Pinça de Dissecção Debakey Titâneo 24 cm
1 Pinça Debakey Titâneo 21 cm
1 Pinça Debakey Titâneo 20 cm
1 Porta-agulhas Micro Jacobson em Titâneo 18,5 cm
1 Porta-agulhas Micro Jacobson em Titâneo 21 cm
1 Porta-agulhas Micro Jacobson em Titâneo (sem cremalheira) 18,5 cm

Caixa perfusão infantil

2 Aspiradores curvos
2 Aspiradores retos
2 Aspiradores maleáveis
1 Aspirador angulado
2 Conectores retos 3/8 × 1/4
5 Conectores retos 1/4 × 1/4
4 Conector Y 1/4 × 1/4 × 1/4
1 Conector Y 1/4 × 1/4 × 3/16
2 Conector Y 1/4 × 3/16 × 3/16
2 Conector Y 3/8 × 1/4 × 1/4
2 Conector Y 3/16 × 3/16 × 3/16
7 Capas

Caixa perfusão neonatal

1 Conector Y 1/4 × 3/16 × fininho
2 Conector Y 1/4 × 3/16 × 3/16
2 Conectores Y 1/4 × 3/16
1 Agulha Oliva
1 Aspirador grande fininho
1 Aspirador pequeno

Caixa de material delicado

1 Pinça Micro Castroviejo 45° 13 cm
1 Pinça Micro Jacobson 16 cm
1 Pinça Micro Jacobson 18,5 cm
1 Pinça Debakey Micro 18 cm
1 Pinça Micro Jacobson 20 cm
1 Pinça Debakey Micro Forceps 18 cm

Avulsos

- 1 Afastador de Ankeney Baby
- 1 Afastador Finochietto
- Pás de desfibrilador infantil/neonatal
- Varal.
- Porta-agulha teste
- Porta-agulha microvascular
- 3 Cúpulas grandes
- 2 Cúpulas pequenas
- 2 Cubas rim
- Serra com lâmina infantil e bateria
- Afastador Kirklin
- Afastador Ventrículo
- 2 Manoplas de foco
- 1 Termômetro esofágico
- 1 Termômetro retal
- 1 Campo fenestrado Neo
- 1 Campo fenestrado infantil
- 1 Campo 30 × 30 (pacote com 5 unidades)
- 2 Campos médios
- 2 Sacos de Bisturi
- 2 Bacias
- 1 Bandeja de SVD
- 1 Bandeja de flebotomia infantil
- 1 Bandeja de Intracath

Acolhimento e recepção no centro cirúrgico

O acolhimento referido neste capítulo não está ligado ao acolhimento que se refere à Diretriz da Política Nacional de Humanização (PNH), mas, sim, ao acolhimento como segurança emocional diante de uma situação de alto estresse, tanto para a família como para o paciente, dada as circunstâncias de uma cirurgia de alta complexidade, como a cirurgia cardíaca.

Encontramos a definição de acolhimento como "Modo de receber ou maneira de ser recebido; consideração. Boa acolhida; hospitalidade. Lugar em que há segurança."[6] Ou seja, na recepção deste paciente no centro cirúrgico, devemos considerar que, neste momento, realizamos, imperceptivelmente, um vínculo com ele e, neste caso específico, com seus familiares. O medo está envolvido, não só do desconhecido, mas principalmente da morte, já que, no caso dos neonatos, há uma expectativa desde a gestação e uma esperança ativa.

O acolhimento é uma forma de apoiar este círculo que se forma entre a Enfermagem, o paciente e a família. Na verdade, é o estar presente, para a Enfermagem, é ouvir suas preocupações, seus medos, e procurar, se não a resolução, o conforto da segurança nos profissionais. É uma postura ética, mas também pessoal, que se coloca do lado do outro, confortando. É um estado que confronta o ser e o saber em Enfermagem. Todo este processo ocorre com a entrada do paciente no centro cirúrgico, no momento em que o recebemos.

Humanização no centro cirúrgico

Desde os primórdios, a Enfermagem em centro cirúrgico é responsável pelo ambiente seguro, confortável e limpo para a realização das operações. Até a década de 1960, a Enfermagem era predominantemente para a área instrumental. A assistência ao paciente cirúrgico resumia-se às solicitações da equipe médica e às ações de previsão e provisão para o desenvolvimento do ato anestésico-cirúrgico. Após este período, houve um intenso desenvolvimento de técnicas cirúrgicas, tornando as cirurgias cada vez mais complexas e exigindo do enfermeiro a necessidade de uma fundamentação científica que o embasasse e lhe desse identidade.[7] Nossa unidade de centro cirúrgico é uma unidade de procedimentos de alta complexidade, em que o enfermeiro assume não apenas a fundamentação de conhecimentos científicos, mas, responsabilidade, habilidade técnica e, acima de tudo, deve ser uma pessoa humana e praticar a humanização (Figura 2.13).

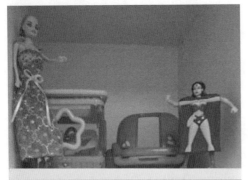

Figura 2.13 Armário de brinquedos.

A estrutura do Centro Cirúrgico (CC) está cada vez mais sofisticada e burocrática, tornando-se menos humanizada e mais tecnicista. Dessa forma, a equipe de Enfermagem deve ter prudência para que o cliente não se torne somente um paciente a mais, outro procedimento ou um número de prontuário, não valorizando sua própria identidade e individualidade. Humanizar caracteriza-se por colocar a cabeça e o coração na tarefa a ser desenvolvida.[8]

A humanização no centro cirúrgico parte da ação integrada da equipe de Enfermagem, pois estamos em relação constante com o paciente. No centro cirúrgico, os enfermeiros são os olhos, o corpo e o bem-estar deste paciente/família.

Humanizar é também buscar fazer o melhor dentro das possibilidades que possuímos, da realidade em que atuamos.

Cirurgia segura

O marco inicial para a ação da segurança do paciente é a 55º Assembleia da Saúde Mundial, de 2002. Essa assembleia trouxe questões inerentes à necessidade de se estabelecer padronizações e normas que pudessem ser seguidas por qualquer instituição de saúde, em qualquer país do globo, cujo propósito principal foi a segurança do paciente.

Em solicitação à resolução estabelecida, a Organização Mundial de Saúde (OMS) assumiu a liderança desta ação e lançou em 2004 a Aliança Mundial para a Segurança do Paciente, com o propósito de formular programas de fácil inserção e adesão social e cultural, com intervalos de dois anos entre eles e com o objetivo de manter ativo este comprometimento global.

O primeiro desafio, lançado em 2005, tinha o propósito de diminuir as infecções associadas à assistência à saúde, com vários tópicos envolvidos, porém, dentre eles, um ficou mundialmente firmado como o Programa de Higiene das Mãos.

Em 2007, surgiu um segundo desafio, denominado Cirurgias Seguras Salvam Vidas, no qual o foco principal é garantir a segurança do paciente cirúrgico. Nasceu, então, a cirurgia segura.

Diante da necessidade de tornar uma ação positiva e ativa, foi desenvolvido um *checklist*, cujo uso é viável e pertinente a todos os países que fazem parte da OMS. A cirurgia segura contempla um conjunto de medidas simples, porém, muitas vezes esquecidas ou burladas no dia a dia de um centro cirúrgico movimentado. Entretanto, se o *checklist* for seguido fielmente, haverá uma redução garantida de eventos adversos.

No *checklist* está contemplado o passo a passo das ações que garantem que a cirurgia proposta destina-se ao paciente certo, no membro ou local certo (Tabela 2.1).

Dentro deste contexto, encontra-se a equipe de Enfermagem do centro cirúrgico, que atua como coordenadora, confirmando que cada fase do protocolo foi cumprida.

Segundo o Protocolo para Cirurgia do Ministério da Saúde/Anvisa[9] (Figura 2.14), a Lista de Verificação divide a cirurgia em três fases:

I. Antes da indução anestésica;
II. Antes da incisão cirúrgica;
III. Antes de o paciente sair da sala cirurgia.

Capítulo 2 | Centro Cirúrgico: Fluxo de Atendimento às Cardiopatias...

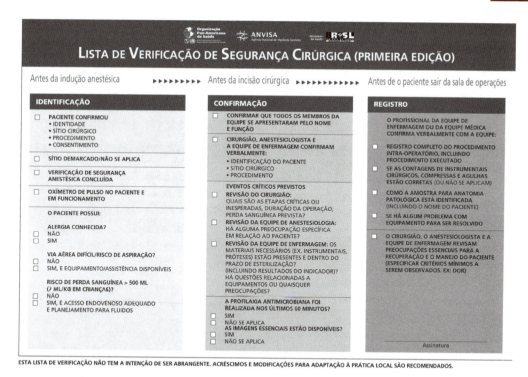

Figura 2.14 Protocolo para Cirurgia do Ministério da Saúde/Anvisa.[9]
Fonte: Organização Mundial da Saúde – OMS.[10]

Tabela 2.1 Lista de Verificação de Cirurgia Segura (*Check List*) adaptada para o hospital do coração.

Fonte: Hospital do Coração SP – HCor.[11]

CHECKLIST PARA CIRURGIA CONGÊNITA

Para os procedimentos pediátricos de cardiopatias congênitas utilizamos o *checklist* preconizado pelo Internartional Quality Improvement Collaborative (IQIC) (Tabela 2.2).

A missão do IQIC é "Diminuir a mortalidade e as principais complicações em crianças submetidas à cirurgia cardíaca congênita,

Tabela 2.2 *Checklist* para cirurgia cardíaca congênita.

Antes da indução (*Check in*)	Antes da incisão da pele (*Time out*)	Antes da saída do CC (*Check out*)
Circulante e anestesista confirmaram juntos:	( ) Todos os membros da equipe se apresentaram pelo nome e função?	Cirurgião e circulante confirmaram juntos:
( ) Identificação correta do paciente? ( ) Sítio(s) operatório(s)? ( ) Procedimentos que serão realizados? ( ) Alergias? ( ) Planejamento para manter o paciente aquecido? ( ) Necessidade de hemoderivados? ( ) Se sim, o banco de sangue foi notificado?	O cirurgião confirmou verbalmente para a equipe: ( ) Paciente, local e procedimento corretos? ( ) Exames laboratoriais e de imagem prévios relevantes? ( ) Preparo correto dos equipamentos? ( ) Tempo estimado do procedimento? ( ) Necessidade de implantes ou outras próteses?	( ) Procedimento cirúrgico realizado? ( ) Instrumentais, gazes e compressas contadas? **Transferência segura para UTI pediátrica/neonatal**
O anestesista confirmou:	O perfusionista confirmou verbalmente: ( ) Detalhes relevantes sobre a canulação? ( ) Programação de hipotermia? ( ) Necessidade de perfusão cerebral seletiva e/ou resfriamento central com gelo? ( ) Necessidade de cardioplegia, parada circulatória, *left ventricular venting*?	O cirurgião discutiu: ( ) O tipo de correção/ procedimento realizado? ( ) Complicações e risco para futuros sangramentos?
( ) O acesso venoso está adequado para o procedimento? ( ) Avaliação para via aérea difícil/ aspiração? ( ) Se sim, foi discutido um plano para manejo deste problema?	( ) Presença de *shunt* significativo, colaterais ou regurgitação aórtica? O anestesista confirmou verbalmente: ( ) Administração de antibióticos em até 60 min antes da incisão? ( ) Programação de dose extra de antibiótico no intraoperatório? O circulante confirmou verbalmente: ( ) Assinatura de consentimento para o procedimento programado? ( ) Disponibilidade dos implantes/ próteses (se necessários)?	O anestesista discutiu: ( ) Considerações ao manejo de vias aéreas? ( ) Estabilidade hemodinâmica e uso de DVA? ( ) Planejamento para manejo da ventilação? ( ) Achados do ETE e gasometria durante a cirurgia? ( ) Disponibilidade de hemoderivados, se necessário? ( ) O anestesista, o cirurgião e o intensivista discutiram a necessidade de exames laboratoriais/imagem para as próximas 24 h?
	Cada membro da equipe deve verbalizar **PARE**	

através de adaptação de estratégias de melhoria de qualidade na redução da morbidade e da mortalidade em centros com programas em desenvolvimento, e utilização de plataforma de telemedicina, facilitando o ensino a distância, o diálogo e a disseminação de conhecimentos e ferramentas de melhoria.[12]

O IQIC possui um banco de dados tangível e eletrônico, de propriedade intelectual do Children's Hospital Boston, com documentos, relatórios, análises, materiais escritos, webinários e outros materiais escritos e audiovisuais semelhantes. O instituto concede aos centros participantes uma licença desse material para fins internos, consistentes com o propósito de colaboração na melhoria de qualidade internacional da cirurgia cardíaca congênita. Atualmente, são 31 centros participantes de 13 países inserindo dados na Database do IQIC.

Para a coleta e análise dos dados, todas as crianças com cardiopatia congênita submetidas à cirurgia cardíaca são inseridas no banco de dados, desde a admissão, por meio do preenchimento de cinco formulários de registro (Figura 2.15).

O sexto formulário será preenchido após o *follow-up* de 30 dias (Figura 2.16).

A avaliação do risco de mortalidade é feita baseando-se no método RACHS–1. Cada procedimento cirúrgico é inserido em uma das categorias predefinidas, baseando-se no método RACHS-1.

Categoria de risco 1 caracteriza um baixo risco de mortalidade, enquanto categoria 6 tem alto risco para mortalidade.

Fatores de riscos clínicos adicionais integrados ao RACH-1 incluem: idade, prematuridade e importante anomalia estrutural não cardíaca.

São elegíveis para RACHS-1 os casos de cirurgia congênita cardíaca < 18 anos. São excluídos os prematuros ou PCA em 30 dias e TX cardíaco (Figuras 2.16 e 2.17).

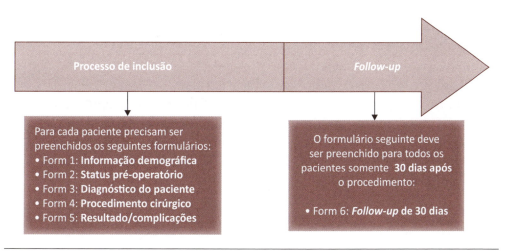

Figura 2.15 Fluxo para inserção do paciente cirúrgico no banco de dados do IQIC.

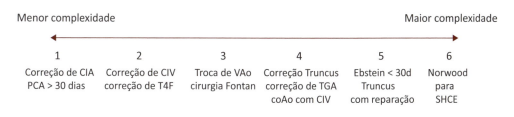

Figura 2.16 RACHS-1 categorias de risco.

Seção 1 | Organização, Educação, Gestão e Qualidade do Cuidado do Paciente...

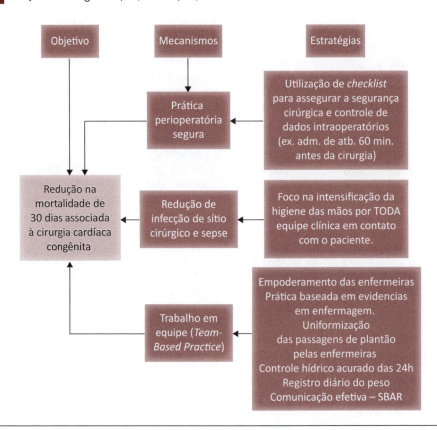

Figura 2.17 Implementação de Metodologia QI para redução de mortalidade.

IQIC Team

A equipe integrada ao processo de melhoria da qualidade dedicada ao programa deve se organizar de forma a abranger algumas funções (Figura 2.18).

Formulários do programa de congênitos do IQIC

Os formulários de relato de caso necessários são os seguintes:

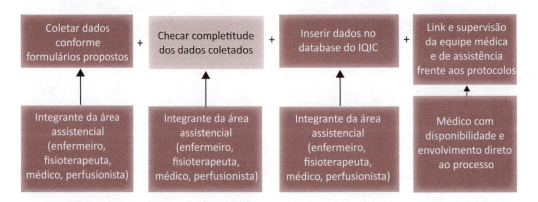

Figura 2.18 Fluxo para coleta de dados do programa de cirurgia cardíaca pediátrica do IQIC.

Capítulo 2 | Centro Cirúrgico: Fluxo de Atendimento às Cardiopatias...

- demografia do paciente;
- *status* pré-operatório;
- diagnóstico do paciente;
- procedimento cirúrgico;
- resultado/complicações;
- 30 dias de *follow-up*.

(Fonte: IQIC.)[12]

As cardiopatias e a enfermagem do centro cirúrgico

A cirurgia cardíaca infantil é realizada com vários propósitos: cura, melhorar a qualidade de vida e proporcionar sobrevida. O tratamento está associado à patologia, que nos congênitos está dividida em duas categorias: os cianóticos e os acianóticos.

As cirurgias cardíacas evoluíram de tal forma que corrigem desde cardiopatias congênitas simples às mais complexas, chegando ao transplante cardíaco pediátrico.[5]

Dinâmica da assistência de enfermagem no intraoperatório

Os procedimentos cardíacos infantis agendados no centro cirúrgico ocorrem de duas formas: cirurgias eletivas, ou seja, as agendadas com um período de antecedência de dias, semanas ou meses; e os procedimentos de emergência, realizados imediatamente ou em um período de horas.

A procedência da criança ocorre de duas formas: ela pode vir da unidade de internação, em que a equipe de Enfermagem desse setor é responsável pelo seu encaminhamento, juntamente com o familiar ou responsável, ao centro cirúrgico; ou pode vir da Unidade de Terapia Intensiva Pediátrica (UTI Ped), que encaminha a criança ao centro cirúrgico, acompanhada da equipe de Enfermagem, juntamente com o anestesista.

A admissão deste paciente no centro cirúrgico ocorre com a recepção pelo enfermeiro, técnico de Enfermagem e o anestesista. Neste momento, são verificadas as identificações no prontuário e na pulseira de identificação. São confirmadas com o familiar ou com a equipe de Enfermagem da UTI Pediátrica questões como: confirmação de identificação, jejum, alergias ou intolerâncias, lembrando que, quando a criança é encaminhada ao centro cirúrgico, é realizado a transição do cuidado do paciente, doenças prévias, peso e altura são realizados previamente pelo setor de origem, via telefone.

O encaminhamento para a sala de cirurgia ocorre da forma menos traumática possível, uma vez que o uso da medicação pré-anestésica é uma rotina comum e produz uma sedação leve e amnésia. Também é comum o uso de brinquedos para o acolhimento da criança.

Na sala cirúrgica, a criança é transferida para a mesa cirúrgica, que, previamente montada com manta térmica, faz a manutenção da temperatura, já que a temperatura da sala cirúrgica deve estar entre 18 ºC e 22 ºC.

Neste momento, é realizado o *checklist* com toda equipe em sala operatória. Sequencialmente, é realizada a monitorização com cardioscopia na região posterior do tórax e a instalação de sensores de saturação em dois pontos: membro superior, podendo ser mão, dedo, de acordo com o tamanho da criança, e membro inferior, hálux ou dedo do pé.

Consecutivamente a estas ações da equipe de Enfermagem, o anestesista inicia o procedimento anestésico, com máscara facial e gás halogenado, auxiliado pelo enfermeiro ou técnico de enfermagem. A criança, então, é mantida em anestesia inalatória não invasiva, com ventilação espontânea, "dormindo", para que um acesso venoso seja priorizado para dar sequência à anestesia e hidratação venosa.

A intubação é o próximo passo a ser realizado pelo anestesista. Como rotina, a equipe de Enfermagem monta toda a sequência deste evento: laringoscópio com a lâmina, de acordo com a idade e tamanho da criança, a sonda de intubação, de escolha do anestesista (com ou sem *cuff*), seringa para insuflar o *cuff*, caso seja esta a escolha, material para fixação desta sonda, gaze, protetor ocular, termômetro esofágico e retal para controle da temperatura central.

Após a intubação, já em ventilação mecânica controlada, outros acessos são realizados então pela equipe médica, como o acesso venoso central e a monitorização profunda e a PAM (pressão arterial média). É realizada a sondagem vesical de demora, podendo ser pela equipe médica ou pelo enfermeiro.

É verificado o posicionamento e a proteção do paciente, para a assepsia da pele. A equipe cirúrgica faz a escovação das mãos e dos braços e a paramentação necessária. São realizados o preparo do campo e o posicionamanto do perfusionista.

O *time out* é realizado pela equipe de Enfermagem já preparada para dar início à primeira incisão.

Ao término do procedimento cirúrgico, o enfermeiro realiza a passagem de plantão para a UTI Ped, informando o nome da criança, o procedimento cirúrgico realizado e o estado geral, como: intubação, acessos venosos e arteriais, uso de hemoderivados e quantidade, uso de drogas vasoativas, tempo de circulação extracorpórea e tempo de anóxia, uso de cateteres e drenos, entre outros. Estes são fatores que irão variar em cada instituição.

O *checkout* é realizado. O encaminhamento do centro cirúrgico para a UTI Pediátrica é feito pelo enfermeiro, anestesista, técnico de Enfermagem e, se houver uso de ECMO (oxigenação por membrana extracorpórea), também pelo perfusionista. O *check list* do IQIC é finalizado na UTI Neonatal Pediátrica.

■ CONCLUSÃO

O centro cirúrgico é um setor no qual o cotidiano do enfermeiro na cirurgia cardíaca infantil é: planejar, trabalhar em equipe, liderar, tomar decisões, gerenciar riscos e pessoas. Porém, ele também é o "ser" mais próximo da "mesa cirúrgica/leito", que está constantemente presente e, na maioria das vezes, constrói um elo emocional e pessoal com o paciente e sua família, diante da quantidade de reabordagens cirúrgicas da maioria dos pacientes. Deve-se levar em conta que essas patologias são consideradas doenças crônicas diante da realidade de um hospital especializado em cirurgias cardíacas.

O ser-enfermeiro é um ser humano, com todas as suas dimensões, potencialidades e restrições, alegrias e frustrações; é aberto para o futuro e para a vida, e nela se engaja pelo compromisso assumido com a Enfermagem. O ser-enfermeiro tem como objetivo assistir as necessidades humanas básicas.[13]

E quais são estas necessidades humanas básicas? Tudo, pois vê o ser humano de forma integral, holística, clínica, emocional e espiritual.

A tecnologia não consiste exclusivamente na aplicação pura do conhecimento, mas de várias informações reunidas, com a finalidade de encontrar a solução para uma anormalidade.

■ REFERÊNCIAS BIBLIOGRÁFICAS

1. Oliveira ST. O advento da cirurgia cardíaca no exterior e no Brasil: perspectivas para o saber de enfermagem na área de pediatria (1810 –1956), 2014. Disponível em: http://www.revistaenfermagem.eean. edu.br/detalhe_artigo.asp?id=1150

2. Braile DM, Godoy MF. História da cirurgia cardíaca. Arq Bras Cardiol 1996;66(6):329-37.

3. Silva AM. Saberes e práticas: guia para ensino e aprendizado de enfermagem. 6 ed. Difusão: São Caetano do Sul; 2010.

4. Jansen D, Silva KV, Novello R, et al. Assistência de enfermagem à criança portadora de cardiopatia. Rev SOCERJ 2000; 13(1):22-9.

5. Nogueira MS. Incidentes críticos na passagem de plantão. [Dissertação (Messtrado) - Escola de Enfermagem de Ribeirão Preto, Universidade de São Paulo. Ribeirão Preto, 1998.

6. Acolhimento. Dicionario on line de Português, 2014. [citado em 22 jun] Disponível em: http://www.dicio.com.br/acolhimento/

7. Fonseca RM, Peniche AC. Enfermagem em centro cirúrgico: trinta anos após criação do Sistema de Assistência de Enfermagem Perioperatória. Acta Paul Enferm 2009;22(4): 3-7.

8. Oliveira Jr NJ, Moraes CS, Marques Neto S. Humanização no centro cirúrgico: a percepção do técnico de enfermagem. Rev SOBECC 2012;17(3):43-9.

9. Brasília. Ministério da Saúde. Anexo 03: Protocolo para cirurgia segura. Ministério da Saúde/Anvisa/Fiocruz, 2013 [citado 22 jun 2014]. Disponível em http://www.anvisa.gov.br/hotsite/ segurancadopaciente/documentos/julho/PROTOCOLO%20CIRURGIA%20SEGURA.pdf

10. Aliança Mundial para segurança do paciente. Segundo desafio global para a segurança do paciente. [citado 22 jun 2014]. Disponível

em: http://www.into.saude.gov.br/upload/arquivos/pacientes/cirurgias_seguras/Seguran%C3%A7a_do_Paciente_guia.pdf

11. Hospital do Coração de São Paulo. 2014. Imagens cedidas pelo acervo do Centro Cirúrgico. São Paulo, SP, 2014.

12. International Quality Improvement Collaborative for Congenital Heart Surgery: orientation Manual. Version 5.0. (Revised Jan. 2012)

13. Horta WA. Processo de enfermagem. São Paulo: EPU; 1979. p 3.

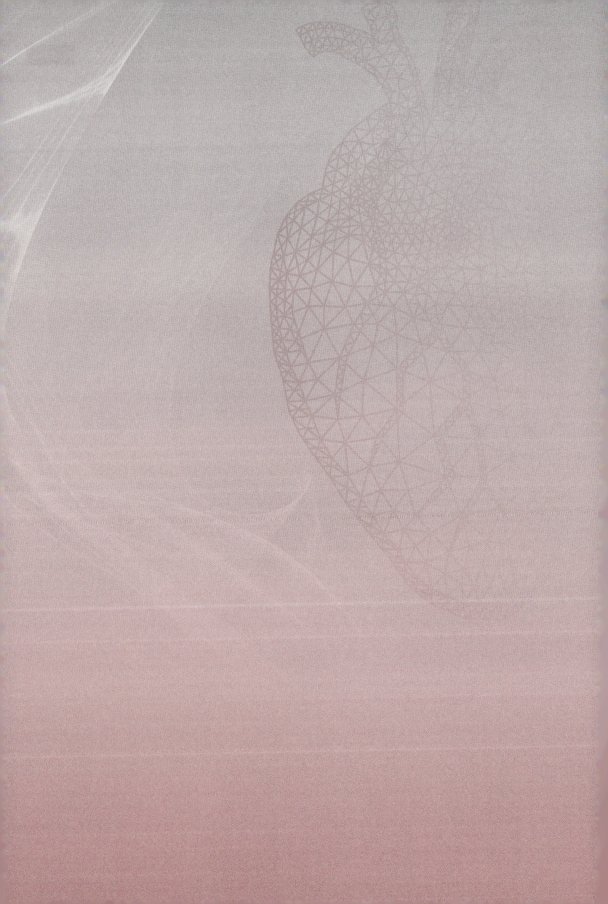

capítulo 3

Ana Paula Lima da Silva
Celia de Fatima Anhesini Benetti

Cateterismo Diagnóstico e Intervencionista nas Cardiopatias Congênitas: Assistência de Enfermagem do Preparo à Alta do Laboratório de Hemodinâmica

■ INTRODUÇÃO

O cateterismo cardíaco para estudo e intervenção de cardiopatias congênitas passa por inovações tecnológicas constantemente. Tais inovações dos procedimentos percutâneos e aprimoramentos de técnicas alteram de forma significativa a condução de tratamentos que anteriormente eram gerenciados de modo cirúrgico. O cateterismo cardíaco exerce papel fundamental para o diagnóstico estrutural e funcional do coração em crianças e neonatos.

Diante da complexidade do cateterismo diagnóstico e terapêutico em cardiopatia congênita, o objetivo deste texto é apresentar brevemente e de forma objetiva a atuação da Enfermagem e os principais cuidados em hemodinâmica e em radiologia intervencionista.

■ CUIDADOS PRÉ-PROCEDIMENTO HEMODINÂMICO

Algumas fases relacionadas ao preparo do paciente, estrutura física e recursos humanos são de extrema importância e estão listadas a seguir:

- **Agendamento:** uma série de ações é desencadeada ao receber a solicitação de um exame hemodinâmico: reserva de sala, solicitação de acompanhamento anestésico, separação e pedido de materiais específicos, de acordo com o procedimento a ser realizado, justificativas administrativas, assistência de enfermagem especializada, dentre outras.
- **Avaliação de exames pré-operatórios:** análises laboratoriais, tais como hemograma completo, coagulograma, exames bioquímicos, urina I, além de exames como radiografia, eletrocardiograma e ecocardiograma serão avaliados antes e após a solicitação do estudo hemodinâmico.
- **Avaliação clínica:** independentemente dos resultados dos exames diagnósticos, o médico cardiopediatra realiza uma avaliação e um exame físico criterioso da criança e, junto com todos os resultados, busca detectar as causas que podem comprometer a segurança do paciente durante o procedimento invasivo.
- **Tipagem sanguínea e reserva de sangue:** solicita-se ao banco de sangue a coleta de amostra para classificação quanto ao tipo sanguíneo. A partir da obtenção do resultado, é fundamental a reserva de hemocomponentes, caso seja necessária uma transfusão durante a realização do exame.
- **Jejum:** conforme o protocolo estabelecido pela equipe de anestesiologistas da instituição, o jejum oral (para alimentos e líquidos) deve ser de 6 a 8 horas, dependendo do tipo de alimento consumi-

do, e 4 horas a partir da ingestão de leite materno.

- **Avaliação pré-anestésica:** o médico anestesiologista, por meio de uma coleta criteriosa de dados fornecidos pelo familiar e pelo paciente, fará uma avaliação dos antecedentes pessoais de saúde, da classificação de risco e, consequentemente, o planejamento de cuidados específicos inerentes ao procedimento, como a programação de infusão de fluidos e hemoderivados, tipo de anestesia, dispositivo de via aérea, medicamentos, entre outros. É de extrema importância a confirmação do tempo de jejum, medicações em uso, alergias, hemotransfusão prévia, antecedentes de doenças cardiovasculares, pulmonares, exames hematológico, endócrino, neurológico e geniturinário, cirurgias anteriores, uso de próteses, peso e altura e outros aspectos direcionados a particularidades do paciente. As orientações específicas da anestesia e a obtenção da assinatura de consentimento para a realização da anestesia também serão obtidas nesse momento.

- **Unidade de Terapia Intensiva (UTI):** indica-se a recuperação pós-procedimento em UTI às crianças com idade inferior a dois anos e peso inferior a 10 quilos, sendo assim, rotineiramente, antes de iniciar um procedimento, confirma-se a disponibilidade e a reserva do leito. Caso haja alguma complicação hemodinâmica e/ou alguma intercorrência durante o cateterismo, também pode ser necessário um leito de UTI. Neonatos e crianças provenientes da UTI retornarão ao setor de origem, exceto em raros casos de extrema gravidade, em que se faça necessária uma abordagem cirúrgica de emergência.

- **Avaliação de Enfermagem:** o enfermeiro da Hemodinâmica tem o papel fundamental no gerenciamento de materiais e na assistência de enfermagem desde o agendamento. A seguir, podemos observar algumas das principais atribuições do enfermeiro:

- Nos dias anteriores ao exame, é imprescindível o acompanhamento e a solicitação de materiais específicos para o caso. Antes da admissão do paciente no setor, realiza-se uma nova checagem de todo o material e, junto com o médico, separam-se os itens que podem vir a ser utilizados.

- No dia do estudo cardíaco, é primordial a checagem de informações pertinentes ao quadro do paciente, tais como: jejum, alergia, condições hemodinâmicas, padrão respiratório, peso, altura, exames, punção de acesso venoso periférico, dispositivos já implantados (sondas, drenos, cateteres), cuidados específicos, isolamento, vaga na UTI etc.

- A enfermeira, o médico e o anestesiologista devem realizar um planejamento de cuidados específicos para eventuais necessidades, tais como a utilização de exames complementares (ecocardiograma), equipamentos específicos dependendo da patologia, como marca-passo, aparelho de radiofrequência, ultrassom para guiar a punção, novos dispositivos, hemoderivados, cuidados direcionados a alergias, UTI e participação de membros da equipe cirúrgica e intensivista, se necessário. Eventualmente, a realização da coleta de exames e o ECG que podem ser solicitados.

- A estrutura física e a montagem da sala devem ser supervisionadas pelo enfermeiro, com base nas informações colhidas, acima para que seja possível direcionar os cuidados, adaptar condições e orientar os técnicos de Enfermagem quanto aos cuidados planejados para o paciente que será atendido.

Quanto à montagem da sala, devem ser inspecionados e conferidos:

- **Equipamentos:** ventilador (carro de anestesia), sistema de aspiração, torpedo de oxigênio, ar comprimido, sistema de vácuo, monitores e cabos. Deve-se assegurar, junto ao anestesiologista, a manutenção e o ajuste das condições ventilatórias, para que haja adequada troca

Capítulo 3 | Cateterismo Diagnóstico e Intervencionista nas Cardiopatias Congênitas:... **31**

gasosa, manutenção dos gases inalados e monitorização respiratória, prevenindo complicações cardiorrespiratórias.

- **Imobilidade do paciente:** para que as angiografias sejam obtidas adequadamente, e para prevenir complicações decorrentes da punção da via de acesso femoral, utiliza-se um imobilizador em material acrílico que permite que os membros inferiores permaneçam estendidos e sem a possibilidade de curvar as pernas. Essa imobilização geralmente é feita com ataduras de crepe e fitas adesivas com cuidado especial para não garrotear os membros, além de possibilitar a avaliação do pulso pedioso e adequada perfusão periférica. A retirada da tala de imobilização será feita de acordo com a prescrição médica de repouso, ou seja, ao final do procedimento a criança permanecerá imobilizada por determinado período, a fim evitar sangramento e complicações da via de acesso. Os pais, os acompanhantes e a própria criança, conforme seu entendimento, devem ser claramente orientados quanto à contenção desde a admissão no setor.
- **Aquecedor:** a manutenção da temperatura corporal é de extrema importância, principalmente em neonatos e crianças. É primordial a utilização de manta térmica para o aquecimento corporal. Deve-se manter observação quanto ao aquecimento excessivo, evitando-se queimaduras do dorso e dos membros inferiores. A temperatura ambiente da sala de cateterismo pode variar de 18 ºC a 24 ºC, sendo um importante fator que contribui para o aquecimento corporal. Um aquecedor de fluidos também pode vir a ser utilizado de acordo com o peso e a idade do paciente.
- **Desfibrilador:** deve estar preparado para ser utilizado em eventuais situações de emergência em sala. Para crianças e neonatos, deve-se remover as pás de adulto e manter as pás infantis, que são proporcionais ao tamanho do tórax de uma criança; o gel deve cobrir a pá, evitando queimaduras e facilitando a condução do choque.
- **Bomba injetora de contraste:** testá-la antes do estudo hemodinâmico e prepa-

rá-la com o contraste adequado. O uso do equipamento possibilitará a visualização de estruturas de forma detalhada.

- **Polígrafo:** realizar o cadastro com todos os dados pessoais do paciente e salvá-los para que durante a obtenção de manometria todos os impressos estejam devidamente identificados. O registro de pressão das cavidades e vasos é um importante coadjuvante na conclusão do procedimento.
- **Colaboradores de Enfermagem:** todos os técnicos e auxiliares de Enfermagem do setor de Hemodinâmica/Radiologia Intervencionista são treinados e capacitados para atuar em procedimentos de diagnóstico e tratamento percutâneo congênito. Devem ter habilidades técnicas acuradas, conhecimento de materiais, dinamismo e rápida resolução de problemas que possam levar a complicações maiores.[1,2]

■ CUIDADOS NA ADMISSÃO E TRANSPROCEDIMENTO NO SETOR DE HEMODINÂMICA

- **Metas Internacionais de Segurança:** instituídas por meio da certificação de Acreditação pela *Joint Commission International* (JCI), a meta 4, Intervenção Segura, é rigorosamente cumprida na Hemodinâmica pelos tópicos: *checklist, time out* e *check out*. Com o objetivo de manter a qualidade da assistência prestada e prezar principalmente pela segurança durante os exames, realiza-se antes, durante e após o estudo, a checagem de itens como: paciente certo, procedimento certo, posicionamento certo, materiais e equipamentos certos, planejamento de cuidados, entre outros.[3]
- **Admissão na hemodinâmica/radiologia intervencionista:** ao admitir o paciente, o médico hemodinamicista/intervencionista que realizará o exame, explicará para a criança (dependendo da idade e se houver entendimento) e aos pais como será conduzido o procedimento de acordo com a patologia, os riscos inerentes ao exame e o tempo estimado de duração, além da programação de

recuperação pós-estudo hemodinâmico. A partir de todos os esclarecimentos, o médico irá obter a assinatura do termo de consentimento. A avaliação pré--anestésica citada anteriormente também poderá ser realizada nesse momento.

- **Cuidado humanizado:** Embora os esclarecimentos sejam feitos, o procedimento hemodinâmico geralmente é precedido de alto nível de ansiedade por parte da família e do paciente e pode ser acompanhado por períodos de irritação e pelo choro da criança, por desconhecimento, jejum e ansiedade. Normalmente, as manifestações ansiosas são geradas pela complexidade das cardiopatias congênitas, pelo tratamento percutâneo ou não, sucesso do procedimento que será realizado e prognóstico, riscos relacionados à anestesia e recuperação anestésica, experiência em procedimentos anteriores, entre outras. A Enfermagem conduzirá a criança até a sala de exames, para que os pais e familiares permaneçam junto ao paciente até a indução anestésica.
- **Orientação aos pais e familiares:** para minimizar a ansiedade, orienta-se que os familiares permaneçam em locais fixos, como o próprio quarto ou a sala de notícias médicas, para que, ao término do procedimento, sejam imediatamente comunicados. Em geral, os pais sentem-se mais confortáveis com o fato de serem comunicados imediatamente ao final do exame. Este é um princípio do serviço para com os familiares.
- **Circulação em sala de procedimento:** como citado desde o início do texto, a equipe de Enfermagem estará presente em todas as fases do exame. Imediatamente, ao iniciar um estudo hemodinâmico, a assistência e os cuidados de Enfermagem baseiam-se em assegurar os padrões assépticos e seguros para a execução de todos os passos: montagem da mesa, separação de materiais, registro em documentos relacionados ao prontuário, cobrança adequada de materiais e medicamentos no sistema, auxílio ao anestesiologista durante a indução, obtenção de via aérea segura, infusão de fluídos e extubação, monitorização hemodinâmica, obtenção de via de acesso pérvia, cobertura do paciente com técnica asséptica precedida da antissepsia da pele, abertura e oferta de materiais específicos solicitados, registro de pressões, injeções de contraste, assistência em intercorrências e cuidados pós-procedimento são algumas das principais atribuições da equipe de Enfermagem que circularão a sala.[1,4]

Na instituição utiliza-se um documento de procedimento operacional padrão, implantado e utilizado para assegurar o preparo e os cuidados com o paciente que realizará procedimento hemodinâmico. Observe, a seguir:

Preparo do paciente pediátrico para procedimento hemodinâmico

Objetivo

Preparar a criança ou neonato para o procedimento hemodinâmico, sincronizando tempo e ação, para garantir eficiência e segurança.

Materiais

- Álcool gel
- Aquecedor
- Ataduras de crepe
- Cabos e acessórios para monitorização anestésica
- Campos e aventais estéreis descartáveis
- Cateteres e acessórios
- Compressas cirúrgicas
- Compressa de gaze
- Contraste
- Eletrodos descartáveis infantis
- *Kit* de aspiração (frasco coletor e sonda)
- Luvas de procedimento
- Luvas estéreis
- Fita adesiva hipoalergênica
- Clorexidine alcoólico
- Cânula de entubação
- Tala para imobilização
- Manta térmica

3. Procedimento

- Checar dados da programação do procedimento.

Capítulo 3 | Cateterismo Diagnóstico e Intervencionista nas Cardiopatias Congênitas:...

- Obter informações clínicas do paciente, como: peso, altura, acesso venoso, necessidade de vaga na UTI (caso não esteja na UTI), drogas em uso, padrão respiratório, reserva de sangue, entre outras.
- Checar retaguarda na UTI (se menor que 2 anos ou peso inferior a 10 kg) e comunicar o início do procedimento.
- Testar e checar o carro de anestesia.
- Preparar a mesa de exames com manta térmica e manter o aquecedor em temperatura confortável (média).
- Realizar confirmações de segurança (*Check-in*).
- Receber o paciente junto com a mãe e/ou acompanhante, conferir a identificação (pulseira) e o prontuário.
- Permitir a entrada da mãe e/ou acompanhante junto com a criança na sala de exames e a sua permanência até o início da anestesia.
- Auxiliar o anestesiologista quanto à monitorização dos sinais vitais (ECG, PA não invasiva e saturação de oxigênio), acesso venoso pérvio e entubação orotraqueal.
- De acordo com a via de acesso, restringir os membros inferiores com tala para imobilização e atadura de crepe.
- Aplicar medidas de conforto ao paciente, com proteção de proeminências ósseas, proteção de contato com cabos e extensões que possam causar lesões de pele.
- Higienizar as mãos.
- Paramentar-se com gorro, máscara, avental e luvas estéreis descartáveis.
- Realizar antissepsia da pele e cobertura com campos estéreis descartáveis.
- Preparar sistema de pressão, cateteres e demais materiais para o procedimento.
- Realizar confirmações de segurança (*time out* imediatamente antes de iniciar o procedimento).
- Abrir materiais como cateter, guias, introdutores, conforme solicitação médica.
- Enviar amostras de sangue para oximetria, laboratório e banco de sangue, quando solicitado.
- Manter-se atento a todas as necessidades do paciente e da equipe médica.
- Oferecer a bomba injetora de contraste, quando solicitado.

- Solicitar laboratório e banco de sangue, quando necessário.
- Realizar curativo após hemostasia e auxiliar o anestesista na extubação.
- Desprezar o material descartável utilizado em local apropriado.
- Encaminhar o instrumental protegido ao expurgo.
- Realizar confirmações de segurança (*Check out*).
- Anexar o *checklist* completo ao prontuário do paciente.
- Colocar a pulseira verde sinalizando o risco de queda relacionado à anestesia.
- Acomodar a criança no berço.
- Fazer as anotações de Enfermagem e checagem em prescrição médica.
- Anexar a ficha anestésica ao prontuário.
- Realizar a cobrança de todos os materiais e medicamentos utilizados no procedimento.
- Passar o plantão à enfermeira da UTI ou à Cardiopediatria, sobre o procedimento realizado.
- Encaminhar e acompanhar a criança monitorizada juntamente com o anestesiologista, quando for para a UTI ou acionar a Enfermagem da Cardiopediatria para o retorno ao andar.

Observações

- Agentes: enfermeiro, técnico de Enfermagem e auxiliar de Enfermagem.
- A higiene das mãos segue a padronização da SCIEH.
- O descarte de materiais segue a padronização da Comissão e Gerenciamento de Resíduos.
- Indica-se encaminhamento à UTI, após o procedimento, as crianças com menos de 2 anos ou peso inferior a 10 kg.
- Para as crianças acima de 2 anos ou com peso superior a 10 kg, indica-se recuperação pós-anestésica no repouso da Hemodinâmica, salvo em caso de intercorrências e complicações.

■ CUIDADOS PÓS-PROCEDIMENTO HEMODINÂMICO

- **Recuperação**: a determinação da recuperação anestésica ocorrerá imediatamente ao final do exame e a finalização do período anestésico. O paciente poderá ser encaminhado à UTI em casos de intercorrências, que podem ser do tipo: hemodinâmica (quando há instabilidade relacionada à pressão arterial), arritmias, com baixa saturação arterial sistêmica, sinais de choque, complicações de via de acesso, como hematoma, sangramento, alteração de patência da circulação (diminuição do pulso e perfusão periférica), dissecção, complicações ventilatórias, entre outras. Crianças abaixo de 10 quilos e 2 anos também permanecerão na UTI para monitorização e observação pós-procedimento. Caso nenhuma das condições elencadas seja estabelecida, a recuperação da criança será no setor de Hemodinâmica, sempre acompanhada pelos médicos que executaram o exame e o anestesiologista.
- **Manuseio da via de acesso percutâneo e retirada de introdutor:** as compressões arterial e venosa pós-retirada de dispositivo serão de 20 minutos, sempre executadas pela equipe médica, de acordo com o acesso obtido. O acesso pode ser femoral, em veia jugular, subclávia, umbilical, ou até a dissecção carotídea, previamente agendada com o cirurgião, dependendo do procedimento, da idade e do peso do paciente. Em alguns casos, o hemodinamicista poderá obter acesso por punção trans-hepática na região do hipocôndrio direito. Realiza-se um curativo oclusivo e/ou compressivo de acordo com a rotina estabelecida. Ao finalizar o curativo, deve ser realizada a avaliação de pulso do membro inferior, em punções femorais, assim como a avaliação de perfusão periférica. Em prescrição médica e de acordo com o calibre do introdutor, será estabelecido o tempo de repouso com o membro e a permanência da tala de imobilização discutida anteriormente.

- **Monitorização:** manter a monitorização dos sinais vitais durante toda a fase de extubação e recuperação, a fim de detectar possíveis complicações hemodinâmicas e principalmente respiratórias. A monitorização de complicações vasculares também deve ser rigorosamente cumprida.
- **Passagem de plantão:** A comunicação entre as unidades consiste em evidenciar informações quanto ao procedimento realizado, via de acesso, anestesia, condições de finalização do procedimento, curativo, complicações e intercorrências. Registrar no prontuário médico, nas áreas destinadas à anotação e evolução de Enfermagem, e, a partir de então, a comunicação deve ser com a enfermeira que receberá o paciente.[5]

O procedimento hemodinâmico é bastante complexo desde sua programação, previsão de materiais, preparo, condução e cuidados pós-exame, como já foi discutido. A composição de uma equipe bem treinada e capacitada, atenta aos detalhes e cuidados bem executados, bem como a interação com o paciente e a família conduzirão o procedimento ao sucesso e à eficácia dentro do que foi proposto.

■ REFERÊNCIAS

1. Cunha AI, Santos JF, Balbieris VC, et al. A enfermagem na cardiologia invasiva. São Paulo: Atheneu; 2007.
2. Azeka E, Jatene MB, Jatene IB, et al. I Diretriz de Insuficiência cardíaca e transplante cardíaco, no feto, na criança e em adultos com cardiopatia congênita. Arq Bras Cardiol 2014;103 (6) 2:1-126.
3. Pires MP, Pedreira ML, Peterlini MA. Surgical safety in pediatrics: practical application of the Pediatric Surgical Safety Checklist. Rev Lat-Amer Enferm 2015; 23(6):1105-12.
4. Wegner W, Silva MUM, Peres MA, et al. Segurança do paciente no cuidado à criança hospitalizada: evidências para enfermagem pediátrica. Rev Gaúcha Enferm 2017; 38(1):e680-20.
5. Oliveira RM, Leitão IM, Silva LM, et al. Estratégias para promover segurança do paciente: da identificação dos riscos às práticas baseadas em evidências. Esc Anna Nery 2014; 18(1):122-9.

capítulo 4

Cecilia Ayako Suto
Selma Tieko Outi Teruya
Tania Kazue Nakada Tanaka

Centro de Diagnóstico: Assistência de Enfermagem na Realização de Exames

■ INTRODUÇÃO

Com o avanço tecnológico dos métodos diagnósticos, os mcios diagnósticos se tornaram mais sofisticados e precisos, permitindo ao médico cirurgião a orientação exata das anomalias a corrigir, assim como ao clínico está sendo possível definir a terapêutica mais adequada. Foi necessário, para tanto, a capacitação dos profissionais da assistência do setor de diagnóstico, para um atendimento diferenciado e especializado na realização desses exames.

Durante a realização dos exames, algumas complicações podem ocorrer e a equipe de Enfermagem deve estar preparada e treinada para atuar e atender o paciente adequadamente.

São classificados como métodos diagnósticos não invasivos ou minimamente invasivos:

- Eletrocardiografia
- Ecocardiografia
- Radiografia
- Tomografia
- Ressonância Magnética
- Medicina Nuclear

■ ELETROCARDIOGRAFIA (ECG)

O eletrocardiograma (ECG) é um método propedêutico de grande importância em cardiologia pediátrica, atuando como um dos suportes na elaboração do diagnóstico clínico.

A interpretação acurada é importante nas crianças portadoras de cardiopatia nas diversas fases do desenvolvimento. Esta morfologia tem características peculiares relacionadas principalmente com o potencial de câmaras direitas.

Sabe-se que no primeiro trimestre da vida intrauterina há um predomínio de desenvolvimento do ventrículo esquerdo e, no segundo trimestre, uma equivalência, para, no terceiro trimestre, predominar o direito.

Assim, ao nascimento, há o padrão fetal da pressão aumentada no território da pequena circulação. Após o nascimento, ocorrem adaptações pulmonares e cardiocirculatórias, necessárias à vida extrauterina, que explicam todas as modificações sequenciais do eletrocardiograma.

Definição

O eletrocardiograma (ECG) é um exame complementar usado na avaliação do sistema cardiovascular. Trata-se de um registro gráfico da atividade elétrica do coração. É obtido aplicando-se eletrodos descartáveis em posições padronizadas sobre a pele da parede torácica e dos membros. Os impulsos elétricos do coração são registrados em um papel gráfico especial, com 12, 15, ou 18 derivações, mostrando a atividade a partir de diferentes pontos de referência.

O ECG com 12 derivações padronizadas é usado para diagnosticar arritmias, anormalidades da condução, compartimentos cardíacos dilatados e isquemia ou infarto do miocárdio, bem como para monitorizar os níveis altos e baixos de cálcio e de potássio e os efeitos de algumas medicações. Para auxiliar na interpretação do ECG, são anotados os seguintes dados: idade do paciente, sexo, PA, altura, peso, sintomas e medicamentos (principalmente digitálicos e agentes antiarrítmicos).[1]

Fisiologia do estímulo elétrico do coração

O impulso elétrico do coração é o estímulo para a contração cardíaca. O sistema de condução é responsável pelo início do impulso elétrico e sua propagação sequencial através dos átrios, da junção atrioventricular (AV) e dos ventrículos.

O sistema de condução do coração consiste em nó sinusal, nó atrioventricular, feixe de His, ramos dos feixes e fibras de Purkinje.

O nó sinusal ou sinoatrial (nó AS) é um pequeno grupo de células no alto do átrio direito, que funciona como o marca-passo natural do coração, porque tem a frequência mais rápida, em torno de 60 a 100 ×/min.

O nó atrioventricular (nó AV) é um grupo de células que se localiza próximo à válvula tricúspide e tem como função retardar a condução do impulso dos átrios aos ventrículos, para dar tempo dos átrios se contraírem, esvaziando seu conteúdo de sangue nos ventrículos.

O feixe de His se localiza na base do nó AV, levando o impulso aos ramos do feixe. A velocidade de condução se acelera no feixe de His e o impulso é transmitido aos dois ramos. Os ramos são feixes de fibras que conduzem rapidamente o impulso para os ventrículos direito e esquerdo.

As fibras de Purkinje são fibras finas que se propagam pela superfície endocárdica dos ventrículos e conduzem rapidamente o impulso às células musculares ventriculares. Elas têm frequência de 20 a 40 bpm. Servem como marca-passo de reserva, caso os outros falhem.

■ ORIGEM E PROPAGAÇÃO DO IMPULSO ELÉTRICO ATRAVÉS DO CORAÇÃO

O impulso começa no nó SA, localizado no alto do átrio direito, se propaga através dos átrios, resultando na despolarização do músculo atrial. Quando o impulso atinge o nó AV, sua velocidade de condução é retardada antes de prosseguir em direção aos ventrículos. Esse retardamento é necessário para dar tempo dos átrios se contraírem e esvaziarem seu conteúdo de sangue nos ventrículos antes deles se contraírem. Quando o impulso emerge do nó AV, ele atravessa o feixe de His e os ramos direito e esquerdo na rede de Purkinje de ambos os ventrículos, resultando na despolarização dos ventrículos.

A propagação dessa onda de despolarização através do coração produz o eletrocardiograma de superfície clássico, que pode ser registrado por um eletrocardiógrafo ou ser monitorizado por um monitor cardíaco à beira do leito.

Eletrocardiograma normal

Recém-nascido

Frequência cardíaca

Durante a primeira semana de vida, a frequência cardíaca oscila, em média, entre 120 e 130 bpm. A frequência pode ser mais lenta ao nascer que no final do período neonatal. O mecanismo responsável por este fato provavelmente é o amadurecimento do sistema nervoso autônomo.

Há, no entanto, amplas oscilações dentro da normalidade, com alguns autores descrevendo valores extremos para recém-nascidos normais, 70 e 210 bpm para o prematuro e 90 e 200 bpm para o de termo.

Ritmo

O ritmo sinusal regular é a regra nos lactentes normais. Nos prematuros, ocorre incidência alta de bradicardia.

No recém-nascido, a onda P, resultante da despolarização ou ativação atrial, é alta e pontiaguda. Estando relacionada à taquicardia, sua amplitude não ultrapassa 2,5 mm na derivação DII e 2 mm em V_1, e a duração média é de 0,065 s. O vetor resultante da ativação anteroposterior situa-se entre +20° e +80°. O intervalo PR, logo após o nascimento, é mais longo (100 ms) do que ao final da primeira semana (90 ms, em média). No prematuro, é mais curto, sendo raramente maior que 110 ms. A duração média do intervalo PR é de 0,10 s.

Com relação à despolarização ventricular, o SÂQRS desvia-se para a direita (+110° a +180°) e para frente. Nas derivações precordiais direitas, o complexo QRS apresenta-se com morfologia Rs, RS ou, mais raramente, R pura. Nas derivações esquerdas V5 e V6, o complexo QRS tem morfologia rS, em que a onda S não ultrapassa 11 mm.

A onda *T* é positiva nas primeiras 24 a 48 horas ou até 72 horas na derivação V_1, pela sobrecarga fisiológica do ventrículo direito na fase de adaptação hemodinâmica. Se, após 72 horas e até seis a sete anos de idade, a onda T for positiva em V_1 e V_2, este padrão indica sobrecarga ventricular direita.

Lactente

Com o crescimento, há uma diminuição da expressão eletrocardiográfica do ventrículo direito e predomínio do ventrículo esquerdo.

Dos 3 aos 6 meses, as arteríolas pulmonares adquirem paredes delgadas, o ventrículo esquerdo torna-se dominante em relação ao direito, e o ÂQRS orienta-se para a esquerda, chegando ao valor máximo de +60° após o primeiro ano de vida, entretanto, mantém orientação anterior, o que explica a característica de *R* ter maior magnitude em V_5 e V_6, na ausência da diminuição em V_1 e V_2. Isso pode sugerir, com frequência, o diagnóstico de sobrecarga biventricular.

Dos 4 aos 8 anos, na derivação V_1, a onda *R* começa a diminuir de amplitude, passando de Rs para RS ou rS; podendo, ainda, ser observada uma amplitude de onda R > S, porém, cada vez menos frequente até a idade maior que 5 anos. Na derivação V_6, observa-se maior potencial do ventrículo esquerdo, registrando-se complexos QRS do tipo mais frequente.

A sobrecarga de ventrículo direito em idade pré-escolar apresenta morfologia semelhante à encontrada no recém-nato ou no lactente normal, em que há um predomínio de onda *R* em V_1 (Rs ou R pura) com eixo de QRS desviado para a direita (tipo rS na derivação D).

Ao contrário, a sobrecarga de ventrículo esquerdo no lactente deve registrar, nas derivações V_5 e V_6, morfologias semelhantes àquelas observadas normalmente em crianças na idade escolar.

Sendo assim, conhecendo a morfologia eletrocardiográfica característica da criança normal nas suas diversas fases de desenvolvimento, o reconhecimento do eletrocardiograma que expressa alguma forma de alteração torna-se mais fácil.[1]

Para realizar o eletrocardiograma de forma tranquila e obter um bom traçado eletrocardiográfico, é necessário fornecer um ambiente confortável, seguro, com alguns brinquedos para entreter a criança.

Em nosso serviço, temos brinquedos laváveis, apropriados, higienizados semanalmente com água e sabão, conforme a política do hospital.

■ PROCEDIMENTO PARA REALIZAÇÃO DE ELETROCARDIOGRAMA

A sala do exame deve garantir segurança na sua realização e qualidade técnica no atendimento e no acolhimento.

A realização do eletrocardiograma depende de solicitação médica.

A identificação correta do paciente deve atender as Metas Internacionais de Qualidade e Segurança.

O acompanhante e a criança devem ser orientados, de acordo com a idade, sobre todas as etapas do procedimento a ser realizado.

Por meio de manobras que utilizam acessórios lúdicos, deve-se buscar a colaboração e o relaxamento da criança.

- Solicitar a exposição do tórax com a abertura ou retirada do vestiário da parte superior.
- Posicionar o paciente na maca ou divã em decúbito dorsal horizontal.
- Registrar no equipamento de eletrocardiograma os dados de identificação, o peso e a altura.
- Realizar a limpeza da pele com algodão e álcool, com o objetivo de melhorar a impedância, para um traçado apropriado.
- Fixar os eletrodos apropriados no tórax, com seus respectivos cabos precordiais, e nos membros superiores e inferiores, de acordo com o protocolo médico.
- Orientar o acompanhante e propiciar, por meio de manobras lúdicas, o relaxamento do paciente.
- Observar a qualidade do traçado na tela.
- Realizar o registro eletrocardiográfico.
- Retirar os cabos e os eletrodos.
- Orientar o acompanhante para ajudar a criança a se vestir.
- Encaminhar o eletrocardiograma para avaliação médica.

■ ECOCARDIOGRAMA

Introdução

A ecocardiografia transtorácica tem sido o maior avanço diagnóstico na cardiologia pediátrica nas últimas duas décadas, por possibilitar a avaliação anatomofuncional de maneira não invasiva dos defeitos congênitos, como, também, o rastreamento de sopros inocentes.

Desta maneira, a ecocardiografia tem modificado drasticamente o manuseio de crianças cardiopatas, principalmente os neonatos, por permitir, além do diagnóstico, o desencadeamento imediato de procedimentos terapêuticos, como a manutenção do canal arterial pérvio com o uso de procedimentos terapêuticos, prostaglandina ou a indicação de cirurgia emergencial (anastomose sistêmica-pulmonar) nas cardiopatias com hipofluxo pulmonar.

Com a precisão do diagnóstico anatômico realizado pela ecocardiografia, houve redução do estudo hemodinâmico diagnóstico a situações específicas na cardiologia pediátrica, com maior indicação nas intervenções terapêuticas.

Definição

A ecocardiografia é um exame de ultrassom não invasivo, usado para examinar o tamanho, formato e movimento das estruturas cardíacas. É particularmente útil para diagnosticar derrames pericárdicos, determinar o tamanho dos compartimentos e a etiologia dos sopros cardíacos, além de avaliar a função das próteses valvulares e o movimento da parede ventricular.

Esse exame consiste na transmissão de ondas sonoras de alta frequência dos sinais para dentro do coração, através da parede torácica, e o registro dos sinais de retorno. O ultrassom é gerado por um transdutor manual aplicado na frente do tórax. O transdutor de ultrassom funciona como emissor e detector de ondas de som. Essas ondas de alta frequência (2,5 a 5 MHz) são geradas pela aplicação de alteração de voltagem a uma substância chamada cristal piezoelétrico. Esse cristal se deforma ligeiramente sob a influência da voltagem e ondas de som são geradas em explosões curtas (p. ex.:

1 µs), após as quais o transdutor opera como receptor para o restante de 1 ms. Então, outra explosão curta de som é gerada e recebida. Essas ondas de som não podem ser ouvidas ou sentidas pelo paciente e não produzem nenhum efeito danoso aos tecidos.

Quando o sinal de ultrassom retorna ao cristal, este outra vez se deforma, gerando uma voltagem. Essa voltagem é detectada pela ecocardiografia, processada por um computador e mostrada em um osciloscópio ou uma folha de registro.

O modo M (movimento), a modalidade unidimensional que foi a primeira a ser introduzida, fornece informações sobre as estruturas cardíacas e seus movimentos. A ecocardiografia bidimensional ou transversal cria uma imagem sofisticada, espacialmente correta, do coração. As outras técnicas, como a ecocardiografia com Doppler com fluxo colorido, mostram a direção e a velocidade do fluxo sanguíneo através do coração.[2]

Estudo ecocardiográfico com Doppler

A ecocardiografia com Doppler é a análise da frequência ultrassônica encontrada no ecos refletidos pelas hemácias. O efeito Doppler permite avaliar se as hemácias estão se aproximando ou se afastando da fonte da origem da energia, bem como saber a sua velocidade.

Existem dois tipos de Doppler: pulsátil e contínuo

O Doppler pulsátil estuda o fluxo sanguíneo em um local específico, avaliando suas características e velocidades, contudo não permite avaliar altas velocidades. Já o Doppler contínuo permite a aferição de fluxos elevados, que geram gradientes, porém, sem limitar um local específico.

Mapeamento de fluxo em cores

O mapeamento de fluxo em cores é o mais recente avanço diagnóstico ecocardiográfico. Este método estuda o direcionamento do fluxo sanguíneo em cores, por um sistema pulsátil, no interior das câmaras cardíacas e dos vasos, a partir da imagem anatômica obtida ao bidimensional. O mapa de cores é uma codificação eletrônica com as cores azul e vermelha. A cor vermelha corresponde ao fluxo sanguíneo que se aproxima do transdutor, enquanto a cor azul, ao que se afasta.

Na presença de obstruções ou estenoses e nas insuficiências, o mapeamento em cores forma um mosaico pela alta velocidade de fluxo e mistura de cores.

O mapeamento de fluxo em cores contribui para uma análise ecocardiográfica adequada da população pediátrica, podendo afastar pequenos defeitos, como comunicação interventricular apical, canais arteriais silenciosos, assim como auxiliar na realização de um estudo completo nos pacientes com cardiopatias complexas, completando o bidimensional de maneira precisa nas análises dos eventos hemodinâmicos cardíacos.

A ecocardiografia tridimensional de nova geração (3D em tempo real ou RT-3DE) tem se mostrado como promissora em relação à ecocardiografia convencional, em diversos aspectos: na melhor mensuração dos volumes e funções cavitárias, na obtenção de imagem mais anatômica, o que facilita a análise de muitas cardiopatias congênitas, e na medição mais precisa da gravidade de algumas valvopatias.

Na estenose aórtica, a pós-análise da imagem fundamental, obtida pelo processo Full-Volume, permite alinhar o eixo aórtico a vários planos de corte da valva e, assim, estabelecer com maior precisão a superfície de abertura da mesma.[5-6]

Interpretação diagnóstica nas cardiopatias congênitas

O estudo Doppler ecocardiográfico das cardiopatias congênitas abrange necessariamente dois tipos de avaliação: uma morfológica e outra funcional. A primeira utiliza a análise sequencial, iniciando-se com a verificação do *situs* visceroatrial e continuando após com as drenagens venosas sistêmicas e pulmonar, a conexão atrioventricular, a integridade das porções do septo ventricular (via de entrada, trabecular e infundibular) e concluindo com a demonstração da conexão ventrículo-arterial. Ao término desta primei-

ra etapa, examinam-se cuidadosamente os diferentes aspectos morfológicos particulares a cada uma das estruturas intra e extracardíacas e nos aparelhos subvalvares das valvas atrioventriculares, procurando alterações nas dimensões das cavidades cardíacas e nas vias de saída dos ventrículos, estruturas anômalas intracavitárias e possíveis estenoses, interrupções ou dilatações nas grandes artérias e em seus ramos principais. Durante esta segunda fase, realiza-se concomitantemente, o estudo com Doppler nas suas diferentes modalidades (pulsado, contínuo e por mapeamento a cores do fluxo), não havendo, portanto, neste momento do exame, uma diferença cronológica, do ponto de vista prático, entre os estudos morfológico e funcional.[3]

Preparo do paciente

Embora a Doppler-ecocardiografia tenha a vantagem de não exigir nenhum preparo especial na maior parte dos pacientes, é necessário que estes permaneçam imóveis durante a sua realização, geralmente em decúbito lateral esquerdo.

Para obtenção de estudos Doppler-ecocardiográficos de qualidade adequada nas cardiopatias congênitas, é necessário que o paciente fique quase totalmente imóvel na maior parte do tempo e sem contratura muscular, sendo necessária a sedação, principalmente em se tratando de más-formações complexas. Para esta finalidade pode-se utilizar sedação leve, de acordo com o protocolo do serviço.

Outro aspecto importante é o posicionamento das crianças. A colocação de um coxim sob o dorso proporciona melhor acesso às janelas ecocardiográficas subcostal e supraesternal. É responsabilidade da Enfermagem a realização do ecocardiograma com segurança.

As crianças atendidas ambulatorialmente, submetidas à sedação, só devem ser liberadas após estarem bem acordadas e reavaliadas pelo médico responsável.

Preparo da sala e do equipamento

O êxito na realização do estudo ecocardiográfico depende não só do conhecimento anatomofuncional do examinador, mas também da interação da criança com o ambiente em que o exame é realizado. Para que este resultado seja efetivo, é importante investir em ambiente aconchegante, com uma decoração com cores e personagens infantis, integrando ferramentas lúdicas como brinquedos, jogos e programação de desenhos animados na televisão.

- Receber o paciente e checar os dados de identificação junto ao acompanhante, seguindo a meta internacional de qualidade e segurança de identificação.
- Orientar o paciente e o acompanhante sobre todos as etapas do procedimento.
- Mensurar e registrar os dados vitais do paciente, compartilhando com a equipe assistencial.
- O protocolo de qualidade e segurança do serviço deve ser seguido em todas as etapas do procedimento.
- Iniciar manobras para sedação conforme protocolo e necessidade da criança.
- Orientar o acompanhante quanto à espera, até o efeito da medicação.
- Posicionar a criança com o coxim sob o dorso, para proporcionar melhor acesso às janelas ecocardiográficas.
- Dar suporte durante todo o procedimento.
- Após a realização do exame, encaminhar a criança à sala de recuperação e monitorizar os parâmetros vitais conforme protocolo.
- Oferecer a alimentação de acordo com orientação médica e após avaliação do nível de consciência.
- Liberar a criança após avaliação médica e alta prescrita.

■ ECOCARDIOGRAFIA TRANSESOFÁGICA EM CARDIOPATIAS CONGÊNITAS

Introdução

A ecocardiografia transesofágica (ETE) é uma técnica inigualável, contornando as dificuldades encontradas e impostas pela via transtorácica. Proporciona uma janela acústica definida, em especial de estruturas com avalia-

ção limitada, como o apêndice atrial esquerdo, a parede posterior dos átrios, a análise da artéria aorta torácica descendente, as próteses valvares mitral-aórtica, o septo atrial etc.

A melhor vantagem deste método é a ausência de interposição de tecidos entre as sondas e o coração, com exceção da parede esofágica e a utilização de transdutores de maior frequência, que proporcionam maior resolução, permitindo a aquisição de imagens de melhor qualidade.

O uso desta tecnologia na população pediátrica é limitada ao tamanho dos transdutores e à obtenção de excelentes imagens ecocardiográficas pela via transtorácica. No entanto, o desenvolvimento e a comercialização dos transdutores pediátricos permitiram a utilização desta técnica em crianças menores e neonatos. A ecocardiografia transesofágica é de grande importância em algumas áreas em que a ecocardiografia transtorácica não consegue obter imagens adequadas, como nos pacientes na UTI, no centro cirúrgico e durante o cateterismo intervencionista.

A ETE é um procedimento semi-invasivo e não deve ser usado como exame de rotina. É realizado para esclarecer ou adicionar informações que não foram obtidas pelo ETT.

A maioria dos exames em crianças e adolescentes é realizada com pacientes sedados ou anestesiados. A cabeça do paciente é posicionada ao meio ou à esquerda; o transdutor é lubrificado com gel anestésico e fletido, sendo introduzido na hipofaringe e avançando cuidadosamente, usando a compressão da cricoide, quando necessário. O posicionamento exato é orientado pela imagem bidimensional, após um avanço inicial de 10 a 30 cm, de acordo com o tamanho do paciente.

A ETE é um procedimento seguro. Complicações têm sido descritas em menos de 1,6%, em uma série de 263 pacientes pediátricos, as quais constaram, principalmente, arritmia e sangramento. Outras complicações têm sido relatadas, como obstrução das vias aéreas e da aorta descendente. A ocorrência de bacteremia durante a realização desta técnica é rara (4%). Episódios de endocardite ou morte não têm sido descritos nas séries pediátricas.

Indicações

As indicações do uso desta técnica em Pediatria são: diagnóstico na monitorização intraoperatória, auxílio em algumas técnicas de intervenção pelo cateterismo e na UTI.

A ETE demonstrou ser de grande utilidade no diagnóstico de:

- *Situs* atrial: Stumper e colaboradores (1990 apud Ramires, 2000, p. 176) diagnosticaram corretamente o *situs* atrial em todos os pacientes estudados, mesmo na presença de má posição ou rotação e anomalias da conexão atrioventricular e ventrículo-arterial.
- Veias pulmonares: em um estudo utilizando os planos transverso e longitudinal das veias pulmonares, a veia pulmonar inferior direita foi visibilizada apenas em 75% dos casos.
- Anomalias do retorno venoso e sistêmico pulmonar.
- Defeito do septo atrial.
- Defeito do septo atrioventricular: anatomia da valva atrioventricular e comunicações intracardíacas, insuficiência valvar, o número e a localização dos músculos papilares e o tamanho dos ventrículos.
- Comunicação interventricular: é importante no diagnóstico de lesões residuais no intraoperatório.
- Comunicação interventricular duplamente relacionada.
- Acompanhamento após correção cirúrgica: é necessário para crianças maiores, adolescentes e adultos, após correções cirúrgicas, nos quais a imagem obtida pela ecotranstorácica não é adequada. Nesse grupo de pacientes, a ETE é uma técnica alternativa nas avaliações anatômica e funcional das seguintes cirurgias: tunelizações sistêmicas e pulmonar, correção intra-atrial (Senning ou Mustard), transposições das grandes artérias, anastomoses da neoaorta ou neopulmonar na cirurgia de Jatene e nas anastomoses cavopulmonares, e na detecção de trombos em pacientes após Fontan ou Glenn.
- Cateterismo intervencionista: a grande utilidade do uso da ETE tem sido no fechamento de comunicação interatrial (CIA). É importante na determinação do número e no tamanho do defeito, como também das bordas, na posição correta para colocação da prótese e na avaliação de *shunts* residuais ou se há comprometimento das valvas atrioventriculares.
- Fechamento interventricular (CIV) por colocação de próteses.
- Anomalia da conexão atrioventricular e das valvas atrioventriculares.
- Obstrução complexa da via de saída do ventrículo esquerdo.
- Prótese mecânica.
- Avaliação da dimensão da aorta ascendente para afastar dissecção (Síndrome de Marfan).
- Avaliação das valvas ventrículo-arteriais.
- Suspeita de embolia (principalmente pós-cirurgia de Fontan).
- Avaliação da função ventricular.
- Suspeita de endocardite, principalmente em próteses.

Contraindicações à ETE

Absolutas

- Obstrução ou estreitamento do esôfago;
- Sangramento gastrintestinal;
- Úlceras perfuradas;
- Fístulas traqueoesofágicas;
- Insuficiência respiratória importante.

Relativas

- Varizes de esôfago;
- Divertículo de esôfago;
- Deformidade de espinha cervical;
- Deformidade de orofaringe;
- Cirurgia recente de esôfago;
- Coagulopatia grave.

Assistência de enfermagem para realizar o ecotransesofágico

Condições importantes em procedimentos de ecotransesofágico com anestesia em pacientes pediátricos:

- Ausência de movimentos, de ansiedade e de dor durante o todo o procedimento;
- Adequada ventilação pulmonar do paciente;

- Manutenção constante dos gases inalados, que não devem alterar a composição dos gases circulantes;
- Manutenção do sistema cardiorrespiratório estável, sem produção de grandes alterações de fluxo sanguíneo pulmonar e nas pressões relativas da circulação; evitando alterações cardiovasculares, como depressão da contratilidade miocárdica, depressão do sistema respiratório, flutuação da temperatura e depressão do sistema autônomo.
- Na maioria das vezes, é difícil manter a criança tranquila, sendo necessário o uso da anestesia geral para obter um exame mais rápido e seguro, em que o anestesista deverá estar ciente da patologia da criança e suas condições hemodinâmicas e cirurgias pregressas, para a escolha adequada do anestésico a ser utilizado, minimizando os riscos do procedimento e dos efeitos adversos. Para tanto, alguns cuidados deverão ser tomados antecipadamente:
- Preparar a sala, checando o aparelho de anestesia e o seu devido funcionamento (realizando o *self-test*), o aspirador, o carro de parada infantil, o monitor cardíaco, o aparelho de ecocardiograma, a sonda transesofágica, todos os materiais respiratórios, as medicações padronizadas para realizar uma anestesia e o psicobox (maletas preparadas previamente pelos farmacêuticos, contendo os psicotrópicos padronizados pelos anestesistas, lacrados e identificados), para garantir a segurança na realização do exame.[4]
- Checar atentamente a solicitação médica.
- Checar a cardiopatia da criança e suas particularidades.
- Receber o paciente e checar os dados de identificação junto ao acompanhante, seguindo a meta internacional de qualidade e segurança de identificação.
- Realizar a entrevista específica do exame do paciente e checar o jejum.
- Verificar a inexistência de disfagia ou doença do esôfago, varizes, sangramento digestivo, uso de anticoagulantes e alergias.
- Após a orientação médica sobre o procedimento, é obtido o termo de consentimento informado com o responsável do paciente.
- Mensurar e registrar os dados vitais.
- Aguardar o anestesista realizar a avaliação pré-anestésica e a liberação para iniciar o procedimento.
- Proceder à ação conforme o protocolo, para assegurar qualidade e segurança em todo o processo, identificando o paciente quanto aos riscos.
- Posicionar o paciente na maca, para a realização da monitorização cardíaca, da oximetria e da punção venosa.
- Auxiliar na indução anestésica, assegurando um procedimento tranquilo.
- Na sequência, auxiliar no posicionamento conforme protocolo para realização adequada do procedimento de acordo com o peso da criança.
- Realizar todas as anotações de enfermagem do procedimento em impresso próprio.
- Mensurar os parâmetros vitais novamente, após o término do exame, e encaminhar o paciente à sala de recuperação. Continuar a mensuração até a alta, conforme o protocolo da instituição.
- Realizar a desinfecção da sonda, conforme rotina institucional validada pelo SCIH, quando não é utilizada a capa de proteção específica.
- Fazer a assepsia da sonda com o sachê específico, conforme a rotina institucional validada pelo SCIH.
- Armazenar a sonda transesofágica em armário adequado e com monitorização controlada de temperatura, umidade e higiene, seguindo a norma de segurança validada pelo SCIH e pelo Departamento de Engenharia Clínica.
- Após avaliação e liberação médica, o paciente é liberado do jejum e é oferecido o desjejum, com a alta em seguida.

Radiologia

Radiografia de tórax

Apesar da crescente confiança nas ferramentas diagnósticas alternativas não invasivas, a radiografia do tórax permanece sendo um dispositivo de avaliação simples, conveniente e barato, para uso em pacientes com cardio-

Capítulo 4 | Centro de Diagnóstico: Assistência de Enfermagem na Realização de Exames

patia congênita. Ela propicia uma avaliação da hemodinâmica anormal, constituindo uma valiosa ferramenta para a obtenção de informação sobre o tamanho cardíaco (de modo amplo), o aumento das câmaras específicas e a mudança na vascularização pulmonar.[5]

Tamanho do coração

A doença cardíaca congênita é frequentemente associada à cardiomegalia. Assim, determinar o tamanho aproximado do coração e sua configuração é importante para obter um diagnóstico específico.

Fatores que influenciam o tamanho aparente do coração

Respiração e posicionamento

Como o coração é fixo ao diafragma pelo saco pericárdico, o ciclo respiratório e a posição do paciente alteram o tamanho aparente do coração e de outras estruturas.

Durante a expiração ou quando o paciente está deitado, o coração é estirado horizontalmente, fazendo com que pareça ser maior.

Durante a inspiração ou quando o paciente se encontra em posição vertical, o coração é estirado verticalmente e parece menor.

Na inspiração profunda, o timo parece se colabar.

Por causa desta relação entre o ciclo respiratório e o tamanho do coração/timo, é imperativo determinar o grau de inspiração, comparando a altura do diafragma com as costelas posteriores. Radiografias diagnósticas satisfatórias mostram tipicamente o diafragma no nível das nona a décimas costelas.

Divergência dos raios X e distância foco-filme

O tamanho cardíaco aparente é aumentado pela divergência dos raios X e pela distância foco-filme.

Papel do timo

Em uma projeção lateral, o timo do infante ou da criança muito jovem preenche o espaço retroesternal inteiro e mistura-se com a silhueta cardíaca, a tal ponto que é quase impossível distinguir o timo do coração. A imagem radiológica resultante pode ser interpretada como cardiomegalia.

Como funcionam os raios X

Os raios X são energias radiantes, como a luz, exceto pelo fato de que essas ondas são mais curtas e podem passar através de objetos opacos. Eles são produzidos pelo bombardeio de um alvo de tungstênio com um feixe de elétron e são transportados por canais para que um feixe estreito, mas divergente, seja emitido pelo tubo. Quando uma exposição de raios X é obtida, o tubo geralmente é apontado para que os raios passem pelo objeto ao filme de raios X, em uma direção posterior para anterior (posteroanterior) ou anterior para posterior (anteroposterior). Em geral, as radiografias de tórax são realizadas na direção posteroanterior porque coloca o coração, uma estrutura anterior, mais próximo ao filme, resultando em menos ampliação e permitindo que o contorno cardíaco seja visto claramente.

O grau de enegrecimento do filme de raios X depende de quanta energia de raios X passa através do paciente e expõe o filme. Isso depende da densidade do material pelo qual o feixe de raios X passa.

O tórax tem quatro tipos de densidades de tecidos pelos quais os raios devem passar: osso, água, gordura e ar. Como o osso é o mais denso, poucos e menos energéticos raios X passam por ele. Por isso a sombra sobre o filme de raios X projetado pelo osso é suave (uma imagem de raios X é como um negativo fotográfico, com a cor branca indicando falta de exposição e a cor preta indicando exposição intensa).

O pulmão, por conter ar, é menos denso; portanto, aparece preto em uma radiografia de tórax. Os tecidos moles e o sangue são basicamente compostos de água, com densidades similares entre as do osso e do ar. A gordura é, em geral, menos visivelmente densa do que outros tecidos moles. Assim, a radiografia de tórax é, realmente, uma sombra projetada.[6]

Diagnóstico diferencial

Embora os achados de uma radiografia do tórax raramente sejam suficientes para fazer um diagnóstico preciso da cardiopatia congênita, eles frequentemente sugerem um grupo de condições relacionadas e oferecem diretrizes para o desempenho de estudos diagnósticos adicionais, como a ecocardiografia.

Os sinais radiológicos distintos, associados a anormalidades cardiovasculares congênita e adquiridas, são:

- Dilatação pós-estenótica da aorta ascendente (estenose da válvula aórtica) e da artéria pulmonar (estenose da válvula pulmonar).
- O coração em forma de bota, com um ápice elevado e uma concavidade da artéria pulmonar (tetralogia de Fallot).
- Artérias pulmonares maciçamente dilatadas, com pulmões hiperexpandidos (síndrome da válvula pulmonar ausente).
- Aumento significativo do átrio direito (doença de Ebstein da válvula tricúspide).
- Entalhe nas costelas (coarctação da aorta).

Cianótico

Vascularização pulmonar aumentada:

- Drenagem anômala venosa pulmonar total.
- *Truncus arteriosus.*
- Transposição das grandes artérias (especialmente se CIV presente);
- Lesões complexas com mistura intracardíaca e aumento do fluxo de sangue pulmonar (atresia mitral ou aórtica, ventrículo único)

Vascularização pulmonar diminuída:

- Tetralogia de Fallot.
- Anomalia de Ebstein.
- Lesões complexas com mistura intracardíaca e estenose/atresia pulmonar (ventrículo único, dupla via de saída do ventrículo direito).

Acianótico

Vascularização pulmonar aumentada:

- Defeito septal atrial (CIA)
- Defeito septal ventricular (CIV)
- Patência do canal arterial
- Defeito do canal atrioventricular (atrioventric*ularis comunis*)

Vascularização normal:

- Estenose aórtica
- Estenose pulmonar
- Coarctação da aorta

Assistência de enfermagem

- Checar atentamente a solicitação médica.
- Crianças agendadas deverão ser acompanhadas por um maior responsável.
- Receber o paciente e checar os dados de identificação junto ao acompanhante, seguindo a meta internacional de qualidade e segurança de identificação.
- Trocar o vestuário caso necessário, retirando todos os metais.
- Colocar o protetor de chumbo na região pélvica da criança.
- Oferecer e orientar a acompanhante a utilizar o protetor de tireoide e o avental de chumbo.
- Restringir os movimentos da criança de forma segura, com lençol ou manta, deixando-a tranquila e confortável para a realização do exame.
- Acompanhar o procedimento até a finalização do exame.
- Aguardar a liberação após checagem da qualidade da imagem.
- Liberar o paciente, orientando quanto à disponibilidade do resultado.
- Todas as normas de proteção radiológicas devem ser respeitadas.

■ RESSONÂNCIA MAGNÉTICA (RNM)

Introdução

A ressonância magnética (RNM) é uma técnica de imageamento que vem sendo aplicada no estudo do sistema cardiovascular e que vem aumentando gradativamente. Uma das mais atraentes características da RNM é sua alta resolução anatômica. Este motivo despertou o interesse na aplicação do método no estudo de más-formações congênitas do coração.[7]

A utilização de técnicas de ressonância magnética na avaliação clínica do sistema cardiovascular é um método bastante promissor na avaliação da anatomia, função, metabolismo e composição tecidual. A RNM cardiovascular teve um desenvolvimento mais lento, devido aos artefatos causados pela mobilidade das estruturas cardiovasculares. Métodos para reduzir estes artefatos estão se tornando mais sofisticados, permitindo estudos progressivamente melhores. A RNM permite a obtenção de imagens em múltiplos planos e estas podem ser reconstruídas tridimensionalmente, o que facilita a compreensão principalmente de cardiopatias congênitas com estruturas anômalas, formas bizarras, heterotaxia e outras. As vantagens da RNM são ainda maiores nas crianças mais velhas, nos adolescentes, adultos e pacientes operados com tecido fibroso cicatricial na região esternal, nos quais a janela ecocardiográfica muitas vezes é ruim, dificultando a obtenção de imagens adequadas.

O objetivo deste capítulo é mostrar a nossa experiência de Enfermagem em relação aos cuidados e segurança na realização deste exame, devido à complexidade que compreende desde a própria cardiopatia congênita, à anestesia e suas alterações hemodinâmicas.

Definição

A ressonância magnética (RM) refere-se ao uso de campos magnéticos e ondas de rádio para a obtenção de uma imagem. A imagem gerada representa as diferenças existentes entre os vários tecidos do organismo e a quantidade de hidrogênio. A aquisição é feita de modo não invasivo, com extraordinária resolução espacial, não empregando radiação ionizante.

Uso e aplicações em cardiopatias congênitas

Indicações

Quando as informações diagnósticas existentes estão incompletas e inconsistentes.

Para evitar os riscos de um cateterismo para diagnóstico.

Como única técnica que possa definir o diagnóstico (p. ex.: medida do fluxo, características do tecido). A ressonância magnética cardiovascular tem sido usada quando não foi possível verificar, pela ecocardiografia, a avaliação das dimensões ventriculares, a função e a quantificação da regurgitação da vál-

vula, devido à falta de janela. Isso é comum nos adolescentes e adultos com cardiopatia congênita, no pós-operatório de tetralogia de Fallot, no pós-operatório das transposições das grandes artérias, no ventrículo único e para quantificar a função ventricular.

O uso da ressonância magnética nas cardiopatias congênitas tem crescido de maneira destacada, especialmente no diagnóstico e na avaliação de coarctações da aorta, que tem por objetivo caracterizar a anatomia do local da estenose e dos ramos do arco aórtico, definir a sua repercussão hemodinâmica por meio da quantificação da circulação colateral, excluir anomalias associadas e analisar massa, volume e desempenho ventricular.

A angiorressonância com o contraste gadolíneo tem se mostrado um dos mais eficientes meios de acesso a anomalias vasculares associadas a cardiopatias congênitas. O uso do contraste paramagnético para estudos angiográficos pela RM ofereceu um método simples, rápido e de excelente detalhamento vascular.

É um método não invasivo, com o qual é possível determinar com precisão a sua localização, extensão e repercussão hemodinâmica, podendo-se planejar mais adequadamente a abordagem cirúrgica.

Lugo e colaboradores (1993 apud Ghorayeb, p. 191, 1997) demonstraram a capacidade de o exame determinar a presença e o tipo de defeito existentes, como comunicações interventriculares, interatriais, defeitos de origem dos vasos da base e do trajeto destes.

Geralmente, a avaliação da comunicação interatrial se faz de maneira inicial pelo ecocardiograma. Em alguns casos, a RM pode ser útil, principalmente nos casos em que a drenagem venosa não foi completamente elucidada. Assim, está indicada nos casos em que há drenagem venosa pulmonar anômala associada, como nos casos de comunicação interatrial tipo seio venoso.

Na atresia tricúspide, a RM pode fornecer informações adicionais de anatomia das tramas vasculares pulmonares e sistêmica, além do tamanho e função do ventrículo sistêmico.

No acompanhamento pós-operatório da cirurgia de Glenn, deve-se avaliar a anatomia das tramas vasculares, o local da anastomose da veia cava superior e a possível formação de fístulas nos casos menos favoráveis. Medidas de fluxo por meio da RM podem ser obtidas na veia cava superior ou nos ramos pulmonares. Outros pontos importantes de investigação incluem o estudo funcional da valva atrioventricular esquerda e o desempenho contrátil do ventrículo único.

O controle da cirurgia de Fontan requer a análise da perviedade do desvio cavopulmonar, excluindo a presença de trombos em seu interior ou em território subjacente.

Na transposição corrigida das grandes artérias, a ressonância magnética permite a definição anatômica, caracterizando as discordâncias atrioventricular e ventriculoarterial, bem como a determinação da função ventricular, que é, atualmente, considerada como método padrão-ouro. Como não depende de janelas acústicas adequadas, permite a geração de imagens de estruturas cardíacas em qualquer plano de corte, facilitando a análise e a caracterização das conexões entre câmaras e estruturas vasculares.

Na tetralogia de Fallot, a ressonância magnética exerce um papel diagnóstico importante, tanto no pré como no pós-operatório da cirurgia corretiva. O foco da avaliação pré-operatória consiste na determinação da suplência pulmonar, demonstrando as artérias pulmonares centrais, a presença ou não de colaterais sistêmico-pulmonares ou o canal arterial. A correção cirúrgica visa reconstruir o fluxo anterógrado pulmonar e a eliminação do desvio de sangue pelo fechamento da comunicação interventricular.[8]

Na avaliação pós-operatória por meio da RM, devemos mensurar as consequências hemodinâmicas da insuficiência pulmonar residual no ventrículo direito, estabelecendo o volume diastólico final indexado pela superfície corpórea, que irá orientar o momento da reintervenção cirúrgica. Torna-se o prognóstico reservado, mesmo após a reintervenção cirúrgica para o reparo da insuficiência pulmonar, quando o volume diastólico final e o volume sistólico final do ventrículo direito excederem as cifras de 170 mL/m^2 e de 80 mL/m^2, respectivamente.

A RM e a CT são úteis principalmente no acompanhamento pós-operatório da hipoplasia do coração esquerdo. Após a cirurgia de Norwood, podemos ter como complicação a obstrução tanto da neoaorta como do tubo entre o ventrículo direito e o tronco pulmonar, provocando um fluxo pulmonar inadequado.

A técnica de gradiente eco na RM define a função ventricular e, com o mapeamento do fluxo por contraste de fase, podemos aferir o gradiente por meio de obstruções vasculares e o grau de insuficiência tricúspide. Esses dados são importantes no pós-operatório, para um melhor planejamento dos estágios seguintes do tratamento.

Contraindicações e segurança

Segundo o FDA (*Food and Drug Administration*), regras de segurança devem ser observadas e seguidas para evitar injúrias. Pacientes e acompanhantes devem ser cuidadosamente investigados, entrevistados antes de entrar na sala de exame com objetos metálicos, ferromagnéticos, marca-passos, desfibriladores, clipes e implantes cocleares. O equipamento de monitorização de ECG, o oxímetro, o esfigmomanômetro e o carrinho de anestesia, com seus respectivos cabos, deverão ser compatíveis para uso em sala de ressonância magnética.

Os protetores auriculares e outros protetores deverão ser usados para prevenir dano acústico.

Dispositivos médicos implantados podem causar riscos no ambiente de ressonância magnética, podendo sofrer movimentos potencialmente indesejáveis, se o campo magnético for suficientemente forte e se contém um material ferromagnético.

As informações quanto à segurança individual dos materiais podem ser determinadas consultando o MRI *Safety* ou contatando o fabricante.

Efeitos físicos do campo magnético nos dispositivos cardiovasculares implantados

Como é crescente o número de indivíduos submetidos ao exame de RM, também é crescente o número de indivíduos submetidos ao implante de dispositivos cardiovasculares. Há muita controvérsia a respeito de quais desses pacientes podem ou não realizar a RM de forma segura. Os riscos associados

Capítulo 4 | Centro de Diagnóstico: Assistência de Enfermagem na Realização de Exames

a esses dispositivos, quando submetidos ao exame de RM, decorrem de três mecanismos: ações do campo magnético estático, da energia de radiofrequência e do gradiente de campo magnético.

O aparelho de RM gera um campo magnético estático bastante intenso, que pode interagir com objetos que contenham ferro (ferromagnéticos), com forças de atração extremamente poderosas. Esses objetos podem se movimentar, rodar ou ser deslocados dentro do corpo do paciente, com sérios riscos de lesão. Pelo mesmo mecanismo, aparelhos complexos com componentes ferromagnéticos podem ser danificados quando expostos a esse campo.

Praticamente todos os aparelhos implantáveis, hoje, são feitos de materiais não ferromagnéticos (aço inoxidável, titânio e nitinol), fracamente ferromagnéticos.

Assistência de enfermagem na segurança do paciente na ressonância magnética

Costuma-se dizer que o exame de RM começa bem antes do exame propriamente dito. A RM possui uma série de peculiaridades em relação à realização, com condutas que devem iniciar antes do momento em que o paciente adentra na sala de exames. Todas as informações e detalhes têm impacto não somente na qualidade do exame, mas também na segurança do paciente. Dessa forma, a necessidade de implantação de políticas e procedimentos adequados para tal fim é um aspecto vital de toda instituição que se propõe a realizar exames de RM e que precisa ser compreendido por todos os indivíduos envolvidos no processo.

É importante, neste processo, ter uma equipe treinada para o atendimento diferenciado, desenvolvido tecnicamente para atuação em ressonância magnética.

O enfermeiro deve conhecer os profissionais que compõem a equipe multiprofissional e que atuam neste setor.

Criar passos para a prevenção de erros, utilizando listas de verificação e protocolos.

Aplicar o *checklist*, para o procedimento seguro, minimizando os riscos e danos ao paciente.

Desenvolver e promover conhecimentos específicos sobre elementos de segurança nas salas de exames, inclusive sobre o próprio equipamento, campo magnético, equipamentos que são apropriados para uso em sala de exame.

Toda instituição deve dispor de um formulário de rastreamento de risco, que deve ser preenchido pelo paciente ou responsável, além de todo indivíduo que ingressar no raio de ação do campo magnético do aparelho. Outro objetivo é o preenchimento de formulários e o registro formal dos procedimentos de segurança com o termo de consentimento assinado para a realização do exame. Partes destas informações podem ser obtidas de antemão, na entrevista realizada no momento do agendamento do exame, com eventuais cancelamentos do estudo por contraindicações já nesse momento. Em nosso serviço, é realizado um questionário no momento do agendamento, indagando sobre peso, altura, se o paciente é portador de marca-passo, desfibriladores, metais, próteses, *stents* recentes, claustrofobia, doenças infectocontagiosas, maquiagem definitiva e tatuagem.

A maioria dos exames de ressonância magnética para diagnóstico em cardiopatias congênitas é realizada com sedação ou anestesia. Para aquisição de uma imagem de qualidade, é necessário que o paciente permaneça imóvel durante o exame de *scanner*, que dura mais de 1 hora. Em geral, encontramos pacientes com idade inferior a 7 anos, que não cooperam com o exame, sendo necessária a anestesia. O paciente é orientado quanto ao jejum de 8 horas para alimentos sólidos, 6 horas para líquidos, exceto leite, e 4 horas para leite materno.

Em nosso serviço, atendemos os pacientes externos, agendados previamente com anestesia, e pacientes internados na nossa instituição, sendo, nestes casos, responsabilidade do enfermeiro da unidade de internação agendar o exame e disponibilizar a solicitação médica no sistema, contendo informações como: HD e o motivo da solicitação, condição clínica, presença de marca-passo, desfibriladores, metais, clipes metálicos, alergias, problemas renais, valores de ureia e creatinina, condições ventilatórias, drogas vasoativas, jejum, peso, altura e acesso venoso presente e pérvio.

O enfermeiro do centro de diagnóstico, após o recebimento da solicitação médica com todas as informações, irá programar a ressonância magnética de coração com anestesia, verificando o horário disponível, o anestesista e o médico radiologista responsável pelos exames de coração, informando todos os dados da criança e a cardiopatia congênita. Após verificar e checar todas as informações, o exame é agendado.

Procedimento para realização de ressonância magnética de coração com anestesia:

- Preparar o setor para a realização do procedimento correto e seguro. Para tal: seguir as metas internacionais de segurança; realizar o *checklist* previamente; verificar os materiais necessários, como medicamentos e equipamentos que serão utilizados, incluindo o psicobox; e os impressos para registro do procedimento.
- Preparar e checar o material respiratório necessário para realizar a anestesia com segurança. O aspirador também deverá ser testado previamente e disponibilizado o carro de emergência.
- Checar atentamente a solicitação médica.

Devido à informatização do sistema, já visualizamos a solicitação médica nele, onde podemos verificar o momento que o paciente chegou e se o exame foi liberado para a realização. O colaborador, mediante a informação contida no pedido, irá imprimir uma folha de entrevista específica para cada exame e um consentimento informado.

Para pacientes internados, é solicitado que a Enfermagem do setor da internação encaminhe o paciente ao setor de ressonância magnética.

- Receber o paciente e checar os dados de identificação junto ao acompanhante, seguindo a meta internacional de qualidade e segurança de identificação.
- Realizar entrevista e preenchimento do questionário de segurança, verificando se o paciente é portador de marcapasso, desfibriladores, clipe metálico cerebral, implante coclear, órteses, próteses, alergias, claustrofobia, projétil de arma de fogo, farpas metálicas, insuficiência renal; se internado, verificar ureia e creatinina. O peso

e a altura deverão ser checados e anotados na entrevista.

- Checar jejum, seguindo os protocolos instituídos: para exame com anestesia.
- É importante prestar um atendimento humanizado, visto que o paciente e o acompanhante chegam ansiosos, temerosos com o procedimento anestésico para a realização do exame. São necessárias a informação e a orientação de todo o procedimento com detalhes, para tranquilizar e reduzir a apreensão do familiar.
- Orientar o paciente e o acompanhante quanto à proteção auricular, devido ao ruído durante a aquisição das imagens.
- Solicitar para o acompanhante ou paciente, se maior de idade, para ler e assinar o termo de consentimento para realização do exame.
- Encaminhar o paciente para o vestiário para troca de suas roupas por uma vestimenta mais adequada, específica do setor, a fim de se certificar de que qualquer material metálico ou outros materiais que podem afetar a segurança do paciente e do exame não sejam levados inadvertidamente para o interior do aparelho de RM. Essa vestimenta deverá ter abertura frontal, para facilitar a colocação dos eletrodos.
- Após a conduta médica do exame, propiciar condições para avaliação, orientação e autorização para a anestesista.
- Realizar anotação de enfermagem sobre as condições clínicas e todos os procedimentos e materiais utilizados.
- Iniciar o preparo para o procedimento; monitorizar com os eletrodos próprios para o exame de RM, posicionados na pele da região torácica do indivíduo, geralmente na anterior; realizar a oximetria de pulso, instalar o manguito de pressão arterial adequado.
- Auxiliar na indução anestésica e em todo o processo.
- Na sequência, auxiliar no posicionamento conforme o protocolo para realização adequada do procedimento, de acordo com o peso da criança.
- É importante a certificação de que todos os metais foram retirados, assim como o aparelho de PA e os cabos de monitorização, antes de encaminhar o paciente

à sala de exame. Deve-se ter atenção especial às placas transdérmicas que contenham uma camada de alumínio condutora de calor (p. ex.: NicoDerm, Androderm, Transderme Nitro); todas devem ser removidas antes da ressonância, para evitar queimaduras na pele.

- O posicionamento é decúbito dorsal sobre uma mesa de exame, que engloba um tubo que contém o campo magnético.
- A monitorização do paciente adequadamente é fundamental para um sinal de ECG correto e confiável para a aquisição de uma boa imagem. Colocar o manguito de pressão arterial não invasivo, específico para uso dentro da sala de exame, selecionando-o conforme o tamanho do braço da criança, e colocar o oxímetro de pulso no dedo. Evitar trajetos circulares (*loops*) dos cabos e fios e seu contato direto com a pele do paciente, evitando a formação de calor e queimaduras.
- Bobinas específicas podem ser posicionadas na região torácica. Geralmente, é usado também um sensor de movimentação respiratória, para minimizar artefatos dessa natureza.
- Colocar o protetor auricular no ouvido do paciente, além do fone de ouvido.
- Certificar se o acesso venoso está pérvio e todas as conexões adequadamente instaladas.
- Proteger a criança, colocando uma proteção de tecido nas extensões de borracha, para evitar queimaduras.
- Efetuar a manutenção térmica através de aquecimento com cobertor e gorro para as crianças de baixo peso, evitando a hipotermia.
- Assegurar que todos os parâmetros vitais estão estáveis antes de iniciar o exame.
- Aguardar a sinalização do técnico para injeção do contraste contendo gadolínio.
- Ao término do exame, retirar o paciente da sala e auxiliar o anestesista na recuperação, monitorizando a pressão arterial, a frequência cardíaca, a oximetria e a monitorização do traçado eletrocardiográfico no monitor.
- Auxiliar o anestesista na extubação orotraqueal, disponibilizando o aspirador e a sonda de aspiração.

- Após a extubação, encaminhar o paciente ao leito de recuperação e solicitar que o acompanhante permaneça ao seu lado, para que ele se sinta seguro e calmo.
- A equipe multiprofissional deve manter os pais informados sobre todas as condutas tomadas em relação ao seu filho.
- Realizar os controles dos parâmetros vitais após 30 e 60 min., preenchendo o impresso próprio.
- Observar o nível de consciência, dor, náusea, dispneia, agitação e dessaturação, comunicando ao médico radiologista responsável e ao enfermeiro quando houver qualquer alteração.
- Após liberação e alta prescrita do anestesista, retirar a punção venosa, as pulseiras de identificação e de risco de queda e encaminhar o paciente à recepção, em cadeira de rodas, quando for paciente externo. Quando internado, é solicitado o encaminhamento à unidade de origem, pelo setor responsável onde o paciente encontra-se internado.

■ TOMOGRAFIA COMPUTADORIZADA (TC)

Introdução

A imagem cardiovascular por tomografia computadorizada (TC) é um dos campos de maior avanço da Cardiologia Clínica da atualidade. Os tomógrafos multidetectores (TCMD) atuais possuem alta velocidade de rotação do aro que, com o conjunto do tubo emissor de raios X e os detectores, são capazes de produzir imagens detalhadas, livres de movimento do coração e das artérias coronárias.[8]

Os tomógrafos multidetectores se instalaram no campo das imagens não invasivas cardíacas e sua utilização por parte de cardiologistas e radiologistas encontra-se em constante aumento.

Evolução da tomografia computadorizada

A tomografia computadorizada é uma das muitas aplicações dos raios X na Medicina Clínica.

Em 1917, o matemático austríaco J. Randón provou que era possível reconstruir um objeto bidimensional ou tridimensional a partir de um conjunto de projeções infinitas.

Em 1972, foi desenvolvido o primeiro aparelho de tomografia computadorizada pelo engenheiro Goodfrey N. Hounsfield.

Em 1983, introduziu-se a TC de feixe de elétrons que gira ao redor do paciente; os raios X são produzidos quando o feixe bate em uma circunferência de tungstênio.

Em 1989, a TC convencional avançou com a introdução do escaneamento helicoidal, que dispõe de uma maca que se desloca a uma velocidade constante por meio do *gantry*, enquanto o sistema de tubo de RX e os detectores adquirem as imagens de forma contínua, reduzindo a 1 segundo o tempo para adquirir uma imagem, ainda insuficiente para o exame cardiológico.

Em 1994, com a chegada do sistema com rotação, infrações de segundo e sincronização eletrocardiográfica (ECG), a TC convencional foi ao terreno cardiológico, mas restrito, a princípio, ao exame do escore de cálcio coronariano.

Em 1998 desenvolveu-se o equipamento de TC com múltiplas fileiras de detectores, que permitem aquisição simultânea de 4 cortes em tempos de rotação tão curtos como 500 ms, com espessuras de corte de 1,25 mm e um tempo de 35 a 40 segundos para escanear todo o coração.

Em 2001 foram introduzidos os *scanners* de 8 cortes. Em 2002, foram introduzidos os de 16 cortes, e em 2004, os de 64 cortes.

Em 2007 foram desenvolvidos os equipamentos de 256 e 320 fileiras de detectores, que permitiram examinar o coração e suas artérias em menos de dois ciclos cardíacos.[9]

■ TOMOGRAFIA COMPUTADORIZADA MULTIDETECTORES CARDÍACA

O coração é um órgão sujeito a deslocamentos produzidos pelo movimento voluntário, à respiração e à contração cardíaca. Esses deslocamentos precisam ser neutralizados durante a aquisição de dados e a reconstrução de imagens. A injeção de contraste é necessária para ressaltar o lúmen coronário da parede vascular e outros tecidos moles. As artérias coronárias são pequenas e as placas ateroscleróticas, ainda menores. A aplicação clínica destas tecnologias são focadas na visualização da luz coronária e também na possibilidade de avaliar as placas coronarianas que não geram estenose luminal, além de *stents* coronarianos e pontes em pacientes revascularizados, função ventricular, morfologia, função valvar, veias coronarianas e pulmonares, e anatomia geral do coração e dos grandes vasos, fazendo desta tecnologia um método extremamente útil para o diagnóstico cardíaco.

A tomografia computadorizada multidetectores cardiovascular é um método não invasivo, rápido, com capacidade multiplanar, que gera imagens cardíacas e extracardíacas sem interferência ou sobreposição de estruturas adjacentes.

As imagens são adquiridas de forma simultânea ao registro pelo ECG, ou seja, existe sincronização entre a frequência cardíaca do paciente e a aquisição das imagens.

Na atualidade, pode-se obter até 320 cortes por cada volta do tubo de raios X, cada um com uma espessura de 0,4 a 0,5 mm. Esta resolução milimétrica é indispensável para a avaliação das artérias coronárias, as quais têm uma configuração tridimensional complexa e um diâmetro pequeno.

O aumento no número de detectores permitiu diminuir o tempo de apneia e o número de batimentos cardíacos necessários para obter o exame, e, portanto, reduzir os artefatos de movimentos.

Doses de radiação

A TC utiliza raios X, uma forma de radiação ionizante, para obter a informação necessária para gerar as imagens.

Preparo do paciente para administração de contraste

Para aquisição das imagens adequadas, é fundamental conseguir uma frequência cardíaca baixa e estável. O objetivo é que ela seja ≤ 60 bpm. Em pacientes com FCs relativamente elevadas, administram-se betabloqueadores para diminuir a frequência cardíaca, desta forma, aumentando a fase diastólica do ciclo cardíaco. A frequência cardíaca é afetada pela ansiedade durante a tomografia, por isso, é importante explicar

Capítulo 4 | Centro de Diagnóstico: Assistência de Enfermagem na Realização de Exames

ao paciente em que consiste o procedimento e as sensações experimentadas diante da injeção de contraste.

Na vigência de uma frequência cardíaca adequada, passa-se a instruir o paciente para a realização de apneia necessária, entre 8 a 10 segundos.

Coloca-se uma via periférica de bom calibre para administração de contraste.

Para melhorar a qualidade das imagens coronarianas, também se administra dinitrato de isossorbida sublingual, se não houver contraindicações.

O contraste injetado mediante uma bomba de cabeça dupla, permite administrar um bolus de solução salina depois do contraste, para conseguir uma lavagem adequada das cavidades direitas.

É realizada, então, a reconstrução das imagens, que são selecionadas conforme a melhor qualidade da imagem.

■ PROTEÇÃO RADIOLÓGICA

As doses pessoais devem ser mínimas e a permanência de pessoas na sala deve ser cuidadosamente ponderada, se necessário, sempre utilizando equipamentos de radioproteção, como aventais de chumbo e óculos plumbíferos próprios. As salas onde os equipamentos estão instalados possuem blindagem contra radiação ionizante e a dose de radiação em áreas não restritas, como corredores, escadarias, escritórios e outros espaços adjacentes ao equipamento de TC não pode exceder 0,02 mSv em 1 hora.

Apesar de mínima, as doses pessoais devem estar dentro de limites estabelecidos por agências regulatórias. No Brasil, o limite máximo para trabalhadores radiativos ou emissores de radiação ionizante é de 20 mSv, para uma média de 5 anos.

■ AVALIAÇÃO DE CARDIOPATIAS CONGÊNITAS

O avanço tecnológico dos métodos diagnósticos tem permitido uma melhor avaliação da má-formação congênita. O método de escolha inicial é o ecocardiograma. Por ser não invasivo, de baixo custo, rápido e seguro, é um método eficaz, porém possui algumas

limitações, como janela acústica inadequada em alguns pacientes e dificuldade na avaliação das estruturas extracardíacas.

Por causa das grandes associações de defeitos, principalmente nas cardiopatias mais complexas, faz-se necessário um reconhecimento preciso da anatomia e das estruturas extracardíacas, determinando a relação espacial das grandes artérias, com avaliação proximal e distal das artérias pulmonares, além do estudo do território venoso pulmonar e sistêmico, com o objetivo de instituir o tratamento mais adequado.

Para elucidação diagnóstica em que a informação ecocardiográfica foi insuficiente, pode-se utilizar novas tecnologias não invasivas em substituição ao cateterismo cardíaco, como a ressonância magnética e a tomografia cardiovascular, que vêm se tornando cada vez mais frequentes, tanto como investigação inicial quanto no acompanhante pós-cirúrgico.[10]

A tomografia tem se firmado como importante exame complementar nas más-formações cardíacas, por ter como vantagem rápida a aquisição, levando menos tempo que a ressonância magnética e menor necessidade de sedação. É uma ferramenta diagnóstica de alta resolução espacial que fornece informações detalhadas não só da anatomia dos vasos e do coração, mas também das vias aéreas e do parênquima pulmonar. Porém, a tomografia conta com algumas desvantagens, como a utilização do contraste iodado, que possui alto potencial alérgeno e nefrotóxico, além da exposição à radiação ionizante.

Com o desenvolvimento de novas tecnologias de tomógrafos multidetectores, mais recentemente, com a aquisição por dupla fonte de energia (*dual source* CT) e a tecnologia de 320 detectores, houve drástica redução da exposição à radiação. Entretanto, mesmo com grande redução na dose de radiação, a importância do seu uso criterioso não diminuiu.

A TC de 320 detectores trouxe vantagens na avaliação pediátrica, com cobertura ampla de anatomia (16 cm) e aquisição em um único batimento cardíaco. Na tecnologia por dupla fonte de energia (*dual source* CT) com aquisição com *alto pitch* (*flash mode*), é possível obter melhor caracterização de pequenas estruturas, mesmo sem sincronização com

ECG e sem pausa respiratória e monitorização cardíaca.

A dose de contraste indicada é de 1,5 a 2 mL/kg, seguida de bolus de solução salina. O exame nesta população requer infusão com baixas velocidades, e o início da aquisição é ajustado na dependência da região de interesse e da presença de *shunts* intra ou extracardíacos. O protocolo de disparo para o início da aquisição pode ser automático ou manual, com a análise visual da contrastação da área de interesse.

Um adequado protocolo de injeção de contraste depende do calibre do acesso obtido e da anatomia venosa em questão. Em alguns casos, as conexões venosas sistêmicas apresentam variabilidade congênita ou foram abordadas previamente por procedimentos cirúrgicos. O conhecimento antecipado dessas alterações venosas é de fundamental importância, pois pode promover modificações no protocolo de injeção do contraste. Outro ponto essencial a ser lembrado é a remoção cuidadosa de bolhas de ar do circuito, já que muitos pacientes com cardiopatias congênitas têm *shunts* direito-esquerdo, podendo ocorrer embolia gasosa sistêmica com grandes consequências. Com novas gerações de tomógrafos, a pausa respiratória tem se tornado desnecessária, facilitando o processo de realização de exame.

Os pacientes submetidos à investigação diagnóstica geralmente são portadores de cardiopatias complexas com graus variados de repercussão hemodinâmica. A monitorização dos sinais vitais deve ser realizada, sendo mais rigorosa na dependência das condições clínicas dos pacientes. Quando o procedimento anestésico for necessário, deve-se instituir sedação leve, não havendo necessidade de intubação orotraqueal.

■ AVALIAÇÃO ESTRUTURAL DAS CARDIOPATIAS CONGÊNITAS

Aorta e colaterais

A avaliação da aorta é essencial nos casos de coarctação e na suspeita de anomalias do arco aórtico. A coarctação da aorta ocorre em cerca de 5% a 8% dos pacientes com cardiopatia congênita, o que representa o estreitamento mais frequentemente localizado no istmo aórtico, entre a subclávia esquerda e a inserção do canal ou ligamento arterioso.

A TC caracteriza a extensão anatômica da coarctação e fornece adequada visualização de circulação colateral, quando presente, advinda de artérias intercostais e mamárias internas. Permite também a adequada avaliação do arco aórtico, que, muitas vezes, se encontra malformado, com dimensões hipoplásicas. Essa hipoplasia tubular, em geral, acomete um seguimento do arco e usualmente afeta o istmo aórtico.

Desta forma, as características anatômicas da lesão e o detalhamento dos diversos segmentos do arco aórtico podem ser evidenciados com precisão. Cabe salientar a importância de excluir lesões associadas, como outros pontos de estenoses do lado esquerdo, como valva mitral em paraquedas, anel supravalvar mitral e estenose subaórtico, associação conhecida com complexo de Shone.

A interrupção do arco aórtico é uma forma extrema de obstrução, com a descontinuidade completa entre as aortas ascendentes e descendentes. O diagnóstico não invasivo preciso é de fundamental importância. A TC é uma ferramenta útil, delimitando o local da ausência de continuidade da aorta e a proximidade e da porção das aortas ascendente e descendente, orientando a conduta cirúrgica.

As colaterais sistêmicas pulmonares são outro importante ponto de avaliação pela TC. Geralmente estão presentes em associação com cardiopatias cianóticas, como a atresia pulmonar com comunicação interventricular. Na análise anatômica precisa das colaterais sistêmico-pulmonares é necessário adequado manejo terapêutico dos pacientes. Geralmente, originam-se da aorta descendente, mas podem emergir do arco aórtico, da aorta abdominal ou de outras artérias sistêmicas como subclávia, carótidas, ou artérias coronárias. Deve-se fornecer dados como tamanho, presença de estenose, localização espacial e sua distribuição no parênquima pulmonar, possibilitando o planejamento da abordagem cirúrgica ou intervencionista.

Circulação coronariana

A associação de anomalia coronariana com cardiopatia tipo tetralogia de Fallot, ou transposição das grandes artérias, tem fundamental importância, pois pode ser um fator complicador da correção cirúrgica. O avanço tecnológico trouxe avanços na resolução espacial e temporal nos tomógrafos atuais, o que tem permitido melhor abordagem diagnóstica com estudo da origem e do trajeto proximal da circulação coronariana nos pacientes pediátricos. As anomalias congênitas dos coronarianos também podem ocorrer isoladamente, com variações nos locais das subaórticas.

Existem muitas variações, mas as mais comuns são as originadas pelo ramo circunflexo do seio direito ou da porção proximal da coronária direita, do seio posterior (não coronariano), de ambas as coronárias do seio direito e de ambas as coronárias do seio esquerdo. As variações anatômicas que têm importância clínica são aquelas em que o trajeto proximal se dá entre a aorta e o tronco da artéria pulmonar. Este trajeto interarterial pode causar comprometimento do fluxo coronariano por angulação ou compressão extrínseca. Essa alteração ganha maior relevância, principalmente quando é o tronco da coronária esquerda que assume essa topografia, relacionando-se à morte súbita em adolescentes e adultos jovens.[11]

Nos casos de origem da anômala esquerda da artéria pulmonar, há uma má-formação que tem significativa implicação clínica, podendo ocasionar dano isquêmico e infarto do miocárdio em crianças. A TC deve avaliar, além da anomalia de origem, o calibre do território coronariano, a presença de tortuosidades e a magnitude da circulação colateral intercoronariana.

■ ARTÉRIAS PULMONARES

A avaliação do território pulmonar é necessária em muitas cardiopatias congênitas. O estudo não invasivo por TC tem aumentado e uma das vantagens do método é a excelente visualização cardiovascular e suas relações com as vias aéreas e o parênquima pulmonar.

Entre as cardiopatias que necessitam da avaliação neste território, pode ser citada a atresia pulmonar com septo íntegro ou com comunicação interventricular, cuja avaliação diagnóstica consiste no detalhamento anatômico das artérias pulmonares, sua confluência, bem como o suprimento de território pulmonar por meio de colaterais sistêmico-pulmonares. Outras indicações são *truncus* arteriosos, estenoses ou hipoplasia das artérias pulmonares e sequestro pulmonar.

A TC também está indicada em casos de anomalia de origem das artérias pulmonares.

É uma anomalia congênita na qual a artéria pulmonar esquerda emerge da face posterior da artéria pulmonar direita, conhecida como *sling* pulmonar, é uma anomalia rara. Pode ocasionar estenoses graves de traqueia ou esôfago, já que, para alcançar o hilo à esquerda, a artéria pulmonar assume um trajeto entre essas duas estruturas. A artéria pulmonar também pode se originar de maneira anômala da aorta, ocasionando um fluxo pulmonar desbalanceado e hipertensão pulmonar no pulmão acometido.

■ AVALIAÇÃO VENOSA

Por meio da tomografia, é possível avaliar bem a anatomia venosa, tanto sistêmica quanto pulmonar. Demonstra o retorno venoso pulmonar anômalo, parcial ou total, definindo com precisão a conexão atrial, o número e o tamanho das veias. O tempo de aquisição de imagem deve ser estudado com cuidado, já que uma boa opacificação das estruturas vai depender do retorno venoso.

A forma total pode ser subdividida em supracardíaca, na qual todas as veias pulmonares estão conectadas à veia comum ascendente, em continuidade com a veia inominada, ou diretamente à veia cava superior; cardíaca, em que as veias abrem-se diretamente no átrio direito ou no seio coronário, estando este último dilatado; infracardíaca, na qual as veias drenam em uma veia vertical, que desce ao lado do esôfago, para se unir ao sistema porta; e misto, quando associa os tipos anteriores.

Quando se avalia uma conexão pulmonar venosa anômala, deve-se considerar a extensão, o local de drenagem e a possibilidade de regiões estenóticas ao longo da via anômala. A TC é uma boa opção diagnóstica e combina a visualização direta das estruturas com a análise dos efeitos hemodinâmicos secundários no parênquima pulmonar.

■ AVALIAÇÃO PÓS-OPERATÓRIA

A TC vem se firmando no acompanhamento pós-operatório das cardiopatias congênitas, seja imediato ou tardio, incluindo a avaliação de várias situações clínicas. São bem avaliados pela TC patência de tubos, *shunts*, *stents*, bem como o resultado cirúrgico da reconstrução vascular pulmonar ou aórtica.

Após a colocação de *stent*, como nos casos de intervenção de coarctação da aorta, a TC é uma boa alternativa diagnóstica, permitindo adequada análise luminal, bem como de possíveis complicações locais, como desenvolvimentos de aneurismas, dissecções ou estenose de ramos do arco, sem comprometimento local por artefatos, como ocorre com a RM.

Os corações univentriculares e os procedimentos cirúrgicos, como a cirurgia de Glenn e Fontan, podem ser avaliados de maneira não invasiva, demonstrando o grau de perviedade das conexões, o local da anastomose e a anatomia das artérias pulmonares, substituindo, em muitos casos, o estudo hemodinâmico.

Em algumas situações, os territórios pulmonares e aórticos, assim como a circulação coronariana, devem ser estudados de maneira ampla e simultânea. Isso ocorre, por exemplo, após a abordagem terapêutica da transposição das grandes artérias e da hipoplasia do coração esquerdo.

Na transposição das grandes artérias, após a cirurgia de Jatene, a avaliação cuidadosa dos óstios e da porção proximal das coronárias é mandatória, já que não são transferidas da aorta nativa para a neoaorta (pulmonar nativa) durante a troca arterial. A angulação e a tração podem ocorrer com consequente isquemia e dano miocárdico. A tomografia está indicada para a avaliação de distorções ou a redução luminal do território coronariano. Os territórios pulmonar e sistêmico também são estudados no intuito de detectar estenose nos locais de sutura.

A hipoplasia do coração esquerdo é uma anomalia no qual se observa graus variados de hipoplasia do VE e da aorta ascendente. Na forma exuberante, observa-se atresia mitral e aórtica e um VE sem cavidade funcional. É uma cardiopatia extremamente grave, cuja intervenção deve ocorrer no período neonatal. O tratamento é cirúrgico e sofreu uma revolução com a introdução do procedimento de Norwood.

Como complicação no pós-operatório, podem ocorrer pontos de estenose na anastomose com a aorta nativa, comprometendo o fluxo coronariano, com obstrução da neoaorta ou estenose do tubo entre o ventrículo direito e o tronco pulmonar, levando ao fluxo pulmonar inadequado.

A investigação por meio da TC permite orientar e esclarecer o ponto de estenose na reconstrução do arco ou no tubo que mantém o fluxo pulmonar, além de promover acurada avaliação dos ramos pulmonares. Mais recentemente, o procedimento paliativo inicial, conhecido como procedimento híbrido, também pôde ser instituído nesses casos.

Decorre da cooperação da cirurgia cardíaca e da cardiologia intervencionista, e consiste em um implante de *stent* em um canal arterial, aliado à bandagem seletiva das artérias pulmonares e, se necessário, atriosseptostomia. A tomografia também se mostra útil nesses casos, com avaliação do resultado final do *stent*, bem como da circulação pulmonar.

Esses dados são importantes no pós-operatório da síndrome de hipoplasia do coração esquerdo, para o melhor planejamento dos estágios seguintes de seu tratamento de correção univentricular.

■ CUIDADOS DE ENFERMAGEM E SEGURANÇA NA REALIZAÇÃO DE TOMOGRAFIA COM SEDAÇÃO

Os fatores de riscos reais ou potenciais do processo na realização dos exames diagnósticos com anestesias envolvem desde a punção venosa, a dose dos anestésicos, da quantidade de radiação ionizante, do próprio contraste iodado não iônico, às reações adversas que podem ocorrer após seu uso e o jejum prévio para a realização do exame. Faz-se necessário uma equipe multiprofissional treinada e preparada com conhecimento técnico e científico para prestar o atendimento diferenciado, minimizado os riscos, promovendo a segurança, o conforto para a criança e seus familiares e diminuindo a ansiedade e o medo, principalmente dos pais, decorrentes da doença e do próprio procedimento.

Capítulo 4 | Centro de Diagnóstico: Assistência de Enfermagem na Realização de Exames

É importante o preparo do setor para realizarmos o procedimento correto e seguro, sendo necessário, para tal, seguir as metas internacionais de segurança instituídas pela JCI: realizar o *checklist* previamente; e verificar os materiais necessários, como os medicamentos e equipamentos que serão utilizados. Dos matérias, checar: psicobox; materiais para monitorização previamente testados, inclusive os sensores de oximetria e os manguitos disponíveis, conforme o tamanho do braço da criança; *kit* de alergia, que deverá estar devidamente checado e dentro da sala de exame; e impressos para registro usados durante o procedimento, como folha de anotação de Enfermagem, prescrição médica, ficha de anestesia, folha pré-anestésica, e folha de controle pós-anestésica.

O preparo e a checagem do material respiratório é de suma importância para aplicar a anestesia com segurança. Deve ser realizado o *self-test* do carrinho de anestesia, verificando todas as traqueias, conectores e reservatórios que deverão estar devidamente conectados e testados. O aspirador também deverá ser testado previamente, assim como a disponibilidade do carro de emergência, que deverá estar próximo ao local do procedimento anestésico.

Para a realização o procedimento de forma segura, é necessário checar a solicitação médica e a liberação do exame, antes de o paciente ser chamado.

A solicitação médica é checada no sistema, onde verifica-se o momento em que o paciente chegou e se o exame foi liberado para a realização.

Para realizar a tomografia com anestesia de forma segura, são checados os seguintes itens: identificação do paciente (nome completo e data de nascimento) junto ao acompanhante maior de idade e pulseira de identificação; em seguida, prosseguir com a entrevista técnica do setor, em que é verificado se o preparo foi realizado de forma adequada, o jejum, peso, altura, uso de hipoglicemiantes (metformina, glucofage, glifage, glucoformin); checar antecedentes alérgicos, diabetes, problemas renais, hepáticos e outras doenças como miastenia *gravis*, mieloma múltiplo, feocromocitoma, hipertensão, asma, cardiopatias, cirurgias realizadas e outros problemas listados na ficha de entrevista técnica; após o questionário de segurança, solicitar para o acompanhante assinar o consentimento informado, inclusive para o uso de contraste.

É importante checar se a acompanhante está grávida ou amamentando, visto que ela permanece na sala quando a criança colabora com o exame e não é necessária a anestesia.

A Enfermagem tem um papel fundamental para promover a segurança e o conforto psicológico da criança e dos pais, preparar a criança e a família para o procedimento, incluindo orientações como o tempo de duração, as sensações que podem ocorrer durante a injeção do contraste, como calor, rubor e ausência de dor.

O enfermeiro deve orientar o paciente de forma lúdica, contando estórias para entreter e diminuir seu medo e ansiedade, procurando fazer com que o exame seja realizado sem anestesia. A nossa experiência tem sido bem satisfatória, pois as crianças entram no mundo da magia, imaginando que o tomógrafo é uma espaçonave e simulam fotografar de dentro dela. Após o procedimento, ele é recompensado com um lanche.

Antes do procedimento são verificados os sinais vitais do paciente. É importante estar ciente da cardiopatia congênita da criança, pois a saturação pode apresentar valores inferiores ao normal, se houver comprometimento pulmonar devido a doença.

Seguindo a meta de segurança internacional para prevenir queda, na meta 6, a enfermeira tem a responsabilidade de avaliar e orientar o responsável quanto ao risco de queda devido a sedação durante o exame. Após a orientação, ela coloca a pulseira verde no tornozelo esquerdo, se a criança for menor de 5 anos e, se acima, no punho esquerdo.

Mediante a entrevista realizada e o consentimento para o uso do contraste assinado, o radiologista prescreverá a conduta na folha de trabalho.

É solicitado para o paciente trocar a veste, oferecendo a ele um avental ou um conjunto, deixando seus pertences trancados no armário.

Após a avaliação do anestesista e sua liberação, o paciente é encaminhado à sala de exame.

Seguindo a meta 5 para prevenir infecção, é importante a higienização das mãos com água e sabão ou o uso de álcool gel.

Encaminhar o paciente à sala de exame, posicioná-lo contando uma estória, para deixá-lo calmo, colocar os eletrodos e monitorizá-lo;

Realizar a punção venosa com cateter específico, conforme o fluxo de injeção solicitada, em membro superior, e realizar o teste com soro fisiológico, em caso de crianças que cooperam na punção venosa. Orientar que ele não poderá sentir dor durante a injeção. Caso a criança não colabore, é necessário puncionar após leve sedação inalatória.

Uma das normas de segurança na injeção de contraste, é certificar se o acesso venoso está pérvio, sem sinais flogísticos, para evitar o extravasamento da solução.

O preparo da bomba injetora de contraste deverá estar devidamente preparada, sem bolhas de ar na extensão e nas seringas, para evitar embolia gasosa.

O colaborador de Enfermagem que acompanha o procedimento em sala deverá usar dosímetro, avental de chumbo, protetor de tireoide, óculos de proteção, luvas de procedimento, durante a injeção de contraste iodado, verificando se o acesso esta pervéo e se não há sinais de extravasamento. Muitas vezes, dependendo do tamanho e peso da criança, é injetado manualmente.

Oferecer o avental de chumbo e o protetor de tireoide para a mãe, quando esta acompanhar a criança na sala, sem sedação.

É realizada a anotação de Enfermagem, informando o cateter que foi utilizado e o membro utilizado. Para segurança do paciente em relação ao cateter, afixamos suas informações, onde constam o lote, a data de validade e todas as informações referentes a este cateter na folha da entrevista.

Auxiliar o anestesista na sedação; na maioria das vezes, não há necessidade de intubação da criança.

Posicionar os braços sobre a cabeça, conforme o procedimento.

Comunicar ao técnico de radiologia que o paciente está pronto.

É importante, após a injeção de contraste, observar se há reação alérgica ou outras intercorrências que poderão ocorrer como efeitos adversos.

Ao término do exame, reposicionar a mesa na posição inicial, desconectar a extensão apropriada do sistema de injeção de contraste e aguardar a liberação do anestesista para encaminhar o paciente para a sala de recuperação.

Checar os parâmetros vitais e anotá-los no impresso próprio de recuperação pós-anestésica.

Realizar a anotação de enfermagem, anotando o volume e nome do contraste utilizado, o número de punções, o tipo de anestesia, qual o anestesista que acompanhou o exame e as intercorrências, caso houver.

Anotar a finalização do procedimento.

Continuar a verificar os parâmetros vitais até a alta prescrita do anestesista, 30 e 60 min. após o exame.

Verificar o nível de consciência da criança e oferecer o lanche após a liberação médica.

Retirar o cateter e orientá-lo a ingerir líquidos, para ajudar na eliminação do contraste; caso não tenha restrição hídrica.

Checar a alta prescrita.

Retirar as pulseiras de identificação e de queda.

Encaminhar o paciente à recepção do hospital em cadeira de rodas, com o acompanhante responsável.

■ MEDICINA NUCLEAR

Introdução

A Medicina Nuclear é uma especialidade diagnóstica que tem por finalidade avaliar a função e o metabolismo de cada órgão a partir da utilização de radioisótopos e radiofármacos, para que a biodistribuição desse material pelo corpo não interfira na função do órgão ou sistema em estudo.

O desenvolvimento de agentes farmacológicos com uma dosagem baixa de radiação, como também as gama-câmaras avançadas e a utilização dos estudos radioisotópicos na avaliação clínica dos adolescentes e das crianças podem ajudar na elucidação diagnóstica, quando não for possível pelo ecocardiograma. Alguns métodos eventualmente usados em Cardiologia Pediátrica: cintilografia cardíaca com gálio-67, cintilografia pulmonar, ventilação e perfusão e cintilografia do miocárdio.

O gerenciamento eficiente de um serviço de Medicina Nuclear necessita da visão ampliada de todos os setores envolvidos, sejam eles administrativos ou operacionais. Devem ser desenvolvidos indicadores que possam demonstrar a eficiência e eficácia na marcação e realização dos exames e o consequente impacto no atendimento do paciente, além de procedimentos operacionais padrão ou instruções de trabalho e protocolos que possam melhorar a qualidade e segurança no atendimento [12].

É importante seguir sempre o princípio básico da radioproteção, que é manter as doses tão baixas quanto o razoavelmente exequível, para proteger as pessoas e o ambiente dos efeitos da radiação ionizante e das substâncias radioativas na utilização da energia atômica para fins benéficos, além de estabelecer limites de doses não prejudiciais à saúde.

A proteção radiológica é um dos fatores de maior relevância para que o trabalhador se proteja ao manipular os materiais radioativos. Na sua manipulação, deve-se observar três fatores:

- **Distância:** a intensidade da radiação decresce inversamente ao quadrado da distância entre a fonte e o indivíduo.
- **Tempo:** controle do tempo de permanência em locais onde existe taxa elevada de radiação, pois quanto menor o tempo de permanência menor a dose absorvida.
- **Blindagem:** utilizar sempre os equipamentos de proteção (aventais de chumbo, protetores de seringa, castelos de transporte e castelos para armazenamento), observando o tipo de radiação e a energia. Este fator é o mais importante.

É necessário ter cuidados na manipulação e administração de doses radioativas como:

- Uso individual do dosímetro.
- Uso de aventais de manga longa.
- Uso de luvas de procedimento descartáveis, sempre que estiver manipulando soluções radioativas.

Retirá-las ao término do procedimento, evitando a contaminação.

- Forrar a superfície de trabalho com plástico impermeável e, por cima deste, um papel absorvente.
- Uso de óculos de proteção.
- Sistema de registro da atividade recebida e administrada, por meio de etiquetas padronizadas para este fim.
- Avaliação dos castelos para as seringas, pelos físicos, quanto à contaminação.
- Os colaboradores que trabalham em Medicina Nuclear, após a manipulação das doses radioativas, deverão ser acompanhados por meio da monitorização das vestimentas e mãos, com o monitor de contaminação, pelos físicos responsáveis pelo setor.
- Os rejeitos radioativos deverão ser descartados em locais predestinados e chumbados. O armazenamento para o decaimento e a liberação destes materiais são realizados pelo físico.
- Deve haver um *kit* de descontaminação de fácil acesso, no caso de contaminação.

Cintilografia cardíaca com gálio-67

A cintilografia com gálio-67 tem suas principais aplicações na avaliação cardiológica, nos casos de miocardiopatia dilatada por possível miocardite, na miocardite reumática e no transplante cardíaco.

A cintilografia com gálio-67 também pode ser utilizada na avaliação do processo inflamatório relacionado à doença de Chagas e à doença reumática. Nos quadros de doença reumática, que costuma se manifestar na forma de surtos de pancardite, a cintilografia com gálio-67 permite detectar a presença de inflamação miocárdica na fase aguda da doença e também permite demonstrar a regressão do quadro de miocardite na fase crônica.

O estudo com gálio-67 não apresenta a habilidade de determinar o agente etiológico (vírus, bactérias, fungos etc.), mas pode ser utilizado no seguimento e na confirmação diagnóstica de possível envolvimento cardíaco por doenças infecciosas e parasitárias de acometimento sistêmico, como difteria, meningococcemia, salmonelose, dengue, sífilis etc.

O radiofármaco utilizado é o citrato de gálio (dose de 3 a 7 mCi). Ele se concentra em locais onde existe processo inflamatório/infeccioso ativo. As imagens são adquiridas cerca de 48 a 72 horas após a administração do radiofármaco.

A cintilografia com gálio-67 apresenta baixa sensibilidade na detecção de endocardite, pois a superfície de acometimento infeccioso/inflamatório, neste caso, costuma ser muito restrita. Sugere-se que, na suspeita de endocardite, que as imagens sejam adquiridas mais tardiamente, três a oito dias após a administração do traçador, quando se estabelece melhor relação alvo-fundo.

Cuidados de enfermagem e segurança para a realização de cintilografia com gálio-67

Recepcionar o paciente e encaminhá-lo para o setor de Medicina Nuclear.

A identificação correta do paciente de acordo com as metas internacionais de qualidade e segurança, na qual o colaborador deverá checar seus dados e a solicitação do exame.

Realizar a entrevista, verificando peso, altura, sinais e sintomas, motivo do exame, cirurgias anteriores, exames cardiológicos anteriores, medicações em uso e alergias.

Após a entrevista, orientar o procedimento para o acompanhante responsável, transmitindo-lhe segurança e conforto.

Para realizar a cintilografia cardíaca com gálio-67, é necessário realizar a punção venosa no braço ou antebraço. Dependendo da idade da criança, é necessário imobilizá-la com um lençol ou uma manta, solicitando para que a mãe acompanhe o procedimento. Sentindo o calor materno, o estresse do procedimento será minimizado.

Após a punção, o colaborador de enfermagem injetará o radiofármaco citrato de gálio-67, realizando o *flush* com 10 mL de soro fisiológico 0,9%.

Medir a dose residual, anotando-a e registrando-a em local predeterminado.

Todo o descarte do material utilizado na manipulação do material radioativo deve obedecer às normas de proteção radiológica.

Dispensar a criança e orientar o acompanhante, que deverá retornar ao setor em 48 a 72 horas após a injeção, para realizar a imagem de captação, que se concentra em locais onde há o processo inflamatório/infeccioso ativo.

No retorno do paciente ao setor de Medicina Nuclear, encaminhá-lo à sala de exame para a captação de imagem, posicionando-o em decúbito dorsal e protegendo-o com uma mobilização com lençol e manta, para evitar queda.

Após a captação das imagens, liberar o paciente de acordo com as orientações dos biomédicos.

Cintilografia pulmonar

A cintilografia de inalação ou ventilação pulmonar baseia-se na localização de radiotraçadores na árvore respiratória, após a sua inalação.

A cintilografia pulmonar de ventilação-perfusão é utilizada para o diagnóstico de embolia pulmonar. Esse método vem sendo utilizado no pós-operatório de cirurgia de Fontan, também conhecido como cirurgia de cavo pulmonar total com tubo extracardíaco.

O mapeamento por perfusão é realizado injetando-se por via endovenosa 250 mil a 500 mil macroagregados de albumina marcada com tecnécio 99m, que contém 2 a 4 mCi do isótopo. Os macroagregados ficam presos nos capilares pulmonares na sua primeira passagem pelos pulmões, propiciando uma imagem estática do fluxo sanguíneo pulmonar regional, quando injetado. As imagens dos pulmões são obtidas com uma câmara de cintilação em seis a oito projeções.

A cintilografia pulmonar por ventilação baseia-se na localização de radiotraçadores na árvore respiratória, após sua inalação. Estes podem ser de três tipos, de acordo com sua natureza física: aerossóis, gases ou pseudogases.

Em nosso serviço, utilizamos os aerossóis, que são representados em nosso meio pelo ácido dietilenotriaminopentacético, marcado com tecnécio-99m (^{99m}Tc-DTPA), que é nebulizado em aparelhos adaptados para material radioativo e posteriormente inalado pelo paciente. É depositado na árvore brônquica e permite estudos apenas de inalação, não fornecendo informações dinâmicas em várias fases, como os gases radioativos.

Na cintilografia de ventilação, é necessário um equipamento que produza aerossóis de cerca de 2 micra de tamanho e dispositivos de circuito fechado, para que o paciente inale as partículas de vapor. Após a inalação do material radioativo do *kit* de ventilação e nebulização (fluxo de 10 mL/min) em sistema fechado, o biomédico que realiza este procedimento irá fechar o nariz com nasoclipe. É solicitado ao paciente que respire apenas pela boca, inalando o material radioativo por 10 min. O biomédico deverá usar avental de chumbo para realizar este procedimento. Em seguida, o paciente é encaminhado para a gama câmara para captação das imagens.

Cuidados de enfermagem e segurança para a realização de cintilografia pulmonar com ventilação e perfusão

Deverá ser verificada a disponibilidade dos matérias no setor: *kit* de inalação, DTPA, macroagregado de albumina humana na dose disponível do tecnécio (^{99m}Tc) e oxímetro.

Seguindo a meta 1 de identificação do paciente, verificar no sistema a solicitação médica e recepcionar o paciente, encaminhando-o para a sala de injeção.

É realizada uma breve entrevista, colocando o motivo da solicitação do exame, os sinais e sintomas da criança, as cirurgias realizadas; o peso e altura deverão ser anotados na folha de trabalho específica do setor, pois a dose do radiofármaco é calculada individualmente, conforme o peso do paciente. Em seguida, orientar todo o procedimento.

Realizar a punção venosa no antebraço ou braço, usando luvas descartáveis, para evitar contaminação, e tomando o cuidado para que não haja o retorno do sangue no cateter, para prevenir contra a formação de grumos.

O oxímetro deverá permanecer com o paciente até o final do procedimento.

Na fase de ventilação são realizadas manobras de inalação do radiofármaco com o *kit* de inalação apropriado. Estas são realizadas pelo biomédico. Nas crianças que não conseguem realizar a inalação espontânea, é colocada uma máscara de inalação.

Para realizar o procedimento de inalação, o biomédico deverá estar paramentando com avental de chumbo, avental descartável de manga longa, luva de procedimento descartável, dosímetro de tórax e pulseira.

Após a inalação do radiofármaco, a criança é encaminhada à câmara de cintilação, onde é posicionada em decúbito dorsal. É importante que permaneça imóvel para a captação de imagem. A imobilização da criança deve ser feita de forma adequada, com um lençol, protegendo-a do risco de queda e do frio, pois a sala é gelada.

Após o término da captação da imagem de ventilação, é realizada a injeção do macroagregado de albumina humana, marcado com ^{99m}Tc, na punção venosa, sendo necessário realizar o *flush* com soro fisiológico 0,9% nas duas vias do cateter. Para certificar-se de que não há presença de sangue no cateter, antes da injeção do macroagregado, este deverá ser verificado quanto à coloração branca e opalescente e se não há formação de grumos após sua diluição. A dose deve ser medida, armazenada e protegida em um castelo de chumbo de transporte até o local da injeção.

Todos os procedimentos de manipulação da dose do radiofármaco deverão seguir as normas de proteção radiológica vigente.

Neste procedimento, o colaborador de enfermagem deverá usar luvas de procedimento descartáveis, avental de manga longa e dosímetro. A injeção do radiofármaco deve ser feita lentamente, sem refluxo do sangue na seringa, e, em seguida, o *flush* com soro fisiológico 0,9%. O paciente é, então, orientado a realizar inspirações profundas, em decúbito dorsal, para que a imagem de perfusão fique homogênea.

Verificar e registrar o resíduo do radiofármaco injetado.

Posicionar a criança de forma segura em posição dorsal, mantendo a contenção com lençol ou manta, para realizar a captação da imagem de perfusão.

Ao término da captação das imagens, a punção venosa é retirada; os materiais são descartados no local apropriado para decaimento e o paciente é liberado após a finalização do exame.

Cintilografia miocárdica

Neste método de radioisótopo são usados principalmente os isótopos de tálio. Este procedimento é empregado para avaliar a viabilidade do miocárdio ventricular e detectar anormalidades coronárias. A distribuição do tálio é semelhante à do potássio. Os defeitos da perfusão manifestam-se como "manchas" frias na imagem do miocárdio concentrado pelo tálio.

A referida técnica é mais bem utilizada para:

- avaliar a origem anômala da artéria coronária esquerda;
- diagnosticar a doença de Kawasaki;
- avaliar os pacientes que foram submetidos à operação da correção total da transposição dos grandes vasos.

Procedimento e cuidados de enfermagem

Recepcionar o paciente e encaminhá-lo para o setor de Medicina Nuclear.

Seguindo as normas de qualidade e segurança realizar a identificação correta do paciente e solicitação do exame.

Realizar a entrevista, verificando peso, altura, sinais e sintomas, motivo do exame, cirurgias anteriores, exames cardiológicos anteriores, medicações em uso e alergias. Após a entrevista, orientar o procedimento para o acompanhante responsável, transmitindo-lhe segurança e conforto.

Para realizar a viabilidade miocárdica, é necessário realizar a punção venosa no braço ou antebraço. Dependendo da idade da criança, é necessário imobilizá-la com um lençol ou uma manta, solicitando para que a mãe acompanhe o procedimento. Sentindo o calor materno, o estresse do procedimento será minimizado.

Após a punção, o colaborador de enfermagem injetará o radiofármaco cloreto de tálio-201 com o paciente em repouso, realizando o *flush* com 10 mL de soro fisiológico 0,9%.

Medir a dose residual, anotando-a e registrando-a em local predeterminado.

Retirar o cateter e encaminhar a criança à sala de exame, para a aquisição das imagens iniciais (ditas de repouso), imediatamente após a administração.

Todo o descarte do material utilizado na manipulação do material radioativo deve obedecer às normas de proteção radiológica.

Dispensar a criança e orientar o acompanhante que ela deverá retornar ao setor 4 horas após a injeção, para realizar a imagem de redistribuição.

No retorno do paciente ao setor de Medicina Nuclear, encaminhá-lo à sala de exame para a captação da imagem de redistribuição.

Liberar o paciente de acordo com as orientações dos biomédicos.

■ CONCLUSÃO

A ciência vem gerando conhecimentos e tecnologia de forma rápida, e muitos setores, como o da Saúde, os têm incorporado também rapidamente.

Existe a necessidade de desenvolvimento de modelos de assistência de enfermagem que preservem e revigorem a qualidade de vida e segurança nos procedimentos diagnósticos.

A assistência de enfermagem em crianças com cardiopatias congênitas é entendida como uma especialidade e deverá, cada vez mais, se aprimorar e desenvolver metodologias para prestar o atendimento humanizado. É preciso assisti-la física, mental e socialmente, oferecendo-lhe condições seguras nos procedimentos de exames diagnósticos, e não somente a tecnologia avançada dos equipamentos e materiais, mas, também, profissionais altamente treinados e especializados para garantir a segurança no atendimento prestado.

■ REFERÊNCIAS CONSULTADAS

1. Atik E, Moreira VM. Imagens e correlações em cardiologia pediátrica. São Paulo: Roca; 2011.
2. Emmanouilides GC, Allen H, Riemenschneider T, et al. Moss e Adams´ Doenças do Coração na criança e no adolescente. Rio de Janeiro: MEDSI; 2000.

3. Fernandes JL, Rochitte CE, Nomura CH, et al. Ressonância e tomografia cardiovascular. Barueri(SP): Manole; 2013.

4. Hironaka FH, Sapienza MT, Ono CR, et al. Medicina nuclear: principios e aplicações. São Paulo: Atheneu; 2012.

5. Keane JF, Lock JE, Fyler DC. NADAS' pediatric cardiology. 2nd ed. Philadelphia: Elsevier; 2006.

6. Lugo A, Pinto I, Pavanello R. Segurança e eficácia do diagnóstico de cardiopatias congênitas pela ressonância nuclear magnética. In: Ghorayeb N, Meneghelo RS. Métodos diagnósticos em Cardiologia. São Paulo: Atheneu; 1997.

7. Medeiros Sobrinho JH. Estenoses pulmonares. In: _____. Radiologia do coração. Rio de Janeiro: Sarvier; 1980. p. 87-97

8. Ramires JA, Ebaid M. Cardiologia em pediatria: temas fundamentais. São Paulo. Roca; 2000.

9. Stumper OF, Sreeram N, Elzenga NJ, et al. Diagnosis of atrial situs by transesophageal echocardiography. In: Ramires JA. Cardiopatia em pediatria: temas fundamentais. São Paulo: Roca; 2000.

10. Woods SL, Froelicher ES, Motzer SU. Enfermagem em Cardiologia. 4 ed. Barueri(SP): Manole; 2005.

11. Porto CC. Doenças do coração: prevenção e tratamento. São Paulo: Guanabara Koogan; 1998.

12. Woods SL, Froelicher ES, Motzer SU. Enfermagem em Cardiologia. 4 ed. Editora Manole.

13. Grorayeb N, Meneghelo RS. Métodos diagnósticos em cardiologia. São Paulo: Atheneu; 1997.

capítulo 5

Ana Lúcia Capucho Lorena Abrahão
Elaine Cristina Dalcin Seviero
Lillian de Carla Sant'Anna Macedo
Simone Kelly Niklis Guidugli

Gestão do Cuidado à Gestante na Unidade Fetal

■ INTRODUÇÃO

A Associação do Sanatório Sírio foi criada em 1918 com a finalidade de amparar e encaminhar para tratamento pessoas carentes de recursos a instituições que pudessem recebê-las. Em 1936, ampliou suas atividades, a fim de atender especificamente indivíduos afetados por tuberculose. Em 1949, inaugurou seu próprio Hospital em Campos do Jordão, para tratar tais pacientes. Entretanto, dadas as novas e eficientes técnicas e drogas para o tratamento da tuberculose e as demais enfermidades do aparelho respiratório, não havia mais necessidade de manter o paciente internado. A Associação Sanatório Sírio decidiu, então, destinar este hospital ao atendimento cardiológico, uma vez que as doenças do coração cada vez mais se acentuam e se agravam, constituindo um mal da civilização e um grave problema social.[1]

Inaugurado em 1974, o Hospital do Coração se associou a outras instituições filantrópicas, para amparar aqueles que dela necessitam, sem discriminação de raça, cor ou religião. O início do funcionamento do Hospital do Coração foi em dezembro de 1976.[1]

Desde o início das atividades do Hospital do Coração (HCor), o objetivo foi atender a crianças carentes de recursos, portadoras de cardiopatias congênitas, submetendo-as a cirurgias de alta complexidade e sem cobertura de convênios.[1]

Um novo prédio do hospital foi inaugurado em 30 de novembro de 1996. Em pouco tempo, transformou-se em um dos principais centros de doenças cardiovasculares da América Latina. Devido a sua modernização, capacidade de atendimento, equipamentos de alta geração e exames, também se firmou como um importante centro na formação de médicos e enfermeiros especializados no tratamento de cardiopatias.[1]

No decorrer dos anos, vimos o crescimento acelerado dos tratamentos no âmbito das cardiopatias congênitas, pois, com novos equipamentos, treinamentos e pesquisas na área, aumentou cada vez a possibilidade de intervenção precoce nos pacientes. Em 2008, começou-se a discutir a possibilidade de intervenção nos recém-nascidos cardiopatas ainda nas primeiras horas após o nascimento, mas, para isto, seria necessário estruturar a Instituição para receber as gestantes e realizar os partos. Neste projeto foi vislumbrada também a possibilidade de intervenção intrauterina, com o objetivo de iniciar o tratamento no feto, para que ele ter mais condição de ser tratado ou de estar reabilitado no momento do parto.

A possibilidade de diagnósticos das más-formações cardíacas pelo ecocardiograma teve um papel decisivo para o desenvolvimento e crescimento da cardiologia neonatal.[2] Sob a coordenação de uma médica, a Unidade Fetal teve início em janeiro de 2009, incorporando uma equipe de Obstetrícia e médicos especialistas em Medicina Fetal, para receber as gestantes que tinham fetos com cardiopatias congênitas complexas. A realização do parto na instituição evitaria a transferência inter-hospitalar que, para os recém-nascidos, pode acarretar possíveis complicações que impactam no sucesso do tratamento.

Foi necessário preparar a equipe de Enfermagem para que tivesse conhecimento das necessidades de uma gestante. Para tal, iniciou-se um treinamento em uma maternidade, para conhecermos as várias peculiaridades desta paciente, que não eram comuns na rotina de trabalho da unidade.

A equipe de Psicologia foi capacitada para o atendimento nas áreas de gestação, maternidade e perinatalidade.

A equipe de técnicos de Enfermagem foi capacitada para prestar assistência no pré-parto, parto e puerpério. Foi também providenciada toda a documentação necessária para atender esta nova população de pacientes.

Desenhou-se, na instituição, um fluxo de atendimento à gestante, cercando o período que ela passaria em consultas e atendimentos até o momento do parto, a fim de se ter um controle do seu aspecto biopsicossocial, identificando qualquer necessidade de intervenção e acolhimento da equipe para que ela se sentisse segura em realizar seu parto em um hospital cardiológico.

Com a definição de que se teria o atendimento direcionado a esta população de recém-nascidos em maior número, foi necessária a revisão da área para o atendimento destes pacientes, pois, até o momento, o HCor tinha apenas uma UTI Cardiopediátrica. Com isto, foram iniciadas as obras para a construção de uma UTI Neonatal com todas as especificações e os profissionais necessários para atender pacientes neonatais.

Realizou-se visitas em maternidades para avaliar as rotinas do período neonatal, ministrando treinamento a todos profissionais envolvidos no cuidado, como Enfermagem, Psicologia e Nutrição. Foram elaboradas rotinas, políticas e procedimentos operacionais padrão que norteassem a todos sobre o cuidado com as gestantes e os pacientes neonatais. Foi instituído na rotina da unidade fetal o registro de nascido vivo, a coleta do teste do pezinho, as vacinas e rotinas pós-parto.

A sala de coleta de leite materno existente desde 2005 foi adequada para atender esta nova demanda de pacientes neonatais, visto que eles não poderiam ser amamentados logo ao nascimento, devido às condições clínicas decorrentes das más-formações cardíacas complexas.

Em continuidade às atividades de execução desta nova área, houve o envolvimento da equipe multidisciplinar (médico, enfermeiro, psicólogo, nutricionista e assistente social) para alinhar o atendimento a estas gestantes no hospital e às formas de acolhê-las no programa, com o intuito de garantir o acompanhamento adequado até o momento do parto.

Após reunir os profissionais que participariam da equipe da Unidade Fetal e os profissionais que poderiam ser acionados, dependendo da demanda apresentada, viabilizou-se um elo de comunicação entre a equipe, a fim de mantê-los informados de todas as atividades. Foi criado um grupo de e-mail, possibilitando que todos os envolvidos tivessem conhecimento das gestantes em acompanhamento, e proposta uma reunião ordinária mensal para discutir as necessidades e revisar os documentos, como forma de sistematizar a unidade.

Nos seis anos de atendimento da Unidade Fetal já foram realizados em torno de 200 partos e 51 procedimentos fetais.

A seguir, descrevemos a gestão e integração das equipes no atendimento à gestante e a atuação de cada profissional da equipe multidisciplinar para manter seu acolhimento e acompanhamento, do momento de seu início no programa até a alta com seu recém-nascido.

■ ENFERMAGEM

A Enfermagem tem como responsabilidade junto à equipe realizar a primeira entrevista com a gestante, entender sua necessidade e ser o elo com a equipe multiprofissional, a fim de formar um vínculo entre a instituição e a gestante, orientando-a acerca do tratamento e assegurando as condições necessárias para seu parto e o cuidado ao RN.

À enfermeira da unidade fetal cabe:

- acolher a gestante e a família;
- desmistificar o tratamento do recém-nascido;
- orientá-la quanto às demandas assistenciais;
- direcioná-la quanto às demandas administrativas;
- promover a interação de todos os profissionais no atendimento à gestante.

É responsabilidade da Enfermagem no atendimento à gestante:

- coletar os dados;
- orientar o fluxo de internação e a estadia no hospital da gestante e do recém-nascido;
- orientar acerca do modelo assistencial da instituição (necessidades da gestante, cuidados com o recém-nascido e amamentação);
- orientar sobre a coleta do teste do pezinho, as primeiras vacinas, os cuidados imediatos com o recém-nascido;
- orientar acerca dos pertences que devem ser trazidos na internação, para uso pessoal da gestante e do bebê;
- orientar acerca da utilização do banco de leite e dos exames necessários para o cadastro;
- orientar acerca dos exames e documentos necessários que devem ser trazidos para a internação;
- orientar acerca do atendimento eletivo para os partos de filantropia;
- entregar o *folder* de orientação de pré--parto, o cartão de contato com o e-mail e os telefones úteis;
- orientar acerca dos próximos atendimentos da equipe multidisciplinar;
- organizar a visita na área pediátrica e neonatal;
- atualizar a planilha de gestantes no Diretório da Unidade Fetal com a programação dos atendimentos e dos partos, para conhecimento de toda a equipe;
- enviar e-mail das gestantes atendidas para a Unidade Fetal.

Como o HCor é voltado para o atendimento cardiológico, se faz necessário explicar como será realizada sua internação no parto e como iremos proceder com o atendimento do recém-nascido, após seu encaminhamento para a UTI Neonatal.

■ NUTRIÇÃO

A gestação é um período de alterações no metabolismo materno em que as necessidades nutricionais estão aumentadas, visando o crescimento e desenvolvimento fetal.[3]

Sabe-se que a nutrição, o peso pré-gestacional e o ganho de peso materno durante a gravidez são aspectos importantes que influenciam os resultados da gestação.[3]

O acompanhamento do ganho ponderal na gestação é uma medida de baixo custo e de grande utilidade para o estabelecimento de intervenções nutricionais visando à redução de riscos para a gestante e o feto.[4]

Desta forma, o nutricionista deve trabalhar junto com os demais profissionais de saúde e utilizar ferramentas diversas, a fim de proporcionar a evolução adequada do estado nutricional da gestante, garantindo melhores resultados e qualidade de vida para mãe e filho.[5]

É de responsabilidade da equipe de nutrição:

- identificar as gestantes sob risco nutricional e que necessitam de avaliação e acompanhamento nutricional (baixo peso, sobrepeso, obesidade, inapetência persistente, diabetes e/ou hipertensão pregressa à gestação ou diabetes gestacional e/ou doença hipertensiva específica da gestação);
- avaliar as gestantes quanto às suas necessidades nutricionais, corrigir possíveis deficiências e propiciar adequado ganho ponderal, de acordo com a idade gestacional;
- realizar a orientação nutricional adequada para cada caso;
- acompanhar a evolução do estado nutricional e reavaliá-lo de acordo com os critérios estabelecidos;
- proporcionar a evolução adequada do estado nutricional da gestante, garantindo melhores resultados e qualidade de vida para a mãe e o recém-nascido;
- registrar todos os atendimentos prestados em ficha específica e arquivá-la no serviço de Nutrição Clínica;
- realizar a avaliação nutricional admissional do recém-nascido, estabelecer o diagnóstico nutricional, o nível de assistência e o plano de cuidados nutricionais;
- realizar a prescrição dietoterápica baseada no estado nutricional e nas necessidades dos recém-nascidos;
- garantir a oferta adequada de macro e micronutrientes;

- registrar em fichas de avaliação admissional específicas da Nutrição Clínica;
- indicar a terapia nutricional, quando houver risco nutricional ou déficit nutricional;
- monitorizar a resposta à terapia nutricional;
- acompanhar a evolução do estado nutricional e reavaliá-la de acordo com os critérios estabelecidos, proporcionando evolução adequada;
- registrar os atendimentos realizados na ficha de evolução multiprofissional;
- participar das visitas médicas, dos grupos de discussão multidisciplinar, das auditorias internas e desenvolver artigos e trabalhos científicos;
- participar das reuniões mensais da equipe multidisciplinar da Unidade Fetal, contribuindo para o melhor entendimento das necessidades da unidade;
- informar as condições nutricionais percebidas na gestante à equipe da Unidade Fetal.

■ PSICOLOGIA

Emoções à flor da pele: o cuidado psicológico à gestante de feto cardiopata

"...um filho é, inicialmente, o desejo de um homem, o desejo de uma mulher e do encontro desses dois desejos nascerá um terceiro desejo, desejo de vida que vai se encarnar no corpo do filho".

(Szejer; Stewart, p. 55, 2002)

A gestação é considerada um processo de transição que faz parte de um desenvolvimento natural da mulher. Além das modificações corporais, existe uma gama de mudanças emocionais que ocorrem neste período, não somente na mulher, como também no companheiro e nos familiares próximos.

Conforme Szejer e Stewart (1997), a gestação pode ser considerada ainda como uma experiência de iniciação, uma vez que a mulher não sairá dela do mesmo modo que entrou. Ela passará por modificações emocionais que poderão trazer à tona sentimentos até então desconhecidos. A ambivalência de sentimentos estará presente na maior parte do tempo, e esta condição – a da ambivalência – marca a gestação.[6]

O bebê é o ser mais repleto de expectativas e significações que pode existir. É nele que o casal deposita uma série de desejos e é com ele que irá se deparar com as frustrações que toda idealização provavelmente trará.

O bebê idealizado traz consigo o sonho dos pais de que ele seja perfeito, saudável e com boas possibilidades de representar a continuidade da existência deles. Ao bebê é conferido, por vezes inconscientemente, o lugar de perfeição e imortalidade de seus genitores.

É com este bebê "do sonho" que o casal se relaciona, em um primeiro momento. A perfeição, que envolve a beleza e a saúde, é a única possibilidade considerada como aceitável. Este é o bebê que corresponderá às expectativas mais importantes do casal.

A constatação, durante a gestação, de que o bebê é saudável, é frequentemente sentida pela mulher como a representação de sua capacidade de gerar. Parece até, em muitos casos, ser a reafirmação de sua feminilidade, especialmente quando ela já teve mais de um filho.

O psicanalista inglês Donald D. Winnicott afirmava que a mulher, assim como seu companheiro, apresenta uma ansiedade relacionada à saúde de seu bebê. Tal ansiedade só pode ser abrandada após o nascimento, com a constatação de que a criança é nascida viva e encontra-se em bom estado, o que também irá trazer felicidade ao casal.[7]

Atualmente, com a ultrassonografia, os casais podem se tranquilizar mesmo antes do nascimento de seu filho, pois os avanços da Medicina e da tecnologia proporcionam uma condição muito mais segura sobre as condições de saúde do feto. O médico consegue visualizar com nitidez desde as características físicas do bebê até as diversas possibilidades diagnósticas, transmitindo tais informações ao casal.

A ultrassonografia tem um significado social bastante relevante, uma vez que é a primeira "visão" que se tem do bebê. Seu gênero, descoberta antes tão esperada na ocasião do nascimento, hoje pode ser visto com precisão neste exame, ainda no pré-natal, e esta talvez seja a maior expectativa para muitos dos casais após a confirmação da gravidez.

Mas o que pensar sobre a repercussão emocional para um casal que, na realização deste exame, recebe a notícia de que nem tudo está bem? Diante da suspeita de uma má-formação cardíaca, o médico ultrassonografista encaminha a gestante ao médico especialista em ecocardiografia. O casal e os familiares próximos que estavam diante da expectativa de conhecer melhor as "boas qualidades" de seu bebê têm, então, a difícil tarefa de lidar emocionalmente com a possibilidade de confirmação de um diagnóstico de cardiopatia congênita.

Da ultrassonografia à ecocardiografia... assim começa o percurso de exames e descobertas de patologias cardíacas, em grande parte dos casos, envolvendo muita complexidade e gravidade, assim como dúvidas, riscos, medo e angústia.

A cardiopatia

> "O anúncio da anomalia, vivido como uma ferida e uma humilhação é, a princípio, um cataclisma emocional ao qual é difícil de se subtrair. O sonho do bebê é quebrado. Morte e enfermidade estão muito próximas".

> (Gourand, 2003)[8]

Quando se pensa nas possíveis repercussões emocionais aos pais de uma criança cardiopata, primeiramente deve-se considerar o simbolismo que o coração carrega consigo, ao qual são atribuídos significados relativos às características principalmente afetivas de uma pessoa, como a bondade, a generosidade e também a índole.[9] Tais significados proporcionam o surgimento de uma série de fantasias relacionadas, inclusive, à personalidade da criança que está por vir.

A correlação com o afeto pode fazer com que os pais, muitas vezes, imaginem que esta criança será, por si só, "traumatizada", porque passará por inúmeras intervenções cirúrgicas, procedimentos, exames e internações. Isto pode favorecer, dentre outras, a uma conduta superprotetora dos pais. Há uma precipitação gerada pela ansiedade, que faz com que os pais considerem o trauma como a única forma de a criança lidar com esta realidade, quando, na verdade, na prática clínica, pode-se acompanhar muitos pacientes lidando de forma mais adequada e adaptada do que o imaginário dos pais lhes permite visualizar.

É preciso dar tempo à criança, mas isso parece ser tão difícil e angustiante que a forma que muitos pais encontram para compensar a frustração de terem um bebê doente é suprindo-o de todas as necessidades por eles imaginada. Entretanto, o que se pode observar com grande frequência, ainda durante a gestação, são os sentimentos de culpa e de incapacidade da mulher, por ter gerado um bebê doente.

O coração é definido como o "órgão vital que bombeia o sangue". Partindo deste conceito, existe um significado relacionado à vida ou à morte, o que faz com que a gestante entre em contato com um intenso medo de perder seu filho.[10]

Em grande parte dos casos, o desenvolvimento do feto transcorre normalmente e a gestante compreende que os riscos maiores surgirão após o nascimento, o que torna o parto um acontecimento ainda mais angustiante do que poderia ser.

O parto

> "É esta 'falta de opção' da mulher entre parir ou não, que pode lhe trazer intensa angústia diante do diagnóstico da cardiopatia do feto. Existe a necessidade materna de proteger a criança em seu ventre e, em alguns casos, o nascimento significa à mulher tornar-se impotente, pois, a partir daí, seu bebê estará 'jogado à própria sorte.'"

> (Guidugli, p. 30, 2013)[11]

Diante de todo esse contexto, o acompanhamento psicológico oferecido às gestantes desde a entrada no programa de atendimento da Unidade Fetal contempla ainda a permanência de uma psicóloga na sala de parto, para auxiliar a gestante no enfrentamento desse momento.

A psicóloga que acompanha a parturiente é sempre a mesma que a acompanhou no período gestacional, uma vez que o vínculo estabelecido é fundamental para que sua presença seja relevante e efetiva.

O acompanhamento psicológico no parto foi inserido como uma rotina do Serviço de Psicologia, quando percebida a demanda apresentada pelas gestantes logo no início dos atendimentos oferecidos. Diante do sofrimento tão intenso dessas mulheres após o diagnóstico cardiológico, considerando a realidade da doença cardíaca e os riscos de morte envolvidos para o bebê, uma angústia tal que fez com que a Psicologia propusesse o acompanhamento durante o parto à equipe médica e de Enfermagem. Estas equipes são parceiras desde o primeiro momento em que tal proposta foi realizada.

Atualmente, a Unidade Fetal do Hospital do Coração ainda mantém o acompanhamento psicológico durante o parto, de forma inédita, como uma rotina dentro da instituição. É importante salientar, no entanto, que esta conduta somente acontece diante da demanda da parturiente, o que se constatou desde o início da unidade até o presente momento, com uma adesão de mais de 90% dos casos atendidos.

O psicólogo, porém, tem objetivos muito definidos neste acompanhamento, tais como:

- auxiliar a parturiente no enfrentamento e na expressão dos medos relacionados ao parto (medo da anestesia, do próprio procedimento da cesárea, da condição clínica do bebê ao nascer e o medo de não poder ver o bebê);
- oferecer suporte emocional à parturiente e seu companheiro, auxiliando na aproximação e participação deste último;
- acolher as angústias diante da possível sensação de desamparo da parturiente;
- favorecer a vinculação mãe-bebê doente;
- aproximar a parturiente da realidade de cardiopatia do bebê;
- auxiliar no resgate daquilo que muitas vezes ficou "perdido", ou seja, na receptividade do *seu* bebê e não somente da doença que traz o seu bebê.
- e, ainda, auxiliar na angústia diante do silêncio que pode haver na sala de parto, por um choro que não ocorreu no tempo esperado, por uma saída mais rápida do bebê para a UTI neonatal ou outras situações.

Sendo assim, o cuidado emocional à gestante de feto cardiopata deverá contemplar o atendimento psicológico desde sua entrada na instituição, na qual se encontrará provavelmente fragilizada e lábil emocionalmente,

a fim de auxiliá-la no enfrentamento desta situação – batalha que está somente começando.

A continuidade do acompanhamento psicológico deve ser mantida na maior parte dos casos, passando pelo parto e puerpério, período em que a mulher também se encontra mais sensível e demandando atenção, pelas próprias possibilidades de repercussões emocionais importantes, já esperadas em situações em que não há nenhuma patologia envolvida com o bebê, mas que, neste puerpério, acaba sendo potencializado com a doença cardíaca do novo paciente.

É de responsabilidade da Psicologia:

- Realizar a avaliação psicológica da gestante/casal, considerando as condições emocionais destes, no que diz respeito ao enfrentamento psíquico diante do diagnóstico de cardiopatia do feto.
- Identificar o histórico e/ou presença atual de transtornos emocionais que possam dificultar o enfrentamento da gestante, ou ainda necessitar de intervenções de outros profissionais da saúde mental.
- Realizar o acompanhamento psicológico ambulatorial da gestante/casal, conforme a necessidade e demanda percebidas na avaliação, até a data do parto, sendo definido com os pacientes a frequência dos atendimentos psicológicos, bem como data e horário.
- Registrar os atendimentos psicológicos e arquivar em prontuário ambulatorial.
- Informar à equipe da Unidade Fetal as condições emocionais percebidas na gestante/casal.
- Acompanhar a gestante durante o procedimento do parto, sendo tal conduta previamente acordada entre profissional e paciente, salvo as seguintes exceções: ausência de vínculo terapêutico, ausência de demanda e/ou recusa da paciente para tal acompanhamento.
- Prestar assistência psicológica à gestante/casal quando da internação para o parto, até sua alta.
- Participar das reuniões mensais da equipe multidisciplinar da Unidade Fetal, contribuindo para o melhor entendimento das condições emocionais de cada gestante

em acompanhamento, bem como outras necessidades da unidade.

- Diante da alta do bebê em que se percebam dificuldades emocionais relacionadas aos cuidados maternos que deverão ser oferecidos no período pós-alta hospitalar, o psicólogo deverá oferecer/encaminhar a mãe para o ambulatório pós-alta.
- Diante do óbito do bebê, oferecer/encaminhar para o ambulatório pós-óbito ou encaminhar a mãe para serviço externo de Psicoterapia.

■ SERVIÇO SOCIAL

Na equipe multiprofissional da Unidade Fetal, o assistente social atuará com base em suas competências, utilizando-se de seus instrumentais de trabalho. Um desses instrumentos é a entrevista social, visando não somente à gestante, mas também todo seu núcleo familiar, para a prevenção, e antecipando, através do conhecimento do território, da cultura, dos fenômenos e suas características específicas e das famílias e suas histórias, intervenções orientadas como meio de evitar a ocorrência ou o agravamento de situações de vulnerabilidade e risco social.

O assistente social tem ações protetivas, que visam amparar, apoiar, resguardar e encaminhar o acesso das famílias e seus membros aos seus direitos. Ele possibilita que ações proativas sejam realizadas, tomando iniciativa, prevendo ocorrências futuras, antecipando-se às situações de risco ou agindo de forma imediata.

Essa metodologia apoia-se, sobretudo, na possibilidade da transformação da realidade social e no reconhecimento da capacidade de mudança das pessoas e destaca como ferramentas importantes o diálogo e a convivência. O diálogo é entendido como fala e também como escuta, enfatizando que é preciso aprender a ouvir o outro e a respeitar a sua fala.

■ APOIO SOCIAL

A gestante, cujo pré-natal é realizado na rede pública na Unidade Básica de Saúde de referência, vem encaminhada para aten-

dimento filantrópico no HCor por meio da parceria mantida com o Gestor Local – Rede de Proteção Mãe Paulistana, com o exame já agendado para confirmação de diagnóstico. Após a avaliação por médico especialista em ecocardiografia pediátrica e fetal e, se confirmada a cardiopatia congênita do bebê com indicação cirúrgica, ela é direcionada ao Serviço Social, que realizará sua integração ao Programa, a partir da entrevista social e familiar.

A gestação pode trazer uma alteração no inter-relacionamento da família, com alteração de papéis, trazendo incertezas quanto ao futuro e prejudicando a harmonia entre os pares, por não saberem lidar com esta situação adversa que a doença representa. Algumas vezes, é necessária a reorganização desse núcleo para definição de novos papéis.

Por vezes, estas gestantes chegam fragilizadas e desorientadas diante do diagnóstico inesperado da cardiopatia do bebê. Trazem consigo percepções de mundo que foram desenvolvidas em seu ambiente cultural, apresentando algumas dificuldades de compreensão em relação ao tratamento, bem como o desconhecimento do funcionamento das normas e rotinas hospitalares.

A realidade social e as vicissitudes do dinamismo das relações sociais a qual a paciente está inserida são identificadas pelo assistente social que interpreta à equipe, a sua importância enquanto aspecto integrante da situação do processo saúde/doença, auxiliando no atendimento integral de suas necessidades e intervindo nos fatores que possam comprometer a adesão ao tratamento proposto.

Nesse cenário, desenvolvemos o papel de facilitador de seu acesso à unidade hospitalar, buscando acolher e humanizar o atendimento, tornando esse momento o menos estressante possível, orientando e informando sobre os seus direitos e deveres. É importante reconhecer a gestante em suas várias dimensões, que vão além da biológica, pois envolvem também a esfera dos sentimentos, crenças, princípios, valores, cultura, expectativas e objetivos.

Durante o período em que anteceder o parto, a gestante será orientada na marcação de consultas com o obstetra da equipe, assim como no agendamento de exames específicos e encaminhamento para o atendimento com a Enfermagem e a Psicologia.

O pai será incentivado a participar do momento do nascimento de seu filho, estimulando a formação de vínculos.

Em caso de gestantes de fora do Município de São Paulo, é viabilizado o suporte durante o período de permanência, por meio de elaboração e envio de declarações e relatórios justificando o tratamento da gestante e, posteriormente, de seu bebê no hospital à sua respectiva Secretaria de Saúde – Tratamento Fora de Domicílio, para receber ajuda de custo e passagens para o tratamento.

Como suporte à gestante entre os períodos de consultas, exames, internação e após a alta hospitalar do pós-parto, enquanto o bebê permanecer em nossa UTI, será disponibilizado, por meio das parcerias que mantemos com as Casas de Apoio, um local para sua estada e a realização de higiene pessoal.

Após o parto, será mantido o apoio social e familiar nos encaminhamentos aos recursos externos da rede socioassistencial*, na informação e orientação dos direitos previdenciários para obtenção de benefícios sociais (Benefício de Prestação Continuada da Lei Orgânica da Assistência Social, o LOAS), trabalhistas relacionados ao afastamento do trabalho (licença-maternidade e auxílio-natalidade) e para aquisição de transporte gratuito fornecido pela Prefeitura de São Paulo pelo Programa Mãe Paulistana**, no período de internação da criança até a sua alta e retorno para o seu local de origem.[12]

O atendimento das gestantes de convênios e particulares é realizado conforme a demanda da equipe multiprofissional ou pela solicitação da própria paciente.

Na Constituição Federal (1988), a família passa a ser reconhecida como base da sociedade, que deve ter especial proteção do Estado. A criança tem direito a proteção integral para seu pleno desenvolvimento, havendo, para isso, uma corresponsabilidade entre a família, a sociedade e o Estado, conforme consta no Estatuto da Criança e do Adolescente (ECA).[13,14]

Na mesma direção, a Lei Orgânica da Assistência Social (LOAS, Lei nº 8.742, de 07/12/1993), fundamenta os direitos a que os cidadãos têm em todas as etapas do ciclo da vida, de ter valorizada a possibilidade de se manter sob o convívio familiar, seja na família genética ou construída, e à precedência do convívio social e comunitário às soluções institucionalizadas.[15]

A intervenção do assistente social, na Atenção à Família, tem como objetivo central apoiar, valorizar e desenvolver as competências familiares, tendo em vista seus direitos, mas, sobretudo, os direitos dos pacientes em atendimento no HCor.

Dessa forma, há uma interação importante entre paciente/família e a equipe de saúde, com o objetivo de prevenir as consequências prejudiciais devido ao tempo de permanência no hospital.

Cabe ressaltar que a Atenção à Família requer a análise dos seguintes aspectos: vínculos, cultura, crenças, valores e ritos. Além de compreender que a família encontra-se em constante transformação, mas a função internalizada ainda se sustenta nas funções dos seus responsáveis como agente primário de socialização e provedor de cuidados.

■ EVIDÊNCIAS

As evidências sociais detectadas no atendimento às gestantes com fetos portadores de cardiopatias congênitas estão baseadas nos registros diários dos atendimentos individuais, familiares e/ou em grupo realizados pelo assistente social. Os dados são adquiridos pelos instrumentos técnico-operativos do

---

* Segundo a Norma Operacional Básica do Sistema Único de Assistência Social, rede socioassistencial é um conjunto integrado de ações de iniciativa pública e da sociedade, que ofertam e operam benefícios, serviços, programas e projetos, o que supõe a articulação entre todas estas unidades de provisão de proteção social, sob a hierarquia de básica e especial e ainda por níveis de complexidade. Determina, também, a NOB/SUAS.

** O Bilhete Único Mãe Paulistana é um benefício que garante o transporte gratuito nos Coletivos do Município de São Paulo (ônibus, micro-ônibus, metrô e CPTM) para que a gestante acompanhada no pré-natal da rede municipal, faça consultas e exames pela Atenção à Família.

Serviço Social e utilizados para análise técnica da realidade social em que o paciente está inserido. São eles: entrevista social com coleta de dados socioeconômico e familiar, documentação, encaminhamentos, registros em prontuários e as discussões de casos.

As evidências serão trabalhadas por meio de orientações baseadas na Constituição Federal, nas Políticas Sociais: Seguridade Social, Estatuto da Criança e do Adolescente, Direitos dos Usuários dos Serviços e das *Ações de* Saúde no Estado de *São* Paulo, Carta dos Direitos dos Usuários da Saúde, além de estudos, pesquisas e práticas cotidianas que consolidam o direito universal de acesso à saúde e que norteiam a atuação do profissional do Serviço Social.

É de responsabilidade do Serviço Social:

- Realizar a avaliação social, instrumento utilizado pelo Serviço Social, cujo objetivo é analisar os requisitos de acesso ao projeto pela filantropia, diagnosticar possíveis aspectos sociais, econômicos e culturais que possam vir a interferir no processo saúde-doença, e para o desenvolvimento de condutas de intervenção e/ou mediação que visem contribuir no período de internação da paciente e seu bebê.
- Informar, pelo e-mail da Unidade Fetal, o parecer social quanto à aprovação ou não do atendimento da gestante no Programa da Unidade Fetal.
- Orientar a gestante e seus familiares sobre os trâmites de atendimento do Programa, como: realização do parto com data pré-agendada, acompanhamento pela equipe multidisciplinar, além de orientar as rotinas do alojamento e da alimentação para os acompanhantes das crianças internadas na UTI Pediátrica, uso da lavanderia, visitas, atividades ministradas pelo Serviço Social e reunião semanal com a equipe multidisciplinar.
- Orientar a paciente sobre seus direitos e deveres, capacitando-a para melhor utilizar os recursos disponíveis.
- Entregar o Termo de Consentimento para que a gestante o assine, tomando ciência de que, caso ocorra antecipa-

ção do parto, ela deverá procurar o seu hospital de referência, já de seu prévio conhecimento, conforme indicado pela Unidade Básica de Saúde, à qual se encontra vinculada pelo Programa Mãe Paulistana.

- Acompanhar a paciente durante o período de internação, de acordo com suas necessidades sociais, por solicitação da equipe multiprofissional ou a critério do próprio profissional.
- Atender, quando houver demanda, as gestantes cadastradas no programa pelo convênio médico e/ou particular.
- Participar das reuniões mensais da equipe multidisciplinar da Unidade Fetal, contribuindo para o melhor entendimento das condições emocionais de cada gestante em acompanhamento, bem como outras necessidades da unidade.
- Realizar os trâmites necessários em caso de óbito do bebê.

■ CONSIDERAÇÕES FINAIS

Nesta nova concepção de cuidado, o paciente é vinculado ao programa terapêutico desde a vida fetal. A equipe multidisciplinar irá se fidelizar à gestante e acompanhá-la durante todo o pré-parto e o período de internação, o que faz com que ela se sinta mais segura e acolhida na Unidade. O paciente que começou a ser acompanhado na vida intrauterina passará pelas várias fases de vida: recém-nascido, lactente, criança, adolescente e adulto, sempre contando com a instituição para cuidar dele e de sua família, por meio dos diversos profissionais que permeiam seu cuidado.

Entretanto, tudo começa com a Cardiologia Fetal, que é responsável pelo diagnóstico precoce e pela possibilidade deste paciente chegar à fase adulta.

Observamos que, nestes anos de trabalho na área, temos recebido o reconhecimento por parte dos profissionais médicos que nos encaminham seus pacientes, confiando-os à equipe e acreditando no sucesso do tratamento. Temos os órgãos públicos, que cada vez mais confiam na estrutura hospitalar que atende às pacientes por eles encaminhadas e que, junto às operadoras de Saúde trabalham para na autorização dos procedimentos na instituição, a fim de propiciar um atendimento de qualidade e seguro para a gestante e o recém-nascido.

Tudo isto foi possível pela integração da equipe envolvida diariamente neste cuidado e no acolhimento junto à gestante e sua família, as quais participam ativamente, em parceria, para o sucesso do tratamento.

> "Por estes motivos, tem sido tendência atual a instituição de uma unidade fetal acoplada ao centro de cardiologia pediátrica, onde procedimentos diagnósticos e terapêuticos podem ser realizados de maneira segura na vida pré--natal e onde o recém-nascido já é trazido ao centro especializado que receberá o tratamento cirúrgico ou intervencionista, desde o momento do parto".

> (Pedra e colaboradores, p. 49, 2011)

■ REFERÊNCIAS BIBLIOGRÁFICAS

1. Correa E, Kfouri AC, Hatoum M. Associação do Sanatório Sírio: 85 anos. São Paulo: Associação do Sanatório Sírio; 2003.
2. Pedra SR, Crema L, Martins TC, et al. Importância da unidade fetal e serviço de cardiologia pediátria integrados na mesma estrutura hospitalar. Rev Soc Cardiol Estado de São Paulo 2011; 21(4):49-53.
3. Dias MC, Catalani LA. Terapia nutricional na gestação. Projeto Diretrizes. Sociedade Brasileira de Nutrição Parenteral e Enteral, 2011.
4. Neggers Y, Goldenberg RL. Some thoughts on body mass index, micronutrient intakes and pregnancy outcome. J Nutr 2003; 133(Suppl): 1737S-40S.
5. Barbosa JM, Andrade CM. Guia ambulatorial de nutrição materno-infantil. Rio de Janeiro: Medbook; 2013.
6. Szejer M, Stewart R. Nove meses na vida da mulher: uma aproximação psicanalítica da gravidez e do nascimento. São Paulo: Casa do Psicólogo; 1997.
7. Abraham J. A linguagem de Winnicott: dicionário de palavras e expressões utilizadas por Donald D. Winnicott. Rio de Janeiro: Revinter; 2000.
8. Gourand L. L'échografie prénatale: les mots dits, 2003. In: Suassuna, AMV. A influência do diagnóstico pré-natal na formação de possíveis psicopatologias do laço pais-bebê. Dissertação (Mestrado) - Universidade Presbiteriana Mackenzie. São Paulo, 2008. p.76.
9. Ruschel PP. Apego materno-fetal e diagnóstico pré-natal de cardiopatia. Tese (Doutorado em Ciências da Saúde) - Fundação Universitária de Cardiologia/Instituto de Cardiologia do Rio Grande do Sul. Porto Alegre, 2011.
10. Houaiss A, Villar MS. Minidicionário Houaiss da Língua Portuguesa. Rio de Janeiro: Objetiva; 2003. p.133.
11. Guidugli SK. Coração aflito: a gestante à espera do bebê cardiopata. In: Ismael SM, Santos JX. Psicologia hospitalar: sobre o adoecimento. Articulando conceitos com a prática clínica. São Paulo: Atheneu; 2013.
12. Prefeitura do Município de São Paulo - Saúde (Brasil). Programa Mãe Paulistana. Disponível em: http://www.prefeitura.sp.gov.br/ cidade/ secretarias/upload/comunicacao/arquivos/cartilhas/ cartilha_mae_paulistana_5 anos.pdf [Acesso em: 19/11/2014].
13. Brasil. Constituição (1988). Emenda constitucional n.º 65, de 13 de julho de 2010. Dá nova redação ao art. 277 da Constituição Federal. Alterando a denominação do Capítulo VII do Título VII da Constituição Federal e modificando o seu art.227, para cuidar dos interesses da juventude. Disponível em. http://www.planalto.gov.br/ccivil_03/ constituicao/Emendas/Emc/emc65. htm [Acesso em: 28/11/2014]
14. Brasil. Lei 8.069, de 13 de Julho de 1990. Dispõe sobre o Estatuto da Criança e do Adolescente e dá outras providências. Governo do Estado de São Paulo, Secretaria Estadual de Relações Institucionais, Conselho Estadual dos Direitos da Criança e do Adolescente – CONDECA. Estatuto da Criança e do Adolescente. São Paulo, SP, 2007.
15. Brasil. Ministério do Desenvolvimento Social e Combate à Fome (MDS). Benefício de Prestação Continuada – BPC instituído pela Constituição Federal de 1988 e regulamentado pela Lei Orgânica da Assistência Social – LOAS, Lei nº 8742, de 07 de dezembro de 1993; pelas Leis nº 12.435, de 06 de julho de 2011 e nº 12.470, de 31/08/2011. Disponível em: WWW.mds.gov.br/assistenciasocial/ beneficiosas [Acesso em: 10/10/2014]

capítulo 6

Siomara Tavares Fernandes Yamaguti
André Luiz Peres Nicola

Educação Permanente em Enfermagem Cardiopediátrica

■ INTRODUÇÃO

A educação permanente em saúde é um componente essencial nos programas de formação e desenvolvimento dos trabalhadores de Enfermagem nas instituições de saúde. É fundamental para aumentar a qualidade no trabalho, na aprendizagem e na transformação da prática assistencial. Para atingir esse objetivo, é necessário que haja uma constante reflexão sobre os processos de trabalho, atualizações de conhecimentos e especialização clínica. Essa especialização possibilita a autonomia e o protagonismo dos trabalhadores, a fim de que encontrem propósito e satisfação no trabalho que realizam.[1] O processo educacional é um componente essencial nas propostas de qualificação e no desenvolvimento dos recursos humanos dos serviços de saúde. O desenvolvimento da equipe de Enfermagem é um dos fatores que pode assegurar a qualidade do atendimento aos pacientes. A influência da educação permanente em saúde na prática de cuidar na unidade de terapia intensiva nos faz refletir sobre a necessidade de mudança de processos e de transformação do fazer do profissional de Enfermagem.[2]

A unidade de terapia intensiva é caracterizada por um setor especializado, considerado de alta complexidade, sendo necessária a aquisão de equipamentos sofisticados, implementação de novas tecnologias, além dos recursos humanos especializados e capacitados para lidar com pacientes graves e de alto risco, com o objetivo comum da sua recuperação.[3] Um estudo realizado com enfermeiras considerou que a tecnologia é importante para o cuidado do recém-nascido, sendo uma questão indispensável à sobrevida e posterior qualidade de vida de uma criança.[3] A terapia intensiva pediátrica é uma unidade diferenciada, tanto no contexto da tecnologia quanto na atuação da equipe de Enfermagem, devido aos cuidados de alta complexidade. Os profissionais de Enfermagem devem estar preparados para lidar com todas as especificidades, no contexto do cuidar e na implementação de novas tecnologias. Isso gera uma necessidade de uma educação permanente em saúde, no aprimoramento das técnicas desenvolvidas e no manuseio dos diversos equipamentos. Isso promove uma autoconfiança respaldada no conhecimento científico, para que esses profissionais possam conduzir o atendimento do paciente com segurança.[4]

Com relação ao cenário de atuação profissional, Andrade[4] relata que durante a sua atuação profissional em UTI, integrando a equipe de Enfermagem, as inovações tecnológicas impelem os enfermeiros a permanecer na busca de uma formação permanente e específica. O enfermeiro deve estar constantemente se capacitando e sendo responsável pela formação contínua (educação continuada) dos membros da equipe sob sua responsabilidade, para garantir uma assistência de qualidade e a segurança do paciente.[4]

A educação permanente em terapias intensivas é uma estratégia fundamental para se alcançar de forma eficiente os resultados desejados, garantindo uma assistência de qualidade, assim como a otimização dos avanços tecnológicos inseridos no setor.

É necessário que o profissional busque atualização e aprimore seus conhecimentos ao longo de sua carreira, pois, desta forma, ele se torna capaz de ser um facilitador do aprendizado junto a sua equipe. Os processos de trabalho na terapia intensiva exigem qualificação permanente dos profissionais, especialmente da equipe de Enfermagem responsável pela otimização desses processos educativos, afim de promover a reflexão da prática e a constituição do conhecimento.[5]

A Educação tem sido considerada um recurso para mudanças e transformações em uma sociedade. As transformações sociais e educacionais têm repercussões nos modos de produzir, nos diferentes campos do saber e de produção de bens e de serviços. No contexto da Educação e da Saúde, a retenção do conhecimento, traduzido em tecnologias e indicadores da qualidade dos processos de trabalho, tem influenciado a organização do trabalho, exigindo que os trabalhadores adquiram novas habilidades de forma ágil.[6]

As atividades profissionais no campo da prática devem ser entendidas como um eixo integrador para onde convergem os conteúdos teóricos, que se concretizam nas situações reais, gerando uma retroalimentação dinâmica. Os desafios do cotidiano geram tensão e impulsionam para a busca, criatividade e tomada de decisão em direção às soluções, para que as experiências anteriores sirvam de respaldo teórico-prático.[6]

A educação permanente como processo educativo que pode ocorrer dentro dos espaços de trabalho tem como desafio estimular o desenvolvimento dos profissionais sobre um contexto de responsabilidades e necessidades de atualização, uma vez que é um processo de reflexão e crescimento com ciclos de mudanças e transformações, considerando, para isso, o serviço, o trabalho, o cuidado, a própria educação e, principalmente, a qualidade da assistência prestada ao doente crítico.[7]

O papel da educação permanente é estratégico para a organização do processo de trabalho da equipe de Enfermagem, em articulação com as demais práticas de Enfermagem e os demais setores do hospital. A educação permanente deve estar sustentada em uma metodologia crítica e reflexiva.[8] Esse processo implica reconhecer que as práticas rotineiras, descontextualizadas dos reais problemas, dificilmente permitirão o desenvolvimento da capacidade de reflexão.

Pensar em propostas inovadoras de educação permanente supõe o desafio de gerenciar experiências de aprendizagem que interessem às pessoas envolvidas, possibilitando elos no processo de compreensão e construção dos conhecimentos e promovendo modos de pensar inteligentes e criativos. Isso favorece o desenvolvimento pessoal e social e a capacidade reflexiva dos trabalhadores em serviço.[9]

Na identificação das atividades desenvolvidas pelos profissionais de Enfermagem, no desempenho de suas funções, verifica-se a necessidade de reafirmar a questão educativa como um compromisso com o crescimento pessoal e profissional, visando melhorar a qualidade da prática profissional. Sua importância se efetiva na busca de propostas educativas que motivem o autoconhecimento, o aperfeiçoamento e a atualização.[10]

■ A IMPORTÂNCIA DA EDUCAÇÃO PERMANENTE EM SAÚDE

A educação é um fenômeno social e universal, sendo uma atividade humana necessária à existência e ao funcionamento de toda a sociedade. Portanto, esta precisa cuidar da formação de seus indivíduos, auxiliando-os no desenvolvimento de suas capacidades físicas e espirituais e preparando-os para a participação ativa e transformadora nas várias instâncias da vida social.[11]

A educação permanente surge como uma exigência na formação do sujeito, pois requer dele novas formas de encarar o conhecimento. Atualmente, não basta "saber" ou "fazer", é preciso "saber fazer", interagindo e intervindo. E essa formação deve ter como características a autonomia e a capacidade de aprender constantemente, de relacionar teoria e prática e vice-versa. Isto refere-se à inseparabilidade do conhecimento e da ação.[5]

A Educação tem sido considerada como o instrumento para mudanças e transformações em uma sociedade. As transformações sociais e educacionais têm repercussões nos modos de produzir, nos diferentes campos do saber e na produção de bens e serviços.[5]

Capítulo 6 | Educação Permanente em Enfermagem Cardiopediátrica

O processo de educação, no decorrer dos séculos, sofreu grandes transformações por causa das influências das teorias desenvolvidas no ensino, o que favoreceu um novo olhar e a necessidade de adoção de um modelo teórico que embase cientificamente "o saber"; "o saber fazer", que agrega intervenções específicas; a "esfera do cuidar". que envolve ações complementares e interdependentes do conjunto multiprofissional; e a "esfera do assistir", que é o cuidar em Saúde.[12]

A educação permanente deve estar sustentada nos conceitos e na metodologia crítica e reflexiva. Esse processo implica reconhecer que as práticas rotineiras, descontextualizadas dos reais problemas, dificilmente permitirão o desenvolvimento da capacidade de reflexão.[13] Pensar propostas inivadoras de educação permanente supõe um desafio de gerenciar experiências de aprendizagem que possibilitem elos no processo de compreensão e construção dos conhecimentos, que promovam modos de pensar inteligentes, criativos e profundos, para favorecer o desenvolvimento pessoal e social.

Esses processos devem permitir aos trabalhadores aprender, no complexo mundo contemporâneo, todo o elo no contexto de uma aprendizagem solidária e democrática, que oferece ajuda e tende a fortalecer os processos de crescimento pessoal e transformação profissional. A autonomia na aprendizagem desenvolve a capacidade de aprender a aprender e a consciência da necessidade da formação permanente.[14]

No âmbito da Educação e da Saúde, o acúmulo do conhecimento, traduzido em tecnologias e indicadores da qualidade dos processos de trabalho, tem influenciado a organização do trabalho, exigindo que os trabalhadores adquiram novas habilidades de forma dinâmica.

O processo de educação contínua é conceituado como o conjunto de experiências subsequentes à formação inicial, que permitem ao trabalhador manter, aumentar ou melhorar sua competência, para que seja compatível com o desenvolvimento de suas responsabilidades. Ela é um conjunto de práticas educativas contínuas, destinadas ao desenvolvimento de potencialidades, para uma mudança de atitudes e comportamentos nas áreas cognitiva, afetiva e psicomotora do ser humano, na perspectiva de transformação de sua prática.

Constitui-se uma estratégia fundamental às transformações do trabalho, para que venha a ser um lugar de atuação crítica, reflexiva, compromissada e tecnicamente competente.[15] Atualmente, a educação permanente tem sido considerada uma importante ferramenta na construção da competência profissional, contribuindo para a organização do trabalho. Seu principal desafio é estimular o desenvolvimento da consciência nos profissionais no contexto onde estão inseridos, bem como sua responsabilidade no processo permanente de capacitação.[15,16]

As práticas educativas partem do pressuposto de que a aprendizagem deva ser significativa. Os processos de capacitação do pessoal da Saúde devem ser estruturados a partir da problematização do processo de trabalho, visando à transformação das práticas profissionais e a organização do trabalho, tomando como referência as necessidades de saúde das pessoas e das populações e a gestão setorial.[16]

Algumas etapas do levantamento do diagnóstico das necessidades de treinamento constituem importantes estratégias para a operacionalização do planejamento anual e a criação de indicadores de *performance* que facilitem a gestão de pessoas de cada setor, a saber: levantamento de necessidades de treinamento, utilização de agentes multiplicadores, elaboração de ferramentas de avaliação de resultados dos programas do treinamento e criação de indicadores de desempenho.[16-18]

O processo educacional vem se destacando como estratégia de melhorias, na promoção da qualidade dos cuidados realizados, permitindo a atuação em serviço de forma segura e efetiva, com a responsabilidade de atualizar e de capacitar os profissionais por meio de um método de ensino-aprendizagem dinâmico e contínuo, proporcionando a aquisição de novos conhecimentos para que se atinja a capacidade profissional e o desenvolvimento pessoal de acordo com a realidade social e institucional.[17]

A Educação permanente, em conjunto com a área de recursos humanos e profissionais experientes dos setores, deve oferecer um treinamento integrado, para que os selecionados possam adquirir os conhecimentos, habilidades e atitudes necessárias para um bom desempenho no cargo. Os programas de treinamentos admissionais facilitam a transformação do potencial do profissional recém-admitido em comportamentos e habilidades e oferece subsídios para que interprete e utilize a realidade que o cerca. Ele tem como objetivo nivelar o conhecimento entre os profissionais sobre rotinas, procedimentos e protocolos institucionais e integrar os profissionais na sua função e no contexto institucional, favorecendo o alcance das metas institucionais.[19,20]

A instituição deve considerar o processo ensino-aprendizagem e todas as bases teóricas e sociais envolvidas no processo de treinamento, pois é através da competência e atitudes desses profissionais que ocorrerão as mudanças das práticas assistenciais. A competência é a capacidade de transformar conhecimento e habilidades em entrega, bem como a transformação de conhecimentos, aptidões, habilidades, interesse e vontade em resultados práticos. Ter conhecimento e experiência e não saber aplicá-los em favor de um objetivo, de uma necessidade, de um compromisso, significa não ser competente. Instituir valores e metas da organização e alinhar esses à prática, constitui um fator motivacional para essa transformação.[21]

Considerando esses conceitos, o programa de treinamento deve utilizar estratégias de treinamento vivenciadas, interativas e participativas. Alguns trabalhos demonstram que os profissionais retêm 10% dos conhecimentos que leem, 20% do que escutam, 30% do que veem, 70% do que dizem e discutem e 90% do que dizem e logo realizam. A associação neste contexto da base teórica com a prática é fundamental para o aprendizado dos profissionais da Instituição.

Assim, o treinamento admissional e institucional deve alinhar as necessidades dos setores, dos gerentes, com foco na missão e visão da empresa, visando a melhoria da qualidade da assistência multiprofissional ao paciente.[20]

■ EDUCAÇÃO PERMANENTE – INTEGRAÇÃO PARA GESTÃO E DESENVOLVIMENTO NA SAÚDE

O cuidado, nas organizações de saúde em geral, mas no hospital em particular, é, por sua natureza, necessariamente multiprofissional, isto é, depende da conjugação do trabalho de vários profissionais.

Cada profissional constitui um sujeito ativo dentro do processo do cuidado e atividade organizacional. Fazer de cada pessoa um verdadeiro administrador de suas próprias tarefas dentro da instituição, em qualquer nível em que esteja situado ou qualquer atividade que deva executar e sua interação com demais áreas e profissionais de forma integrada é a chave de sucesso para gestão e desenvolvimento na saúde.[9,20]

O ser humano não vive isoladamente, mas em contínua interação com seus semelhantes. As interações entre as pessoas diferem profundamente das que existem entre objetos meramente físicos e não biológicos. Nas interações humanas, ambas as partes envolvem-se mutuamente, uma influenciando a atitude que a outra irá tomar e vice-versa. A cooperação entre elas é essencial para a existência da organização.[22]

A intenção de restringir ou ampliar os saberes de cada campo ou núcleo profissional é estratégico para o setor saúde, já que a variabilidade dos casos clínicos exige profissionais com importante grau de polivalência. Entretanto, a nova perspectiva de gestão, é a de ampliar a capacidade resolutiva dos diversos serviços e equipes de profissionais e a favorecer a realização de um cuidado integrado, para isso, é necessária a articulação dos diferentes saberes, visando à resolução dos problemas estruturais e de assistência à saúde.[23]

Uma completa trama de atos, de procedimentos, de fluxos, rotinas, de saberes, em um processo dialético de complementação, mas também de disputa, vão compondo o que entendemos como cuidado em saúde. Uma das sobrecargas do processo gerencial do hospital contemporâneo é conseguir coordenar adequadamente este conjunto diversificado, especializado, fragmentado de atos cuidadores individuais, para que resulte em uma dada coordenação do cuidado.[23]

Esta dinâmica, cada vez mais presente na vida dos hospitais, é um aspecto central a ser considerado na discussão da integralidade e na sua correlação com o processo de gestão.

A busca por maior eficácia e eficiência no uso dos recursos disponíveis no sistema de saúde encontra no serviço de educação permanente um aliado bastante importante na organização das relações profissionais.

As modalidades sugeridas para a prática da integração para gestão e desenvolvimento são[24] traçar objetivos comuns: metas institucionais, voltadas para missão e visão da Instituição, aprimoramento em assistências voltadas à qualidade da assistência, aprendizagem em equipe e raciocínio sistêmico.

A Educação Permanente tem por desafio disseminar o conhecimento através da equipe de enfermagem, com abordagem generalista, sendo as especificidades desenvolvidas em cada área e atuação com envolvimento de parcerias com todos os setores. É preciso que os profissionais das áreas se capacitem, compreendam a organização e o mercado em que estão inseridos e sua estratégia.

◾ DESAFIOS DA EDUCAÇÃO PERMANENTE PARA IMPLEMENTAÇÃO DE PROCESSOS CONTÍNUOS DE QUALIDADE NA ASSISTÊNCIA DE ENFERMAGEM

A educação permanente em enfermagem vem se destacando como estratégia para promover a qualidade dos cuidados realizados, permitindo a atuação em serviço de forma segura e efetiva. Com a responsabilidade de atualizar e de capacitar os profissionais de enfermagem através de um método de ensino-aprendizagem dinâmico e contínuo, proporcionando a aquisição de novos conhecimentos para que se atinja a capacidade profissional e desenvolvimento pessoal de acordo a realidade social e institucional.[25]

O termo qualidade ou melhoria contínua da qualidade diz respeito a um fenômeno continuado de aprimoramento, que estabelece padrões, resultado dos estudos de séries históricas na mesma organização ou de comparação com outras instituições semelhantes, em busca de diminuir eventos adversos.[24]

É também caracterizado como um processo dinâmico, ininterrupto e essencialmente cultural e desta forma envolve motivação, compromisso e educação dos participantes da entidade, que são assim estimulados a uma participação em longo prazo no desenvolvimento progressivo dos processos, padrões e dos produtos da entidade.[24]

A qualidade da assistência à saúde deve ser garantida pela implementação sistemática de controle e verificação permanente das atividades, visando assegurar a conformidade dos serviços com as boas práticas de qualidade. O controle deve ser exercido com o objetivo de reduzir, eliminar e prevenir deficiências nas organizações, buscando meios para captar dados que conduzam ao bom desempenho dos serviços de saúde.[10]

Desse modo, a Educação Permanente é uma ferramenta favorável ao aprendizado de enfermagem, porém os conteúdos aplicados devem considerar a realidade, o cotidiano do trabalho, as necessidades profissionais do setor e da instituição.[26]

O processo educativo estabelecido através da educação permanente deverá contribuir para a construção de um modelo de assistência à saúde, no qual as adaptações do conhecimento possam ser incorporadas como uma nova visão e prática no trabalho em saúde A educação permanente tem que provocar nos sujeitos e no seu cotidiano de produção do cuidado em saúde, transformação de sua prática, o que implicaria força de produzir a reflexão sobre seu desempenho profissional para garantir a segurança do paciente.[10]

A educação permanente em saúde tem como proposta propiciar às pessoas que articulam a mudança um conhecimento mais profundo sobre os processos, oportunidades de trocar experiências, de discutir e de construir coletivamente.

Prática da educação permanente

As estratégias de treinamento são definidas de acordo com a necessidade institucional, metas a serem atingidas, equipe a ser treinada, carga horária, disponibilidade de recursos humanos e financeiros necessários para a execução do treinamento, bem como disponibilidade do setor em viabilizar a participação do colaborador ao treinamento.

São estratégias utilizadas para o treinamento:

- **Treinamento setorial assistencial:** Através de situações práticas e acompanhamento do preceptor, permite vivenciar e atuar em sua nova função, desenvolvendo ações relacionadas a protocolos, técnicas e cuidado direto/indireto ao paciente. Proporciona contato com ambiente de trabalho, trabalho em equipe, relacionamento interpessoal e multidisciplinar e dinamismo relacionado ao cuidado.
- **Aula teórica:** Presencial, ministrada em sala de aula e/ou auditório, abrange grande número de ouvintes ao mesmo tempo, ideal para atualização sobre conteúdos teóricos, divulgação de novos projetos.
- **Aulas teórico/prática:** Aulas onde se faz uma abordagem teórica sobre o assunto, seguida de simulação prática do tema, pode ser dividida em duas etapas a fim de não estender o treinamento e perder parte de sua objetividade bem como aproveitamento, ideal para divulgação de novas técnicas e treinamentos de procedimentos assistenciais ou ferramentas operacionais.
- **E-learning:** Ferramenta facilitadora no processo de educação reduzindo as limitações de distância física entre o aluno e o professor como na flexibilidade do tempo e na localização do aluno em qualquer espaço. O e-learning é uma modalidade de ensino à distância, utilizada para definir aprendizagem por meio de mídia eletrônica. É possível realizar abordagens de diversos assuntos de forma dinâmica e otimizar o tempo do educador e arquivamento de processos.
- **Simulação prática em laboratório:** Simulação de procedimentos em ambiente controlado e seguro proporcionando ao colaborador oportunidade de esclarecer dúvidas na execução das atividades diárias, ideal para treinamento de qualquer tipo de procedimento assistencial, no entanto com público reduzido.

- **Treinamento *in loco*:** Estratégia utilizada para disseminação de informações simples e rápida, e para alinhamento de linguagem, muito utilizada para divulgação de aquisição e mudanças de materiais e equipamentos.
- **Simulação prática na área assistencial:** Simulados permite a vivência em ambientes com situações realísticas, de forma controlada, para situações da prática assistencial, muito utilizada para sistematização da assistência e viabilização de fluxos de atendimento, muito utilizada para desenvolver o raciocínio clínico.
- **Orientação de passagem de plantão:** Apresentação de material didático realizada pelo enfermeiro instrutor antes ou após a passagem de plantão, muito utilizada para alinhamento de linguagem e divulgação de procedimentos em larga escala, ideal para os procedimentos de baixa complexidade, alinhamento de mudanças na prática e orientações diversas.

■ FERRAMENTAS PARA AVALIAÇÃO DO TREINAMENTO

A avaliação é uma função de gestão destinada a auxiliar o processo administrativo de tomada de decisão, visando torná-lo o mais racional e efetivo possível.

Medir qualidade e quantidade em programas e serviços de saúde é vital para o planejamento, organização, coordenação e controle das atividades desenvolvidas, sendo alvo dessa avaliação a estrutura, processo e o resultado utilizado, além das influências, desdobramentos e consequências no meio ambiente.

O grande desafio do Treinamento e Desenvolvimento é romper e remover da nossa cultura de gestão de pessoas os mitos e as crendices de que o treinamento não pode ser mensurável, em virtude de várias desculpas, discursos e lamentações.

O principal aspecto a ser considerado para a elaboração do indicador de treinamento é criar uma metodologia participativa, que envolva todos os sujeitos da avaliação e possibilite a implantação da avaliação de forma sistematizada. Os indicadores de treinamento devem ser baseados no planejamento estratégico da organização, levando-se em consideração o modelo de qualidade que a empresa adota como princípios norteadores do seu plano de melhoria de desempenho.

A fase de avaliação do treinamento acontece efetivamente quando todos os programas são criteriosamente planejados e programados de maneira que possibilitem a mensuração dos resultados obtidos. O levantamento das necessidades de treinamento é um instrumento eficaz para definir os critérios necessários para a avaliação dos resultados de cada programa de treinamento.

O modelo mais indicado para a avaliação de programa de treinamento é o de Donald L. Kirkpatrick, que utiliza quatro níveis de avaliação. Cada nível tem sua importância e deve ser aplicado sequencialmente, para que se possa comprovar a eficácia do programa de treinamento. Os níveis e indicadores de treinamento são:

- **Reação**: consiste em identificar como os participantes do programa reagem a ele. Avaliar a reação implica mensurar a satisfação do consumidor (conteúdo, metodologia, instalações, entre outros). Torna-se importante não somente identificar as reações dos participantes, mas principalmente as reações positivas, as quais devem nortear o futuro do programa.
  - Indicador:

$$\frac{\text{Nº total de avaliações de reação respondidas}}{\text{Nº total de treinados}} \times 100$$

- **Aprendizado:** pode ser definido como identificação das possíveis mudanças de comportamento e aumento de conhecimento dos participantes. Uma ou mais destas mudanças devem acontecer se houver uma mudança efetiva de comportamento. O indicador avalia a retenção do conhecimento teórico/prático adquiridos nos programas de treinamentos, por meio da análise percentual do número total de acertos nos pré e pós-testes e do número total de devolutiva correta da técnica, na validação prática de cada treinamento.
  - Indicadores:

$$\frac{\text{Nº total de testes respondidos (pré e/ou pós-testes)}}{\text{Nº total de treinados}} \times 100$$

$$\frac{\text{Nº total de avaliações práticas realizadas}}{\text{Nº total de treinados}} \times 100$$

- **Comportamento (aplicação):** é a extensão da mudança no comportamento devido à participação no programa. O treinando participou do treinamento, assimilou o conteúdo, adquiriu conhecimento e aprendizado, mas obteve mudanças em seu comportamento? Caso afirmativo, chegamos ao 3º nível de avaliação. Esse é o nível de implementação e aplicação, conhecido também como *on the job*. Kirkpatrick, define ainda quatro requisitos que devem existir para que haja a mudança no comportamento do treinando:

  - Desejo de mudança
  - Conhecimento do que fazer e como
  - Auxílio na aplicação do aprendizado
  - Recompensa pela mudança do comportamento

  Quando não há a junção desses quatro itens, a mudança do comportamento pode não ocorrer e o investimento no treinamento pode ser em vão.
  - Indicadores:

$$\frac{\text{Benefício líquido aferidos pelo programa}}{\text{Custo total do programa de treinamento}} \times 100$$

$$\frac{\text{Manutenção de (X) prática correta em (X) tempo}}{\text{A quantidade da realização de (X) prática em (X) tempo}} \times 100$$

- **Resultado:** são os resultados finais ocorridos devido à participação no programa. É neste nível que se pode demonstrar o retorno do investimento em treinamento, por meio de indicadores quantitativos e qualitativos de desempenho de pessoal. Os resultados finais podem incluir incremento na produção, aumento de qualidade, diminuição de custos, redução do *turnover*, redução de acidentes e aumento de salário.

- Indicadores:

EX1: *Turnover*

$$\frac{\text{N}^{\text{o}} \text{ de admitidos} - \text{n}^{\text{o}} \text{ de demitidos no período}}{\text{N}^{\text{o}} \text{ médio de colaboradores/mês}} \times 100 = \% \text{ rotatividade}$$

EX2: *Homens/hora/treinamento*

$$\text{Média de horas/homem} = \frac{\text{Total de horas/homem treinado}}{\text{N}^{\text{o}} \text{ médio de colaboradores/mês}}$$

O gerenciamento dos indicadores de treinamento demonstra que os índices são favoráveis para avaliação quantitativa dos dados, porém ainda é um grande desafio para a área de educação continuada desenvolver uma avaliação que envolva os resultados qualitativos diretamente relacionados à mudança de comportamento e atitudes na prática assistencial.

■ REFERÊNCIAS BIBLIOGRÁFICAS

1. Rizzotto ML. História da enfermagem e sua relação com a saúde pública. Goiânia: AB; 1999.
2. Dilly CM, Jesus MC. Processo educativo em enfermagem: das concepções pedagógicas à prática profissional. São Paulo: Robe; 1995.
3. Kamada I, Rocha SM. As expectativas de pais e profissionais de enfermagem em relação ao trabalho da enfermeira em UTIN. Rev Esc Enferm USP 2006;40(3):404-11
4. Andrade LF. A marca da complexidade e da imprevisibilidade no dia-a-dia das enfermeiras que atuam na terapia intensiva pediátrica: um ensaio sobre a sua formação. Tese [Doutorado] - Rio de Janeiro, UFRJ/EEAN, 2002.
5. Ricaldoni CA, Sena RR. Educação permanente: uma ferramenta para pensar e agir no

trabalho de enfermagem. Rev Latino-am Enfermagem 2006;14(6):837-42.
6. Paschoal AS, Mantovani MF, Lacerda MR. A educação permanente em enfermagem: subsídios para a prática profissional. Rev Gaúcha Enferm 2006; 27(3):336-43.
7. Kitson JS. Education for high dependency nursing. Paediatr Nurs 2003;15(1):VII-X.
8. Godinho JS, Tavares CM. A educação permanente em Unidades de Terapia Intensiva: um artigo de revisão. Braz J Nurs 2009;8(2):3-10.
9. Borges-Andrade JE, Abbad GS, Mourão L. Treinamento, desenvolvimento e educação em organizações e trabalho: fundamentos para a gestão de pessoas. Porto Alegre: Artmed; 2006.
10. Colomé IC, Resta DG, Cocco M, et al. Educação permanente em saúde: estratégia de transformação das práticas em saúde. Rev Gaúcha Enfermagem 2006;27(4):548-56.
11. Merhy EE. O desafio que a educação permanente tem em si: a pedagogia da implicação. Interface Comunic Saúde Educ 2005;9(16): 161-77.
12. Idee CA, Chaves FC. Educação em enfermagem: O movimento constituinte da sua identidade. Rev Esc Enfermagem USP 1996;30(3): 371-9.
13. Briones SM. Formación de recursos humanos en salud: una mirada pedagógica. Desafios (Rosário) 1999;1(4):20-5.
14. Tavares CM. A educação permanente da Equipe de Enfermagem para o cuidado nos serviços de saúde mental. Texto Contexto Enferm (Florianópolis) 2006;15(2):287-95
15. Brasil. Ministério da Saúde, Secretaria de Gestão do Trabalho e da Educação na Saúde. Políticas de educação e desenvolvimento para o SUS: caminhos para a educação permanente em saúde. Brasília: MS; 2003.
16. Chelotti RA. Desenvolver para transformar. In: Boog GG, Boog MT. Manual de treinamento e desenvolvimento: gestão e estratégias. São Paulo: Pearson Prentice Hall; 2007.
17. Silva SL. Gestão do conhecimento: uma revisão crítica orientada pela abordagem da criação do conhecimento. Ci Inform 2004;33(2):143-51.
18. Leão ER, Silva DP, Cavallini HS. Qualidade em saúde e indicadores como ferramenta de gestão. São Caetano do Sul(SP): Yendis; 2008.
19. Borges-Andrade JE, Abbad GS, Mourão L. Treinamento, desenvolvimento e educação

em organizações e trabalho: fundamentos para a gestão de pessoas. Porto Alegre: Artmed; 2006.

20. Kurcgant P. Administração em enfermagem. São Paulo: EPU; 1991.

21. Stacciarini JM, Esperidião E. Repensando estratégias de ensino no processo de aprendizagem. Rev Latino-am Enfermagem 1999; 7(5):59-66.

22. Morin E. Os sete saberes necessários à educação do futuro. São Paulo: Cortez/UNESCO; 2002.

23. Neto GV, Malik AM. Gestão em saúde. Rio de Janeiro: Guanabara Koogan; 2011.

24. Feldman LB. Gestão de risco e segurança hospitalar. 2 ed. São Paulo: Martinari; 2009.

25. Salum NC, Prado M. Educação continuada no trabalho: uma perspectiva de transformação da prática e valorização do trabalhador(a) de enfermagem. Texto Contexto Enferm 2000;9(2 Pt1):298-311.

26. Carotta F, Kawamura D, Salazar J. Educação permanente em saúde: uma estratégia de gestão para pensar, refletir e construir práticas educativas e processos de trabalhos. Saúde Soc 2009; 18(supl.1):48-51.

Seção 2

Estrutura das Unidades de Atendimento a Pacientes Neonatais e Pediátricos Congênitos

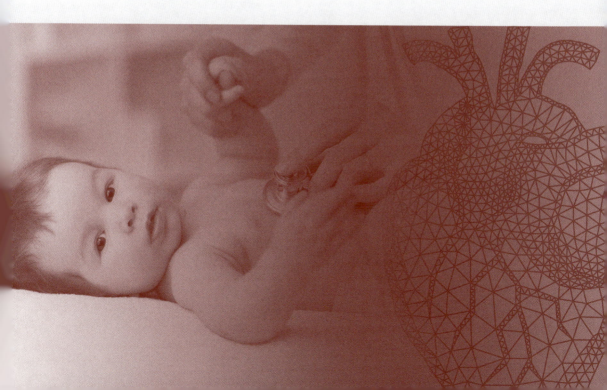

capítulo 7

Luciene Denneberg Guimarães Silva
Natacha Cristina Winitski

Unidade de Internação Pediátrica:
Estrutura e Fluxos de Atendimento

■ INTRODUÇÃO

A internação de uma criança em uma instituição de saúde, por qualquer que seja o motivo, é, por si só, um fator de grande estresse, tanto para a ela quanto para a família.

As frequentes internações hospitalares a que são submetidas as crianças portadoras de cardiopatia congênita, bem como toda a necessidade de cuidados especializados para seu tratamento, que normalmente envolve procedimentos e cirurgias de alta complexidade e de alto risco, trazem a vivência de períodos difíceis, de extrema fragilidade emocional, tanto ao paciente quanto à sua família. Diante desse contexto, a unidade de internação cardiopediátrica do HCor, que foi criada há mais de 30 anos, foi estruturada para atender com excelência a todas as demandas desses pacientes, tendo como filosofia de assistência o cuidado integrado, contando com uma equipe multiprofissional (médicos, enfermeiras, nutricionistas, fisioterapeutas, psicólogos, entre outros), experiente e fixa, preparada para atender a essas crianças e seus familiares com o máximo de eficiência e profissionalismo, mas, também, com a capacidade de customizar o cuidado mediante as peculiaridades referentes a cada um desses núcleos familiares, buscando proporcionar um ambiente seguro e de acolhimento em meio a um processo tão doloroso e assustador.

Acompanhamos o cardiopata congênito desde a sua gestação, com a criação da Unidade Fetal em 2009, até a fase adulta. Oferecemos cuidados que envolvem a assistência desde o pré-natal das mães de fetos sabidamente cardiopatas, até o parto, com ecocardiograma para diagnóstico e controle, além da realização de procedimentos fetais para as cardiopatias complexas. Oferecemos cuidados pré e pós-operatórios, além de todo o suporte para compensações clínicas entre as fases cirúrgicas.

Com a preocupação de atender às expectativas de cada um de forma humanizada, eficiente e segura, tudo foi planejado pensando no bem-estar do paciente e de sua família, da ambientação lúdica do corredor, dos quartos com paredes coloridas, iluminados com luz natural, até uma brinquedoteca ampla e muito divertida, com uma brinquedista para acompanhar as crianças.

O médico cardiopediatra coordena a equipe multiprofissional, passando visita diariamente à beira do leito, com toda a equipe, e em conjunto, eles definem as metas de cuidado duas vezes na semana, a serem acompanhadas como indicadores da unidade. A equipe de Enfermagem trabalha como um *link* entre todas as especialidades, como uma organizadora do cuidado a ser prestado, garantindo que todos tenham a mesma informação e possam atingir as metas propostas, visando à contínua melhoria do cuidado e o sucesso do tratamento.

A visita da equipe multiprofissional ou ronda, além de discutir a melhor conduta para cada paciente, visa esclarecer dúvidas e diminuir ansiedades que possam estar presentes no núcleo familiar em questão, buscando estabelecer uma parceria entre equipe-paciente-família, bem como fortalecer os laços de confiança, tão necessários para que se obtenha o sucesso desejado.

Em casos de situações de urgência e emergência, contamos com o time de resposta rápida (TRR) pediátrico. Nesse momento, médicos da UTI neonatal e pediátrica auxiliam no atendimento e, de acordo com a gravidade e evolução do caso, definem se o paciente permanece na unidade de internação ou segue para a Unidade de Terapia Intensiva Pediátrica (UTI PED). Caso o paciente seja transferido para a UTI PED, assim que for garantida a assistência necessária à criança, voltamos nossa atenção aos familiares para o suporte psicológico e as orientações pertinentes à burocracia do processo.

Quando há necessidade de avaliação de outras áreas médicas, dispomos de uma equipe de especialistas que avaliam e acompanham o paciente internado nas diversas especialidades clínicas e cirúrgicas, dependendo da demanda.

O planejamento educacional para adesão do tratamento e a orientação para alta, a fim de ensinar à família sobre quais cuidados precisarão manter em seu domicílio no pós-alta, são iniciados desde o primeiro dia de internação, e são de responsabilidade de toda equipe multidisciplinar, conforme as características e necessidades de cada criança. Esse processo visa envolver a família nas ações que exigem mudanças necessárias para melhorar a qualidade de vida e para que não haja agravamento da doença, diminuindo a insegurança da família e do paciente para o momento da alta hospitalar e buscando garantir a adesão ao tratamento e evitar reinternação por falta de conhecimento adequado.

No momento da alta, é entregue um resumo do que ocorreu com o paciente na internação em questão, bem como os principais exames realizados durante a internação para que possa ser dada sequência ao acompanhamento médico ambulatorial.

▪ ESTRUTURA FÍSICA

O setor de internação cardiopediátrica conta com uma estrutura física planejada para atender a todos os pacientes, sejam eles conveniados a seguradoras de saúde, particulares ou filantrópicos.

Nossa preocupação quanto à segurança dos nossos pacientes já tem início na entrada da unidade, onde, nas 24 horas do dia, temos um profissional da Segurança realizando o controle das pessoas autorizadas a entrar no setor. Esta autorização só é concedida pela enfermeira, quando se trata de visitante externo, ou o acesso é liberado por meio de dispositivo acoplado ao crachá de identificação de funcionários, que libera a abertura da porta eletrônica (Figura 7.1).

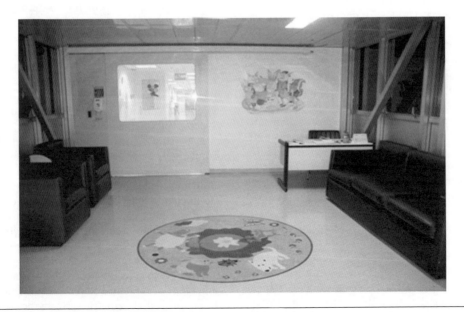

Figura 7.1 Antessala da Unidade de Internação da Cardiopediatria.
Fonte: Arquivo interno da Cardiopediatria.

Capítulo 7 | Unidade de Internação Pediátrica: Estrutura e Fluxos de Atendimento

Dispomos de quatro enfermarias, quatro apartamentos e um leito de cuidados semicríticos, perfazendo um total de 13 leitos de internação; uma sala para procedimentos, atendimentos de urgência e emergência e realização dos ecocardiogramas de controle e de alta das crianças internadas; uma sala para uso médico, que permite a visualização direta da sala de procedimentos; um ambiente preparado para coleta de leite humano (Banco de Leite); um lactário; um posto de Enfermagem; um posto administrativo; uma sala com computadores para anotação em prontuário eletrônico; uma sala para o armazenamento de materiais descartáveis e um expurgo. Também há, dentro da própria unidade, uma sala na qual o corpo de voluntárias do HCor abre espaço para que as mães das crianças internadas possam aprender a realizar trabalhos manuais, o que pode tornar-se mais uma fonte de renda, no caso das mães internadas pela filantropia, bem como pode servir de terapia ocupacional para todas as interessadas, além da Brinquedoteca, para garantir o lado lúdico nato da criança (Figura 7.2).

■ DESCRIÇÃO DA UNIDADE

Enfermaria

Cada enfermaria tem a capacidade de acomodar dois pacientes e seus respectivos acompanhantes (um para cada criança). É equipada com painel de oxigênio, ar comprimido, vácuo e rede elétrica 110 V e 220 V. Preferencialmente, organizamos os quartos para instalar uma acomodação em berço e outra acomodação em cama, otimizando o espaço e garantindo um maior conforto. Os leitos são separados por cortina, prezando a privacidade, e ao lado de cada um há um sofá-cama com baú, além de dois armários com cabideiro e gaveteiro chaveado, para a guarda dos pertences de cada acompanhante, e mesas auxiliares para refeição. Também contam com um refrigerador pequeno e um aparelho televisor fixo na parede, fora do alcance dos pacientes pediátricos, para evitar quedas e acidentes com a rede elétrica, que servem aos dois leitos. Há um único banheiro de uso comum aos pacientes e acompanhantes; por esse motivo, solicitamos que os acompanhantes sejam do sexo feminino. As visitas são li-

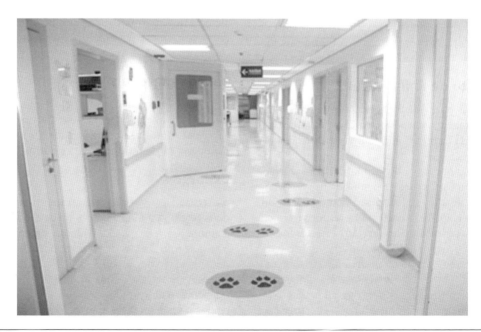

Figura 7.2 Corredores internos da Unidade de Internação da Cardiopediatria.
Fonte: Arquivo interno da Cardiopediatria.

beradas aos pacientes duas vezes ao dia, no final da manhã e no final da tarde, permitindo o revezamento dos familiares.

Apartamento

Cada apartamento é destinado à acomodação de um único paciente, podendo ser berço ou cama. Nessa modalidade de internação, são liberados dois acompanhantes. Além de toda a estrutura física semelhante à enfermaria, acrescenta-se ao mobiliário uma poltrona e uma mesa com cadeira para as refeições. As visitas são liberadas das 9 horas às 21 horas, sempre respeitando a idade mínima permitida pela instituição aos visitantes (maiores de 12 anos).

Leito semicrítico

Além da estrutura física do apartamento, o leito de cuidados semicríticos dispõe de monitor cardíaco, aparelho de ventilação mecânica para assistência ventilatória não invasiva e uma bancada com pia externa para higienização das mãos. Para a otimização do espaço, é mantida apenas a mesa auxiliar para refeição. Devido à necessidade clínica do paciente, a assistência de Enfermagem é contínua à beira do leito, permanecendo um técnico de Enfermagem 24 horas ao lado do paciente, em revezamento, conforme os turnos de trabalho.

Posto de enfermagem

O posto de Enfermagem da UTIP fica centralizado em relação à disposição dos leitos. Há uma bancada com pia para a lavagem das mãos. Uma gaveta para a organização de fraldas por tamanho facilita a dispensação aos pacientes. Os medicamentos de uso controlado e de alta vigilância são mantidos em um cofre e apenas a enfermeira responsável pelo turno de trabalho tem acesso a eles. Os frascos de soluções orais são abertos para o uso entre os pacientes e são monitorizados diariamente quanto ao armazenamento e à validade. Há também um pequeno refrigerador para o armazenamento de medicações que precisam ser mantidas a temperaturas mais baixas.

Para o armazenamento das medicações de cada paciente, utilizamos o carro de medicação. Nesses carros, as medicações ficam separadas por gavetas que correspondem ao leito do paciente. Por ser pequeno e de fácil manuseio, o profissional de Enfermagem que presta o cuidado ao paciente, após a sua correta identificação, obedecendo às Metas Internacionais de Segurança, informa qual é o medicamento e o prepara na presença do paciente e do acompanhante, para, então, administrá-lo. As medicações de alta vigilância são, por protocolo institucional, conferidas, preparadas e administradas por dois profissionais de enfermagem, obrigatoriamente.

Posto administrativo

Neste posto trabalha o assistente de atendimento, que é o profissional que auxilia toda a equipe multiprofissional no serviço burocrático. O prontuário aberto, aquele que é manuseado diariamente, permanece no posto. Também são armazenados os prontuários fechados, cujos registros são arquivados conforme o passar dos dias de internação.

No posto administrativo podemos encontrar formulários de uso do prontuário, cadernos de registros de exames laboratoriais e de diagnósticos previamente agendados, caderno de registros de pedidos cirúrgicos, além de dois terminais para consulta de resultados de exames e para registro no prontuário eletrônico.

Sala de materiais

Esta é uma sala destinada ao armazenamento de banheiras, suportes e materiais descartáveis, como aventais de isolamento, caixas para descarte de resíduos, dentre outros.

Expurgo

Neste local são descartados todos os resíduos gerados na unidade, com exceção do lixo comum. Os frascos com volume superior a 50 mL, como frascos de soro, drenos e bolsas de sangue, são descartados separadamente. Os resíduos perigosos de medicamentos (RPM) também são descartados de forma apropriada, em local separado. Os suportes e sacos para o transporte de roupas sujas para a lavanderia ficam no expurgo até que sejam recolhidos pelo setor de processamento de roupas.

Sala médica

É um local destinado à discussão de casos, realização de evolução e prescrição médica. Possui uma janela panorâmica que permite a visualização da sala de procedimentos.

Sala de procedimentos

Nessa sala são realizados os atendimentos de emergências, as urgências, os procedimentos mais invasivos e a admissão, onde são coletados os dados do paciente, como peso, altura e controle de sinais vitais. É também nela que são realizados os ecocardiogramas de controle das crianças que receberam alta.

É equipada com maca de transporte, carro de emergência pediátrico, aparelho de ventilação mecânica, painel com oxigênio, ar comprimido e vácuo, monitor cardíaco, oxímetro de pulso, foco de luz, suporte de soro e bombas de infusão. A balança e a régua antropométricas também ficam nessa sala e são utilizadas no momento da admissão do paciente.

Há também uma bancada com pia para a higienização das mãos, ramal telefônico, mesa de procedimento auxiliar e torpedo de oxigênio de transporte.

Quando há a necessidade de ser realizado um procedimento mais invasivo, como punção periférica, sondagem vesical de demora, coleta de exames laboratoriais etc., a criança é levada do quarto para a sala de procedimentos (Figura 7.3). O intuito é preservar o ambiente do quarto como um "lugar seguro" para a criança, isto é, garantir que a criança não se mantenha em estado de medo e insegurança constantes, permitindo que ela se sinta segura em alguns dos ambientes da unidade, diminuindo o estresse inerente ao processo.

Sala de coleta de leite humano

A gravidade das cardiopatias das crianças nascidas no HCor quase sempre impede que o aleitamento materno seja iniciado prontamente. Todas as puérperas internadas em nosso serviço são orientadas para que, tão logo tenham condições físicas, realizem a

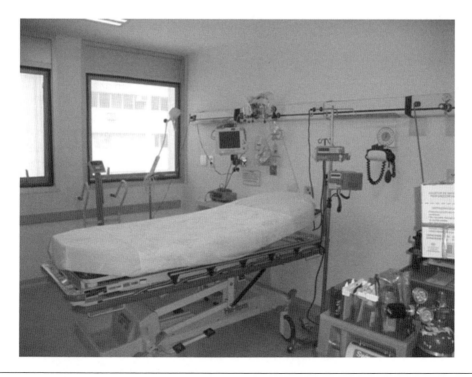

Figura 7.3 Sala de Procedimentos da Unidade de Cardiopediatria.
Fonte: Arquivo interno da Cardiopediatria.

primeira estimulação e ordenha do leite materno. É realizado um cadastro com os dados da mãe e do recém-nascido (RN) e os exames de sorologias são checados pelo pediatra responsável do setor, para garantir a segurança do aleitamento ao RN.

A sala de coleta é dividida em duas áreas. Na primeira, onde é realizado o serviço administrativo, a mãe é recepcionada por uma profissional de Enfermagem que orienta e retira as dúvidas do processo de ordenha. Ao adentrar na sala de coleta propriamente dita, as mães retiram suas vestimentas em um trocador e se paramentam com avental, touca e máscaras descartáveis; após esse processo, realizam a higienização das mãos e são acomodadas diante de uma bomba de sucção para o início da ordenha.

Essa sala conta com bombas de sucção para ordenha, refrigerador e congelador para o armazenamento do leite ordenhado.

A ordenha manual também é ensinada à puérpera para que ela continue o processo mesmo depois da sua alta, em ambiente doméstico. Todas as técnicas de higiene e assepsia, bem como o local e tempo de armazenamento do leite materno, refrigerado ou congelado, é revisado com a puérpera, para assegurar que esse treinamento obteve sucesso e que não restaram dúvidas.

Mesmo após a alta, a puérpera, visto que o RN permanece internado, continua a ter livre acesso à sala de coleta e continua a receber atenção e orientação de acordo com a demanda que apresente.

Nos casos em que as patologias e medicações utilizadas pela mãe contraindiquem o aleitamento materno, a ordenha de alívio é realizada e o leite é desprezado, conforme as normativas relativas à utilização do leite humano.

A sala de coleta é aberta também a todas pacientes que amamentam e estão hospitalizadas na ocasião, porém, somente a ordenha de alívio é oferecida neste caso, pois não há espaço físico para o armazenamento de uma demanda excessiva, bem como precisaríamos solicitar a cada uma delas todas as sorologias para poder efetuar o armazenamento, conforme estipula a lei.

Preocupada com a qualidade de vida do público interno do HCor, esse benefício também é oferecido para colaboradoras lactantes, para que possam ordenhar, congelar o leite materno e levá-lo para casa, mantendo, assim, o aleitamento aos seus filhos no período em que trabalham.

Lactário

Todo leite ordenhado é entregue ao lactário para envasamento adequado mediante técnica estéril, seja em mamadeira ou seringa (para infusão por sonda enteral) e é identificado para manter a segurança do RN.

Em um ambiente climatizado e monitorizado por câmeras, esse leite é manipulado com rigorosa técnica de higiene antes de alcançar seu destino, o RN. Normalmente, a periodicidade de entrega do leite é a cada 3 horas, mas também pode ser a cada 2 horas, ou conforme a necessidade individual do RN.

Sala das voluntárias

O corpo de voluntariado do Hcor é extremamente presente e preocupado com a unidade de internação pediátrica. Periodicamente, as voluntárias oferecem às mães e demais acompanhantes oficinas de trabalhos manuais e atividades em grupo. Os trabalhos manuais, assim que finalizados, são vendidos em bazares, com reversão dos fundos à própria Pediatria, ou são doados. Esses trabalhos também propiciam às mães a oportunidade de aprender uma nova habilidade.

Por trás da confecção de um simples trabalho manual, como um bordado, por exemplo, está o acolhimento dessas acompanhantes (mãe, familiar ou cuidadora), pois, nesse momento, há a oportunidade da troca de experiência entre elas, o aconselhamento e encorajamento. Também é um momento em que a preocupação com o estado de saúde do filho é aliviado, pois são propostos às mães outros pensamentos e diálogos.

Brinquedoteca

A internação hospitalar afasta a criança de sua vida cotidiana, do ambiente familiar e promove um confronto com a dor, a limitação física e a passividade, aflorando sentimentos de culpa, punição e medo da morte. Para conseguir elaborar essa experiência, torna-se necessário que a criança possa dispor de instrumentos de seu domínio e conhecimento.[1] Nesse contexto, o brincar aparece como uma possibilidade de expressão de sentimentos, preferências, receios e hábitos; é uma mediação entre o mundo familiar e as situações novas ou ameaçadoras.[2]

A brinquedoteca (Figura 7.4) é o espaço mais divertido da unidade de internação. É assegurado por lei em todo território nacional pela Lei Federal nº 11.104, de 21 de março de 2005, que dispõe sobre a obrigatoriedade de instalação de brinquedotecas nas unidades de saúde que ofereçam atendimento pediátrico em regime de internação.

Na prática cotidiana, temos percebido o crescente de benefícios que o ambiente da brinquedoteca traz aos nossos pacientes. Dentro dela, o medo e a dor parecem ser amortecidos pelo lúdico e pela oportunidade de novas experiências e amizades.

Nenhum procedimento médico ou de enfermagem é realizado dentro da brinquedoteca, proporcionando um período de tranquilidade e segurança ao paciente e seu familiar.

Nesse espaço, a brinquedista participa e promove atividades em conjunto com as crianças e seus acompanhantes. Os pacientes que estejam em isolamento microbiológico ou impedidos de sair do leito, por motivos físicos ou clínicos, são contemplados com livros, figuras para colorir e brinquedos. Todos participam das brincadeiras, possibilitando que nosso objetivo em aliviar as tensões geradas pela hospitalização seja alcançado.

Os brinquedos são separados por gênero e idade; são laváveis e respeitam as normas de segurança. Depois de usados, são depositados em um recipiente identificado para serem higienizados antes de voltarem às prateleiras.

De acordo com as recomendações do serviço de controle de infecção hospitalar (SCIH), a brinquedoteca é higienizada diariamente, e uma vez por semana é realizada a higienização de portas, janelas, parede, teto

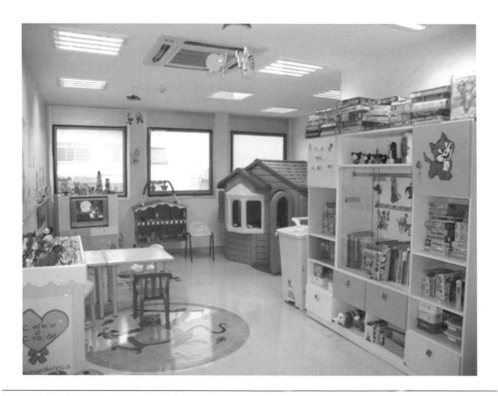

Figura 7.4 Brinquedoteca da Unidade de Cardiopediatria.
Fonte: Arquivo interno da Cardiopediatria.

(limpeza terminal), para evitar a proliferação de microrganismos, minimizando o risco de infecção entre seus frequentadores.

■ FLUXOS DE ATENDIMENTO

Como citado anteriormente, acompanhamos o cardiopata congênito em todas as fases da vida, da gestação, passando pelo nascimento, até a fase adulta. Na fase pré-natal, quando a cardiopatia fetal é diagnosticada por meio de um exame ecocardiográfico, há a orientação aos pais da realização do parto no HCor, pois nem todos os serviços de saúde possuem capacitação e recursos para o manejo do RN cardiopata, que não raro necessita de intervenção cirúrgica ou via hemodinâmica poucas horas após o nascimento. Portanto, ter a oportunidade de estar em uma instituição que possa prover este tipo de atendimento aumenta as chances de sucesso no tratamento do RN.

Por se tratar de um centro de referência para tratamento de cardiopatias congênitas, o HCor recebe gestantes provenientes de todo o Brasil e também do exterior. Conveniadas às seguradoras de saúde, particulares ou encaminhadas por programas assistenciais públicos, como o Programa Mãe Paulistana, da Prefeitura da Cidade de São Paulo, todas passam por entrevistas e orientações que explicam desde o processo que envolve o nascimento até a sequência de tratamento pós-natal. Essas entrevistas são realizadas por enfermeiras, obstetrizes e psicólogas que participam da Unidade de Medicina Fetal e são o passo inicial de todo o processo que envolve não só o tratamento do RN, mas também o auxílio no enfrentamento da família nesse contexto de internação.

As crianças em que o diagnóstico de cardiopatia congênita é feito tardiamente iniciam o tratamento após as consultas ambulatoriais, os exames e o encaminhamento médico. Podem vir encamihadas do ambulatorio de cardiopediatria ou de consultorios de cardiologistas e pediatrias conveniados ao hospital.

Alguns pacientes em acompanhamento na Cardiopediatria, que se apresentem clinicamente descompensados, podem ser internados em nossa unidade a partir do pronto-socorro do HCor, mas esse fluxo é menos comum. Em sua grande maioria, os pacientes são internados em caráter eletivo, para preparo pré-operatório e realização de exames que necessitam de preparo prévio, como nos cateterismos cardíacos.

Admissão do paciente

Para cada tipo de internação e intervenção atrelada a ela, há um cuidado específico no momento da admissão hospitalar. Citaremos separadamente os cuidados com as internações para pré-parto, as internações pré-operatórias, as internações para cateterismos cardíacos diagnósticos e terapêuticos e as internações para compensações clínicas.

Internação pré-parto

A internação da gestante, preferencialmente eletiva, ocorre no mesmo dia do parto por cesariana. Previamente, ela é orientada sobre o jejum de alimentos e água por no mínimo oito horas e sobre trazer o cartão do pré-natal e os exames realizados durante a gestação.

Assim que chega ao apartamento, a enfermeira recepciona a paciente explicando as rotinas e normas da unidade, realiza o exame físico da gestante com o foco cardíaco no feto, colhe as informações sobre o histórico obstétrico e separa os exames da mãe e os do feto, pois, após o parto, os da mãe retornam com ela para a unidade de internação, enquanto os do feto seguirão com o agora recém-nascido para a UTI neonatal.

Quando há prescrição médica, é realizado o exame de cardiotocografia. É feita a aferição dos parâmetros vitais e das medidas antropométricas e a tricotomia pubiana na gestante, além do banho com antisséptico padronizado na instituição e a instalação do acesso vascular. O acompanhante que permanecerá com a paciente durante o parto é orientado e levado ao centro cirúrgico para sua paramentação, caso queira presenciar o parto.

A psicóloga acompanha toda a família desde a internação e permanece junto na sala de parto durante todo o procedimento. Ao término, ela retorna com o acompanhante para o quarto, onde este aguardará o retorno da puérpera.

Internação pré-operatória e cateterismo cardíaco

A internação eletiva pré-operatória pode ocorrer com pacientes de todas as idades. Normalmente, ocorre no dia anterior da cirurgia, pois isso possibilita que os exames pré-cirúrgicos sejam estudados minunciosamente.

Ao chegar ao leito, onde permanecerá o internado, a enfermeira recepciona o paciente e os familiares, realiza o exame físico, colhe informações para o histórico da Enfermagem, verifica os exames trazidos e comunica ao médico sobre a internação do paciente. São realizados posteriormente à visita médica: coleta de exames laboratoriais de sangue e urina, eletrocardiograma e RX pulmonar. São também encaminhadas reservas de hemoderivados ao banco de sangue e confirmadas as vagas da sala operatória e da UTIP.

No caso de pacientes atendidos pelo ambulatório de Cardiopediatria, provenientes do programa de filantropia, antes de serem internados nos leitos da enfermaria, é realizada uma triagem pela enfermeira para checar a presença de cárie dentária, pediculose, escabiose, histórico de alguma imunização recente, sinais de infecção, se teve febre ou usou antibiótico nos últimos três dias. Em caso afirmativo para qualquer um desses problemas, o médico é comunicado para uma avaliação prévia à internação. Alguns familiares são orientados a retornar no ambulatório para remarcar a internação.

O procedimento na internação para cateterismo cardíaco é o mesmo da internação para o preparo operatório, porém, normalmente os pacientes internam no dia do exame. É realizada a confirmação dos dados do paciente no setor de hemodinâmica e a vaga na UTIP é solicitada para crianças abaixo de dois anos, ou dependendo da indicação médica.

Internação para acompanhamento clínico

Quando os pacientes são provenientes do pronto-socorro, primeiramente são instalados no leito e seus parâmetros vitais são checados. É realizado o exame físico direcionado e são administrados os medicamentos e a as-sistência ventilatória conforme a necessidade e gravidade. Após a estabilização do quadro clínico, é completado o histórico da Enfermagem com o acompanhante e realizado novo exame físico. O paciente e o acompanhante são, então, orientados sobre as rotinas e normas da unidade.

Internação para acompanhamento clínico pós-operatório

Assim que os pacientes recebem alta da UTIP, é solicitada uma vaga na unidade de internação pediátrica (UIP). Após a passagem de plantão entre os enfermeiros da UTIP e UIP, o enfermeiro delega ao técnico de Enfermagem que assumirá o paciente a montagem do quarto com todos os materiais necessários para a manutenção do cuidado. Ao chegar na unidade, o enfermeiro e sua equipe admitem o paciente realizando um novo exame físico. Para aumentar o conforto da criança, alguns horários de medicações são reaprazados, evitando manipulação excessiva na madrugada, cuidando para que não haja prejuízo da terapia medicamentosa. Desse momento até completar 24 horas, o controle dos parâmetros vitais são realizados a cada 2 horas e quaisquer alterações do comportamento ou do estado clínico do paciente são comunicados imediatamente ao médico responsável. Após esse período sem alterações, os controles passam a ser realizados três vezes ao dia ou sempre que houver alteração do estado clínico do paciente.

Participação da família

Em qualquer unidade de internação pediátrica, a presença da família ou de alguém que convive com a criança ocorre em 100% dos casos, exatamente por se tratar de menores que são incapazes de promover o autocuidado ou serem responsáveis por situações em que seja necessária autorização para dar continuidade ao tratamento.

Podemos pensar que, só por estar presente, o familiar ou cuidador já está participando do cuidado. Mas, na prática cotidiana, percebemos que só é ativamente participativo aquele acompanhante que entendeu e aceitou a hospitalização como aliada ao processo de cura e melhora da qualidade de vida de sua criança.

A tarefa de trazer a família para junto da equipe de assistência não é simples, pois quem está como acompanhante, normalmente, está tão ou mais fragilizado que o próprio paciente.

Por percebermos que esse sentimento afeta criticamente a participação da família no cuidado, sempre buscamos meios de fazer os familiares compreenderem os motivos e as razões de cada ação proposta. No momento em que isso fica claro para a família, temos um poderoso aliado na realização das atividades e terapias propostas para o restabelecimento da saúde da criança, pois a família passa a fazer parte da equipe, compartilhando os cuidados. Essa é a verdadeira chave para o sucesso do tratamento.

Por mais lúdico que o ambiente seja, por mais agradáveis que sejam os profissionais e por mais suave que seja o toque, qualquer movimento que se faça ao redor da criança que está sendo hospitalizada, ou que já está hospitalizada por um longo período, é visto por ela como algo extremamente hostil.

No momento dos procedimentos dolorosos, não havendo nenhum impedimento hemodinâmico, retiramos a criança do seu leito e a levamos à sala de procedimentos, juntamente com seu familiar. Permitir e encorajar a família a participar desses momentos traz segurança e força à criança, que se mostra mais tranquila e protegida, porém, faz-se necessário respeitar a limitação de cada um, pois, apesar de sabermos do potencial benefício da presença da família no momento do procedimento, precisamos aceitar, sem julgamento, quando esta se recusa a estar presente, seja o motivo que for.

Além do acolhimento da equipe de Enfermagem, o serviço de Psicologia do HCor promove o atendimento de rotina às crianças e às suas famílias, colaborando nesse processo de controle da ansiedade e tensão, principalmente quando o curso da patologia torna-se mais longo do que o esperado. Essa parceria contribui de forma importante para um entendimento da dinâmica familiar, o que leva a uma melhor estratégia de aproximação e acolhimento desta família (Figura 7.5).

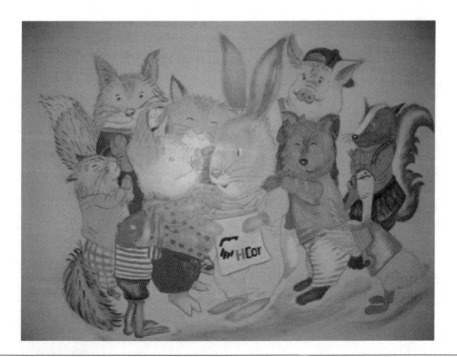

Figura 7.5 Entrada da Unidade de Cardiopediatria.
Fonte: Arquivo interno da Cardiopediatria.

■ REFERÊNCIAS BIBLIOGRÁFICAS

1. Mitre RM, Gomes R. A promoção do brincar no contexto da hospitalização infantil como ação de saúde. Rev Cien Saúde Col 2004;9(1): 147-54.

2. Mitre RM. Brincando para viver: um estudo sobre a relação entre a criança gravemente adoecida e hospitalizada e o brincar. Dissertação (Mestrado) - Instituto Fernandes Figueira (Fiocruz), Rio de Janeiro, 2000.

capítulo 8

Maria do Carmo Martins Jatobá
Eli Kamei

Unidade de Terapia Intensiva Cardiopediátrica: Estrutura e Fluxos de Atendimentos

■ INTRODUÇÃO

As UTIs foram criadas a partir da necessidade de atendimento do paciente cujo estado crítico exigia assistência e observação contínua de médicos e enfermeiros. Esta preocupação iniciou-se com Florence Nightingale durante a guerra da Crimeia, no século XIX. Ela procurou selecionar indivíduos mais graves, acomodando-os de forma a favorecer o cuidado imediato.[1]

As UTIs surgiram, ainda, a partir da necessidade de aperfeiçoamento e concentração de recursos materiais e humanos para o atendimento a pacientes graves, em estado crítico, mas tidos ainda como recuperáveis, e da necessidade de observação constante, centralizando os pacientes em um núcleo especializado.[2]

O tratamento intensivo representa uma forma de tratamento de paciente com doenças graves ou potencialmente graves, que exigem recursos tecnológicos e humanos específicos.[3]

As Unidades de Terapia Intensiva Neonatal (UTINs) e as Unidades de Terapia Intensiva Pediátrica (UTIPs) foram criadas com o objetivo de salvar a vida de crianças em risco iminente de vida. O desenvolvimento da ciência médica, mediante a realização de procedimentos cada vez mais complexos e, por vezes, invasivos, aliados à utilização de tecnologias cada vez mais potentes, tem conseguido salvar e prolongar a vida de pacientes de todas as idades.

Essas unidades exigem de toda a equipe uma capacitação que sustente a complexidade das atividades desenvolvidas. O conhecimento científico e a habilidade técnica são características essenciais para o rigoroso controle das funções vitais, na tentativa de reduzir a mortalidade e garantir a sobrevivência dos recém-nascidos e das criançascom risco de vida.[4]

A Terapia Intensiva Neonatal e Pediátrica experimentou um grande desenvolvimento nos últimos 20 anos, de certa forma acompanhando a tendência mundial.[5]

No Brasil, foi apenas a partir do final da década de 1980 que a família começou a participar do cuidado à criança hospitalizada. São Paulo, por meio da Resolução SS-165, de1988, foi o primeiro Estado brasileiro a assegurar o direito aos pais de acompanhar seus filhos durante toda a internação.[6]

O Estatuto da Criança e do Adolescente (Lei nº 8.069, de 1990) regulamenta esta situação no país como um todo. Em seu artigo 12, é estabelecido que os hospitais devem proporcionar condições para a permanência em tempo integral de um dos pais ou responsável, nos casos de internação de criança ou adolescente.[7,8]

A Unidade de Terapia Intensiva Cardiopediátrica (UTI) é tida como um local onde se presta assistência qualificada especializada, independentemente de os mecanismos tecnológicos utilizados serem cada vez mais avançados, capazes de tornar mais eficiente o cuidado prestado ao paciente em estado crítico. Esse setor é constituído de um conjunto de elementos funcionalmente agrupados, destinado ao atendimento de pacientes graves ou de risco, que exijam assistência médica e de

Enfermagem ininterruptas, além de equipamentos e recursos humanos especializados.[9]

A assistência ao paciente grave está associada ao suporte de mecanismos facilitadores, tais como: equipamentos de ressuscitação, suporte ventilatório, oxigenação, suporte circulatório medicamentoso e/ou mecânico.[3]

No Hospital do Coração, a Unidade de Terapia Intensiva (UTI) surgiu há mais de 30 anos. A UTIC anteriormente era situada junto à Unidade de Terapia Intensiva Adulta. A partir de 2011, foi construída uma unidade com 18 leitos, seguindo as exigências das normas dos agentes reguladores, visando ao atendimento das crianças cardiopatas de todo o Brasil.

■ HISTÓRICO
Planejamento de uma UTI

Para planejamento de uma UTI, há a necessidade de se conhecer as normas dos agentes reguladores, assegurando maior segurança e melhor atendimento. O planejamento deve ter a participação de uma equipe composta de médico, enfermeira, arquiteto, engenheiro e administrador hospitalar. É preciso que eles já tenham conhecimento das necessidades específicas da população a ser atendida nesse ambiente. Os leitos podem ser fechados, o que possibilita maior privacidade. Deverá respeitar a legislação e ter isolamento para pacientes infectados ou imunossuprimidos.

A UTI deve obedecer aos requisitos de Unidades de Terapia Intensiva determinados na RDC/ANVISA nº 50, de 21 de fevereiro de 2002, RDC/ANVISA nº 307, de 14 de novembro de 2002 e RDC/ANVISA nº 189, de 18 de julho de 2003.

Em nosso serviço, a população atendida é composta de neonatos, crianças e adolescentes com cardiopatias congênitas. Todos os leitos são equipados para atender desde os casos mais simples até os mais complexos de crianças em pré ou pós-operatório de cirurgias congênitas e transplante cardíaco. Possuem equipamentos essenciais para monitorização e para manutenção dos parâmetros vitais dos pacientes, com rede de oxigênio, ar comprimido, sistema de aspiração e vácuo, além de tomadas, onde uma fonte de emergência assume em casos de queda de energia elétrica (Figura 8.1).

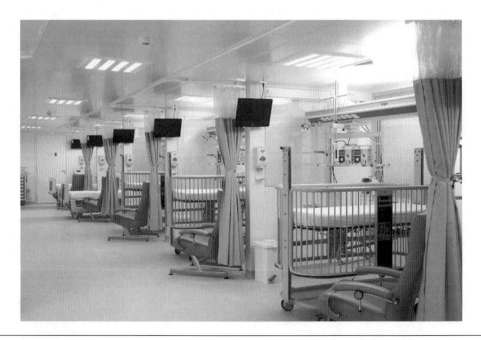

Figura 8.1 Visão da UTI pediátrica.
Fonte: Roberto Loffel.

■ DEPENDÊNCIAS DA UTI[10]

Localização

A UTI Cardiopediátrica tem uma área distinta dentro do hospital, com acesso controlado.

Sua localização permite fácil acesso aos elevadores de serviço e, em casos de emergência, estes são acionados imediatamente para que sejam disponibilizados ao paciente. Deve também estar em uma área específica, com controle de entrada de visitantes e pessoal de outros setores, além de fácil acesso ao centro cirúrgico e às unidades de diagnóstico por imagem.

Acomodações para o paciente pediátrico

- **UTI Neonatal:** seis leitos, separados por divisórias laváveis, onde permanecem internados os neonatos com idade de até 28 dias (Figura 8.2).
- **UTI Pediátrica:** 10 leitos, separados por divisórias laváveis, para crianças de 29 dias a 18 anos incompletos.
- Dois leitos de isolamento com pressão negativa que atendem à população pediátrica e neonatal.
- A disposição dos leitos é em área comum.
- Central de monitorização, localizada em região central, oferecendo condições para identificação de eventos adversos e ação imediata pela equipe multiprofissional de assistência do setor.

Composição dos leitos

- São compostos de estativas suspensas contendo régua com disposição de tomadas e saídas de gases, onde podemos identificar um sistema de suporte à vida.
- Monitor multiparâmetros (FR, FC, PVC, PNI, PAI, PAE, PAP, $SatO_2$, Capnógrafo e PIC), que podem ser visualizados em uma central de monitorização.
- Equipamento para assistência ventilatória.
  - 04 saídas de oxigênio.
  - 04 saídas de ar comprimido.
  - 02 saídas de vácuo.
  - 04 tomadas 220 V e 16 tomadas 110 V.
- Foco de iluminação.
- Mesa para refeição.
- Purificador de ar.
- Aparelho de televisão (somente para pacientes pediátricos).

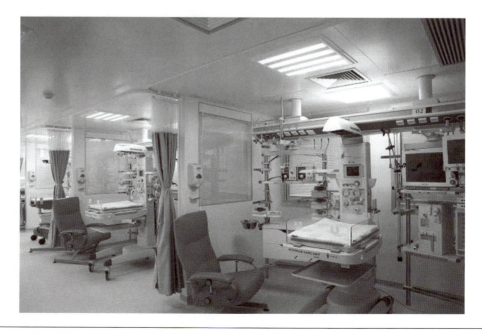

Figura 8.2 Visão de um leito de UTI pediátrica.
Fonte: Roberto Loffel.

Leito de isolamento

Em virtude da alta transmissibilidade de alguns vírus, particularmente em ambiente hospitalar, é necessário que as unidades de isolamento sejam dotadas de um sistema de circulação que impeça que o ar contaminado seja disseminado em outros ambientes e no meio externo. A solução para esta circulação é a utilização do fluxo unidirecional de ar, ocasionando um sistema de pressão negativa por meio de um processo de exaustão no ambiente.

Para que este processo seja eficiente, é imprescindível que na unidade de isolamento as janelas e aberturas para o meio externo sejam vedadas, evitando que o ar contaminado propague-se no meio externo sem a necessária filtragem.[11,12]

Para manter as condições adequadas de funcionamento do leito de isolamento, temos que ter um controle rigoroso entre temperatura, pressão e umidade do leito, e para tal devemos seguir rigorosamente as orientações a seguir:

1. Manter portas fechadas.
2. Respeitar o tempo de abertura e fechamento da porta externa.
3. Não colocar nenhum objeto para manter a porta aberta.
4. Ao conversar com os familiares, a porta deverá permanecer fechada.

Se a porta permanecer aberta, irá comprometer o sistema de pressão do isolamento; o instrumento de medição mostrará um valor negativo, consequentemente, o ar do leito se deslocará, alterando os valores ideais. O valor mostrado no visor digital deverá permanecer acima de 1 (Figura 8.3).

Recepção e sala de espera

É o local onde é realizado o controle de acesso e a identificação dos pais e visitantes. Neste local são realizadas orientações dos procedimentos necessários para a entrada dos pais e visitantes, dentre eles, o controle da higienização das mãos e a retirada de adornos antes da visita (Figura 8.4).

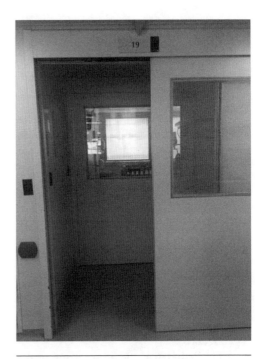

Figura 8.3 Leito de isolamento.
Fonte: Roberto Loffel.

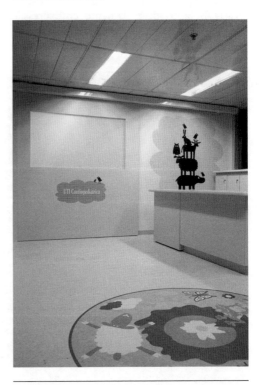

Figura 8.4 Recepção e sala de espera.
Fonte: Roberto Loffel.

Sala de reunião

É utilizada para reunião da equipe multidisciplinar e para a reunião/orientação com familiares.

Sala chefia de enfermagem

É localizada na UTI; possui fácil acesso e é destinada para a comunicação com as enfermeiras.

Sala da chefia médica

É localizada na UTI e de fácil acesso.

Conforto médico

É localizada na UTI, de fácil acesso, e próxima ao salão onde ficam as crianças. Possui instalações sanitárias, chuveiro e sistema de telefone.

Sala de materiais (respiratórios e instrumentais)

Local onde são colocados os materiais e instrumentais utilizados para conferência e encaminhamento à central de materiais. Após a limpeza, os materiais são conferidos quanto à integridade/quantidade e, após, são encaminhados para a central de esterilização.

Copa para colaboradores

Local destinado à equipe multiprofissional. Apresenta instalações adequadas para a realização de refeições rápidas, incluindo um frigobar e um micro-ondas.

Secretaria

Local onde é realizada a admissão, o registro e a alta dos pacientes, e também a comunicação com outros setores do hospital.

É onde ficam acondicionados prontuários, impressos, impressoras e materiais de escritório.

Expurgo

Local para desprezo de fluidos e secreções.

DML (Depósito de Material de Limpeza)

Local com armário e tanque, é onde ficam os materiais e produtos a serem utilizados na limpeza da unidade.

Máquina PYXIS

É um sistema automatizado de dispensa de medicação. Ele utiliza código de barras para garantir que o medicamento/material pretendido seja retirado do distribuidor no momento de ser administrado ao paciente. O profissional de Enfermagem retira a medicação após a solicitação, por meio da leitura da sua biometria, otimizando os recursos da farmácia.

Sala para coleta de lixos

Local utilizado para acondicionar o lixo produzido na unidade, até a retirada pela área de Higiene.

Rouparia setorial

Local destinado para reserva de roupas para uso diário nos pacientes pediátricos.

Transporte de pacientes

O transporte dos pacientes deve ser rápido e sua privacidade preservada. Quando necessário, a ascensorista é acionada por telefone para buscá-los imediatamente.

■ RECURSOS HUMANOS

Equipe médica:

- Gestor médico
- Diaristas:
  - duas no período manhã;
  - duas no período tarde;
  - duas plantonistas noturnos e nos finais de semana;
  - Residentes;
  - Estagiários.

- Equipe de Enfermagem
  - Gerente de Enfermagem;
  - Supervisora de Enfermagem;
  - 3 enfermeiras por turno;

Seção 2 | Estrutura das Unidades de Atendimento a Pacientes Neonatais e Pediátricos...

- 17 TE por plantão: são treinados e avaliados periodicamente. Realizam BLS a cada dois anos;
- 1 Assistente de atendimento por turno.

Para que haja atendimento adequado ao paciente, o dimensionamento do quadro de Enfermagem deve ser calculado analisando-se o nível de criticidade dos pacientes atendidos nesta especialidade. O enfermeiro da Unidade de Terapia Intensiva Cardiopediátrica deve ter um conhecimento específico no cuidado de pacientes pediátricos e neonatais portadores de cardiopatias congênitas, pois cuidar de crianças em UTI demanda uma bagagem de conhecimentos técnicos e emocionais não exigidos do enfermeiro de outras áreas, devido ao cuidado prestado diretamente ao binômio criança/mãe.

Os enfermeiros que trabalham em UTI Cardiopediátrica experimentam uma variedade de estresse, devido ao alto nível de criticidade dos casos, reinternações frequentes das crianças e formação de vínculos (devido ao período de internação, na maioria das vezes, prolongados).

A rotatividade de crianças e a possibilidade do contato com a morte causam frequentemente sentimentos de aproximação e separação que não são facilmente suportados pela equipe. Os enfermeiros também trazem sob sua responsabilidade a função de identificar as mudanças bruscas nos sinais físicos dos pacientes, reconhecendo parâmetros e iniciando medidas de emergência. Tudo isso faz com que trabalhem sob muita tensão.

Basicamente, o enfermeiro de UTI Cardiopediátrica precisa estar capacitado a exercer atividades de maior complexidade, em que a fundamentação teórica é imprescindível, aliada à capacidade de liderança, discernimento, trabalho, iniciativa e responsabilidade. A autoconfiança é um trabalho metódico, apoiado em amplo conhecimento técnico-científico. É essencial para liderar um grupo que deve estar bem treinado, apto a atender o paciente (criança) e a manejar o equipamento com segurança.

- **Equipe de fisioterapia 24 horas:** quase todos os pacientes são submetidos à ventilação mecânica invasiva ou não invasiva, e esses cuidados respiratórios são controlados pela equipe de Fisioterapia, que desenvolve o tratamento adequado para cada caso.
- **Nutrição:** pela cardiopatia e pelo estresse da internação, frequentemente os pacientes têm perda nutricional e alteração no funcionamento do trato gastrintestinal. A nutricionista tem o papel fundamental no ajuste das necessidades de cada paciente.
- **Serviço de psicologia:** promove o suporte para familiares e pacientes, visto que uma internação é um fator de alto estresse. Tem importância na humanização das UTIs.
- **Serviço social:** responsável pela orientação e encaminhamentos para requerer os direitos à cidadania.
- **Farmacêutico:** avalia as interações medicamentosas, doses, valida medicamentos específicos trazidos pelos familiares.
- **Engenharia clínica:** realiza manutenção preventiva e reparadora dos equipamentos e treinamentos.

Diariamente, a equipe multidisplinar, composta pela equipe médica e pelos profissionais de Enfermagem, Fisioterapia, Nutrição e Farmácia, realizam visitas para discussão dos casos, para avaliação clínica e determinação de condutas e metas.

A UTI também dispõe de atendimentos dos seguintes especialistas quando solicitado:

- Cirurgião vascular;
- Neurocirurgião clínico e cirurgião;
- Ortopedista;
- Urologista;
- Nefrologista;
- Gastrenterologista clínico e cirurgião;
- Hematologista;
- Otorrinolaringologista;
- Ginecologista;
- Oftalmologista;
- Infectologista;
- Cirurgião torácico;
- Anestesista;
- Cirurgião dentista.

■ RECURSOS TECNOLÓGICOS

- Aparelho de ecocardiograma.
- Aparelho de eletrocardiograma.

Capítulo 8 | Unidade de Terapia Intensiva Cardiopediátrica: Estrutura e Fluxos de...

- Monitor (FC, FR, PVC, PAI, PNI, AE, PAP, TR, Capnógrafo, BIS).
- Monitor de PIC.
- Computadores para visualizar resultados de exames laboratoriais e exames de imagens.
- 1 ventilador mecânico por leito e 2 portáteis, para transporte pacientes.
- Central de monitorização, onde são visualizados os parâmetros de todos os pacientes.
- Gerador de marca-passo.
- Monitor portátil de transporte simples e com desfibrilador.
- Colchão para resfriamento.
- Aquecedores (manta térmica).
- Aquecedores para solução de diálise peritoneal.
- Aparelho (Prismaflex) para TSRC (Terapia de Substituição Renal Contínua).
- Cicladora para DPA (Diálise Peritoneal Automática).
- Equipamento de ressuscitação (desfibrilador/cardioversor e carro de emergência).
- Equipamento para fototerapia.
- Berço aquecido.
- Isoletes.
- Camas.
- Berços.
- Balança portátil.
- Foco cirúrgico portátil.
- Glicosímetro.
- Instrumentais para passagem de cateteres, sondas, drenagem pleural e toracotomia.
- Refrigerador.
- Otoscópio.
- Bombas de infusão de drogas/dieta enteral e parenteral.
- Console para balão intraórtico.
- Ventilador de alta frequência.
- Cufômetro (para mensurar pressão do balonete da COT).
- Capnógrafo.
- Cilindro de oxigênio para transporte.

■ SERVIÇOS DE APOIO À DISPOSIÇÃO 24 HORAS

- Laboratório: análise de sangue, urina e fezes.
- Banco de sangue.

- Farmácia-satélite no setor e farmácia central.
- Radiologia: RX no leito (portátil).
- Apoio diagnóstico.

Contamos com uma equipe de cirurgiões cardiopediátricos, que são acionados pela equipe da UTI mediante necessidade (para realização de procedimentos).

Equipe de hemodinamicistas, sendo que alguns procedimentos são realizados à beira do leito, como atriosseptostomia por cateter balão, guiado por ecocardiograma (Rashkind).

Contamos também com um time de Oxigenador de Membrana Extracorpórea (ECMO), com médico, enfermeira, cirurgião e perfusionista, que prestam assistência 24 horas à criança em ECMO na UTI.

Todos os profissionais devem ser capacitados para atendimento de urgência e emergência e realizam o PALS e o BLS.

■ CRITÉRIOS DE ADMISSÃO NA UTI

Pós-operatório de cirurgia cardíaca

A uniformidade das condutas é muito difícil, mas deve ser estabelecida em uma UTIC de pós-operatório de cirurgia cardíaca pediátrica, por causa da diversidade de situações, da gravidade e complexidade do ato cirúrgico e do pós-operatório, possibilitando, assim, um manuseio adequado e uma atenuação das possíveis complicações.

É muito importante a integração da equipe do setor junto a outras áreas de suporte, para funcionamento de um setor de alta complexidade, onde temos que suprir a unidade com recursos materiais e equipamentos para garantir uma assistência com padrão de qualidade.

Ao final da cirurgia, a transferência do paciente para esta unidade deverá ser rápida, eficiente e segura, sendo realizada em conjunto pelas equipes de cirurgia e de anestesia.[13]

A passagem de plantão é realizada pela enfermeira do centro cirúrgico para a enfermeira da UTIC, em que são abordados os seguintes pontos:

- Tempo de cirurgia realizada.
- Intercorrências.

- Hemoderivados recebidos.
- Tempo de circulação extracorpórea (CEC) e anóxia.
- Dispositivos (cateteres e drenos).
- Drogas e vazão a ser encaminhada para a UTIC.
- Posição dos drenos, cateteres e fios de marca-passo.
- Último horário do antibiótico.
- Complicações do intraoperatório, como sangramento, arritmias, dificuldade para sair da circulação extracorpórea (CEC) etc.
- Cuidados específicos, como: alergias, esterno aberto, ECMO e outros.

Na UTI

No momento da chegada da criança à unidade, a Enfermagem, junto aos outros profissionais, checam a monitorização instituída na sala de cirurgia, o posicionamento de eletrodos e o funcionamento adequado das bombas de infusão, como a seguir:[13]

- Realizar a monitorização dos parâmetros vitais: temperatura, PAM (pressão arterial média), pulso, FC (frequência cardíaca), RC (ritmo cardíaco) a cada duas horas e registrar.[14]
- Observar o posicionamento adequado dos eletrodos.
- Observar o funcionamento adequado das bombas de infusão.
- Verificar a perviedade de cateteres, drenos e sondas.
- Controlar o débito urinário a cada hora e anotar a quantidade e o aspecto.
- Verificar DVA, rótulo e vazão.
- Realizar ECG, solicitar RX e laboratório na chegada; realizar nova coleta de exames laboratoriais na sexta hora POI.
- Realizar coleta de exames de rotina às 18 horas e às 6 horas; às 5 horas é feito o RX. (Obs.: às 18 horas é feita coleta dos mais graves.)
- Comunicar e registrar a alteração no padrão respiratório, saturação de oxigênio, consciência e outros.
- Manter a cabeceira do leito elevada no ângulo de 30° a 35°, tanto para cama como para berços (comum/berço aquecido). Para a cirurgia de Gleen, utiliza-

mos um ângulo de 45° para facilitar a drenagem.
- Verificar a integridade da pele, observando todos os curativos das inserções cirúrgicas e dos cateteres.
- Em caso de ECMO, os leitos tornam-se específicos, devido à necessidade de maior espaço. é feito o remanejamento dos pacientes, se necessário.
- Após a extubação, os controles dos sinais vitais devem continuar a ser feitos de 1/1 hora por 12 horas; após esse período, se o paciente estiver estável hemodinamicamente, os controles dos sinais vitais passam a ser de 2/2 horas, porém, os drenos e o débito de diurese deve ser mantido de 1/1 hora, até sua retirada.
- Liberada a entrada do pai e/ou responsável, este é orientado pela enfermeira de plantão sobre todas as rotinas do setor e o esclarecimento de dúvidas.
- Deixar o ambiente o mais seguro e tranquilo possível.

Sangramento no pós-operatório

É importante o monitoramento contínuo do sangramento no pós-operatório. Sempre ocorre um sangramento considerado normal nas primeiras seis horas, através da drenagem pericárdica e/ou pleural.

Controlar e registrar o débito dos drenos a cada hora, nas primeiras 24 horas de pós-operatório, e, depois, de 2/2 h.

Comunicar sangramentos pós-operatórios, quando:

- **Crianças:** > 2 mL/kg, nas primeiras três horas.
- **Adolescentes:** > 200 mL/h, nas primeiras três horas.

Pressões de atriais

A pressão do átrio direito (PAD), pressão de venosa central (PVC) e pressão do átrio esquerdo (PAE) podem ser medidas por meio de cateteres colocados antes ou durante a cirurgia, seja por punção, dissecção ou locadas diretamente no ato cirúrgico. Estas pressões refletem o quadro hemodinâmico da criança durante o período pós-operatório.[13]

Capítulo 8 | Unidade de Terapia Intensiva Cardiopediátrica: Estrutura e Fluxos de...

Temperatura

A temperatura corporal após algumas horas de pós-operatório estabiliza-se em torno de 36 ºC a 37 ºC. Caso esta temperatura não seja atingida, pode estar acontecendo um desempenho cardíaco inadequado.

Diurese

O monitoramento do volume urinário e da cor é de fundamental importância dentro dos sinais vitais no pós-operatório.

O volume urinário normal é de > ou = 2 mL/kg/h, o volume urinário < ou = 1,0 mL/kg/h define oligúria, em Pediatria.

É utilizada a sondagem vesical nos pacientes em pós-operatório, para um maior controle contínuo.

Pós-cateterismo cardíaco diagnóstico ou procedimento

- As crianças são encaminhadas para a UTI Cardiopediátrica e são deixadas em observação.
- As crianças são liberadas de alta após apresentarem micção espontânea. Se apresentarem alguma alteração hemodinâmica, permanecem na UTI por um período maior conforme a necessidade e até apresentarem condições de alta.

Clínicos com alto risco de instabilidade para preparo pré-operatório

Em alguns casos em que há disfunção ventricular importante, realiza-se o preparo pré-operatório na UTI.

Recém-nascidos de gestantes do programa da Medicina Fetal

Os partos são programados, e os RNs já são submetidos a exames diagnósticos e/ou procedimentos cirúrgicos precoces.

Transferência de outros serviços

Quando há cardiopatias diagnosticadas após o nascimento, que necessitem de atendimento em um hospital de alta complexidade.

Permanência da criança na UTIC

A permanência da criança na UTIC depende de alguns fatores, como:

- Condições clínicas
- Doença de base

A maioria das crianças permanece em torno de 24 a 48 horas na UTCI, dependendo do quadro apresentado, podendo se estender na vigência de complicações ou de correção cirúrgica de alta complexidade. Dependendo da intercorrência, é realizado o ecocardiograma e/ou um estudo hemodinâmico no pós-operatório, dependendo das complicações que possam vir a ocorrer.

Alta da UTI para a unidade

A alta da UTIC é feita após uma avaliação prévia de:

- Exames laboratoriais e RX de tórax;
- Avaliação de drenagem sanguínea;
- Volume de diurese.

Devem ser retirados: cateteres (arterial, PAM, PAE ou de PAD), drenos torácicos e sonda vesical.

■ TREINAMENTO

- Reorientações periódicas dos procedimentos operacionais padrão (POPs) e protocolos para toda a equipe de Enfermagem.
- Setorial: supervisão direta e orientações periódicas.
- Os planos de ação são realizados ao se detectar uma falha em algum processo, por meio de orientação, para toda a equipe de Enfermagem.

■ CONSIDERAÇÕES IMPORTANTES

- O Sistema de Alimentação Elétrica conta com energia proveniente de um gerador e de um *nobreak*.
- Para atender à norma da ABNT NBR nº 13.534/2008, todas as tomadas que atendem a equipamentos eletromédicos e o sistema de sustentação à vida possuem sis-

tema de aterramento IT médico; as demais possuem disjuntores DR como proteção.

- Para atender à norma ABNT/NBR nº 5.410/2010, todas as tomadas são de padrão brasileiro, com plugues distintos para 220 V/10A e 127V/10A.

■ REFERÊNCIAS BIBLIOGRÁFICAS

1. Lino MM, Silva SC. Enfermagem na Unidade de Terapia Intensiva: a história como explicação de uma prática. Nursing 2001;41(4):25-9.
2. Vila VC, Rossi LA. O significado cultural do cuidado humanizado em unidade de terapia intensiva: "muito falado e pouco vivido". Rev Latino-Am Enferm 2002;10(2):5-11.
3. Knobel E. Condutas no paciente grave. 3 ed. São Paulo: Atheneu; 2014.
4. Pedroso EG, Bousso RS. O significado de cuidar da família na UTI neonatal: crenças da equipe de enfermagem. Acta Sci Health Sci 2004;26(1):129-34.
5. Barbosa AP. Terapia Intensiva neonatal e pediátrica no Brasil: o ideal, o real e o possível. J Pediatr 2004;80(6):4-6.
6. Gomes GC, Erdmann AL. O cuidado compartilhado entre a família e a enfermagem à criança no hospital: uma perspectiva para a sua humanização. Rev Gaúcha Enferm 2005;26(1):20-30.
7. Brasil. Ministério da Saúde. Ministério da Criança/Projeto Minha Gente. Estatuto da Criança e do Adolescente. Brasília (DF): MS; 1991.
8. Brasil. Ministério da Saúde. DATASUS [on-line]. Brasília; c2000.
9. Nascimento AR, Caetano JA. Pacientes de UTI: perspectivas e sentimentos revelados. Nursing 2003;57(6):12-17.
10. Knobel E, Laselva CR, Moura Jr DF. Terapia intensiva enfermagem. São Paulo: Atheneu; 2014.
11. Brasil. Agência Nacional de Vigilância Sanitária. Resolução RDC n. 50, de 21 de fevereiro de 2002. Regulamento técnico para planejamento, programação, elaboração e avaliação de projetos físicos de estabelecimentos assistenciais de saúde. Diário Oficial, Brasília, 2002.
12. Brasil. Agência Nacional de Vigilância Sanitária. Resolução RDC nº 33, de 25 de fevereiro de 2003. Regulamento técnico para o gerenciamento de resíduos de serviços de saúde. Diário Oficial, Brasília, 2003.
13. Timerman A, Sousa JE, Meneghelo RS. Condutas terapêuticas do Instituto Dante Pazzanese de Cardiologia. 2 ed. São Paulo: Atheneu, 2014.
14. Carnevalli AL. Assistência de enfermagem em cardiologia. São Paulo: Atheneu; 2003.

capítulo 9

Cecilia Ayako Suto
Claudia Reiko Akamoto Sato
Neide Eiko Uekubo

Ambulatório de Cardiopediatria:
Estrutura e Fluxo de Atendimento

■ INTRODUÇÃO

O atendimento aos pacientes portadores de cardiopatias congênitas iniciou-se pela necessidade da realização de um acompanhamento aos pacientes que eram tratados na intituição e precisavam de um acompanhamento após a alta hospitalar.

No princípio, todos eram atendidos na estrutura ambulatorial disponível adjacente ao prédio principal da época. Posteriormente, com a construção do prédio do centro de diagnóstico, criou-se dois andares destinados ao atendimento ambulatorial (o andar térreo e primeiro), pois não havia uma estrutura diferenciada para as crianças que compõem a maior população atendida das cardiopatias congênitas.

Juntamente com a evolução da Cardiologia, a especialidade de Cardiopediatria Congênita foi se tornando cada vez mais importante, com destaque para São Paulo, no cenário nacional, tanto para o atendimento clínico, como também para a cirurgia, com novas técnicas para a correção dessas cardiopatias congênitas complexas, onde se destacou a cirurgia de correção da transposição dos grandes artérias (TGA) ou Cirurgia de Jatene, que projetou internacionalmente o seu idealizador, o Dr. Adib Jatene.[1]

As crianças eram acompanhadas pelo ambulatório de Cardiopediatria, que no ano de 2005 recebeu sua primeira estrutura independente. Posteriormente, essa estrutura foi melhorando até nossa estrutura atual, onde essas crianças são atendidas em dois locais: um consultório no primeiro andar do prédio dos consultórios, que dispõe de uma secretaria, sala de espera e sala de procedimentos; e no sobrado, com três consultórios, sala de espera, recepção, uma sala de estudos e pesquisa, um consultório da assistente social e uma sala de procedimentos. Hoje, os pacientes com cardiopatia congênita são atendidos nesses locais em período integral, de segunda a sexta-feira.

■ ESTRUTURA

Quando falamos de estrutura, é necessário atentarmos para a composição: estrutura física, estrutura organizacional e estrutura de recursos humanos, no contexto geral de todos os serviços de saúde voltados para o atendimento ambulatorial.

A estrutura de um ambulatório de especialidade pediátrico deve ter adequações compatíveis à funcionalidade e segurança dos pequenos pacientes. Desde a recepção até seu efetivo atendimento, passando pelas estruturas de apoio, tudo deve estar de acordo com as normas básicas ditadas nacionalmente pela ANVISA.

Atualmente, quando falamos de atendimento ao paciente, seja ele intra-hospitalar ou pré-hospitalar, é falar de processos de atendimentos seguros e que possam transmitir acolhimento e respeito.

Dentro do conceito de atendimento com Qualidade e Segurança em todas as fases do processo, elas devem também atender aos padrões nacionais e internacionais de certificação. Atender a estes padrões de qualidade e segurança faz com que o serviço ambulatorial disponibilize aos pacientes e familiares a confiabilidade e parceria em todo o processo do cuidado.

Este contexto de segurança deve também conter os planos de contingências, treinamento e preparo da equipe multiprofissional.

Manual Prático de Atendimento em Consultório e Ambulatório de Pediatria da Sociedade Brasileira de Pediatria – 2006.[2]

ESTRUTURA FÍSICA

A estrutura física deve atender à legislação ditada pela ANVISA, em termos de padrões mínimos para o funcionamento adequado, tendo como métrica as demandas mínima e máxima em que se destacam a necessidade de dimensões das áreas essenciais e de apoio, os sistemas elétrico e hidráulico, a circulação de ar, a exaustão e a luminosidade, além dos pontos de atenção com sanitários apropriados, fraldário e sala de espera. Caso a estrutura contemple escadarias, beirais ou janelas, devem estar sempre sinalizados e protegidos com portas, travas e redes de proteção. É importante projetar cantos arredondados, fios embutidos e tomadas protegidas.[3]

A escolha do material apropriado para acabamento deve contemplar os requisitos básicos de conforto, funcionalidade, aconchego, segurança, acessibilidade e, também, a possibilidade de um ambiente lúdico.

A atenção se estende até a decoração, que deve ser adequada à faixa etária dos pequenos pacientes, dentro deste universo.

Um cuidado especial deve ser dado à temperatura ambiental. O sistema de ar condicionado precisa ser muito bem monitorizado, pois recebe desde recém-nascidos até adolescentes.

Todos estes cuidados são necessários para proporcionar aos pequenos pacientes um ambiente aconchegante, confortável, lúdico e seguro.

Conforme determinação da ANVISA, todos os consultórios e salas de procedimentos devem ter pias para higienização das mãos e disponibilização de álcool gel nas salas de espera e demais áreas sociais.[3]

A sala de procedimentos da Enfermagem deve ter um lavatório na sua estrutura, além de estar equipada com divã adequado, balanças, régua antropométrica, monitores multiparamétricos, fita métrica, aspirador de secreção, oxigênio, equipamento de eletrocardiograma, desfibrilador elétrico e o material para atendimento das urgências.

Todo o consultório médico também tem na sua estrutura pia para higienização das mãos e é mobiliado com mesa e cadeiras para o atendimento e divã para o exame clínico.

ESTRUTURA ORGANIZACIONAL

A estrutura organizacional do atendimento ambulatorial do serviço de Cardiopediatria é muito similar aos demais serviços ambulatoriais de Pediatria, tendo como característica básica o fato ser uma população mais específica, muito voltada à cardiopatia congênita.

A estrutura deve se iniciar no agendamento da consulta pelos canais de *call center* ou direto com a secretária do consultório, conectada às agendas médicas disponibilizadas. O paciente pode chegar por encaminhamento de outros médicos ou instituições.

Na entrada do local, há um sistema de segurança e identificação na portaria, com controle dos acessos, uma recepção para abertura do cadastro e do prontuário do paciente.

É essencial uma sala de procedimentos equipada com balança de adulto e pediátrica, régua antropométrica, monitor multiparamétrico, estetoscópio, esfignomanômetro, cadeira de rodas, divã e eletrocardiógrafo, onde é realizada a triagem com mensuração de peso, altura, frequência cardíaca, saturação de oxigênio, temperatura e pressão arterial. É, também, onde se realiza o eletrocardiograma. Esta sala deve estar equipada com todo o aparato para atendimento de emergência, como desfibrilador elétrico, torpedo de oxigênio, aspirador, prancha de transporte, maleta com material e medicamento.

Os consultórios médicos têm uma estrutura básica que contempla mesa, cadeira, divã, negatoscópio, estetoscópio e esfignomanômetro.

A documentação do ambulatório é composta de alvará de funcionamento do local, responsabilidade técnica, regimento, rotinas assistenciais, procedimentos operacionais padrão, mapa de risco e rota de fuga.[3]

São estruturas de apoio com especial destaque para que o Serviço de Controle de

Infecção Hospital, assim como a equipe de Segurança do Trabalho, seja imprescindível no acompanhamento periódico através de auditorias para checar se tudo está conforme o estabelecido.

Durante o período de atendimento do ambulatório, de segunda a sexta-feira, das 8 horas às 19 horas, é necessária a presença dos profissionais da segurança, da equipe de Enfermagem e administrativa.[4]

Uma vez que, em nossa realidade, o ambulatório de Cardiopediatria está ligado diretamente à estrutura do hospital, existe um fluxo de atendimento para as emergências e urgências em que mantém-se um código específico para o atendimento das áreas externas com o sistema de remoção para o nosso pronto-socorro. Nosso Time de Resposta Rápida para o atendimento ambulatorial está dentro do protocolo como Código Laranja.

■ ESTRUTURA DE RECURSOS HUMANOS

Os profissionais que fazem parte do atendimento do um ambulatório de Cardiopediatria são: médicos cardiopediatras, enfermeiros, técnicos de Enfermagem, assistente social, psicólogos, assistentes de atendimento, secretárias, seguranças e assistentes de higiene.[5]

Todos os profissionais que atuam neste seguimento devem receber preparo para atendimento dos pacientes e de seus pais. Este preparo se inicia na postura e linguagem de atendimento e no marketing visual, e conta com treinamento da brigada de incêndio, rota de fuga, mapa de risco e atendimento de emergência. De acordo com a função exercida, há um treinamento específico: Salva Corações (*Heart Salver*), Suporte Básico de Vida (BLS), Suporte Avançado de Vida (ACLS), Suporte Avançado de Vida Pediátrico (PALS).

Os treinamentos e a reciclagem ficam a cargo de Enfermeiros do Setor, Lideranças Administrativas, Educação Permanente, Segurança do Trabalho, Bombeiros e Recursos Humanos.

Em nossa estrutura, o primeiro contato dos pais para o agendamento é realizado com as assistentes de atendimento que cuidam das agendas médicas e o preparo e arquivamento das fichas de atendimento. O ambulatório possui segurança na portaria durante todo o horário de atendimento.

Antes do atendimento médico, é realizado, pela Enfermagem, o levantamento dos dados antropométricos e sinais vitais e, em alguns casos específicos, a realização de eletrocardiograma, disponibilizado para o médico antes da consulta.

■ BIBLIOGRAFIA

1. Correa E. 85 anos: Associação do Sanatório Sírio. São Paulo; 2003
2. http://www.ebah.com.br/content/ABAA-ABQqQAG/manual-pediatria-ambulatorial-sbp
3. www.anvisa.gov.br/servicosaude/organiza/inaiss/Módulo_2_G.doc – Unidade Ambulatorial – Anvisa
4. Keane JF, Lock JE, Fyler DC. NADAS' Pediatric Cardiology. 2nd ed. Philadelphia: Elsevier; 2006.
5. Woods SL, Froelicher ES, Motzer SU. Enfermagem em Cardiologia. 4 ed. Barueri(SP): Manole; 2005.

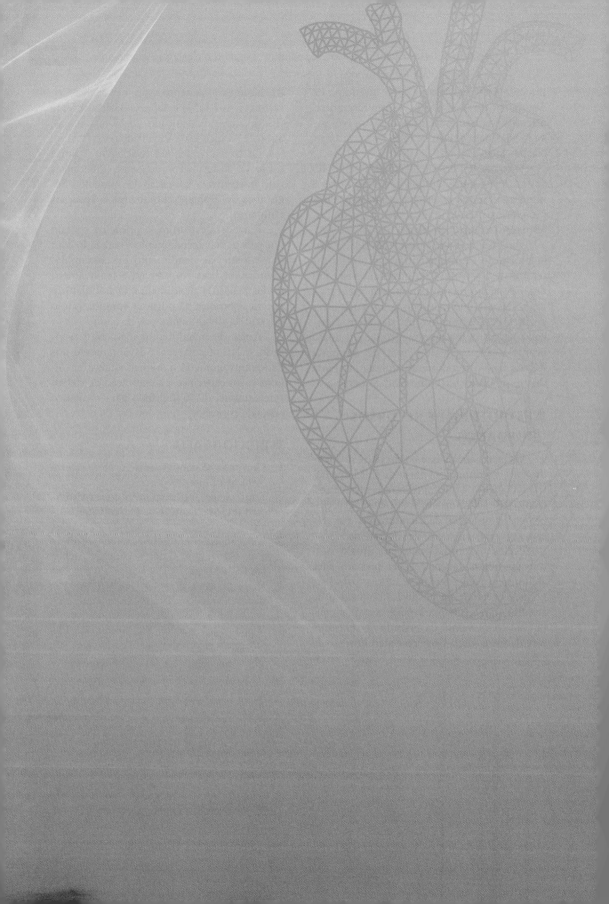

Seção 3

Fisiologia e Anatomia do Coração

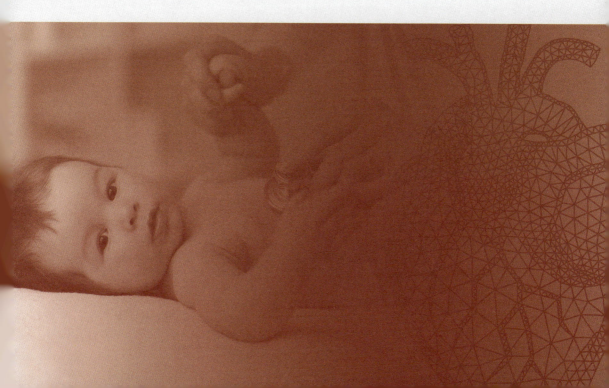

capítulo 10

Ellen Karin de Castro
Edineia Reis Castelo Bonalume

Embriologia Cardíaca

■ INTRODUÇÃO

Durante a gestação, o coração aparece no fim da terceira semana, na área cardiogênica. Um par de cordões endoteliais denominados cordões angioblásticos aparece e logo sofre canalização, para formar os tubos endocárdicos. Estes tubos aproximam-se um do outro e se fundem, formando um único tubo cardíaco. Três pares de veias drenam o coração tubular do embrião de quatro semanas: as veias vitelinas, pelas quais retorna o sangue do saco vitelino; as veias umbilicais, que trazem sangue oxigenado do córion (parte embrionária da placenta); e as veias cardinais comuns, pelas quais retorna o sangue do corpo do embrião.

Durante a formação da prega cefálica, o tubo cardíaco e a cavidade pericárdica vão se situar em posição ventral ao intestino anterior e em posição caudal à membrana orofaríngea. Ao mesmo tempo, o coração se alonga e forma dilatações e constrições alternadas: o tronco arterioso, o bulbo arterioso (ou *bulbus cordis*), o átrio, o ventrículo e o seio venoso. O tronco arterioso é contínuo, cefalicamente, com o saco aórtico, do qual nascem os arcos aórticos. O seio venoso, que é grande, recebe as veias umbilical, vitelina e cardinal comum, vindas do córion, saco vitelino e embrião, respectivamente. O seio venoso, também grande, recebe sangue das veias umbilicais, vitelina e cardinal comum. Inicialmente, o coração é um tubo razoavelmente reto, mas logo se curva sobre si mesmo, formando uma alça bulboventricular em "U". Com a fusão dos tubos cardíacos endoteliais, o mesoderma esplâncnico que envolve o celoma pericárdico forma uma camada externa ao coração embrionário. Esta camada representa o miocárdio primitivo. Nesta fase, o coração em desenvolvimento é composto de um tubo endotelial separado de outro tubo, o miocárdio primitivo, por um tecido conjuntivo gelatinoso chamado geleia cardíaca. O tubo endotelial transforma-se no revestimento endotelial interno do coração, o endocárdio, enquanto o miocárdio primitivo torna-se sua parede muscular ou miocárdio. O epicárdio ou pericárdio visceral é derivado das células mesoteliais que nascem da superfície externa do seio venoso e se espalham sobre o miocárdio (Figura 10.1).[1]

Os vasos sanguíneos do embrião se desenvolvem no mesmo tempo do tubo cardíaco. Os vasos de entrada e de saída do futuro coração fazem as conexões com o endocárdio do coração primitivo, mesmo antes que este tubo seja translocado para o tórax. As aortas dorsais pares se desenvolvem no mesênquima dorsal do disco embrionário, no mesmo lado da notocorda.

Quando a flexão e o crescimento da prega cefálica carregam o tubo cardíaco da região cervical para a região torácica, as extremidades craniais das aortas dorsais são puxadas ventralmente, até que elas formem uma dobra dorsoventral, o primeiro arco aórtico. Outros quatro arcos se desenvolverão durante a quarta e a quinta semanas. Além disso, flexuras craniocaudais facilitam o dobramento cardíaco por ajudar na união dos polos venosos (seio venoso) e arteriais (tronco arterial e saco aórtico), em um processo chamado de convergência.

A entrada no coração é suprida por seis vasos, sendo três de cada lado. O sangue venoso do corpo do embrião entra no coração através de um par de vasos curtos, as veias cardinais comuns, que são formadas pela confluência das veias cardinais posteriores, que drenam o tronco e as veias cardinais anteriores, que, por sua vez, drenam a região da cabeça. O saco vitelino é drenado pelas veias vitelinas e o sangue oxigenado da placenta é

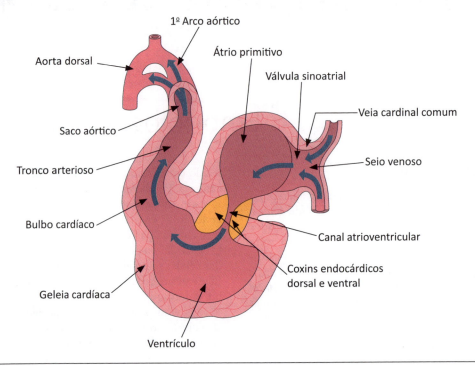

Figura 10.1 Cardiogênese.
Fonte: Modificada de: http://www.famema.br/ensino/embriologia/sistemacardiovascularcoracao.ph

liberado no coração por um par de veias umbilicais.

No vigésimo segundo dia, o sistema circulatório primitivo é bilateralmente simétrico: as veias cardinais direita e esquerda drenam os dois lados do corpo e o sangue do coração é bombeado para os arcos aórticos e para as aortas dorsais. As aortas dorsais se fundem na quarta semana. O sistema venoso então se remodela, fazendo com que todo o sangue venoso sistêmico drene para o átrio direito através das veias cavas superior e inferior.

O retorno venoso inicialmente entra pelos cornos direito e esquerdo do seio. Dentro das próximas semanas, o sistema venoso é remodelado, fazendo com que o sangue venoso passe a entrar no corno direito do seio, via veias cavas superior e inferior. Quando a entrada venosa se desloca para a direita, o corno esquerdo do seio para de crescer e se transforma em um saco venoso na parede posterior do coração. Esse saco venoso dará origem ao seio coronário e à veia oblíqua do átrio esquerdo. O lado direito do seio venoso é gradualmente incorporado na parede direita do átrio em desenvolvimento. A área do átrio composta do seio venoso é chamada de *sinus venarum* e pode ser distinguida em adultos da área original do átrio que possui trabeculação pectinada.

O átrio também desenvolve um pequeno apêndice, chamado de aurícula direita. O óstio das veias cavas superior e inferior e o futuro seio coronário são incorporados na parede dorsal do átrio direito, formando os orifícios das veias cavas superior e inferior e do seio coronário. Quando isso ocorre, um par de abas denominadas valvas venosa direita e esquerda se desenvolve do mesmo lado dos três óstios.

Um anel de tecido denominado crista terminal delimita o átrio direito trabeculado do *sinus venarum*. A crista terminal contém as fibras que carregam os impulsos da região do marca-passo primário do coração, o nó sinoatrial, para o centro secundário do coração, o nó atrioventricular. Nas quarta e quinta semanas, o átrio esquerdo se submete a um processo de remodelamento também. Durante a quarta semana, a veia pulmonar se origina como uma estrutura mediana que conecta a origem do pulmão com a parede dorsal do átrio comum, desenvolvendo-se.

A veia pulmonar se desloca para a esquerda devido ao crescimento simétrico da espinha vestibular. Ela se ramifica em ramos pulmonares direito e esquerdo, que se bifurcam, produzindo quatro ramos. Durante a quinta semana, dois ramos do sistema de veias pulmonares são incorporados ao átrio esquerdo, formando sua parede lisa. O lado esquerdo trabeculado é deslocado para formar a aurícula esquerda.[1,2]

■ FORMAÇÃO DAS VEIAS

As veias vitelínicas posteriormente darão origem às veias hepáticas.

As veias umbilicais, durante o período embrionário, levam sangue com alto teor de oxigênio da placenta para o coração (Figura 10.2).

As veias cardinais compõem o principal sistema de drenagem do embrião: cardinal anterior, cardinal comum e cardinal posterior. A veia cardinal anterior dará origem a importantes vasos, como a veia cava superior e a veia braquiocefálica esquerda. A veia cardinal posterior formará as raízes da veia ázigo e ilíaca comum. E a subcardinal formará a veia renal esquerda, as veias adrenais, as gonodais e um segmento da veia cava inferior.[1]

■ FORMAÇÃO DOS SEPTOS

A septação do coração (Figura 10.3) ocorre entre quatro e oito semanas após a concepção, quando há a separação entre os átrios e os ventrículos e, posteriormente, a divisão atrial. Entre os átrios, permanece no embrião uma pequena comunicação oval entre ambos (forame oval), permitindo que o sangue rico em oxigênio proveniente da veia cava chegue ao átrio esquerdo. A divisão do ventrículo ocorre por meio da formação de uma crista muscular mediana, que é o septo interventricular, resultado do crescimento muscular do ventrículo de ambos os lados. Esse septo permanece aberto até a sétima semana.

Um forame interventricular entre a borda livre do septo interventricular e os coxins

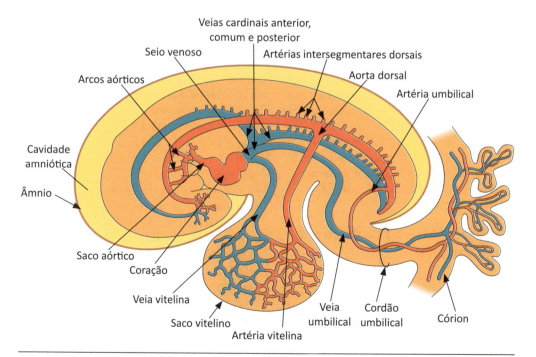

Figura 10.2 Formação do sistema cardiovascular primitivo.
Fonte: Modificada de: http://www.famema.br/ensino/embriologia/sistemacardiovascularveias.php

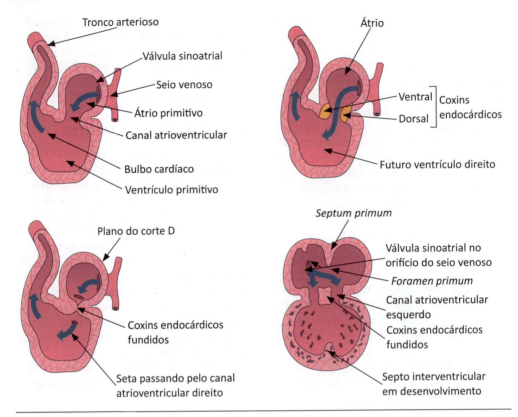

Figura 10.3 Septação do canal atrioventricular.
Fonte: Modificada de: http://www.famema.br/ensino/embriologia/sistemacardiovascularveias.php

endocárdicos fundidos permite a comunicação entre os ventrículos direito e esquerdo. Normalmente, o forame interventricular se fecha ao final da sétima semana, em consequência da fusão de tecidos provenientes de três fontes. Após o fechamento do forame interventricular, o tronco pulmonar comunica-se com o ventrículo direito e a aorta, com o ventrículo esquerdo.

Septação do bulbo cardíaco e do tronco arterial

Durante a quinta semana, formam-se tumefações nas paredes do bulbo arterioso. Estas tumefações, chamadas cristas bulbares, são inicialmente preenchidas com geleia cardíaca, mas, depois, são invadidas por células mesenquimais. Cristas troncais semelhantes formam-se no tronco arterioso, contínua com as cristas bulbares. A orientação em espiral das cristas, possivelmente causadas pela corrente sanguínea vinda dos ventrículos, resulta em um septo aortopulmonar espiral, quando estas cristas se fundem. Este septo divide o bulbo arterioso e o tronco arterioso em dois canais: a aorta ascendente e o tronco pulmonar. Devido à forma espiralada do septo aortopulmonar, o tronco pulmonar se enrola em torno da aorta ascendente. O bulbo arterioso é incorporado gradualmente pelas paredes dos ventrículos. No ventrículo direito adulto, ele é representado pelo infundíbulo ou cone arterioso, que dá origem ao tronco pulmonar. No ventrículo esquerdo adulto, o bulbo arterioso forma as paredes do vestíbulo aórtico, a parte da cavidade ventricular logo abaixo da valva aórtica.

O septo aorticopulmonar divide dois canais: aorta e o tronco (Figura 10.4).

Veia cava inferior

A veia cava inferior (Figura 10.5) possui quatro segmentos principais e se forma durante uma série de alterações das veias primitivas do tronco, ocorrendo quando o sangue, que retorna da parte caudal do embrião, é desviado do lado esquerdo do corpo para o direito.

Sistema de condução

O nó sinusal (Figura 10.6) forma-se a partir da quinta semana e está localizado na parede superior do átrio direito. Suas células descem até a base do átrio, pela parede esquerda, para formar o nó atrioventricular. As fibras que saem dele em direção ao septo ventricular são os feixes de Purking.[3]

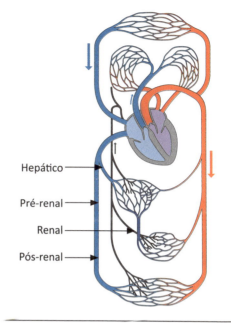

Figura 10.5 Divisão da veia cava inferior.
Fonte: Modificada de: http://www.famema.br/ensino/embriologia/sistemacardiovascularveias.php

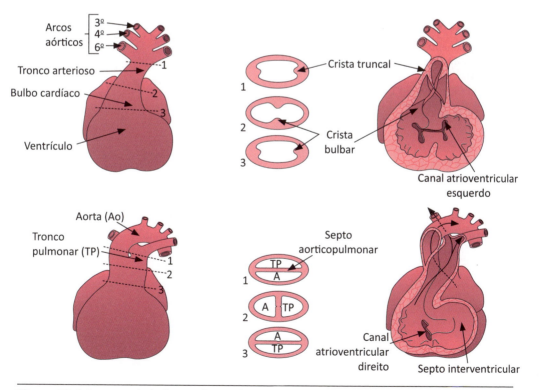

Figura 10.4 Septação do bulbo cardíaco e do tronco arterial.
Fonte: Modificada de: http://www.famema.br/ensino/embriologia/sistemacardiovascularveias.php

Seção 3 | Fisiologia e Anatomia do Coração

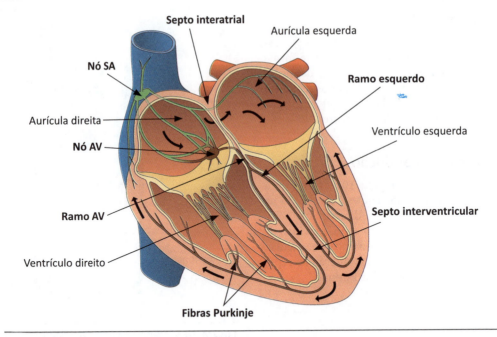

Figura 10.6 Coração com sistema de condução.
Fonte: Modificada de: http://users.isr.ist.utl.pt/~jmrs/teaching/orientations/2005_6/ecg/web/Electrocardiograma.htm[4]

■ **REFERÊNCIAS BIBLIOGRÁFICAS**

1. www.famema.br/ensino/embriologia/sistemacardiovascularcosiste.php (Acesso em mai. 2014)
2. Moore KL, Persaud TV. Embriologia clínica. 8 ed. Rio de Janeiro: Elsevier; 2008.
3. pt.wikipedia.org/wiki/Sistema_de_condução_elétrica_do_coração. (Acessado em 6/08/2018)
4. http//users.isr.ist..utl.pt/~jmsr/teaching/orientations/ Acessado dia 10/07/2014.

capítulo 11

Luciane Moreira da Silva
Sheyla Crhistina Stefanes Ribas

Anatomia e Fisiologia do Coração Normal

■ INTRODUÇÃO

O coração é o órgão mais importante do nosso corpo, tanto fisicamente como emocionalmente. Do ponto de vista fisiológico, o coração é a bomba que faz a máquina corpo humano funcionar. Afinal, é através dele que o tão vital oxigênio chega aos órgãos pela corrente sanguínea.

Do ponto de vista emocional, o coração representa os sentimentos. Parece que dentro desse pequeno órgão é onde guardamos nossos amores, angústias e emoções. Não há nenhum outro órgão tão vital como ele. A seguir, conheça de forma detalhada a anatomia e a fisiologia não só do coração, como de todo o sistema cardiovascular.

■ FORMAÇÃO EMBRIONÁRIA DO SISTEMA CARDIOVASCULAR

O sistema cardiovascular é o primeiro sistema importante a funcionar no embrião. O coração primitivo e o sistema vascular surgem durante a terceira e o início da quarta semana do desenvolvimento (Figura 11.1). Esse desenvolvimento precoce é de fundamental importância para o embrião, visto que a difusão somente não é capaz de suprir suas necessidades de oxigenação e nutrição. Assim, o sistema cardiovascular é um método eficiente de captação de oxigênio e de nutrientes do sangue materno e de remoção de dióxido de carbono e dos restos metabólicos. Como o feto não come nem respira e os seus pulmões, apesar de metabolicamente ativos, ainda não executam movimentos ventilatórios, ele tem que obter do sangue da mãe os nutrientes e o oxigênio de que necessita. Para isso, o feto conta com vasos especiais que colocam o seu sistema circulatório em contato com a placenta, o órgão onde se produzem as trocas de substâncias entre o sangue materno e o fetal. É assim que chega até a aurícula direita, onde uma parte passa diretamente para a aurícula esquerda, através de um orifício no septo interauricular denominado forame oval. A outra parte do sangue chega à aurícula direita, passando para o ventrículo do mesmo lado, que o leva à artéria pulmonar. No entanto, como os pulmões ainda estão inibidos, o sangue é desviado para outra comunicação especial, o canal arterioso, que também pode levá-lo à aorta. Depois de o sangue circular pelo organismo, cedendo oxigênio e nutrientes e se enchendo de resíduos, é conduzido até as duas artérias umbilicais, no interior do cordão umbilical, para alcançar a placenta.

As células mesenquimais formam os tubos cardíacos, os quais se unem para formar o primórdio do sistema cardiovascular. O mesoderma esplâncnico que envolve o tubo cardíaco forma o miocárdio primitivo. O coração primitivo é constituído de quatro câmaras: bulbo cardíaco, ventrículo, átrio e seio venoso.

O primórdio da aorta e do tronco pulmonar, o tronco arterial, continua caudalmente com o bulbo cardíaco do coração primitivo, que se torna parte do ventrículo. Entre a quarta e a sétima semanas, ocorre a septação do coração, com a formação das quatro cavidades.

No início, o átrio primitivo atua como um marca-passo provisório, controlando o ritmo do coração. O nó sinoatrial (SA) e desenvolve na quinta semana. No septo interatrial se desenvolve o nó AV e, no septo interventricular, o feixe AV (feixe de Hiss), que se divide em

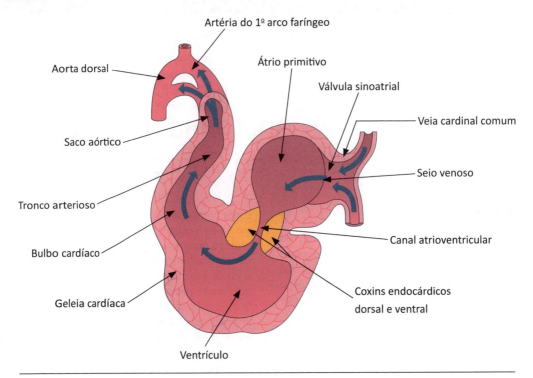

Figura 11.1 Coração primitivo.[1]
Fonte: Modificada de: http://www.medbloguf.blog.terra.com.br

ramos direito e esquerdo. O nó SA, o nó AV e o feixe AV são ricamente inervados, porém, o sistema condutor está bem desenvolvido antes de esses nervos entrarem no coração.

■ O SISTEMA CARDIOVASCULAR E SUAS FUNÇÕES

O sistema cardiovascular ou circulatório é uma vasta rede de tubos de vários tipos e calibres, que comunicam todas as partes do corpo. Dentro desses tubos circula o sangue, impulsionado pelas contrações rítmicas do coração.[2]

As funções do sistema cardiovascular são inúmeras, tais como: transporte de gases, nutrientes, resíduos metabólicos, hormônios, calor, distribuição de mecanismos de defesa, coagulação sanguínea, entre outras.

A principal função do coração resulta na ação de bombeamento realizada pela contração e pelo relaxamento rítmico de sua parede muscular.[3]

■ ANATOMIA CARDÍACA

O coração, envolvido em sua própria membrana mucosa, o pericárdio, repousa no compartimento mediastinal mediano do tórax, entre as duas cavidades pleurais.[4]

O estreito espaço entre o coração e o pericárdio é preenchido por um fluido seroso que serve como lubrificante ao seu movimento.[5] Em uma pessoa adulta, o coração tem o tamanho aproximado de um punho fechado e pesa cerca de 400 gramas,[2] podendo ser influenciado por idade, sexo, condicionamento físico ou patologias cardíacas relacionadas.

O eixo longo do coração está orientado, obliquamente, para a esquerda, para baixo e para frente. Qualquer fator que altere a forma do tórax muda a posição do coração e modifica o eixo direcional.[4]

As paredes do coração são compostas, primariamente, de células musculares cardíacas, denominadas miocárdio, que tem sua superfície interna, aquela que está em contato com o sangue dentro das câmaras cardíacas, revestida por fina camada de células denominada células endoteliais ou endotélio, encontrada tanto nas câmaras cardíacas como em todo o sistema vascular.[5]

O coração é anatomicamente composto de três camadas. Internamente, ele é revestido por um tecido endotelial chamado endocárdio. O endocárdio reveste o coração como um todo, bem como suas válvulas. O pericárdio, conforme citado anteriormente, envolve o coração. Ele tem a função de reduzir o atrito entre o coração e os órgãos vizinhos, além de proteger o coração contra infecções. Recobre o coração com duas membranas de tecido fibroso, o pericárdio visceral e o pericárdio parietal, que envolvem o coração, contendo aproximadamente 50 mL de líquido.[6]

A camada média ou miocárdio, é constituída por fibras musculares e é responsável pela ação do bombeamento (Figura 11.2).[3]

Câmaras cardíacas

O coração humano, como o dos demais mamíferos, apresenta quatro cavidades: duas superiores, denominadas átrios, e duas inferiores, denominadas ventrículos.[2]

Cada câmara cardíaca tem uma função frente à circulação sanguínea. É também por esse motivo que estruturalmente as câmaras possuem paredes e pressões diferentes. As paredes dos átrios são mais finas, pois a pressão que eles exercem durante o bombeamento cardíaco é menor que a dos ventrículos, que, por sua vez, possuem paredes mais espessas, devido à pressão sanguínea exercida durante o bombeamento. O ventrículo esquerdo, com paredes duas vezes e meia mais musculares que aquelas do ventrículo direito, contrai contra a pressão sistêmica alta.[3]

A espessura aproximada das câmaras é a seguinte: átrio direito, 2 mm; ventrículo direito, 3 a 5 mm; átrio esquerdo, 3 mm; ventrículo esquerdo, 13 a 15 mm.[4]

O septo interatrial, localizado entre o átrio direito e esquerdo, estende-se obliquamente para a frente, da direita para a esquerda. Ele inclui a fossa oval, remanescente de uma estrutura fetal, e o forame oval.[4]

Os ventrículos também são separados por uma parede intitulada de septo interventricular, que se posiciona verticalmente entre os ventrículos.

O ventrículo esquerdo é o responsável pelo batimento apical ou ponto de impulso máximo (PIM), que, geralmente, é palpável na linha hemiclavicular esquerda da parede torácica no quinto espaço intercostal.[3]

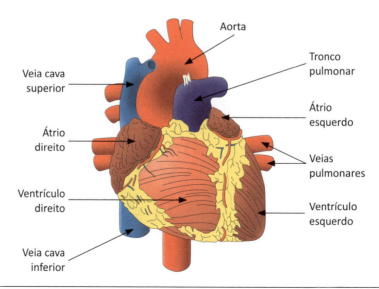

Figura 11.2 Coração humano.[7]
Fonte: Modificada de: http://www.tocadacoti.com/saude/anatomiadocoracao.

A ação de bombeamento cardíaco ocorre pelo movimento de contração e relaxamento do coração. Quando há a contração cardíaca, os ventrículos bombeiam sangue para todo o organismo. Esse movimento é denominado sístole. Ao relaxar o coração se enche novamente de sangue para se preparar para um novo ciclo de bombeamento. O relaxamento cardíaco é o movimento denominado diástole.

Válvulas cardíacas

As quatro válvulas cardíacas permitem que o sangue flua em apenas uma direção.[3] São compostas de finos folhetos de tecido fibroso e atuam como portais que mantêm o sangue fluindo pelo coração na direção anterógrada.[8]

As válvulas se abrem e se fecham durante a sístole e a diástole. Seu fechamento correto evita o refluxo de sangue de uma câmara para outra. No momento do seu fechamento, a válvula emite um som que denominamos de bulha.

O coração é composto de quatro válvulas ou valvas cardíacas: as atrioventriculares e as semilunares (Figura 11.3).

Válvulas atrioventriculares

As válvulas atrioventriculares mantêm um fluxo unidirecional de sangue e eletricamente separam os átrios e os ventrículos.[10]

O coração possui duas válvulas atrioventriculares: válvula mitral ou bicúspide e válvula tricúspide. Estruturalmente, as válvulas atrioventriculares são formadas por cinco componentes: anel, folhetos, comissuras, cordas tendíneas e músculos papilares.

O anel de cada válvula, em forma de sela, é uma estrutura pouco definida de tecido fibroso, do qual surgem os folhetos.[10]

As cúspides ou folhetos das válvulas mitral e tricúspide são compostas de tecido conjuntivo fibroso, cobertos por camadas de tecido endotelial. Os folhetos são estruturas finas e complacentes, o que permite que as válvulas se abram e fechem rapidamente.

As comissuras das válvulas são o local de encontro das cúspides. Os músculos papilares estão posicionados diretamente abaixo de uma comissura e recebem cordas tendíneas de dois folhetos adjacentes, um para o outro,

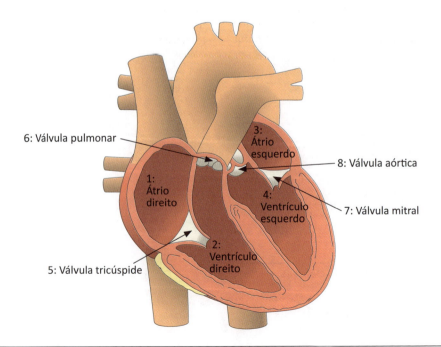

Figura 11.3 Câmaras e válvulas.[9]
Fonte: Modificada de: http://www.ptbr.infomedica.wikia.com/wikia/Fisiologia_Cardiaca.

durante a sístole ventricular, facilitando o fechamento da válvula.[10]

As válvulas estão "ancoradas" aos músculos papilares na parede do coração por fibras denominadas cordas tendíneas. Essas estruturas atuam juntas para evitar que as válvulas se projetem para trás no interior dos átrios, durante a contração ventricular.[11]

As válvulas atrioventriculares se abrem durante o movimento diastólico. É através delas que o sangue flui unidirecionalmente dos átrios para os ventrículos.

O átrio direito comunica-se com o ventrículo direito através da válvula tricúspide. O átrio esquerdo, por sua vez, comunica-se com o ventrículo esquerdo através da válvula bicúspide ou mitral. A válvula tricúspide é assim chamada pois é composta de três cúspides ou folhetos,[3] já a válvula mitral possui apenas dois folhetos. Geralmente, quando os ventrículos se contraem, aumenta a pressão ventricular, fazendo com que os folhetos das válvulas atrioventriculares se fechem.

Válvulas semilunares

As válvulas semilunares são nomeadas de acordo com a grande artéria para qual elas drenam, e não o ventrículo do qual elas surgem.[10]

Cada uma das válvulas semilunares (pulmonar e aórtica) é composta de três cúspides em forma de xícara, de tamanho aproximadamente igual, cujas bases se ligam ao esqueleto fibroso.[4]

Essas válvulas, de acordo com as seguintes características:

- conectam os ventrículos com as grandes artérias;
- mantêm o fluxo sanguíneo unidirecional;
- consistem em um anel, cúspides e comissuras;
- são mais simples que as atrioventriculares (nenhuma corda tendínea ou músculo papilar);
- têm abertura e fechamento principalmente passivos.

As válvulas semilunares se abrem em decorrência da pressão existente no ventrículo e se fecham em decorrência da pressão retrógada do sangue nas artérias pulmonares

e na aorta, que leva ao fechamento das válvulas.[7]

O orifício da valva pulmonar tem aproximadamente 8,5 cm de circunferência e a valva aórtica, cerca de 7,5 cm.[4]

A valva pulmonar, localizada onde a artéria pulmonar se encontra com o ventrículo direito, permite que o sangue flua do ventrículo direito para a artéria pulmonar e evita o refluxo de sangue para esse ventrículo. A valva aórtica, localizada entre o ventrículo esquerdo, se encontra com a aorta, permite que o sangue flua do ventrículo esquerdo para a aorta e evita que o sangue reflua para seu interior.[7]

■ CIRCULAÇÃO CARDÍACA

Agora que conhecemos as câmaras cardíacas e as valvas, fica mais fácil compreender como funciona a circulação cardíaca. A circulação sanguínea pode ser dividida em dois tipos: a circulação pulmonar e a sistêmica. A primeira compreende o mecanismo que oxigena o sangue, envolve átrio e o ventrículo direito, suas válvulas e os pulmões. A circulação sistêmica é a responsável por bombear o sangue oxigenado para nutrir todo o organismo e envolve o lado esquerdo do coração.

O sangue retorna do organismo através das veias cavas superiores e inferior, no átrio direito. Durante o movimento da diástole, quando o átrio direito se contrai, impulsiona o sangue através da válvula tricúspide e enche o ventrículo direito com o sangue desoxigenado. Após isso, ocorre o movimento sistólico e a válvula pulmonar se abre para que o sangue seja bombeado para os pulmões através das artérias pulmonares. Após o fenômeno chamado de hematose, onde ocorre a oxigenação do sangue, o sangue retorna novamente para átrio esquerdo através das veias pulmonares, finalizando, assim, a circulação pulmonar. Já a circulação sistêmica se inicia no momento em que, durante o movimento de diástole, o átrio esquerdo impulsiona o sangue para dentro do ventrículo esquerdo através da válvula mitral e, durante o movimento sistólico, a com a válvula mitral já fechada e a válvula aórtica aberta, o ventrículo esquerdo impulsiona o sangue oxigenado para todos os órgãos através da aorta.

■ PERFUSÃO MIOCÁRDICA

O miocárdio é composto de tecido muscular especializado.[3] Visualmente, ele se assemelha aos músculos esqueléticos. As fibras musculares estão dispostas de maneira entremeada, ao que chamamos de sincício, isso possibilita os movimentos de contração e relaxamento coordenados do miocárdio.

Para realizar todo o ciclo cardíaco, o miocárdio precisa estar nutrido com oxigênio e nutrientes e, para que isso ocorra, é necessário que o sangue flua pelo músculo cardíaco. Essa perfusão ocorre através das artérias coronárias.

Possuímos duas artérias coronárias principais: artéria coronária direita e artéria coronária esquerda. O óstio coronário, orifício localizado na aorta, permite que o sangue oxigenado entre nas artérias coronárias durante a diástole, permitindo a perfusão do miocárdio.

A artéria coronária direita se origina da aorta ascendente como um ramo único, nutrindo as câmaras direitas do coração e as partes inferior e posterior do ventrículo esquerdo. Também fornece sangue para o nó sinusal, o feixe de His e o nó atrioventricular.[7]

A artéria coronária direita se ramifica para formar outros pequenos vasos que nutrem o miocárdio. Os principais ramos as coronária direita são: artéria do nó sinusal, ramos ventriculares direitos, ramo atrial direito, ramo marginal, ramo ventricular esquerdo, ramo atrial esquerdo, ramo descendente posterior e ramo marginal.

Já a artéria coronária esquerda se divide em dois ramos principais: artéria descendente anterior esquerda e artéria circunflexa. A artéria descendente anterior esquerda fornece sangue para a parede anterior do ventrículo esquerdo. Os ramos da artéria descendente anterior esquerda (os perfurantes septais e as artérias diagonais) ajudam a fornecer sangue para a parede dos dois ventrículos. A artéria circunflexa fornece sangue oxigenado para a parede do ventrículo esquerdo, para o átrio esquerdo e também para o nó sinusal. Essa artéria circunda o ventrículo esquerdo e nutre a porção posterior do coração.

■ SISTEMA DE CONDUÇÃO E ESTIMULAÇÃO CARDÍACA

As células cardíacas especializadas do sistema de condução cardíaca geram metodicamente e coordenam a transmissão dos impulsos elétricos para as células miocárdicas.[12] O coração só consegue bombear sangue se primeiro ocorrer um estímulo elétrico.[7]

Para ocorrer esse estímulo elétrico, existem quatro características que o propiciam: automaticidade, excitabilidade, condutividade e contratilidade.[7]

A automaticidade é a capacidade de a célula iniciar um impulso elétrico espontaneamente. O nó sinusal que veremos a seguir possui automaticidade, pois é o marca-passo natural; é ele que inicia o estímulo para começar o sistema de condução cardíaca.

Já a excitabilidade é a capacidade de a membrana celular responder ao estímulo elétrico.

A condutividade acontece quando as células são capazes de conduzir os estímulos elétricos para as outras células. Então, a partir de uma célula estimulada, ocorre a condução desse estímulo para as outras células cardíacas.

A contratilidade é a capacidade de a célula miocárdica se contrair a partir do momento que recebe o estímulo elétrico.

O sistema de condução cardíaco é constituído pelo nó sinusal, pelos tratos internodais e tecidos de condução atrioventricular (AV). Sua função é influenciada pelas inervações simpática e parassimpática, pelas catecolaminas circulantes, pela patência de seu suprimento de sangue, pelos distúrbios regionais acidobásicos ou eletrolíticos, pelo trauma mecânico (como suturas, remendos sintéticos ou procedimentos de ablação).[10]

O sistema de condução se inicia em uma estrutura chamada nódulo sinoatrial (SA) ou nó sinusal. Essa estrutura localizada na junção da veia cava superior com o átrio direito é o que chamamos de marca-passo natural. O nódulo SA em um coração normal em repouso apresenta uma força de ativação inerente de 60 a 100 impulsos por minuto, mas essa frequência pode se modificar em resposta às demandas metabólicas do corpo.[12]

Os impulsos provenientes do nó SA seguem, então, pelo feixe de Bachmann, pelos

Capítulo 11 | Anatomia e Fisiologia do Coração Normal

tratos de tecidos que se estendem do nó SA até o átrio esquerdo. Acreditase que os impulsos sejam transmitidos por todo átrio direito através dos tratos intermodais.[11]

Estudos eletrofisiológicos apoiam o conceito de vias de condução preferencial entre os nodos sinusal e AV, embora estudos morfológicos não o façam. Investigações recentes sugerem que ambas as opiniões podem estar corretas.[10]

O nó AV, localizado no átrio inferior direito, próximo ao óstio coronário, é responsável pelo retardo nos impulsos que o atingem.[11]

O nódulo AV coordena os impulsos elétricos que chegam dos átrios e, depois de um pequeno retardo (permitindo que os átrios se contraiam e completem o enchimento ventricular), retransmite o impulso para os ventrículos.[12]

Do nó AV, o impulso é conduzido para um feixe atrioventricular, também denominado feixe de His. O feixe de His é o único caminho normal para a condução elétrica entre o miocárdio atrial e ventricular.[10] O feixe de His dividese no ramo direito (que conduz os impulsos para o ventrículo direito) e no ramo esquerdo (que conduz os impulsos para o ventrículo esquerdo).[12] A diferença na velocidade da condução permite que os dois ventrículos se contraiam simultaneamente.[11]

Toda a rede de tecido nervoso especializado que se estende pelos ventrículos é conhecida como o sistema HisPurkinje. As fibras de Purkinje estendemse desde os ramos até o miocárdio e conduzem os impulsos para finalizar a contração ventricular.[7]

Em resumo, o sistema de condução acontece com o início no nódulo sinoatrial. O primeiro estímulo cardíaco tem início nele e provoca a contração do átrio. Logo após, o estímulo é conduzido ao nódulo átrio ventricular (nó AV), então se inicia a contração do ventrículo. O nó AV coordena os impulsos que chegam do átrio e os transmitem para um feixe de células de condução, o feixe de His. Os feixes se dividem para transmitir o impulso para os ventrículos esquerdo e direito. Então, para terminar, a condução do estímulo às fibras de Pukinje são ativadas e ocorre a contração miocárdica total.

■ FISIOLOGIA CARDÍACA

Estudamos anteriormente a morfologia cardíaca, bem como suas estruturas. No entanto, para que o coração funcione, bombeie sangue, contraia e relaxe, existem algumas combinações bioquímicas e físicas, associadas, é claro, à sua morfologia, para que haja todos os movimentos cardíacos. Desde os estímulos elétricos, toda a hemodinâmica cardíaca, células, eletrólitos, líquidos, fazem parte do sistema cardiovascular, com uma única função: fazer com que o coração realize a manutenção vital.

Fisiologia relacionada à condução do estímulo elétrico

Vimos anteriormente que o sistema de condução do estímulo elétrico dá início ao nosso marca-passo natural, conhecido como nó sinoatrial, e então, a partir daí, é conduzido para todas as células e estruturas envolvidas nesse processo. Mas, de onde vem esse estímulo elétrico?

Para que comece o estímulo cardíaco, é necessário que haja aporte nervoso. O sistema nervoso simpático e o sistema nervoso parassimpático mandam estímulos para o coração através de seus ramos. O sistema nervoso simpático tem uma ação que chamamos de adrenérgica, que acelera os movimentos cardíacos. Duas substâncias químicas estão envolvidas nesse sistema de aceleração: adrenalina e noradrenalina, que, ao serem liberadas na corrente sanguínea, aumentam a frequência cardíaca e, por consequência, a contratilidade miocárdica.

O sistema nervoso parassimpático tem ação exatamente contrária à do sistema nervoso simpático. Ao invés de acelerar o sistema cardíaco, ele diminui a frequência cardíaca para que haja repousos das células miocárdicas. Por isso, dizemos que ele tem ação colinérgica. Nesse sistema é liberado uma substância chamada acetilcolina que, ao ser lançada no sangue, reduz a frequência cardíaca, juntamente com a estimulação vagal, tendo um leve efeito depressor sobre a contratilidade cardíaca. O nervo vago transporta os impulsos que retardam a frequência cardíaca e a condução dos impulsos

Seção 3 | Fisiologia e Anatomia do Coração

através do nó AV e dos ventrículos. É a ação desse sistema que libera a acetilcolina.[11]

Despolarização e repolarização

Nosso organismo é dotado de líquido, gases e íons. Os íons são átomos responsáveis por gerar energia nas células, pois, através de sua combinação de cargas, é que há a formação do estímulo elétrico. O sódio, o cálcio e o potássio são íons que ficam dentro e fora das células miocárdicas, sempre em concentrações diferentes uns dos outros. A membrana celular é muito permeável e permite a troca rápida de íons do espaço intra para o extracelular e vice-versa.

Quando ocorrem os estímulos nervosos, como já vimos anteriormente, as células cardíacas entram nos ciclos de atividade e repouso ou despolarização e repolarização, onde ocorre a troca dos íons através da membrana, promovendo as descargas elétricas que auxiliam na contratilidade e no repouso das fibras musculares.

No estado de repouso, as células musculares cardíacas estão polarizadas, o que significa que existe uma diferença elétrica entre o interior da membrana celular negativamente carregado e o exterior da membrana celular positivamente carregado.[3] Ocorre, então, o estímulo elétrico: o sódio que estava no espaço extracelular move-se de forma rápida para dentro da célula, bem como o cálcio, porém, este, de forma mais lenta. O potássio que estava dentro do espaço intracelular move-se para o extracelular. Quando há toda essa movimentação iônica, temos a chamada despolarização celular. Internamente, as células cardíacas estão positivas. Após esse fenômeno, temos a contração do miocárdio.

Quando uma célula está totalmente despolarizada, ela tenta retornar ao seu estado de repouso por meio de um processo denominado repolarização. As cargas elétricas na célula revertem e se normalizam.[7] Durante essa fase, a membrana é permeável ao íon potássio. A voltagem da membrana se aproxima do potencial de equilíbrio do potássio.[4] Como o potencial de membrana é ligeiramente mais positivo do que o potencial de equilíbrio de potássio, o potássio segue devagar para fora.[4]

Hemodinâmica

Esse é um termo aplicado ao estudo do movimento do sangue e das forças relacionadas a ele.[13] Os conceitos de fluxo, pressão, resistência e capacitância são aplicados ao fluxo sanguíneo para o coração e do coração para os vasos. Um importante determinante do fluxo sanguíneo no sistema cardiovascular é o princípio de que o líquido flui de uma região de pressão mais elevada para uma com pressão mais baixa.[3]

As diferenças de pressão ocorrem durante os movimentos de sístole e diástole, visto que esses são os movimentos de contração e relaxamento cardíaco. Por exemplo, durante a sístole ventricular, a pressão varia entre 20 mmHg do lado direito e de 110 a 130 mmHg do lado esquerdo do coração. Já durante a diástole, a pressão do lado direito pode chegar a até 10 mmHg do lado direito e de 4 a 12 mmHg do lado esquerdo.

Débito cardíaco

Denomina-se débito cardíaco o volume de sangue que o coração bombeia do ventrículo esquerdo por minuto até as artérias, sendo um parâmetro muito útil para avaliar a eficiência funcional do órgão. Este débito cardíaco depende de dois fatores: do volume sistólico, ou seja, da quantidade de sangue expulsa pelo coração em cada batimento, e da frequência cardíaca, que é a quantidade de batimentos produzidos por minuto.

O volume sistólico equivale à capacidade do ventrículo esquerdo. Por exemplo, em um homem adulto de peso médio, cada contração do ventrículo esquerdo transporta para a aorta cerca de 70 mL de sangue. Este volume é, logicamente, inferior nas crianças, sendo também menor nas mulheres.

A frequência cardíaca, ou seja, o número de batimentos que se sucedem ao longo de um minuto, corresponde ao número de vezes que o nó sinusal é ativado neste período, precisamente entre 60 a 100 ×/min em condições de repouso. Este ritmo é um pouco mais elevado nas crianças e tende a diminuir na velhice. Além disso, pode aumentar consideravelmente sempre que seja realizado um esforço físico ou em situações de estresse. Ainda assim, em um adulto saudável e em condições de repouso, o débito cardíaco situa-se entre os 5 e 6 L/sangue/min, aproximadamente a quantidade total de sangue presente no aparelho cardiovascular, assegurando, assim, a adequada perfusão de todos os tecidos.

A pressão arterial pode ser definida como a força que o sangue, impulsionado pelo coração, exerce contra as paredes das artérias por onde circula, uma pressão indispensável para que este possa circular até os capilares e alcançar todos os tecidos periféricos.

O aparelho cardiovascular é um sistema fechado, por meio do qual o sangue circula de maneira praticamente constante, graças à ação impulsionadora do coração. O coração atua a um ritmo básico de 60 a 80 impulsos/min. Em cada batimento, o ventrículo esquerdo envia para a artéria aorta determinada quantidade de sangue que, através de múltiplas ramificações arteriais, chega a todos os tecidos do organismo. A aorta, como todas as artérias de grande calibre, tem paredes muito elásticas, o que permite a sua dilatação quando recebe um volume de sangue proveniente do coração. Assim, e à medida que avança pelas artérias, o sangue segue em um ritmo contínuo. Nesta fase, as artérias provenientes da aorta vão se ramificando em vasos cada vez menos calibrosos, o que aumenta lentamente o leito vascular. Por outro lado, o fato de os vasos sanguíneos irem diminuindo progressivamente de diâmetro faz com que a resistência à passagem do sangue aumente. De fato, a pressão arterial é a força que o sangue bombeado pelo coração exerce contra as paredes arteriais, força essa necessária para que o sangue avance pelos vasos cada vez mais estenosados que impõem certa resistência à sua passagem. Além disso, qualquer alteração do diâmetro das pequenas arteríolas periféricas, uma contração (vasoconstrição) ou uma dilatação (vasodilatação), provoca alterações na pressão arterial, visto que o coração responde bombeando o sangue, respectivamente, com maior ou menor força nas suas contrações.

Pode-se considerar, por isso, que a pressão arterial depende de dois fatores básicos: o débito cardíaco, ou seja, a quantidade de sangue bombeado por minuto pelo ventrículo esquerdo, para as artérias, dependendo esta do volume de sangue circulante, da frequência cardíaca e do grau de contração do miocárdio (força contrátil).

O desempenho cardíaco depende de quatro fatores essenciais:

1. pré-carga;
2. pós-carga;
3. contratilidade ventricular;
4. frequência cardíaca.

A pré-carga refere-se ao grau de tensão do músculo, quando ele começa a se contrair, período antes do início da sístole. Uma redução na pré-carga significa uma redução no volume de ejeção como no volume e pressão diastólica final. Já um aumento da pré-carga gera um aumento na pressão ventricular, assim como na geração do fluxo, ou seja, na pressão que o sangue circulará no corpo.

A pós-carga é o termo direcionado para a pressão na artéria na saída do ventrículo ou a pressão arterial contra a qual o ventrículo deve exercer na contração cardíaca.

A contratilidade ventricular significa a força externa do músculo cardíaco ou do ventrículo. Quanto maior a contratilidade, maior será a pressão, maior o volume de ejeção, mesmo que a pré-carga e a resistência arterial não sofram alterações.

A frequência cardíaca é a quantidade de vezes que o coração bate por minuto e, por isso, ela é considerada um bom indicador do trabalho cardíaco. Está relacionada ao funcionamento do coração, pois o débito cardíaco é determinado pela frequência e a quantidade de volume sistólico, portanto, normalmente, um fator tem influência determinante no outro.[14]

◼ REFERÊNCIAS BIBLIOGRÁFICAS

1. Disponível em: http://www.medbloguf.blog.terra.com.br
2. Vilela AL. Sistema cardiovascular. Disponível em: http://www.afh.bio.br/cardio/Cardio1.asp. (Acesso em ago. 2018)
3. Bare BG, Smeltzer SC. Brunner & Suddarth Tratado de Enfermagem médicocirúrgica. 10 ed. Rio de Janeiro: Guanabara Koogan; 2005.
4. Bond EF. Anatomia e fisiologia cardíaca. In: Woods SL, Froelicher ES, Motzer AS. En-

fermagem em cardiologia. 4 ed. Barueri(SP): Manole; 2005.

5. Ribas SC, Silva ZB. Hipertensão arterial em adulto jovem. In: Tratado de enfermagem. Centro de Estudos e Pesquisas em Enfermagem da Universidade Bandeirante de São Paulo. São Paulo: Demais; 2005. v 2. p. 814.

6. Rodrigues AB, Silva MR, Oliveira PP, et al. O guia da enfermagem: fundamentos para assistência. São Paulo: Iátria; 2008.

7. Lippincott WW. Interpretação do ECG. Rio de Janeiro: Guanabara Koogan; 2009.

8. Disponível em: http://www.tocadacoti.com/saude/anatomiado coracao.

9. Disponível em: http://www.ptbr.infomedica.wikia.com/wikia/ Fisiologia _ Cardiaca.

10. Emmanouilides GC, Allen HD, Riemenschneider TA, et al. Moss e Adams Doenças do Coração na criança e no adolescente (incluindo Feto e Adulto Jovem). Rio de Janeiro: Medsi; 2000.

11. Guyton AC, Hall JE. Tratado de fisiologia médica. 12 ed. Rio de Janeiro: Elsevier; 2011. p.1302, 193290.

12. Braunwald E, Bonow R, Zipes DP. Tratado de doenças cardiovasculares. 8 ed. Rio de Janeiro: Saunders Elsevier; 2010. v.2. p.15636.

13. Rodrigues AB, Silva MR, Oliveira PP, et al. O Guia da enfermagem: fundamentos para assistência. São Paulo: Iátria; 2008.

14. Santana MV. Cardiopatias congênitas no recém-nascido: diagnóstico e tratamento. 2 ed. São Paulo: Atheneu; 2005.

■ REFERÊNCIA CONSULTADA

1. Gottschall CA. Dinâmica cardiovascular: do monócito à maratona. Rio de Janeiro: Atheneu; 2005. p.1218, 13037.

Seção 4

Cuidados de Enfermagem ao Paciente com Cardiopatia Congênita

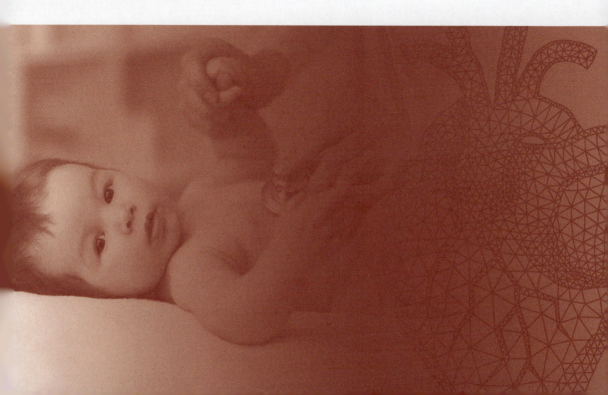

capítulo 12

Viviane Moreira Lino
Silmara Gimenes dos Reis

Comunicação Interventricular, Persistência do Canal Arterial e Defeito do Septo Atrioventricular

■ INTRODUÇÃO

As cardiopatias congênitas do coração e dos grandes vasos são as mais frequentes entre as más-formações congênitas graves e apresentam alta mortalidade no primeiro ano de vida.

As cardiopatias congênitas são alterações estruturais e/ou funcionais do sistema circulatório do fluxo sanguíneo. Portanto, podem estar comprometidas desde as estruturas das cavidades do coração até a anatomia dos vasos de base. Essas alterações ocorrem por um defeito na formação embrionária.[1]

As cardiopatias congênitas são más--formações do coração, causadas por fatores ambientais e anormalidades cromossômicas. Quanto mais precoce o aparecimento de um defeito no desenvolvimento da vida intrauterina, mais complexa é a cardiopatia. No entanto, a sobrevivência do feto não é colocada em risco, mesmo por anomalias cardíacas graves, desde que um lado do coração possa direcionar sangue para as grandes veias e a aorta.[2]

Didaticamente, podem-se dividir as cardiopatias congênitas em dois subgrupos: cardiopatias acianogênicas e cardiopatias cianogênicas. As cardiopatias acianogênicas são constituídas por más-formações ligadas às comunicações das circulações sistêmica e pulmonar, isto é, *shunts*" esquerdo-direito nos átrios, ventrículos ou grandes vasos e alterações valvares (estenose e insuficiência).

Neste estudo, citaremos duas más-formações acianogênicas com hiperfluxo pulmonar:[2]

- Comunicação interatrial CIA
- Comunicação interventricular CIV

A comunicação interatrial (CIA) é definida pela abertura anormal entre os átrios, permitindo que o sangue, a partir do átrio esquerdo, de maior pressão, flua para dentro do átrio direito, de menor pressão. A comunicação interventricular (CIV) é definida pela abertura anormal entre os ventrículos direito e esquerdo.[3]

A incidência total de cardiopatias congênitas é de oito por mil nascidos-vivos e, ao relacionarmos sua complexidade, podemos observar maior incidência de CIA e CIV entre as cardiopatias mais simples.[4]

A criança portadora dessas cardiopatias apresenta características fisiológicas próprias da afecção e, a maioria, é afetada cronicamente, passando no decorrer de sua vida por períodos de hospitalização, inúmeros procedimentos e, por cirurgias. O planejamento dos cuidados de saúde envolve promoção e qualidade nos serviços prestados.[5]

Durante a hospitalização, o emprego da Sistematização da Assistência de Enfermagem (SAE) favorece uma assistência individualizada e humanizada, com o direcionamento das ações de Enfermagem, e facilita a passagem de plantão, estimulando os enfermeiros no aperfeiçoamento de seus conhecimentos.[5]

■ OBJETIVOS

Gerais

Identificar e descrever as causas das cardiopatias acianogênicas: Comunicação Interatrial (CIA) ou Defeito do Septo Atrial (DSA) e Comunicação Interventricular (CIV) ou Defeito do Septo Ventricular (DSV).

Específicos

Identificar fatores desencadeadores das cardiopatias acianogênicas: Comunicação Interatrial (CIA) ou Defeito do Septo Atrial (DSA) e Comunicação Interventricular (CIV) ou Defeito do Septo Ventricular (DSV).

Investigar a relações entre Comunicação Interatrial (CIA) ou Defeito do Septo Atrial (DSA) e Comunicação Interventricular (CIV) ou Defeito do Septo Ventricular (DSV).

Apresentar os resultados do tratamento e da Assistência de Enfermagem.

Metodologia

Trata-se de um estudo do tipo bibliográfico, descritivo-exploratório, com análise sistematizada e qualitativa, envolvendo literaturas recentes, disponíveis em bibliotecas convencionais e virtuais, no período de 1995 a 2014.

Revisão bibliográfica: Pesquisa alguma parte, atualmente, da estaca zero. Mesmo que exploratória, isto é, de avaliação concreta desconhecida, em um dado local, alguém ou um grupo, em algum lugar, já deve ter feito pesquisas iguais ou semelhantes, ou mesmo complementares de certos aspectos da pesquisa pretendida.

Após a definição do tema, realizou-se uma busca em bases de dados virtuais de Saúde, especificamente na Biblioteca Virtual de Saúde (Bireme). Foram utilizados os descritores: Comunicação interatrial (CIA) ou defeito do septo atrial (DSA), Comunicação interventricular (CIV) ou defeito do septo ventricular (DSV) e Assistência de Enfermagem.

O passo seguinte foi uma leitura exploratória das publicações apresentadas no Sistema Latino-Americano e do Caribe de informação em Ciências da Saúde (LILACS), National Library of Medicine (MEDLINE) e Bancos de Dados em Enfermagem (BDENF), Scientific Electronic Library *online* (Scielo) e banco de teses da USP.

Realizada a leitura exploratória e a seleção do material, foi iniciada a leitura analítica por meio da leitura das obras selecionadas, o que possibilitou a organização das ideias por ordem de importância e sua sintetização, visando à fixação das essenciais para a solução do problema da pesquisa.

Na leitura interpretativa, houve uma busca mais ampla de resultados, ajustando a problemática da pesquisa a possíveis soluções. Feita a leitura interpretativa, iniciou-se a tomada dos apontamentos que se referiram às anotações consideradas o problema da pesquisa, ressalvando as ideias principais e os dados mais importantes.

Resultados e discussão

Comunicação Interatrial (CIA) ou Defeito do Septo Atrial (DSA)

A comunicação interatrial (CIA) ou defeito do septo atrial (DSA) é uma anomalia congênita bastante comum, fisiológica ao nascimento, e tem predomínio no sexo feminino. Nesta patologia, a comunicação entre os átrios ocorre na região da fossa oval, gerando um defeito no desenvolvimento do septo *primum* ou septo *secundum*, que constituem o septo interatrial. Pode ser classificada quanto à sua localização (Figura 12.1):[3]

- Defeito no nível da fossa oval;
- *Ostium primum* na porção inferior do septo, frequentemente associados a defeitos da válvula mitral;
- *Ostium secundum*, tipo mais comum de CIA 60%, ocorre no centro do septo atrial. Uma variante de OS é o forame oval patente (muito pequeno);
- Defeito fora da região da fossa oval;
- Defeito do seio venoso, menos comum. Situa-se na parte superior do septo interatrial. Ocorre quando uma veia pulmonar direita anômala conecta-se com o AD, ao invés do AE.

A comunicação interatrial tipo *ostium secundum* corresponde a cerca de 10% a 12% de todas as cardiopatias congênitas, sendo umas das lesões mais frequentes na prática clínica.

Capítulo 12 | Comunicação Interventricular, Persistência do Canal Arterial e Defeito...

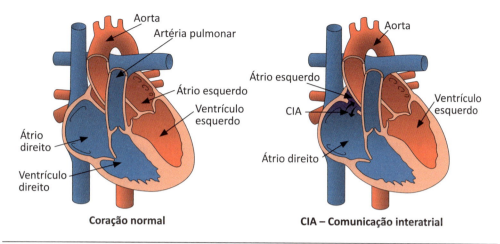

Figura 12.1 Comunicação interatrial (CIA) ou defeito do septo atrial (DSA).

Por ser uma cardiopatia com hiperfluxo pulmonar, resultante de uma sobrecarga de volume das câmaras direitas, e não da pressão, raramente leva a sintomas significativos na faixa etária pediátrica. O diagnóstico geralmente é sugerido pela presença de sopro cardíaco ejetivo em foco pulmonar e segunda bulha com desdobramento constante e fixo em criança com crescimento pôndero-estatural normal.[1]

Classicamente, na radiografia de tórax são encontrados área cardíaca discretamente aumentada, hiperfluxo pulmonar e abaulamento do tronco pulmonar. O eletrocardiograma geralmente mostra uma sobrecarga do ventrículo direito. A comunicação interatrial é fechada pelo aumento da pressão no átrio esquerdo ao final do primeiro ano de vida. Pode ser diagnosticada por ECG e seu tratamento é apenas cirúrgico.[1]

Entretanto, tais achados podem ser sutis e passarem despercebidos em consultas de rotina, tendo o diagnóstico realizado apenas na adolescência ou idade adulta.

- **Epidemiologia:** corresponde de 10% a 15% das CCAs. Aproximadamente 40% dos casos são diagnosticados quando o paciente está com cerca de 40 anos de idade. A maior incidência é no sexo feminino (2:1) e pode estar associada a outras anomalias congênitas.
- **Fisiopatologia:** durante a vida fetal, o sangue oxigenado proveniente da placenta atinge o segmento cefálico do feto através de uma comunicação entre os átrios, chamada forame oval. Deste, vai passando do átrio direito para o esquerdo, e do ventrículo esquerdo para a aorta. Já nas primeiras horas de vida ocorre o fechamento funcional desta passagem pelo aumento da pressão do átrio esquerdo; o fechamento anatômico ocorre no primeiro ano de vida.

A CIA ocorre por anomalias no desenvolvimento do septo interatrial como defeito da fossa oval, *ostium primum* e seio venoso. Logo após o nascimento, a criança apresenta uma reduzida complacência do ventrículo direito, resistência vascular pulmonar alta e sistêmica baixa, limitando o fluxo da esquerda para direita (pouco sangue flui do átrio esquerdo para o direito). Durante as primeiras semanas, a resistência pulmonar cai, tornando a parede do ventrículo direito mais fina e distensível, enquanto a resistência sistêmica aumenta, facilitando o esvaziamento do ventrículo esquerdo. Isso estabelece um curto-circuito do átrio esquerdo para o direito.[2]

- **Exame clínico:** as comunicações com pequeno *shunt* quase sempre são assintomáticas, diferente das com grande fluxo, em que o paciente, desde a infância, pode ter insuficiência cardíaca e pneumonias recorrentes. As crianças podem apresentar fadiga e dispneia aos exercícios e são mais propensas às infecções. Apesar de parecer benigna, a doença é grave, principalmente na vida adulta, quando surgem sintomas de hipertensão pulmonar, arritmias e insuficiência cardíaca. Em estágios avançados, pode aparecer edema periférico e cianose, quando há inversão do *shunt* para direita/esquerda.[4]

Ao exame físico, pode-se observar abaulamento e impulsões precordiais devido à dilatação das câmaras direitas. Na ausculta pode haver desdobramento de bulhas e a presença de um sopro sistólico efetivo, acompanhado por frêmito no foco pulmonar, provocado pelo aumento do fluxo através desta valva e dilatação do tronco da artéria pulmonar. A criança pode apresentar infecções respiratórias de repetição e atraso no crescimento. Pode ficar assintomática por anos, apresentando discreta repercussão hemodinâmica na fase adulta e pode cursar com hipertensão pulmonar e alterações do ritmo cardíaco.[6]

- **Exames complementares:** RX de tórax. São encontrados área cardíaca discretamente aumentada, hiperfluxo pulmonar e abaulamento do tronco pulmonar. Os achados radiográficos são: aumento da área cardíaca com aumento de átrio direito, ventrículo direito e artéria pulmonar, arco aórtico normal e sinais de hipertensão pulmonar. Não há dilatação do átrio esquerdo, como no defeito no septo ventricular.[7]
- **Eletrocardiograma:** geralmente mostra sobrecarga do ventrículo direito; distúrbios de condução pelo ramo direito, com desvio do eixo para a direita, por sobrecarga ventricular direita; e alongamento de PR.[8]
- **Ecocardiograma:** identifica o tipo, o local e as dimensões do defeito; demonstra a conexão das veias pulmonares; avalia a dilatação, a hipertrofia das câmaras e a magnitude do *shunt*; analisa o fluxo pulmonar; estima pressão arterial pulmonar; e reconhece lesões associadas.[9]
- **Cateterismo.** fica restrito a casos em que haja dúvida diagnóstica ou necessidade de avaliação do grau de hipertensão pulmonar. O cateterismo direito mostra o aumento da saturação de oxigênio no sangue das cavidades direitas e o esquerdo confirma o diagnóstico:[10]
  - grande aumento do AD e VD;
  - dilatação de câmara direita;
  - tronco da artéria pulmonar aumentado;
  - sinais de hipertensão pulmonar.

Segundo os autores Prado e Godoy (2005), o tratamento cirúrgico de CIA deve ser sempre corrigido cirurgicamente. Indicações da cirurgia: relação entre fluxo pulmonar e sistêmico maior que 2:1, mesmo em paciente assintomático; hipertensão pulmonar; lactentes com insuficiência cardíaca, infecções respiratórias de repetição e atraso de crescimento; adultos com grave disfunção das câmaras direitas.

A idade ideal para a correção da CIA é a pré-escolar. O fechamento pode ser feito com prótese tipo *umbrella*. Há duas maneiras de se obter a oclusão: cirurgia ou uso de prótese. É raro haver estudos que relatam resultados ruins ou não satisfatórios em relação a um novo procedimento ou técnica. A cirurgia, apesar de ser um procedimento seguro, apresenta mortalidade de 0,5% a 2% nas melhores séries. Ela se baseia na utilização de tecido animal como forma corretiva da comunicação interatrial.

Sabe-se que inúmeros problemas clínicos começam a aparecer após a terceira, quarta, quinta e, às vezes, até a sexta década, incluindo arritmias secundárias à dilatação atrial direita (fibrilação atrial, *flutter* etc.), doença vascular pulmonar, disfunção ventricular direita sistólica, disfunção sisto-diastólica esquerda (por alteração crônica da interatividade ventricular e anormalidade da contração do septo interventricular). Tais problemas trazem consequências clínicas, como palpitações, cansaço, fadiga, limitação das atividades diárias e consequente piora da qualidade de vida. Infelizmente, a oclusão tardia do defeito, pelo método cirúrgico ou por prótese, não elimina muitos destes problemas clínicos crônicos, principalmente arritmias e disfunção ventricular.

COMUNICAÇÃO INTERVENTRICULAR (CIV) OU DEFEITO DO SEPTO VENTRICULAR (DSV)

Dentre as cardiopatias congênitas, a comunicação interventricular (CIV), é a mais frequente, correspondendo a cerca de 25% de todas elas. Pode ser de dois tipos: perimembranosa (80%) e muscular (10%); apresenta, ainda, outros tipos (10%) (Figura 12.2). O tipo mais comum é a perimembranosa, seguido da muscular. A CIV muscular, por definição, está circundada por tecido muscular ao redor de todo o defeito e, geralmente, fica distante do nó atrioventricular e dos mais importantes feixes de condução, Quando pequena, a história natural mostra boas chances de oclusão espontânea até os 4 a 5 anos de idade. Sempre de caráter patológico, é reconhecida pela ausência de tecido septal, permitindo uma comunicação entre os ventrículos.[11]

Em sua etiologia, há várias possíveis causas: defeito em um gene único; associação a doenças do tecido conjuntivo, como na síndrome de Marfan; associação a erro inato do metabolismo, como na homocistinúria; associação a anormalidades nos cromossomos, como na trissomia do 21 (síndrome de Down); ou, ainda, anormalidades associadas à teratogenia, como na rubéola materna, ingestão de talidomida e abuso crônico de bebidas alcoólicas pela gestante (causando toxicidade por álcool etílico) são encontrados em 45% dos pacientes com CIV. Pode estar também relacionadas com interações ambientais e genéticas.[12]

Embora lesões cardíacas sejam mais frequentes em portadores de alterações gênicas, a maioria dos pacientes com CIV não apresenta alteração cromossômica ou gênica. Apenas 15% das más-formações cardíacas têm sua causa determinada. Em 85% dos casos, não se identifica a causa. Dessa maneira, para 85% das situações não há medidas preventivas. A não exposição a possíveis agressores (como exames radiológicos), certos medicamentos (como a talidomida) e pessoas com infecções com potencial lesão ao feto (como a rubéola) são naturalmente medidas preventivas. Existem métodos para o diagnóstico precoce, como o estudo dos cromossomos de células do líquido amniótico e a ecocardiografia fetal. A detecção precoce permite um acompanhamento diferenciado da gestação e o planejamento das medidas pós-parto.[13]

Seu tratamento está indicado quando causa insuficiência cardíaca no primeiro ano de vida ou, após essa idade, quando há repercussão hemodinâmica, caracterizada pelo aumento das dimensões do ventrículo esquerdo à ecocardiografia. O fechamento oportuno da CIV muscular previne o aparecimento de complicações futuras, como hipertensão arterial pulmonar, insuficiência cardíaca e

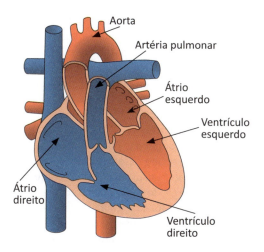
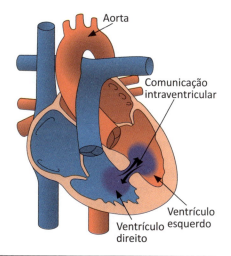

Figura 12.2 Comunicação interventricular (CIV) ou defeito do septo Ventricular (DSV).

arritmias. O prognóstico também é muito variável. Existem doenças que não alteram o tempo ou a qualidade de vida, mas existem doenças que nas quais é impossível a vida extraútero. Entre estes dois extremos há uma infinidade de nuances possível de apresentações clínicas e de perspectiva de vida. A CIV, portanto, é uma doença multifatorial.[14]

- **Epidemiologia:** corresponde de 25% a 30% das cardiopatias congênitas. A prevalência nos sexos é equilibrada, embora alguns autores registrem discreto predomínio no sexo feminino e é encontrada com maior frequência em filhos e irmãos portadores deste defeito.[15]
- **Fisiopatologia:** a CIV permite um fluxo sanguíneo da esquerda para a direita, pois o ventrículo esquerdo ejeta sangue para a aorta, para o ventrículo direito e para artéria pulmonar (sangue oxigenado se mistura com sangue não oxigenado, levando a alterações hemodinâmicas), resultando em um hiperfluxo pulmonar, que resulta em um aumento do retorno venoso para o átrio esquerdo e o ventrículo esquerdo. As alterações fisiopatológicas dependem do tamanho do defeito:[16]
  - **CIV pequena:** pode não haver alterações na hemodinâmica; as modificações estruturais normais das arteríolas pulmonares seguem normalmente.
  - **CIV moderada:** o fluxo pulmonar aumenta levando a considerável aumento do retorno venoso, com sobrecarga de volume das cavidades esquerdas. Esta sobrecarga ocasiona dilatação e hipertrofia das câmaras esquerdas. Além disso, o volume adicional para o átrio esquerdo provoca um aumento da pressão nesta câmara e nos capilares pulmonares. Ao nascimento, não se observa hiperfluxo pulmonar devido à resistência pulmonar elevada. A redução da resistência pulmonar segue seu curso normal e, por volta do terceiro mês de vida, começam a surgir sinais de hiperfluxo pulmonar, com discreta hipertensão venocapilar.
  - **CIV grande:** no recém-nascido há equalização pressórica entre os ventrículos e elevadas pressões na artéria pulmonar, levando a edema da parede bronquial, aumento da secreção mucosa e diminuição da luz brônquica, fatores que vão progressivamente diminuindo a capacidade ventilatória do paciente. Aos 2 meses de vida, a criança apresenta importante quadro de insuficiência cardíaca à esquerda.

Para os autores Crioti e Rivera, o exame clínico depende do tipo de lesão, de sua repercussão hemodinâmica e da presença de anomalias associadas. Pode apresentar ICC nos primeiros meses de vida, infecções respiratórias repetitivas, desenvolvimento precoce de doença vascular pulmonar, curva ponderal estacionária ou descendente e cardiomegalia. Quando a comunicação interventricular é pequena ou moderada, os pacientes são assintomáticos e só é diagnosticada pela presença de sopro cardíaco. Já as CIVs maiores levam a alterações hemodinâmicas e sintomas precoces, como cianose e insuficiência cardíaca congestiva (ICC) com 2 a 3 meses de idade. Porém, em 75% dos casos a comunicação interventricular fecha-se espontaneamente até 10 anos de idade. Os sintomas são variáveis, conforme o tipo, o grau e o tempo de evolução da doença. Os sinais e sintomas mais comuns são: falta de ar, baqueteamento digital (dedos em forma de baqueta de tambor), sudorese e cansaço nas mamadas (neonatal) e modificações no formato do tórax.

Quando a CIV vem acompanhada do quadro da síndrome de Eisenmenger, apresenta elevada resistência pulmonar, aumento da pressão nas câmaras direitas e *shunt* D/E, com cianose. O ECG é um exame complementar. Pode estar normal ou apresentar discreta sobrecarga ventricular esquerda na CIV pequena; na CIV moderada, revela hipertrofia do ventrículo esquerdo; na CIV grande, quando há hiperfluxo pulmonar predominante, o padrão é de sobrecarga esquerda; e quando há hipertensão pulmonar reativa, o ECG mostra uma sobrecarga do ventrículo direito exclusiva. O RX do tórax, na CIV pequena, está normal ou apresenta um discreto aumento na circulação pulmonar; na moderada, mostra-se com cardiomegalia e aumento do átrio esquerdo; na grande CIV, quando predomina

Capítulo 12 | Comunicação Interventricular, Persistência do Canal Arterial e Defeito... 137

o hiperfluxo pulmonar, há um aumento da circulação pulmonar com dilatação do tronco pulmonar e crescimento do ventrículo e átrio esquerdos. Quando há aumento da resistência vascular pulmonar e diminuição do hiperfluxo, observa-se aumento dos vasos hilares e redução na área cardíaca, passando a predominar a hipertrofia do ventrículo direito.

O ecocardiograma bidimensional permite o reconhecimento, a localização e a avaliação do número e tamanho da CIV. Quando associado ao *doppler*, detecta todas as CIVs.

O cateterismo confirma o defeito septal, sua localização, anatomia, avaliação do fluxo sanguíneo e resistência pulmonar, função ventricular, sendo possível descartar outras lesões associadas. É um dos melhores métodos nos casos de indecisão na indicação cirúrgica dos pacientes com CIV. O tratamento ideal é a correção do defeito estrutural. Conforme o caso, pode-se precisar de cirurgia imediata ou aguardar meses ou anos para a cirurgia de correção. Em crianças menores de 1 ano, a conduta é o acompanhamento clínico mensal, visando o tratamento imediato de eventuais complicações. Após 1 ano, em CIVs pequenas continua-se o acompanhamento esperando a possibilidade de fechamento espontâneo. As cirurgias em menores de 1 ano são indicadas nos casos de ICC refratárias, broncopneumonias de repetição, déficit no desenvolvimento pondo estatural, aparecimento ou progressão de hipertensão arterial pulmonar. Após o primeiro ano de idade, indica-se a cirurgia em todas as CIVs de moderadas a grandes.

A cirurgia é realizada com circulação extracorpórea. Baseado na localização da comunicação interventricular, o cirurgião decide sobre a mais adequada via de abordagem para cada caso.

Podem ser utilizadas como vias de acesso para a correção da CIV a abordagem transatrial; a ventriculotomia direita ou esquerda, com excelentes resultados; a arteriotomia pulmonar; a aortotomia; ou a abordagem combinada. A abordagem por atriotomia direita dá condições ótimas de visão para a correção de praticamente todos os tipos de CIV e permite ainda a ressecção de estenose pulmonar associada. Por meio dela, podemos evitar uma cicatriz no VD e, assim, haverá menor incidência de bloqueio do ramo direito e das arritmias ventriculares. Conforme o caso, a intervenção pode ser feita intraútero. Cada apresentação clínica tem particularidades quanto aos medicamentos ou outras medidas indicadas.[17]

Os cuidados de Enfermagem prestados a portadores de cardiopatias congênitas citadas nesse contexto deve ter início logo após a suspeita do diagnóstico. Embora a correção cirúrgica tenha evoluído, ainda em alguns casos não é possível reparar por completo muitas anomalias complexas. Assim, o enfermeiro tem um importante papel como profissional da Saúde no processo de tratamento, criando propostas de intervenção individualizada de acordo com as necessidades do paciente e de seus familiares, com orientações educativas e apoio segundo o quadro de assistência de Enfermagem a portadores de CIA e CIV17 (Quadro 12.1).

Quadro 12.1 Quadro de assistência de enfermagem.	
Assistência de enfermagem	Justificativa
Manutenção do suporte ventilatório mecânico com aspiração de TOT e VAS.	Risco de atelectasias e alteração na relação ventilação/perfusão, com queda da complacência e da oxigenação. Avaliação clínica quanto à expansão torácica e presença de murmúrio vesicular simétrico.
Mínimo manuseio.	Risco de instabilidade hemodinâmica e risco de infecção, devido à região esternal aberta.
Acompanhamento de drenagem através dos drenos pleural e mediastinal.	Risco de sangramento pós-operatório, devido à coagulopatia ou hemostasia cirúrgica inadequada.

(continua)

138 Seção 4 | Cuidados de Enfermagem ao Paciente com Cardiopatia Congênita

Quadro 12.1 Quadro de assistência de enfermagem.	*(Continuação)*
Assistência de enfermagem	**Justificativa**
Acompanhamento do débito urinário.	Risco de oligúria e insuficiência renal devido ao tempo de exposição à CEC.
Manutenção do cateter venoso central.	Risco de instabilidade hemodinâmica e suporte cardíaco com a infusão de aminas.
Monitorização da pressão arterial sistólica, diastólica e média (PAM).	Avaliação contínua do estado hemodinâmico, possibilitando ajustes rápidos de drogas.
Monitorização da pressão venosa central (PVC) ou da pressão de átrio direito (AD)	Possibilita a verificação da pressão diastólica final do ventrículo direito (VD), em especial nos pacientes com hipertensão pulmonar residual.
Acompanhamento de temperatura corporal.	Risco de infecção e sangramento causado pela hipotermia, que leva ao aumento da resistência vascular sistêmica (RVS), pós-carga e o trabalho do VE. Risco de vasodilatação periférica e hipotensão causada pela hipertermia, que leva ao aumento do consumo de oxigênio e diminuição da RVS.
Manutenção da sonda nasogástrica em sifonagem.	Risco de acúmulo de secreção gástrica e/ou líquido de estase.
Proteção da incisão cirúrgica com curativo plástico.	Presença de edema cardíaco após a cirurgia. O esterno permanece aberto para evitar óbitos pela compressão do coração.
Monitorização da oximetria de pulso.	Risco de alteração da função respiratória (oxigenação); Além disso, é sensível indicador do débito cardíaco, *shunt* intrapulmonar e intracardíaco.
Monitorização do ritmo cardíaco.	Risco de variações da frequência e do ritmo cardíaco.
Proteção do fio de marca-passo.	Risco de arritmias ou bloqueio atrioventricular por edema do músculo cardíaco.
Controle laboratorial.	Riscos de distúrbios eletrolíticos, metabólicos e ventilatórios.

■ CONSIDERAÇÕES FINAIS

Observa-se que a assistência de Enfermagem com embasamento científico proporciona maior estabilidade ao portador de CIA e CIV em suas patologias que cursam com variações hemodinâmicas, exigindo, dessa forma mais atenção do profissional. O conhecimento sobre a fisiopatologia, a sintomatologia e o tratamento permitem ao enfermeiro direcionar sua assistência, tornando-a mais eficiente.

Para os enfermeiros, a teoria é importante na construção do cuidado, pois auxilia os profissionais a discernir seus objetivos e a adotar uma postura holística e humanizada na prestação de serviço com qualidade.

Atualmente, com a melhoria e o aperfeiçoamento das unidades de terapia intensiva pediátrica (UTIs), as crianças portadoras de cardiopatias congênitas, mesmo as mais complexas, têm uma melhor sobrevida. Aliado a este fato, o diagnóstico das cardiopatias tornou-se mais preciso e as alterações hemodinâmicas melhor compreendidas, permitindo, assim, um amplo conhecimento das condições da criança a ser operada e também a previsão das alterações que encontraremos no pós-operatório.

Capítulo 12 | Comunicação Interventricular, Persistência do Canal Arterial e Defeito...

Essas crianças com cardiopatias, principalmente as complexas, devem ser encaminhadas para um local que seja centro de referência, onde haja condições para um atendimento global no pré, per e pós-operatório.

Frente ao impacto da doença, os familiares vivenciam sentimentos de desespero, culpa e insegurança, buscando, muitas vezes, apoio nos profissionais de Enfermagem para superar a situação. Como os seres humanos são únicos, apostos de medos e aflições. Na Enfermagem, como na vida, não existem respostas prontas para resolvê-los. Como enfermeiros, lidamos cotidianamente com seres humanos precisando de ajuda, e não com doenças que nos desafiam. Peço humildemente a Deus que me abençoe neste caminho.

■ REFERÊNCIAS BIBLIOGRÁFICAS

1. Braunwald E. Tratado de medicina cardiovascular. 5 ed. São Paulo: Roca; 1999. v.2.
2. Porto CC. Semiologia médica. 5 ed. Rio de Janeiro: Guanabara Koogan; 2005.
3. Marcondes E. Pediatria básica. 8 ed. São Paulo: Savier; 1995.
4. Moore K. Embriologia básica. 7 ed. Rio de Janeiro: Elsevier; 2008.
5. Brunner - Tratado de enfermagem médico-cirúrgica. 12 ed. Rio de Janeiro: Guanabara Koogan; 2011.
6. Regenga MM. Fisioterapia em cardiologia: da UTI à reabilitação. São Paulo: Roca; 2000.
7. Manual de Neonatologia da Sociedade de Pediatria de São Paulo. Rio de Janeiro: Revinter; 1994.

8. Shepherd BR. Fisioterapia em pediatria. 3 ed. São Paulo: Santos; 1996.
9. Fontes VF, Pedra CA. Fechamento percutâneo da comunicação interatrial. Arq Bras Cardiol 2002;79(3):319-22.
10. Hobaika SB, Procópio AL. Anestesia para implante de marca-passo em paciente adulto com ventrículo único não-operado: relato de caso. Rev Bras Anestesiol 2007; 57(1):90-3.
11. Prado AF, Godoy AR. Ventilación no invasiva como tratamiento de la insuficiencia respiratoria aguda en pediatra: artículos de Investigación. Rev Méd Chile 2005;133(5):5-9.
12. Texto Cardiopatias. Disponível no site Enciclopédia Ilustrada de Saúde: http://adam.sertaoggi.com.br/encyclopedia/ index.htm. Autor desconhecido. (Acesso em: 15,18 e 19 out. 2014)
13. Apresentação: Cardiopatias congênitas acianóticas. Disponível no site: http://scridb.com. (Acesso em: 15, 21, 22 e 26 out. 2014)
14. Texto: Sintomas das cardiopatias. Disponível no site: Manual Merk, http://www.manualmerck.net. (Acesso em: 18, 19 e 22 out. 2014)
15. Moreira N, Fernandes F. Avaliação pós-operatória imediata da influência da desinserção da valva tricúspide no tratamento da comunicação interventricular. Rev Bras Cir Cardiovasc 1998;13(4):15-21.
16. Croti VA, Braile DM, Oliveira MA, et al. Fechamento CIV muscular de via de entrada do ventrículo direito. Rev Bras Cir Cardiovasc 2008;3(4):589-90.
17. Rivera IR, Andrade JR, Mendonça MA, et al. Comunicação interventricular: pequenos defeitos, grandes complicações. Rev Bras Ecocardiogr 2008;21(3):41-5.

capítulo 13

Erica de Oliveira Paes
Eliza Akemi Ikeisumi

Coarctação da Aorta

■ INTRODUÇÃO

A coarctação da aorta (COAO) é responsável por cerca de 6% a 8% de todas as cardiopatias congênitas, com maior incidência em natimortos. É o quinto defeito cardíaco congênito mais comum. A prevalência é maior no sexo masculino em relação ao feminino (1,3 a 2:1). É comum no sexo feminino, associada à síndrome de Turner.

A COAO foi descrita pela primeira vez em 1760, por Morgagni. Em 1903, Bonnett definiu a coarctação como um estreitamento da aorta e classificou a lesão em dois grupos: infantil e adulto.

Em 1945, Crafoord e Nylin realizaram o primeiro tratamento cirúrgico com sucesso para a correção da coarctação da aorta.

Em 1970, Campbell, em estudos pós-morte de pacientes com coarctação da aorta não reparada, mostrou que dos que sobreviveram aos primeiro e segundo anos de vida, 25% morreram antes dos 20 anos; 50%, após 32 anos; 75%, após 46 anos; e 90%, após 58 anos. Nesse estudo, a taxa de mortalidade sobe gradualmente de 1,6% nas primeiras décadas para 6,7% ao ano, no sexto ano e nas décadas seguintes. As causas de morte com uma coarctação não reparada incluem insuficiência cardíaca congestiva (26%), ruptura da aorta (21%), endocardite bacteriana (18%) e hemorragia intracraniana (12%). A incidência de endocardite bacteriana é algo entre 0,6% e 1,3% ao ano.[1]

Em 1973, Coceani e Olley demonstraram a eficiência das prostaglandinas PGE1 e PGE2 em relação ao *ductus arteriosus*, em condições anaeróbicas.[2] Em 1975, eles as utilizaram pela primeira vez em crianças com cardiopatia cianótica com fluxo pulmonar *ductus*-dependente, estendendo a indicação a pacientes com cardiopatia com fluxo sistêmico-ductos-dependente, e demonstraram que atuavam igualmente em condições aeróbicas. A introdução de prostaglandina para manutenção da patência do *ductus arteriosus* tem reduzido significativamente a morbidade e mortalidade desta população.

Estudos realizados em pacientes submetidos à correção cirúrgica de coarctação da aorta mostraram que crianças com idade entre 1 e 5 anos tinham menor taxa de mortalidade. A causa mais comum de óbito tardio foi a doença da artéria coronária na idade média de 53 anos. Dez pacientes foram diagnosticados e morreram da doença. Todos estes pacientes foram operados com mais de dez anos de idade.[3]

■ DEFINIÇÃO

A coarctação da aorta (COAO) é definida como uma anomalia obstrutiva, geralmente situada na junção do arco aórtico com a porção proximal da aorta descendente e na área de inserção do canal arterial.

Os fatores críticos que determinam o grau de repercussão hemodinâmica ao paciente são: presença de *ductos arteriosus*, tamanho do arco transverso e grau de estreitamento no local de coarctação.

Em 1903, Bonnett definiu a COAO como um estreitamento da aorta e classificou a lesão em dois grupos: infantil e adulto.

- **Infantil:** estreitamento do vaso entre a origem da artéria subclávia esquerda (E) e a inserção do canal arterial, na região do istmo fetal. Mais tarde, se tornou conhecida como coarctação da aorta pré-ductal. Bonnett considerava a lesão como uma persistência das relações anatômicas existentes antes do nascimento. Quando em condições de circulação fetal, a artéria pulmonar leva o sangue para as extremidades inferiores através da grande persistência do canal arterial que se une à estreita porção descendente do arco aórtico (istmo fetal).

- **Adulto:** condição patológica na vida intrauterina normal e que consiste de uma constrição adjacente à inserção do *ductus arteriosus*, quer imediatamente, um pouco acima ou abaixo dela. No tipo adulto, o canal é fechado.

Classificação em relação ao *ductus arteriosus*:[4]

- **Pré-ductal:** o estreitamento é proximal ao canal arterial, o fluxo sanguíneo para a aorta que é distal ao estreitamento é dependente do canal arterial. A coarctação pré-ductal é resultado de uma anomalia intracardíaca durante a vida fetal que reduz o fluxo sanguíneo através do lado esquerdo do coração, levando ao desenvolvimento da hipoplasia da aorta. A coarctação pré-ductal está presente em cerca de 5% das crianças com síndrome de Turner.[5]
- **Ductal:** o estreitamento ocorre na região do canal arterial. Este tipo geralmente aparece quando o canal arterial se fecha.
- **Pós-ductal:** o estreitamento é distal para a inserção do canal arterial. Este tipo é mais comum em adultos. Está associado com entalhamento das costelas (por causa da circulação colateral), hipertensão nos membros superiores e diminuição de pulsos em membros inferiores. A coarctação pós-ductal é provavelmente resultado da extensão de uma artéria muscular (*ductos arteriosus*) em uma artéria elástica (aorta) durante a vida fetal, onde a contração e fibrose do canal arterial, após o nascimento, provoca o estreitamento da luz da aorta, posteriormente.[6]

■ ETIOLOGIA

A causa da coarctação da aorta é desconhecida. São duas as teorias:

a) **Teoria do tecido ductal (Craigie e Skoda):** ocorre anormal extensão do canal arterial em parede aórtica e fatores responsáveis pelo fechamento do canal arterial após o nascimento contraem o tecido do canal na aorta, resultando em coarctação. Esta teoria é baseada pela histológica extensão do tecido do canal arterial em cerca de metade da circunferência da parede aórtica e, às vezes, toda a circunferência. A obstrução da aorta geralmente não é evidenciada intrauterinamente pela ultrassonografia. Esta hipótese não explica a presença de prateleira posterior na aorta em fetos com canal arterial amplamente patente, não tem evidência de constrição e também não explica porque a obstrução inicial da aorta é na frente do *ductus arteriosus*.[7]

b) **Teoria hemodinâmica:** é que a hemodinâmica fetal anormal promove o desenvolvimento de coarctação. O istmo da aorta, entre a artéria subclávia E e o canal arterial normalmente recebe menos que 10% do débito ventricular combinado e é menor em diâmetro do que a aorta ascendente ou descendente na vida fetal. As lesões cardíacas que reduzem a via de saída do ventrículo esquerdo (VE) podem reduzir o fluxo sanguíneo através do istmo aórtico e levar à coarctação.[8]

Teorias de desenvolvimento têm se centrado em anormalidades do fluxo sanguíneo,[8] padrões de migração anormal do arco aórtico em desenvolvimento e distribuição excessiva do tecido ductal em torno do istmo aórtico, mas estas teorias não refletem as mudanças generalizadas vistas tanto na estrutura do coração esquerdo (anormalidade da válvula mitral, válvula aórtica bicúspide) e as estruturas vasculares da porção superior do corpo (aneurismas cerebrais), tão comumente associadas com a coarctação da aorta.

■ EMBRIOLOGIA

A primeira etapa no desenvolvimento do coração e vasos da base é a aparência de dois espaços tubulares, um de cada lado da linha média no pericárdio, que mais tarde se fundem formando as aortas torácica e abdominal.

À medida que o embrião cresce, ocorre a flexão e o crescimento anterior da vasculatura dos tubos, de modo que a área do pericárdio e estes vasos se dobram sob a cabeça e finalmente se deitam no aspecto ventral para o intestino. Como resultado, cada um desses vasos (dorsal e ventral) se junta anteriormente por um arco. Nesta fase, são chamadas aorta primitiva e as partes anteriores de ligação, arcos aórticos.

Mais cinco arcos se desenvolvem em cada lado, por trás dos primeiros, de modo que em um estágio seis pares de arcos aórticos estão presentes.

Na área do pericárdio, as duas aortas ventrais primitivas se fundem, formando a união de duas câmaras do coração, que, por uma sucessão de rotações e flexões o desenvolvem.

Durante a vida uterina, os pulmões do feto não são funcionantes e apenas uma pequena parte do sangue vai para a artéria pulmonar; a maior parte é desviada através do *ductus arteriosus* para a porção superior da aorta descendente, do tronco e das extremidades inferiores, retornando para a placenta.

O sangue bombeado pelo coração esquerdo supre principalmente a cabeça e os braços. Assim, não há grande fluxo de sangue no arco descendente entre a artéria subclávia E a abertura do canal arterial. Esta porção é mais estreita e conhecida como istmo fetal.

O desenvolvimento anormal dos quarto e sexto arcos resulta em coarctação e ocorre durante as sextas e oitavas semanas de gestação.

■ ECO FETAL

A coarctação de aorta é uma das condições mais difíceis de diagnosticar durante a vida fetal, principalmente por causa da permeabilidade do ducto arterial e da circulação paralela que existe antes do nascimento. A presença de coarctação de aorta pode ser suspeitada pelo ecocardiograma fetal, pela assimetria dos grandes artérias, os ventrículos, ou ambos, com domínio das estruturas cardíacas à direita.

■ FISIOPATOLOGIA

Ao nascimento ocorre o início do fechamento do *ductus arteriosus*, provocando aumento súbito da pós-carga, aumento da pressão diastólica do VE, aumento das câmaras à esquerda e posteriormente disfunção de VE, baixo débito cárdico e choque cardiogênico.

A pressão diastólica VE e o aumento da pressão AE causam *shunt* E-D através do forame oval e aumenta o fluxo pulmonar. Ocorre hipertensão pulmonar como resultado do aumento do fluxo de sangue pulmonar e aumento da pressão venosa secundária ao aumento da pressão do AE.

As câmaras à direita (D) começam a dilatar devido à sobrecarga do volume do VD. Todos esses eventos levam à insuficiência cardíaca.

Geralmente, a coarctação é isolada e assintomática, e os sintomas estão relacionados à hipertensão arterial: cefaleia, escotomas luminosos, tontura, dores musculares e câimbras nos membros inferiores.

A obstrução do fluxo sistêmico leva a um aumento da pressão diastólica VE e à hipertrofia VE, com hipertensão arterial nos membros superiores e redução da pressão nos membros inferiores. A diminuição do fluxo para a aorta descendente leva a isquemia dos órgãos abdominais e extremidades inferiores, acidose metabólica e, ocasionalmente, hipofluxo renal e alteração dos sistemas renina-angiotensina, que aumenta a hipertensão arterial.

Os primeiros sinais e sintomas ocorrem na primeira e terceira semana de vida, quando o *ductus arteriosus* começa a se fechar e há redução de resistência pulmonar. No exame físico observa-se diferença significativa entre os pulsos e a pressão arterial nos MMSS e MMII (diminuição de pulsos em MMII, pulsos amplos em MMSS e aumento da pressão em MMSS).

No lactante, estas características estão presentes após três meses de vida e podem evoluir para insuficiência cardíaca, diminuição da perfusão periférica, acidose metabólica e taquipneia. No exame físico, observa-se um murmúrio ejetivo ao longo do bordo esternal à esquerda e na área subescapular à esquerda. A hepatomegalia e o ritmo de galope estão presentes na insuficiência cardíaca.

A ausência de gradiente de pressão em pacientes com COAO pode ocorrer por três motivos anatômico-físicos:

Seção 4 | Cuidados de Enfermagem ao Paciente com Cardiopatia Congênita

1. O *ductus arteriosus* permanece patente e o ventrículo direito supre o fluxo dos MMII através do canal *arteriosus*; nestes pacientes pode haver diferencial de coloração e diminuição de saturação em membros inferiores.
2. Disfunção de ventrículo esquerdo, que pode causar diminuição da resistência vascular sistêmica, impossibilitando a detecção de gradiente entre os membros.
3. A artéria subclávia direita tem origem anômala distal da coarctação (pós-coarctação).

Apresentação em crianças: dor em MMII, parestesia, fraqueza muscular, dilatação da artéria espinal anterior com compressão do nervo espinal.

Algumas podem apresentar dispneia ao exercício e claudicação. Crianças com coarctação por longo tempo podem apresentar tortuosidades das arteríolas da retina. Há ocorrência de ruptura de aneurismas intracranianos, levando à hemorragia aracnoide por apenas moderada elevação da pressão sistólica.

O *ictus* é, geralmente, visível e palpável. A segunda bulha, na maioria das vezes, é palpável na área aórtica e no bordo esternal à esquerda. O sopro sistólico originado na área coarctada está presente no precórdio e principalmente no dorso.

No tratamento de neonatos com coarctação crítica ou insuficiência aórtica está indicada a prostaglandina (PGE) na dose inicial de 0,05 µg/kg/min até 0,1 µg/kg/min podendo aumentar gradativamente até 0,2. O uso de prostaglandina tem efetividade se o canal arterial estiver aberto. Para a administração de PGE, há necessidade de um acesso confiável e seguro que garanta a infusão contínua de PGE. Neste caso, está indicado o cateter venoso central. Também será necessária uma via para administração de drogas e outras medicações.

Os efeitos colaterais de PGE incluem: vasodilatação cutânea, hipotensão, arritmia ou distúrbio de condução, febre, depressão respiratória, risco para infecção, diarreia, distúrbios metabólicos e, raramente, coagulopatias.

Nos recém-nascidos com coarctação isolada, a redução da resistência vascular pulmonar com a ventilação mecânica e o uso de prostaglandina não afetam o sistema hemodinâmico, porém, a coarctação associada a comunicação interventricular, apresenta uma redução da resistencia vascular pulmonar aumentando o fluxo de sangue esquerda-direita, que pode levar à insuficiência cardíaca direita. Para evitar o quadro citado, é necessário o controle da ventilação mecânica, aumentando a resistência vascular pulmonar com FiO_2 mais baixo, para manutenção da saturação aproximadamente em torno de 85%, e para CO_2 de 40 a 50 mmHg. Como estratégia de tratamento pré-operatório, deve-se manter o equilíbrio acidobásico, a circulação com relação Qp: Qs 1:1, manter Hb e Ht dentro da normalidade, hidratação adequada, equilíbrio hidreletrolítico, saturação arterial em torno de 85% e PCO_2 entre 40 a 50 mmHg. Se necessário, fazer suporte inotrópico e dopamina em dose dopaminérgica, para aumentar o fluxo de sangue renal (dose menor 5 µg/kg/min). Em casos de acidose metabólica, pode ser realizada a correção com bicarbonato de sódio, podendo ser repetida até a resolução da acidose metabólica, que, quando persistente, pode estar relacionada com disfunção miocárdica, isquemia tecidual (como isquemia intestinal) e risco elevado de enterocolite necrosante, principalmente no uso de prostaglandina em altas doses.

Exames diagnósticos:

- **RX tórax:** abaulamento causado pela dilatação da aorta devido a uma retração da parede da aorta no local da obstrução, com consequente dilatação pós-estenose. Entalhamento das costelas. Aumento da área cardíaca e congestão venosa pulmonar.
- **Eletrocardiograma:** hipertrofia ventricular direita em lactantes com coarctação grave, porque o ventrículo direito atua como ventrículo sistêmico na vida fetal.
- **Ecocardiograma:** tipo de coarctação, extensão da área coarctada, função ventricular, associação com outras anormalidades cardíacas, condições da aorta e supra-aorta.

- **Ressonância magnética e angiotomografia do coração:** são exames não invasivos preferenciais para a avaliação do local, extensão e grau de coarctação da aorta, condição do arco aórtico, condições do vaso pré e pós-estenose, presença de colaterais, aneurismas, reestenose ou estenose residual.
- **Cateterismo cardíaco:** com ventriculografia esquerda e aortografia, pode ser útil na avaliação de pacientes que têm associação com outras anomalias e também para avaliação do fluxo dos colaterais. Nos casos em que estes são bem definidos pelo ecocardiograma, não há necessidade de cateterismo cardíaco.

Hipoplasia do arco transverso

O arco aórtico é comumente dividido em três segmentos:

1. **Proximal:** entre o tronco braquiocefalico e a artéria carótida esquerda.
2. **Distal:** entre a carótida esquerda e a artéria subclávia esquerda.
3. **Istmal:** entre a subclávia esquerda e o ligamento ou *ductus arteriosus*.

Os critérios anatômicos que definem a hipoplasia do arco:

1. **Proximal:** arco aórtico transverso < 60% do diâmetro de aorta ascendente.
2. **Distal:** arco aórtico transverso < 50% do diâmetro da aorta ascendente.
3. **Istmal:** < 40% do diâmetro da aorta ascendente.

Uma regra comum para determinar a hipoplasia do arco transverso em recém-nascidos é o diâmetro interno medido pelo ecocardiograma de < 0,1mm para cada 1 kg de peso corporal.

A incidência de hipoplasia de arco transverso em pacientes que também têm coarctação justa ductal é superior a 30%.[9]

■ INDICAÇÃO DE CIRURGIA PARA CORREÇÃO DE HIPOPLASIA DO ARCO TRANSVERSO

Os sintomas de insuficiência cardíaca são sinais de hipertensão sistêmica em extremidades superiores, hipertrofia ventricular esquerda ou dilatação, gradiente de pressão > 20 mmHg em repouso, gradiente de pressão > 40 mmHg em exercício, ou gradiente diastólico/sistólico pelo ecocardiograma.[10]

A abordagem terapêutica para hipoplasia do arco aórtico depende da localização, gravidade de obstrução, idade e lesões cardíacas associadas.

Técnicas terapêuticas

Angioplastia com balão ou *stent* em lesões residuais do arco aórtico distal ou istmal. Contraindicações: lesões tortuosas, obstrução localizada no arco transverso proximal.

Para abordagem cirúrgica do arco transverso proximal, é realizada uma esternotomia mediana com:

1. Hipotermia e circulação extracorpórea com perfusão proximal ou distal.
2. Hipotermia e perfusão proximal baixa.
3. Hipotermia profunda e parada circulatória.
   - Colocação de um enxerto *by-pass* entre a aorta ascendente e a aorta supracelíaca (via esternotomia) ou entre a aorta ascendente e a aorta descendente (usando toracotomia esquerda). Esta técnica cirúrgica tem desvantagens em crianças, pois esses enxertos não têm potencial para o crescimento e pode levar a deformidades na aorta. Pode levar o desenvolvimento de pseudoaneurismas nas linhas de sutura, fístulas aorta-entéricas e hipertrofia do ventrículo esquerdo (por perda de capacidade elástica da aorta).
   - Reconstrução anatômica do arco aórtico em crianças: melhor adaptação durante o crescimento, preservação da função de capacitância da aorta.

Três técnicas cirúrgicas são utilizadas para lesões do arco aórtico proximal:

1. Aortoplastia: ressecção da área estenosada e anastomose término-terminal. É usada em obstruções relativamente longas e nas quais o tecido tenha suficiente elasticidade para adequada mobilização durante a cirurgia.[11]

Seção 4 | Cuidados de Enfermagem ao Paciente com Cardiopatia Congênita

2. Aortoplastia com uso de *patch* (pericárdio autólogo tratado com glutaraldeido, dacron, PTFE ou um homoenxerto pulmonar criopreservado). Esta técnica é utilizada para lesões recorrentes ou persistentes.
3. Colocação de um tubo de enxerto com interposição para longos segmentos de obstrução do arco, geralmente em pacientes mais velhos ou que desenvolveram aneurismas como resultado de procedimentos cirúrgicos anteriores.

Associação com outras lesões intra e/ou extracardíaca:

1. Válvula aórtica bicúspide.
2. Defeito septo ventricular.
3. Transposição das grandes artérias.
4. Anomalias não cardíacas: aneurismas do polígono de Willis.
5. Componente genético.

■ VÁLVULA AÓRTICA BICÚSPIDE (BAV)

A válvula aórtica bicúspide é uma anomalia congênita comum que afeta 0,5% a 2% da população, com predomínio no sexo masculino em 3:1.

É frequentemente observada com outras lesões obstrutivas do lado esquerdo do coração, como a coarctação ou interrupção do arco aórtico, sugerindo um mecanismo de desenvolvimento comum.

A válvula bicúspide congênita está presente em cerca de 57% dos casos de coarctação da aorta.[12]

Os pacientes com BAV e coarctação da aorta têm maior risco para desenvolver complicações na aorta, incluindo dissecção aórtica, estenose aórtica, regurgitação aórtica e aneurisma.[12] Na maioria dos pacientes com BAV e coarctação da aorta está presente a fusão de cúspide coronária direita e esquerda (L-R BAV) em torno de 66% a 90%.[13]

A coarctação da aorta deve ser considerada como uma arteriopatia difusa e parte do espectro da patologia associada à válvula aórtica bicúspide. Um estudo estatístico e retrospectivo, realizado em 200 casos de pacientes com coarctação da aorta descendente, em indivíduos com idade acima de dois anos, demonstrou que, no pré-operatório, a dissecção da aorta causou a morte em 19% dos casos de coarctação da aorta, mas 50% associados à válvula aórtica bicúspide.[14]

Tanto a coarctação como a válvula aórtica bicúspide ocorrem com maior frequência no sexo masculino, com uma prevalência de aproximadamente 4:1. A alta prevalência desse mesmo tipo de lesão cardiovascular também é ocorre em mulheres com síndrome de Turner (síndrome causada pela completa ausência de um cromossomo X ou a presença de uma estrutura anormal).

Sendo a doença aórtica principalmente um domínio no sexo masculino e a ausência de um segundo cromossomo X normal estar associado com a aortopatia, especula-se que um fator genético que modela o desenvolvimento da aorta e da válvula pode estar localizado no cromossomo X.[15]

A válvula aórtica bicúspide é o local habitual de vegetações em pacientes com coarctação da aorta com endocardite infecciosa.

■ COARCTAÇÃO DA AORTA ASSOCIADA AO DEFEITO DO SEPTO VENTRICULAR

Pacientes com coarctação da aorta associada com o defeito do septo ventricular (CIV) evoluem durante o primeiro ano de vida com insuficiência cardíaca congestiva (ICC)[16] e podem não responder adequadamente à terapia medicamentosa, sendo necessária uma intervenção cirúrgica precoce para a correção da coarctação da aorta.

A gravidade dos distúrbios hemodinâmicos decorrentes desta combinação de lesões depende de alguns fatores:

1. Extensão e gravidade da obstrução do segmento coarctado.
2. Tamanho e anatomia do defeito septal ventricular ou defeitos.
3. Presença de outra doença obstrutiva do lado esquerdo (válvula aórtica, subaórtica, válvula mitral).
4. Permeabilidade dos canais fetais (forame oval e canal arterial).

Quando o defeito do septo ventricular está associado com uma grave hipoplasia do istmo aórtico, o fluxo de sangue do canal arterial é orientado para um *shunthing* da D→E (artéria pulmonar para aorta descendente). O ventrículo direito supre o sangue adequadamente para a porção inferior do corpo através do canal arterial e, ao mesmo tempo, bombeia grande volume de sangue para os pulmões, com pressão sistêmica. O ventrículo direito vai lidar com uma pré-carga grande e uma pós-carga em nível sistêmico. Neste caso, o ventrículo esquerdo é, muitas vezes, hipoplásico, caracterizando a coarctação pré-ductal na categoria de síndrome da hipoplasia do coração esquerdo.[17]

Já nas crianças com coarctação pós-ductal, o VE bombeia sangue para a porção inferior do corpo através da coarctação, com um aumento de pós-carga, e também pode ter o ônus do aumento da pré-carga devido ao *shunt* da E→D através da persistência do canal arterial.

Crianças com coarctação da aorta associada ao defeito do septo ventricular podem ter características hemodinâmicas que diferem, dependendo do tamanho, da cavidade ventricular esquerda.[17] Uma característica encontrada na maioria dos recém-nascidos com coarctação da aorta associada com CIV é a ausência de volume carga do VE.

A redução do volume de carga do VE pode ser resultado da diminuição da distensibilidade do VE, da disfunção do VE (por hipóxia do miocárdio do VE durante o período neonatal), da redução da complacência diastólica (encontrada em pacientes sem canal arterial ou naqueles com coarctação pós-ductal) e na síndrome da hipoplasia do coração E.[17]

A maioria dos pacientes com COAO que se apresentam com ICC nos primeiros meses de vida tem um *shunt* E→D associado. Os pacientes com COAO e persistência do canal arterial associado que não respondem à terapia medicamentosa são tratados cirurgicamente, eliminando tanto a lesão obstrutiva quanto o *shunt* E→D. Em contraste, a abordagem cirúrgica para alívio da obstrução nos pacientes com COAO associada com CIV não elimina o *shunt* E→D.

Atualmente, a correção cirúrgica dos dois defeitos é realizada em um único tempo, em que se corrige, em primeiro lugar, o defeito intracardíaco e, em seguida, a COAO, por duas incisões diferentes.

■ COARCTAÇÃO DA AORTA ASSOCIADA À TRANSPOSIÇÃO DAS GRANDES ARTÉRIAS

A associação da coarctação da aorta com transposição das grandes artérias é rara.

Além da presença de transposição das grandes artérias (TGA) e da obstrução do arco aórtico, algumas características morfológicas delineiam esta anatomia complexa:[18]

1. Defeito do septo ventricular, sempre presente, na maior parte subpulmonar e associado com dextroposição da artéria pulmonar.
2. Leve a moderado subdesenvolvimento, principalmente do componente trabecular do VD.
3. Obstrução da via de entrada (raramente) ou saída (com maior frequência), causada por estenose tricúspide ou estenose infundibular subaórtica, respectivamente.

A porção inferior da circulação sistêmica é *ductus*-dependente.

A criança apresenta, também, cianose precoce, grave ICC e diminuição da amplitude dos pulsos femorais. O eletrocardiograma aponta a presença de hipertrofia VE isolada ou combinada com hipertrofia VD.

■ COARCTAÇÃO DA AORTA ASSOCIADA COM ANEURISMA DO POLÍGONO DE WILLIS

A associação entre a coarctação da aorta e os aneurismas cerebrais foi descrita pela primeira vez por Eppinger, em 1871.

Um estudo realizado em 277 pacientes com coarctação da aorta na Clinic Mayo, entre janeiro de 1980 a setembro de 2002, para detecção de aneurisma cerebral, por meio de angio RNM do crânio demonstrou que a prevalência de aneurismas do polígono de Willis em pacientes com coarctação da aorta era cinco vezes superior à da população em geral, sugerindo que estes pacientes deviam ser submetidos sistematicamente a um estudo de imagem da vasculatura cerebral.[19]

Outro estudo foi realizado entre maio de 1999 e outubro de 2007 em 117 pacientes com idade inferior a 16 anos, com coarctação da aorta para investigação de aneurismas cerebrais. Estes pacientes realizaram angioressonância magnética cerebral, coração e da aorta. O estudo demonstrou que os pacientes com coarctação da aorta têm maior prevalência de aneurismas cerebrais em idade mais adiantada do que em estudos populacionais (idade média 37 anos). Demonstrou também que a hipertensão arterial sistêmica é um importante fator fisiopatológico. Não houve associação entre aortopatia ascendente, válvula aórtica bicúspide e aneurismas intracranianos.[20]

Entre janeiro de 2008 a fevereiro de 2011, outro estudo foi realizado em adultos com coarctação da aorta, com idade superior a 18 anos. Nesse estudo, 43 pacientes foram submetidos a exame de angiotomografia do crânio e exames laboratoriais. Destes, 11% tinham aneurismas cerebrais. Os pacientes com aneurismas cerebrais eram mais velhos do que aqueles sem aneurisma ($45,6 \pm 8,17$ versus $30,89 \pm 7,89$). Não houve diferenças estatísticas significativas no perfil lipídico, proteína C reativa, peptídeo natriurético cerebral, e os níveis de homocisteína entre pacientes com coarctação da aorta com ou sem aneurismas cerebrais, identificaram como único fator de risco o aumento da idade. Estes dados reforçam a triagem particularmente nas quarta e quinta décadas de vida.[21]

■ COMPONENTE GENÉTICO

Síndrome de Turner

É um distúrbio cromossômico relativamente comum, afetando um em cada 2.500 nascidos vivos do sexo feminino.

As características mais comuns são: baixa estatura, implantação baixa das orelhas, peito largo e pescoço com membranas, edema e disfunção gonodal, mas o aspecto clínico mais grave da síndrome é devido a anomalias cardiovasculares congênitas, com prevalência de 17,5% de válvula bicúspide; 12,5% de coarctação da aorta e 5% de persistência da veia cava superior E (PVCSE).[22]

Um estudo realizado em 85 adultos com síndrome de Turner e 27 mulheres adultas normais, que foram submetidas à angioressonância magnética com gadolínio. O estudo demonstrou que a persistência da veia cava superior esquerda está ligada às anomalias da aorta, e que o linfedema residual pós-natal é significativamente associado não só com o alongamento do arco transverso e com a coarctação, mas também com as anomalias venosas (PVCSE) e a anomalia do retorno venoso parcial pulmonar. E que o processo patogênico leva às más-formações cardiovasculares que envolvem tanto a via de entrada quanto a via de saída do coração, ocorrendo, na maioria das vezes, em fetos com linfedema. A associação altamente significativa entre correias do pescoço, diâmetro aumentado no peito e essas anomalias vasculares sugere que, no útero, a obstrução linfática localizada centralmente pode contribuir para essas deformidades cardiovasculares na síndrome de Turner.[23]

Tratamento

Angioplastia com cateter balão para correção da coarctação

Angioplastia por cateter balão é o tratamento de escolha em crianças com recoarctação de aorta. Os resultados imediatos em coarctação nativa são semelhantes em relação à redução de gradiente, comparados à cirurgia. Porém, devido às altas taxas de reestenose em curto prazo (até 90%), a indicação de aortoplastia com cateter balão deve ser restrita aos casos de grave ICC, em que há alto risco para cirurgia, tendo, portanto, caráter paliativo.

Em crianças acima de 1 ano de idade, adolescentes e adultos (exceto idosos), o procedimento é o de escolha no tratamento de coarctação, com taxas de sucesso imediato superior a 90%, incidência de aneurismas entre 1,9% a 4,5% e taxa de reestenose entre 10% e 20%.[24]

A angioplastia com cateter balão pode ser utilizada como tratamento menos invasivo na coarctação nativa em pacientes jovens (> 1 mês, mas < 6 meses de idade) com discreto estreitamento e nenhuma evidência de hipoplasia do arco aórtico, mas estes critérios aplicam-se a poucos pacientes nessa faixa etária, porque a hipoplasia do arco comumente acompanha a coarctação da aorta.

A taxa de recorrência é maior para pacientes mais jovens (< 6 meses de idade). Rao e colaboradores (1996) demonstraram que neonatos e lactentes têm particularmente risco de reestenose, devido à grande quantidade de mioblastos em torno do local de coarctação, além disso, tem sido sugerido que o aumento de risco de reestenose pode ser causado pelo cateter balão na camada íntima/média da aorta, ocorrendo cicatrização prejudicial do tecido que pode causar reestenose.[25]

A angioplastia com *stent* para tratamento de coarctação da aorta nativa ou recoarctação surgiu como uma opção terapêutica para estes pacientes que podem se beneficiar de *stent*, pois ele pode ser expandido para um tamanho de adulto (mínimo de 2 cm de diâmetro), oferecendo um potencial para reparo em longo prazo com menores chances de recorrência de coarctação ou formação de aneurisma.

Em 2011, Forbes e colaboradores compararam a segurança e eficácia do tratamento cirúrgico, angioplastia com cateter balão e angioplastia com *stent* na coarctação de aorta nativa em pacientes com idade média de 15 anos (entre 2 e 63 anos), durante o período de 18 a 60 meses, e concluíram que a reparação com *stent* foi superior ao reparo cirúrgico e à angioplastia com cateter balão, em relação às complicações imediatas em crianças de 6 a 12 anos com peso > 10 kg. Nesse estudo, as complicações na parede da aorta de qualquer tipo ocorreu significativamente com maior frequência no grupo de angioplastia com cateter balão, em comparação com a cirurgia ou grupo *stent*. Já a formação de aneurisma da aorta no grupo de correção cirúrgica foi encontrada naqueles que foram submetidos à técnica de angioplastia com *patch* e cirurgia de retalho da subclávia.[26]

Angioplastia com cateter balão

Complicações encontradas durante ou após a angioplastia com cateter balão: lesão da artéria femoral, dissecção e formação de aneurisma no local da angioplastia. O me-

canismo exato para o aumento do risco de formação de aneurisma de aorta, após a angioplastia por cateter balão, é desconhecido. Postula-se que a presença de necrose cística da camada média (encontrada em segmentos coarctação ressecados em quase dois terços dos pacientes) pode ser a causa do desenvolvimento de aneurismas de aorta em pacientes após a cirurgia, angioplastia e implante de *stent*. Outro fator é o tamanho do cateter balão, que pode causar lesão na camada íntima/média, com consequente formação de aneurisma de aorta e ruptura.

As complicações encontradas durante ou após o implante de *stent* são semelhantes àquelas encontradas após a angioplastia com cateter balão, com o risco adicional de mau posicionamento do *stent*.

Recomendação para angioplastia por cateter balão para tratamento de coarctação/recoarctação da aorta:[27]

- Classe I:
    1. A angioplastia com balão de recoarctação é indicada quando associada a um gradiente sistólico de coarctação transcateter > 20 mmHg e anatomia adequada, independentemente da idade do paciente (nível de evidência C).
    2. A angioplastia com balão de recoarctação é indicada quando associada a um gradiente sistólico de coarctação transcateter < 20 mmHg na presença de significativos vasos colaterais e adequada anatomia angiográfica, independentemente da idade do paciente, bem como em pacientes com coração univentricular ou com significativa disfunção ventricular (nível de evidência C).
- Classe IIa:
    1. Pode ser razoável considerar a angioplastia com balão de coarctação nativa como uma medida paliativa para estabilizar um paciente, independentemente da idade, quando as circunstâncias atenuantes estão presentes, dentre elas função ventricular gravemente deprimida, insuficiência mitral grave, baixo débito cardíaco ou doença sistêmica afetadas pe-

las condições cardíacas (nível de evidência C).

- Classe IIb:
  1. A angioplastia com balão de coarctação nativa pode ser considerada em pacientes com idade superior a 4 a 6 meses, quando associada a um gradiente sistólico de coarctação transcateter > 20 mmHg e a uma anatomia adequada (nível de evidência C).
  2. A angioplastia com balão de coarctação nativa ou recorrente da aorta pode ser considerada em pacientes com anatomia de coarctação complexa ou em condições sistêmicas, como doença do tecido conjuntivo ou síndrome de Turner, mas deve ser analisado caso a caso (nível de evidência C).

Recomendação para implante de *stent* em coarctação nativa e recoarctação da aorta:[27]

- Classe I:
  1. O implante de *stent* é indicado em pacientes com coarctação recorrente de tamanho suficiente para sua colocação segura, na qual ele pode ser expandido para um tamanho de adulto, e com um gradiente sistólico de coarctação transcateter > 20 mmHg (nível de evidência B).
- Classe IIa:
  1. Pode ser razoável considerar a colocação de um *stent* que pode ser expandido para um tamanho de adulto, para o tratamento inicial de coarctação nativa ou recorrente de aorta em pacientes com:
     - gradiente sistólico da coarctação transcateter > 20 mmHg (nível de evidência B).
     - gradiente sistólico de coarctação transcateter < 20 mmHg, mas hipertensão arterial sistêmica associada a um estreitamento anatômico que explica a hipertensão (nível de evidência C).
     - coarctação de segmento longo com um gradiente sistólico de coarctação transcateter > 20 mmHg (nível de evidência B).

2. O implante de *stent* para tratamento de coarctação (nativa ou recorrente) é considerado em pacientes nos quais a angioplastia com balão falhou, contanto que o *stent* possa ser expandido para um tamanho de adulto (nível de evidência B).

- Classe IIb:
  1. Pode ser razoável considerar o implante de *stent* para o tratamento de coarctação em crianças e recém-nascidos, quando existir obstrução complexa do arco aórtico, apesar das tentativas cirúrgicas ou do cateter para aliviar essa obstrução e quando uma nova cirurgia é considerada de alto risco. A implantação de um *stent* com menos potencial do que aquele de tamanho adulto implica em um compromisso por parte da equipe cirúrgica para remover ou ampliar o *stent* em uma data posterior, quando o diâmetro final deste dispositivo não é mais suficiente para manter o fluxo aórtico desobstruído (nível de evidência C).
  2. Pode ser razoável considerar a colocação de um *stent*, que pode ser expandido para um tamanho adulto para o tratamento inicial de coarctação nativa ou recorrente da aorta em pacientes com:
     - Gradiente de transcoarctação < 20 mmHg, mas com elevada pressão diastólica final do ventrículo esquerdo e estreitamento anatômico.
     - Gradiente de transcoarctação < 20 mmHg, mas existem significativas colaterais aórticas, o que resulta em uma subestimação da coarctação.

Correção cirúrgica da coarctação

Técnica de ressecção estendida de anastomose término-terminal: a vantagem desta técnica é a ressecção completa de toda a coarctação e do tecido ductal, uma anastomose ampla que aborda a hipoplasia do arco transverso e o uso de tecido autólogo, permitindo o potencial de crescimento da reparação. Esta técnica confirma a baixa mortalidade (2%) e baixa taxa de recoarctação (4%).[28] Outra vantagem desta técnica inclui a preservação da artéria subclávia esquerda.

É o tratamento preferencial no período neonatal e pediátrico, apesar do fato de a evolução ser menos favorável em pacientes com lesões cardíacas associadas.

- Cirurgia de retalho da subclávia: é a segunda técnica mais realizada em crianças e recém-nascidos. A vantagem desta técnica é o uso de tecido autólogo, que permite o potencial crescimento da reparação. Apesar dos benefícios do procedimento bem-sucedido, existe a preocupação com o risco de formação de aneurisma da aorta e recoarctação. Allen e colaboradores (2000)[29] sugerem que se a aortotomia não é realizada longe o suficiente, distalmente além do tecido ductal, ao realizar esta técnica cirúrgica, aumenta o potencial de reestenose.
- Angioplastia com *patch* Dacron: é caracterizada pelo sucesso da resolução do gradiente; evita lesão na artéria intercostal e apresenta baixo risco de reestenose, por causa da ressecção de linhas de sutura circunferencial. A grande desvantagem é a alta incidência de formação de aneurisma de aorta em pacientes adultos.

O mecanismo para formação de aneurisma é justificado pelo fato de que uma parte da aorta passa a ter um material com uma força de tração que difere da aorta, quando as ondas de pulso aórtico atingem o enxerto rígido, que é menos complacente, a turbulência é transmitida para a aorta adjacente ao enxerto, causando dilatação da parede da aorta.

■ COMORBIDADES PÓS-CORREÇÃO DA COARCTAÇÃO DA AORTA

Análises de fatores de risco revelaram que a presença de ICC pré-operatória, coexistindo lesões não cardíacas, bem como a duração do pinçamento da aorta descendente e a ventilação pós-operatória, têm uma influência significativa na mortalidade após o reparo.[30]

Estudos recentes têm relatado a mortalidade após reparação cirúrgica da coarctação da aorta em pequenas crianças, variando entre 12% a 25%.[31]

Em um estudo realizado por McElhinney e colaboradores (2001) foi relatado que o menor diâmetro absoluto do arco transverso e a idade mais jovem foram preditoras independentes do tempo mais curto para reintervenção para o arco. E que quase toda a intervenção para a coarctação recorrente foi realizada no primeiro ano após reparo. A razão provável é a de que a taxa de crescimento somático é mais elevada durante o primeiro ano de vida. No entanto, não é claro se o alívio inadequado da obstrução nativa ou da falha de crescimento no arco em alguns pacientes simplesmente se torna evidente durante esse período de rápido crescimento somático ou se as anormalidades intrínsecas da hipoplasia ou o arco reparado cirurgicamente interferem com o crescimento normal.[32]

Apesar de aparentemente bem-sucedida a correção de obstrução, os indivíduos com história de coarctação de aorta têm apresentado elevada morbidade e mortalidade prematura, associadas com hipertensão, acidente vascular cerebral, doença arterial coronariana, dissecção aórtica e ruptura.[33] Estes resultados independem da gravidade da origem da obstrução, do tipo de tratamento, da reestenose ou da presença de enxerto ou próteses.[34]

Após a bem-sucedida reparação, geralmente a pressão arterial sistêmica (HAS) normaliza-se por algum tempo, porém, um terço dos pacientes com coarctação da aorta desenvolvem HAS na adolescência e 90% na meia-idade.[35]

Os pacientes normotensos em repouso e que não têm coarctação residual podem ter uma resposta hipertensiva ao exercício. As razões para a persistência do problema é desconhecida. Acredita-se que a hipertensão em MMSS que existe antes da reparação pode causar disfunção dos barorreceptores em longo prazo ou anormalidades estruturais e funcionais na parede do vaso de grandes e pequenas artérias (hipertrofia das íntima e média das grandes e pequenas artérias e prejudicada função endotelial nos vasos de resistência do antebraço).

Um estudo foi realizado em 114 pacientes que foram submetidos à reparação isolada

Seção 4 | Cuidados de Enfermagem ao Paciente com Cardiopatia Congênita

da coarctação da aorta entre 1971 e 1985 e que utilizaram um método não invasivo para avaliação da fisiologia vascular. Este estudo demonstrou que a reatividade arterial anormal, mesmo em adultos jovens reparados no período neonatal, sugere que a disfunção arterial pode ser influenciada por alterações precoces na parede do vaso. A patogênese dessas alterações é desconhecida, no entanto, pode ser causada por hipertensão sistólica pré-operatória, ou causada por um fenômeno congênito em artérias de pacientes com coarctação. As anormalidades fisiológicas de grandes e pequenas artérias do leito vascular da pré-coarctação estavam presentes mesmo muitos anos após a reparação com sucesso da coarctação corrigida na infância e pode não ser reversível.[36]

Pacientes submetidos a uma bem-sucedida reparação de coarctação apresentam persistente disfunção endotelial e prejudicada reatividade arterial,[36] sugerindo intrínseca anormalidade vascular que contribui para o risco de prematura doença arterial coronariana (DAC), independentemente da hipertensão arterial sistêmica.

Um estudo realizado demonstrou que pacientes pós-reparação da coarctação da aorta bem-sucedida apresentavam aumento de espessura das camadas íntima e média do vaso, redução da distensibilidade em artérias carótidas e aumento dos níveis de citocinas pró-inflamatorias e moléculas de adesão, o que pode explicar em parte a alta incidência de doença arterial coronariana em pacientes pós-reparação da coarctação da aorta.[37]

■ CUIDADOS DE ENFERMAGEM

Avaliando a criança cardiopata com coartação de aorta

Pré-operatório

Diagnóstico de enfermagem

- Decúbito cardíaco diminuído.
- Risco de perfusão renal ineficaz.
- Risco de perfusão gastrintestinal ineficaz.
- Risco de resposta alérgica.
- Hipertermia.
- Risco de perfusão tecidual periférica ineficaz.

Pós-operatório

- Dor aguda.
- Risco de sangramento.
- Risco de aspiração.
- Risco de infecção.
- Risco de glicemia instável.
- Risco de desequilíbrio eletrolítico.
- Risco de queda.
- Padrão respiratório ineficaz.

Tabela 13.1 Pré-operatório.		
Diagnóstico de enfermagem	Resultados	Prescrição de enfermagem
Débito cardíaco diminuído	• Manter sinais vitais adequados para a idade. • Manter perfusão adequada dos órgãos abdominais e de MMII.	• Verificar pressão arterial nos quatro membros de 6/6h. • Verificar pressão arterial 2/2h ou em intervalos menores, se houver instabilidade hemodinâmica. • Controlar FC e ritmo cardíaco. • Controlar diurese 1h/1h. • Avaliar abdome (palpação e percussão). • Controlar eliminações intestinais. • Avaliar amplitude de pulso e tempo de enchimento capilar em MMII.

(Continua)

Capítulo 13 | Coarctação da Aorta — 153

Tabela 13.1 Pré-operatório.		*(Continuação)*
Diagnóstico de enfermagem	Resultados	Prescrição de enfermagem
Risco de perfusão renal ineficaz	• Manter níveis pressóricos adequados para a idade. • Manter criança adequadamente hidratada. • Manter diurese > 2 mL/kg/h.	• Verificar pressão arterial 2/2h ou em intervalos menores se instabilidade hemodinâmica. • Verificar FC e ritmo cardíaco. • Controlar balanço hídrico. • Controlar PVC (pressão venosa central). • Avaliar turgor, mucosa, fontanela pregmática. • Controlar débito urinário 1h/1h.
Risco de perfusão gastrintestinal ineficaz	• Manter níveis pressóricos adequados para a idade. • Alimentar a criança, mantendo abdome flácido com RHA presente, eliminações intestinais normais.	• Verificar pressão arterial 2/2h ou em intervalos menores, se houver instabilidade hemodinâmica. • Avaliar abdome (palpação e percussão) e avaliação da pele. • Observar frequência e aspecto das eliminações intestinais. • Manter decúbito elevado (30°). • Avaliar a dor de acordo com a escala estabelecida.
Risco de resposta alérgica	• Manter parâmetros de sinais vitais dentro do esperado para a idade e patologia. • Manter nível de consciência e motricidade dentro da normalidade. • Manter vias aéreas pérvias. • Manter padrão respiratório normal.	• Verificar sinais vitais rigorosamente durante infusão de contraste (exame de imagem, angiotomografia do coração e vasos de base). • Avaliar padrão respiratório (saturação de oxigênio e movimentos respiratórios). • Avaliar aspecto e coloração da pele durante e após a infusão de contraste.
Hipertermia	• Manter temperatura corporal dentro da normalidade.	• Verificar temperatura axilar 2/2h. • Avaliar aspecto e coloração da pele. • Manter controle rigoroso de infusão da prostaglandina em bomba de infusão. • Manter acesso vascular seguro para infusão de prostaglandina.
Risco de perfusão tecidual periférica ineficaz	• Manter extremidades aquecidas e perfundidas.	• Rodiziar manguito de pressão não invasivo 2/2h. • Manter enfaixamento de MMII para aquecimento (com algodão e atadura de crepe). • Avaliar perfusão e amplitude de pulsos de MMII. • Avaliar rigorosamente sinais flogísticos ou infiltração de solução em acesso venoso periférico em MMII.

Seção 4 | Cuidados de Enfermagem ao Paciente com Cardiopatia Congênita

Tabela 13.2 Pós-operatório.

Diagnóstico de enfermagem	Resultados	Prescrição de enfermagem
Dor aguda	• Alívio da dor no pós-operatório.	• Avaliar dor 1h/1h, conforme escala estabelecida. • Realizar medidas não farmacológicas para alívio da dor (aquecimento, mudança de decúbito, redução de ruídos e iluminação excessiva). • Solicitar medidas farmacológicas em caso de dor. • Verificar pressão arterial, frequência cardíaca 1h/1h. • Avaliar nível de consciência 1h/1h. • Avaliar frequência respiratória e padrão respiratório.
Risco de sangramento	• Manter estabilidade hemodinâmica. • Drenagem pelos drenos dentro da normalidade até a retirada o mais precoce possível. • Parâmetros de coagulação dentro da normalidade. • Ferida operatória com boa cicatrização. • Manter diurese ≥ 2mL/kg/h de coloração clara e transparente.	• Verificar pressão arterial, frequência cardíaca de hora/hora. • Verificar PVC (pressão venosa central) de 2/2h. • Observar e comunicar alteração da coloração cutânea e mucosa. • Avaliar e comunicar alteração do nível de consciência. • Realizar controle do débito urinário 1h/1h. • Realizar controle de balanço hídrico de 6/6h. • Avaliar e comunicar alteração no tempo de enchimento capilar. • Monitorizar alterações de sinais vitais durante infusão de hemoderivados. • Atentar para controle rigoroso da infusão de drogas vasoativas e hemoderivados.
Risco de aspiração	• Manter padrão respiratório normal. • Alimentar a criança sem sintomas de náuseas ou vômitos.	• Manter decúbito elevado (30°). • Aspirar vias aéreas superiores S/N com intervalo mínimo de 20 min. após última dieta. • Avaliar abdome (palpação e percussão). • Verificar posicionamento de SNG ou SNE antes de administrar medicamentos ou dietas. • Avaliar nível de consciência e comunicar alterações. • Atentar para história da criança (distúrbio gastrintestinal, refluxo gastrintestinal, intolerância alimentar) e solicitar medidas farmacológicas S/N.
Risco de infecção	• Manter estabilidade hemodinâmica. • Retirada precoce de dispositivos invasivos.	• Verificar pressão arterial, frequência cardíaca e respiratória, temperatura e dor 1h/1h. • Verificar aspecto e volume da urina 1h/1h. • Realizar troca de curativo da ferida operatória, registrar e comunicar sinais flogísticos. • Manter e realizar troca de dispositivo de sistema fechado, utilizado no cateter venoso central, de acordo com o estabelecido pelo fabricante e se resíduo de sangue.

(Continua)

Capítulo 13 | Coarctação da Aorta   155

Tabela 13.2 Pós-operatório.		*(Continuação)*
Diagnóstico de enfermagem	Resultados	Prescrição de enfermagem
Risco de infecção	• Redução do uso de antibióticos. • Cicatrização da ferida operatória.	• Realizar desinfecção com álcool 70% dos dispositivos do sistema fechado antes da administração de medicamentos.
Risco de infecção		• Observar validade e aspecto das soluções parenterais. • Manter decúbito elevado (30°). • Realizar higiene íntima com água e sabonete líquido a cada troca. • Realizar curativo de cateter central, anotar e comunicar sinais flogísticos. • Aspirar vias aéreas superiores S/N com intervalo mínimo de 20 min. da última dieta. • Realizar troca das soluções parenterais após 24h do preparo ou de acordo com o tempo de estabilidade do medicamento. • Realizar controle rigoroso de pressão arterial, frequência cardíaca e temperatura durante a transfusão de hemoderivados e comunicar alterações. • Retirar excesso de líquido acumulado nas extensões do circuito respiratório. • Proteger os olhos da criança durante o procedimento de aspiração.
Risco de glicemia instável	• Apresentar níveis glicêmicos dentro dos parâmetros normais. • Manter hidratação adequada. • Manter diurese ≥ 2mL/kg/h. • Manter nível de consciência dentro da normalidade.	• Avaliar e comunicar alterações do nível de consciência. • Avaliar tamanho e reatividade das pupilas. • Avaliar turgor cutâneo e mucosa. • Avaliar fontanela pragmática. • Verificar PVC (pressão venosa central) 2/2h. • Fazer controle do débito urinário 1h/1h., observar aspecto e coloração. • Verificar balanço hídrico 6/6h. • Fazer controle de glicemia capilar conforme prescrição médica e comunicar alterações. • Avaliar e comunicar alteração da coloração cutânea. • Observar e comunicar se presença de sudorese.
Risco de desequilíbrio eletrolítico	• Manter estabilidade hemodinâmica. • Manter diurese ≥ 2mL/kg/h sem alteração eletrolítica. • Alimentar a criança sem sintomas de náuseas ou vômitos. • Manter equilíbrio eletrolítico.	• Manter monitorização cardíaca com controle de frequência cardíaca e ritmo e comunicar alterações. • Fazer controle do débito urinário 1h/1h e comunicar alteração. • Realizar controle de resíduo gástrico de 2/2h, se com sonda gástrica. • Fazer controle de balanço hídrico de 6/6h. • Observar e comunicar alterações na frequência e aspecto das evacuações. • Realizar preparo e instalação de reposição de eletrolíticos, considerados medicamento de alta vigilância em dupla checagem por dois técnicos de Enfermagem.

(Continua)

Seção 4 | Cuidados de Enfermagem ao Paciente com Cardiopatia Congênita

Tabela 13.2 Pós-operatório.		*(Continuação)*
Diagnóstico de enfermagem	Resultados	Prescrição de enfermagem
Risco de queda	• Manter o pós-operatório estável, sem risco de queda.	• Manter grades de segurança do berço/cama elevados, com protetores de grade S/N. • Manter contenção em MMSS em crianças com risco de agitação e retirada acidental de dispositivos invasivos. • Manter decúbito elevado. • Manter cuidados de conforto (mudança de decúbito, redução de ruídos e iluminação excessivos, aquecimento adequado, proteção cutânea para dispositivos invasivos). • Avaliar dor de 1h/1h e utilizar medidas farmacológicas S/N. • Avaliar nível de consciência e S/N e fazer uso de contenção química. • Avaliar padrão respiratório e comunicar alterações. • Aspirar vias aéreas superiores S/N.
Padrão respiratório ineficaz	• Amenizar a dor no pós-operatório. • Manter a criança com bom padrão respiratório.	• Avaliar a dor 1h/1h, aplicar medidas não farmacológicas e farmacológicas S/N. • Aplicar medidas não farmacológicas para alívio de dor e desconforto (realizar mudança de decúbito, manter aquecimento adequado, manter iluminação adequada, reduzir ruídos, roupa de cama sem dobras, proteção cutânea dos dispositivos). • Manter monitorização de frequência respiratória e saturação de oxigênio e comunicar alterações. • Avaliar abdome (palpação e percussão). • Avaliar padrão respiratório, comunicar sinais e sintomas de aumento do trabalho respiratório. • Aspirar vias aéreas S/N.

■ REFERÊNCIAS BIBLIOGRÁFICAS

1. Campbell M. Natural history of coarctation of the aorta: a clinicopathologia study. Arch Serg 1961;82(6):801-12.
2. Coceani F, Olley PM. The response of the ductus arteriosus to prostaglandinas. Can J Physiol Pharmacol 1973;51(3):220-5.
3. Salazar OH, Steimberger J, Thomas W, et al. Long-term follow-up of patients after coarctation of the aorta repair. Am J Cardiol 2002;89(5): 541-7.
4. Valdez-Cruz LM, Cayre RO. Echocardiographic diagnosis of congenital heart disease. Philadelphia: Lippiccott; 1998.

5. Volki TM, Degenhardt K, Koch A, et al. Cardiovascular anomalies in children and young adults with Ullrich-Turner syndrome the Erlangen experience. Clin Cardiol 2005;28(2):88-92.
6. Wielenga G, Dankmeijer J. Coarctation of the aorta. J Pathol Bacteriol 1968;95(1):265-74.
7. Rudolph A. Congenital diseases of the heart: clinical-physiological considerations. New York: John Wiliy & Sons; 2011.
8. Rudolph A, Heymann M, Spitzman U. Hemodynamic considerations in the development of narrowingof the aorta. Am J Cardiol 1972,30(5): 514-25.

Capítulo 13 | Coarctação da Aorta

9. Zoghbi J, Serraf A, Mohammade S, et al. Is surgical intervention still indicated in recurrent aortic arch obstruction? J Thorac Cardiovasc Surg 2004;127(1):203-12.

10. DeLeon MM, DeLeon SY, Quinones JA, et al. Management of arch hypophasia after successful coarctation repair. Ann Thorac Surg 1997;63(4):975-80.

11. Mello DM, Korf GS. Repair of infantile aortic coarctation and transversal arch hypoplasia with respection and extended and to undersurface of aortic arch anastomosis. Available at: www.ctsnet.org. congenitalcardiacexperttechnique

12. Oliver JM, Gallego P, Gonzalez A, et al. Risk factors for aortic complications in adults with coarctation of the aorta. J Am Coll Cardiol 2044;44(8):1641-7.

13. Ciotti GR, Vlabos AP, Silvermann NH. Morphology and function of the bicuspid aortic valve with and without coarctation of the aorta in the young. Am J Cardiol 2006;98(8):1096-2002.

14. Abbott MG. Coarctation of the aorta of adult-type. Am Heart J 1928; 3: 574-628.

15. Varnes CA. Bicuspid aortic valve and coarctation: two villains part of a diffuse problem. Heart 2003;89(9):965-6.

16. Mc Namara DE, Rosemberg HS. Coarctation of the aorta in pediatric cardiology 1968. p.175-223.

17. Welton M, Gersony MD. Coarctation of the aorta and ventricular septal defect in infancy: left ventricular volume andmanagements Issues. JACC 1989;14(6):1553-4.

18. Milanesi O, Thieni G, Bini RM, et al. Complete transposition of great arterial with coarctation of aorta. Br Heart J 1982;48(6):566-71

19. Connolly HM, Huston J, Brown RD, et al. Intracranial aneurysms in patients with coarctation of the aorta: a prospective magnetic resonance angiographic study of 100 patients. Mayo clin Proc 2003; 78 (12):1491-99.

20. Curtes SL, Bradley M, Wilde P, et al. Results of screening for intracranial aneurysms in patients with coarctation of the aorta. AJNR Am J Neuroradiol 2012;33(6):1182-6.

21. Cook SC, Hickey J, Maul TM, et al. Assessment of the cerebral circulation in adults with coartation of the aorta. Cong Heart Dis 2013;8 (4):289-95.

22. Dawson-Falk KL, Wright AM, Bakker B, et al. Cardiovascular evolution in Turner Syndrome: utility of MR imaging. Australas Radiol 1992;36: 284-9.

23. Hg VB, Bakalov VK, Cooley M, et al. Major vascular anomalies in turner syndrome: prevalence and magnetic resonance angiographic features. Circulation 2004; 110(12):1694-700.

24. Shaddy RE, Boucek MM, Stuktevant JE, et al. Comparison of angioplasty and surgery for unoperated coarctation of the aorta. Circulation 1993;87(3):793-9.

25. Rao PS, Galal O, Smith PA, et al. Five--to nine-year follow-up results of balloon angioplasty of native aortic coarctation in infants and children. J Am Coll Cardiol 1996;27(2):462-70.

26. Forbes TJ, Kim DW, Du W, et al. Comparison of surgical stent and balloon angioplasty treatment of native coarctation of the aorta: an observational study by the CCISC (Congenital Cardiovascular Interventional Study Consortium). J Am Coll Cardiol 2011; 58(25):2664-74.

27. Feltes TF, Chair, Bacha E, et al. Indications for cardiac catheterization and intervention in pediatric cardiac disease: a scientific statement from the American Heart Association. Circulation 2011;123(22): 2607-52.

28. Kaushal S, Cacker CL, Patel JN, et al. Coarctation of the aorta: mid term outcomes of resection with extended end-to-end anastomosis. Ann Thorac surg 2009; 88(6):1932-8.

29. Allen BS, Halldorsson AO, Barth MJ, et al. Modification of the subclavian patch aortoplasty for repair of aortic coarctation in neonates and infants. Ann Thorac Surg 2000;69(3):877-81.

30. Sudarshan CD, Cochrane AD, Jun ZH, et al. Repair of coarctation of the aorta in infants weighing less than 2 kg. Ann Thorac Surg 2006; 82(1):158-63.

31. Conte S, Lacour-Gayet F, Serraf A, et al. Surgical management of neonatal coarctation. J Thorac Cardiovasc Surg 1995;109(4):663-75.

32. McElhinney DB, Yang SG, Hogarth AN, et al. Recurrent arch obstruction after repair of isolated coarctation of the aorta in neonates and young infants: is low weight a risk factor. J Thorac Cardiovasc Surg 2001;122(5):883-90.

33. Verheught CL, Leiterwaal CSPM, Grobbee DE, et al. Long-term prognosis of congenital

heart defects: a systematic review. Int J Cardiol 2008;131(1):25-32.

34. Oliver JM, Gallego P, Gonzales A, et al. Risk factors for aortic complications in adults with coarctation of the aorta. J Am Coll Cardiol 2004;44(8):1641-7.

35. Hager A, Kanz S, Kaemmerer H, et al. Coarctation long-term assessment (CoALA): significance of arterial hypertension in a cohart of 404 patients up to 27 years after surgical repair of isolated coarctation of the aorta, even in the absence of restenosis and prosthetic material. J Thorac Cardiovac Surg 2007;134(3):738-45.

36. Gardiner HM, Celermajer DS, Sorensan KE, et al. Arterial reactivity is significantly impaired in normotense young adults after successful repair of aortic coarctation in childhood. Circulation 1994;89(4): 1745-50.

37. Brili S, Tousoulis D, Antoniades C, et al. Evidence of vascular dysfunction in young patients with successful repaired coarctation of aorta. Atherosclerosis 2005;182(1):97-103.

capítulo 14

Ellen Karin de Castro
Edineia Reis Castelo Bonalume

Tetralogia de Fallot (T4F)

▪ INTRODUÇÃO

É um defeito cardíaco congênito responsável por alterar o fluxo sanguíneo normal e é considerado uma cardiopatia cianogênica (Figuras 14.1 e 14.2). A cianose nem sempre é uma manifestação precoce, podendo ser um sinal clínico tardio, que vai depender da gravidade da estenose pulmonar, e a medida que a estenose pulmonar se desenvolve podemos ter o aparecimento eventual da cianose. Porém, esta patologia é a mais frequente causadora de cianose em crianças portadoras de defeitos cardíacos com hipofluxo pulmonar.

A tetralogia de Fallot é caracterizada por quatro anomalias anatômicas:

- **Hipertrofia ventricular:** secundária à estenose pulmonar crônica e decorrente do aumento da resistência imposta a essa câmara.
- **Comunicação interventricular**: esta é especificamente subaórtica e é decorrente do desalinhamento dos septos infundibular e interventricular.
- **Dextroposição da aorta**: o desalinhamento septal causa um significativo defeito interventricular no nível subaórtico, o que, consequentemente, levará ao cavalgamento da aorta sobre ele.
- **Obstrução da via de saída do ventrículo direito**, conhecida como estenose infundibular: a alteração do desenvolvimento infundibular do ventrículo direito leva ao desalinhamento anterior e para a esquerda do septo infundibular, bem como passa a estabelecer o grau de estenose da válvula de saída do ventrículo direito.

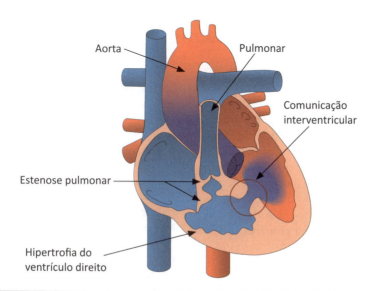

Figura 14.1 Tetralogia de Fallot.
Fonte: Modificada de: http://cardiolgalucia.blogspot.com.br/2009/11/tetralogia-de-fallot.html

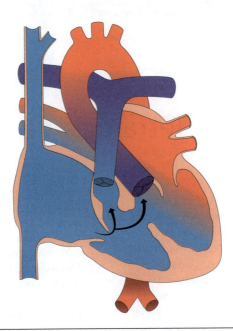

Figura 14.2 Tetralogia de Fallot.
Fonte: Modificada de: www.boes.org/actions/.../tof01.html

ASPECTOS EMBRIOLÓGICOS

Ocorre a anteriorização do septo conal durante o desenvolvimento embriológico do complexo aortopulmonar, e há um prejuízo na região infundibular do ventrículo direito e do diâmetro do tronco pulmonar, resultante da septação desigual da estrutura conal.

O septo cone situa-se anteriormente, comprometendo o cone anterolateral.

Os septos conal e os troncos formados fazem com que o infundíbulo do ventrículo direito seja reduzido. O conus desenvolve-se hipoplásico sob a valva pulmonar e sofre absorção normal sob a valva aórtica, causando rotação horário-conotroncal, que dorsifica a raiz da aorta e ventraliza o tronco da artéria pulmonar. Esta inversão é incompleta devido à hipoplasia do ventrículo direito, causando mau alinhamento, dextroposição da aorta e, também, defeito ventricular primário.[1]

FISIOLOGIA

A fisiopatologia dos pacientes com T4F depende do grau de obstrução da via de saída do ventrículo direito e da resistência vascular sistêmica, pois esta situação determinará maior ou menor fluxo de sangue da direita para esquerda.

Nesta cardiopatia, podem estar presente a estenose pulmonar ou a atresia pulmonar.

A estenose da via de saída do ventrículo direito está relacionada com a estenose valvar pulmonar, que pode prolongar-se até o tronco da artéria pulmonar. Normalmente, os ramos pulmonares encontram-se dentro da normalidade, raramente são hipoplásicos e com arborização pulmonar normal, levando a uma patologia de melhor prognóstico.

Na atresia pulmonar, a morfologia é semelhante à da T4F com estenose pulmonar, porém, o suprimento sanguíneo pulmonar costuma variar e pode ser proveniente de um canal arterial ou de colaterais aortopulmonares. Normalmente, a arborização arterial pulmonar é pobre e subdesenvolvida, o que leva a uma piora no prognóstico.

A associação da obstrução infundibular com estenose valvar pulmonar e hipoplasia do anel pulmonar também é uma situação comumente observada. Normalmente, há estenose infundibular isolada e em raros casos a estenose valvar é dominante.[1]

A comunicação interventricular é normalmente grande e não restritiva, resultando em um pico de pressões sistólicas iguais nos dois ventrículos. A direção e a magnitude do fluxo sanguíneo pelo defeito dependem da intensidade da estenose pulmonar.

A estenose pulmonar moderada está associada com um *shunt* esquerda-direita em nível ventricular, e o fluxo pulmonar excede o fluxo sistêmico. Com uma estenose mais grave, a resistência à ejeção para os circuitos pulmonar e sistêmico pode ser igual, com um *shunt* bidirecional pelo defeito.

A obstrução acentuada à via de saída do ventrículo direito é associada com um *shunt* direita-esquerda grande, com baixo fluxo de sangue pulmonar. O retorno venoso pulmonar está diminuído e, como a maior parte do fluxo de sangue que entra na aorta é provida pelo ventrículo direito, é altamente não saturado.

A hipóxia é a principal complicação da tetralogia de Fallot, pois acarreta grandes alterações metabólicas, devido à baixa saturação periférica de oxigênio.

O desenvolvimento de circulação colateral e da policetemia reacional são os principais mecanismos de compensação.

As crises de hipóxia são mais frequentes em lactentes devido à sua maior incidência ser entre o segundo e terceiro mês de vida, época em que pode advir anemia fisiológica ou após o primeiro ano de vida, decorrente do aumento da demanda de consumo de oxigênio por causa da deambulação.

Manifestações clínicas

Dentre as manifestações clínicas, um importante sintoma é a cianose, que leva à coloração roxo-azulada da pele, mucosas e extremidades. Esta ocorre precocemente em recém-nascidos que apresentam grave estenose infundibular, juntamente com estenose valvar; contudo, em geral, surge mais tardiamente em pacientes que apresentam a forma clássica da tetralogia de Fallot com estenose infundibular dominante. A cianose costuma ser constante, porém, pode tornar-se mais grave ou ser intermitente no percurso das crises cianóticas.

- **Sopro sistólico:** é do tipo ejetivo, em consequência da estenose pulmonar. Pode-se auscultar um sopro sistólico moderado, sendo que, durante as crises cianóticas, este desaparece, devido à grave reação infundibular presente. Um sopro contínuo pode ser observado em pacientes com colaterais aortopulmonares ou canal arterial.

- **Policitemia:** ocorre devido ao estímulo à eritropoiese, resultante da hipoxemia persistente (hipofluxo pulmonar).

- **Baqueteamento digital:** habitualmente, é observado em crianças após os 6 meses de vida, como resultado da hipoxemia crônica.

Exames

- **Raios-X do tórax:** normalmente, evidencia um coração em forma de bota, devido à hipertrofia do ventrículo direito, com arco médio escavado e hipofluxo pulmonar. Geralmente, a trama vascular pulmonar é diminuída, mas pode estar aumentada ou normal, com bordo esquerdo côncavo. Quando a estenose pulmonar é pouco importante, o arco médio cardíaco pode ser retificado ou levemente dilatado (Figura 14.3).

- **Eletrocardiograma:** mostra hipertrofia ventricular direita, com R dominante em precordiais direitas, T positiva em V1/V4 e desvio do eixo para o lado direito, com probabilidades de sobrecarga do átrio direito.

- **Ecocardiograma:** observação da comunicação interventricular, bem como sua localização e tamanho, confluência e tamanho das artérias pulmonares, lateralidade do arco aórtico e obstrução da válvula de saída do ventrículo direito. Este exame também pode evidenciar alterações anatômicas importantes para a conduta cirúrgica e a existência de anomalias associadas.

- **Cateterismo cardíaco:** é invasivo, indicado, muitas vezes, quando o ecocardiograma não é elucidativo ou quando há confluência de ramos pulmonares e presença de colaterais sistêmico-pulmonares. Nem todos os pacientes necessitam realizar esse exame, mas alguns serviços o realizam de rotina como um método de

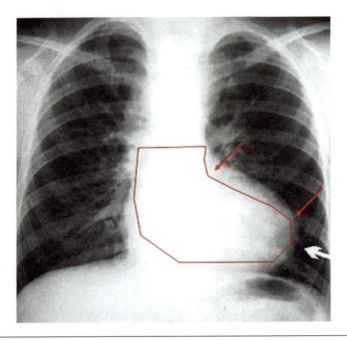

Figura 14.3 Imagem radiologica: coração em formato de bota.
Fonte: tetralogadefallot.weebly.com/meacutetod...

avaliação pré-operatória, especialmente para analisar melhor o tronco e os ramos pulmonares, a origem das artérias coronárias, a existência de colaterais aortopulmonares ou de anomalias associadas, não avaliadas com o ecocardiograma.

Tratamento: cirúrgico
Correção total
- Infundibulectomia;
- Fechamento da CIV;
- Ampliação da via de saída do ventrículo direito;
- Comissurotomia valvular pulmonar;
- Troca da valva pulmonar.[2]

Correção paliativa
Blalock-Taussig clássico

É a anastomose da artéria subclávia para a artéria pulmonar (Figura 14.4). No *shunt* de Blalock-Taussig clássico existe uma dificuldade de mobilizar a artéria subclávia e poderá haver distorção da artéria pulmonar e consequente falência da cirurgia, caso a artéria subclávia seja muito curta. As vantagens da cirurgia de Blalock-Taussig clássica incluem a possibilidade de crescimento da anastomose e uma baixa incidência de insuficiência cardíaca e doença vascular pulmonar pós-operatória.[3]

Blalock-Taussig modificado

Cria-se um *shunt* com tubo de GORE-TEX® da artéria subclávia para a artéria pulmonar (Figura 14.5). Este *shunt* é mais fácil tecnicamente de ser realizado ocasionando menor distorção da artéria pulmonar e permite maior desenvolvimento da circulação arterial pulmonar. Tem como desvantagem o fato de não haver crescimento do enxerto com o desenvolvimento da criança.[3]

Complicações cirúrgicas
- Arritmias cardíacas;
- Disfunção miocárdica;
- Estenose ou insuficiência da valva pulmonar;
- Fenômenos tromboembólicos;
- Morte súbita.

Capítulo 14 | Tetralogia de Fallot (T4F) 163

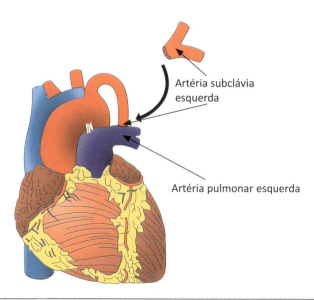

Figura 14.4 Blalock-taussig shunt.
Fonte: Modificada de: meddic.jp/Blalock-Taussig_anastomosis

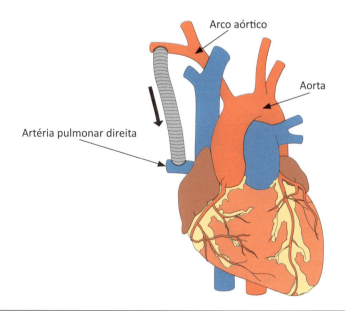

Figura 14.5 Cirurgia paliativa.
Fonte: Modificada de: http://slideplayer.com.br/slide/2299503/

Assistência de enfermagem
Avaliação neurológica
- Atentar para nível de consciência.
- Observar sinais de agitação psicomotora.
- Presença de coma.
- Movimentação dos quatro membros e sinais de convulsão.

Desempenho respiratório
- Observar adequada ventilação respiratória.

- Atentar para sofrimento respiratório (retração diafragmática, *gasping*, batimento de asa de nariz e tiragens intercostais).
- Em pacientes intubados, atentar para perviedade do tubo orotraqueal e presença de obstrução.
- Realizar controle de sinais vitais (SatO$_2$, FR, FC e PA) a cada hora para pacientes entubados, de duas em duas horas para pacientes extubados e a cada seis horas para pacientes que se encontram na unidade de internação.
- Verificar perfusão periférica.
- Atentar para nível de cianose (central ou periférica).
- Realizar ausculta pulmonar para descartar ruídos adventícios.
- Orientar, em crise de cianose, a posição de cócoras, pois há uma diminuição do retorno venoso.[4]

Desempenho cardiovascular
- Atentar para perfusão tecidual (perfusão periférica e preenchimento capilar).
- Avaliar temperatura, pulsos e coloração de MMSS e MMII.
- Monitorização cardíaca e pressão arterial contínua com anotação em folha de controle na unidade de terapia intensiva e a cada 6 horas na unidade de internação.
- Atentar para sinais de baixo débito cardíaco.
- Observar sudorese excessiva.[4]

Desempenho hemodinâmico
- Observar sangramento excessivo no pós-operatório devido à hemostasia insuficiente.
- Realizar controle de débito e drenos a cada hora na UTI e a cada 6 horas na unidade de internação e, se débito aumentado, de 30/30 minutos.
- Atentar para hematúria e sangramento em cânula orotraqueal.
- Observar presença de sangramento em curativo incisional nas primeiras horas de pós-operatório.[4]

Desempenho renal
- O débito urinário não deve ser inferior a 2 mL/kg/h.

- Observar as características da urina eliminada a cada uma hora.

Cuidados com cateteres e drenos

Cateter venoso
- Observar permeabilidade, fixação adequada e presença de sinais flogísticos.

Cateter venoso central
- Verificar perviedade.
- Realizar troca de curativo conforme protocolo institucional.
- Atentar para sinais flogísticos no sítio do cateter.
- Verificar compatibilidade das drogas, para não haver obstrução do acesso.[4]

Drenos torácicos
- Manter permeabilidade através por meio da ordenha.
- Trocar curativo e selo d'água conforme protocolo da instituição.

Balanço hídrico
- Todos os centímetros de H$_2$O das infusões parenterais e por sonda nasogástrica serão rigorosamente observados e registrados em folha própria, assim como as perdas hídricas.
- O balanço parcial deverá ser fechado a cada 6 horas.[4]

■ PARTICIPAÇÃO DA FAMÍLIA

Quando pensamos em doença crônica, é fundamental envolver a família no cuidado, promovendo e facilitando o cuidado e a atenção rigorosa quanto à complexidade da patologia.

Como enfermeiro e educador, temos a função de promover o autocuidado, retirar dúvidas, avaliar as condições de entendimento e capacitar essa família, para proporcionar o cuidado e verificar suas necessidades humanas básicas.

Avaliar as condições de compreensão sobre o diagnóstico e o prognóstico, sanar dúvidas e esclarecer possíveis queixas e medos.

Medo da morte e ansiedade em relação à criança e à doença.[5]

Mostrar e explicar cada aparelho ou equipamentos, sondas, cateter, drenos e sanando possíveis dúvidas, integrando a criança e seus familiares, para que o cuidado cada vez seja mais fácil e harmonioso.

Devemos também estimular a família à formação de vínculo, incentivando os pais ao contato físico com seu filho.

■ ORIENTAÇÕES DE ALTA HOSPITALAR

É importante realizar antecipadamente as orientações de alta hospitalar, se possível três dias antes da alta, para que a mãe ou responsável pela criança consiga realmente prestar atenção quanto às orientações e para que tenha tempo de retirar sua dúvidas.

As orientações devem ser realizadas em ambiente tranquilo, se possível, de forma clara e objetiva, respeitando o nível de compreensão de cada indivíduo.

- Orientar a manter o receituário de acordo com que o médico solicitou, respeitando a dose, frequência e diluição dos medicamentos, até o retorno em consulta, em que serão reavaliados e mantidos os medicamentos, se necessário.
- Reforçar todo o receituário, orientar que mantenha os horários rigorosamente de acordo com que foi solicitado e demonstrar as medicações como, por exemplo, diluição e demarcação do volume da seringa a ser utilizada, caso observe que as orientações não foram eficazes, verificar se há outra pessoa responsável para reorientar o receituário, evitando superdosagem ou dosagem insuficiente dos medicamentos.
- Orientar a importância quanto ao retorno em consultório, conforme solicitado pelo médico.
- Orientar também cuidados com a ferida operatória, devendo mantê-la sempre limpa e seca, e não aplicar nenhuma solução, medicamentos ou pomadas sem indicação médica.
- Salientar a necessidade de trocar a toalha de banho diariamente e sempre utilizar sabonete neutro e de uso próprio.

- Reforçar aos pais ou cuidadores para que não exponham a ferida operatória ao sol dentro de 60 dias após cirurgia.
- A criança não pode frequentar lugares muito povoados e deve evitar contato com pessoas em estado gripal ou infeccioso dentro de 30 dias após a cirurgia.
- Os pais ou cuidadores devem retomar ao calendário vacinal após 30 dias do procedimento cirúrgico e verificar se há necessidade de vacinas especiais com a equipe médica.
- Orientar que caso apresente saída de exsudato em ferida operatória ou evoluir com hiperemia ou edema, deverá procurar atendimento médico.
- Manter decúbito sempre elevado, observar alterações do padrão respiratório. Manter sempre os pais orientados quanto ao estado clínico da criança.[6]

■ DIAGNÓSTICOS DE ENFERMAGEM

Risco de desequilíbrio na temperatura corporal

- **Fatores**: Taxas metabólicas alteradas/ Medicamentos que causam vasodilatação.
- **Meta terapêutica**: Hidratação da pele/ Temperatura do corpo dentro dos parâmetros esperados.[4]

Manutenção ineficaz da saúde

- **Características definidoras**: Incapacidade de assumir as responsabilidades das práticas básicas de saúde.
- **Meta terapêutica**: Terá suas necessidades de saúde realizadas por cuidador/Equipe de Enfermagem.

Desobstrução ineficaz de vias aéreas

- **Características definidoras**: Tosse ineficaz/Ruídos respiratórios adventícios.
- **Meta terapêutica**: Manterá as vias respiratórias desobstruídas/Apresentará respiração silenciosa.

Integridade da pele prejudicada

- **Características definidoras**: Destruição das camadas da pele/Rompimento da superfície da pele/Invasão das estruturas do corpo.[4]

Seção 4 | Cuidados de Enfermagem ao Paciente com Cardiopatia Congênita

- **Meta terapêutica**: O paciente mostrará turgor cutâneo normal/O familiar demonstrará habilidade no cuidado da ferida/incisão.[4]

Risco de sangramento

- **Características definidoras**: Efeitos secundários relacionados ao tratamento.
- **Meta terapêutica**: Não apresentará sinais de sangramento/Apresentará resultados laboratoriais de coagulação dentro da faixa normal.[4]

Risco de perfusão renal ineficaz

- **Fatores**: Cirurgia cardíaca.

Meta terapêutica

- O paciente manterá o balanço hídrico.
- O paciente manterá estabilidade hemodinâmica.

Dor aguda

- **Características definidoras**: Alteração da PA/Agitação e gemido/Mudança da FC/Relato verbal.
- **Meta terapêutica**: O paciente apresentará melhora da dor.

Padrão ineficaz de alimentação do lactente

- **Características definidoras**: Incapacidade de coordenar a sucção, a deglutição e a respiração.
- **Meta terapêutica**: Terá débito urinário apropriado/Demonstrará ganho ponderal adequado.

Risco de perfusão tecidual cardíaca diminuída

- **Fatores**: Cirurgia cardíaca.
- **Meta terapêutica**: Terá perfusão coronariana adequada/Ausência de dor ou desconforto torácico.[4]

Padrão respiratório ineficaz

- **Características definidoras**: Dispneia/taquipneia/Uso da musculatura acessória/Batimento de asa do nariz;
- **Meta terapêutica**: Os níveis gasométricos artérias retornarão à linha de base/A ausculta não revelará ruídos respiratórios adventícios.

Risco de aspiração

- **Fatores**: Tubos gastrintestinais/resíduo gástrico aumentado.
- **Meta terapêutica**: A ausculta revelará ausência de sons respiratórios adventícios/O paciente irá tolerar o volume indicado de alimentação por sonda.

Diarreia

- **Características definidoras**: Dor abdominal/pelo menos três episódios de evacuações líquidas no dia.
- **Meta terapêutica**: Restabelecerá e manterá o padrão normal de eliminações intestinais/Demonstrará o comportamento apropriado para ajudar a eliminar os fatores causadores.

Constipação

- **Características definidoras**: Abdome distendido/Ruídos intestinais hipoativos/Dor ao evacuar/Pressão abdominal aumentada/Náuseas/Eliminações involuntárias de fezes líquidas.
- **Meta terapêutica**: A eliminação intestinal do paciente retornará ao normal.

Risco de infecção

- **Fatores**: Procedimentos Invasivos/Destruição dos Tecidos/Doença crônica.[4]

Meta terapêutica

- A temperatura do paciente permanecerá dentro da faixa da normalidade.
- As secreções respiratórias do paciente serão limpas e inodoras.
- A urina do paciente permanecerá clara, amarelada, inodora e livre de sedimentos.
- O paciente não mostrará evidência de diarreia.
- As feridas e incisões do paciente permanecerão limpas, róseas e sem drenagem purulenta.
- Os sítios IV do paciente não mostrarão sinais de inflamação.
- O paciente identificará os sinais e sintomas de infecção.
- O paciente recuperará a integridade da pele.
- O paciente demonstrará a habilidade no cuidado da ferida, queimadura ou incisão.[4]

Risco de queda

- **Fatores**: Criança < 5 anos de idade/Imobilização/Condições do pós operatório/Bebê deixado sem vigilância em superfície elevada/Medicamentos/Menor de 2 anos de idade/Doença vascular.
- **Meta terapêutica**: Comportamento de Prevenção de Queda (Ações do indivíduo ou do cuidador para minimizar fatores de risco que podem precipitar quedas no ambiente pessoal).[4]

Equilíbrio
(Mantém o equilíbrio do corpo)

- **Conhecimento:** Prevenção de queda (o indivíduo ou responsável compreende sobre a prevenção de queda).[4]

■ CONCLUSÃO

A tetralogia de Fallot é uma cardiopatia congênita complexa e que se manifesta clinicamente por um sopro e pela cianose. Em geral, os sintomas surgem no recém-nascido ou no lactente.

A equipe de Enfermagem deve sempre prestar uma assistência individualizada, identificando os possíveis problemas e a implementação de cuidados, visando à recuperação do paciente. O enfermeiro também possui uma função importante na equipe multidisciplinar, acolhendo, sendo receptivo e interagindo com estes pacientes e seus familiares, para promover um processo com qualidade na assistência integrada, de acordo com a complexidade de cada paciente.

Deve observar as integrações das equipes multidisciplinares, para, juntos avaliarem e, consequentemente, promover a recuperação precoce de cada paciente durante o pré, o trans e pós-operatório, proporcionando um melhor retorno as suas atividades habituais e melhor qualidade de vida.

■ REFERÊNCIAS BIBLIOGRÁFICAS

1. Santana MV. Cardiopatias congênitas do recém nascido: diagnóstico e tratamento. São Paulo: Atheneu; 2000.
2. Moraes FN, Gomes CA, Lapa C, et al. Tratamento cirúrgico da tetralogia de Fallot no primeiro ano de vida. Rev Bras Cir Cardiovasc 2000; 15 (2): 143-53.
3. Maluf MA, Andrade JC, Carvalho A, et al. Operação de Blalock-Taussig modificada para o tratamento paliativo de cardiopatias congênitas com hipofluxo pulmonar. São José do Rio Preto, Rev Bras Cir Cardiovasc 1995;10(3):126-32.
4. Novello DJ, Guimarães TC, Silva VG. Assistência de enfermagem à criança portadora de cardiopatia. Rev Bras Cardiol. Disponível em: www.rbconline.org.br/.../assistencia--de-enfermagem. (Acesso em 11/05/2014)
5. Ribeiro C, Madeira AM. O significado de ser mãe de um filho portador de cardiopatia: um estudo fenomenológico. Rev Esc Enferm USP 2006;40(1):1-8.
6. Damas BG, Ramos CA, Rezende MA. Necessidade de informação a pais de crianças portadoras de cardiopatia congênita. Rev Bras Crescimento Desenvolvimento Hum 2009;19(1):103-13.

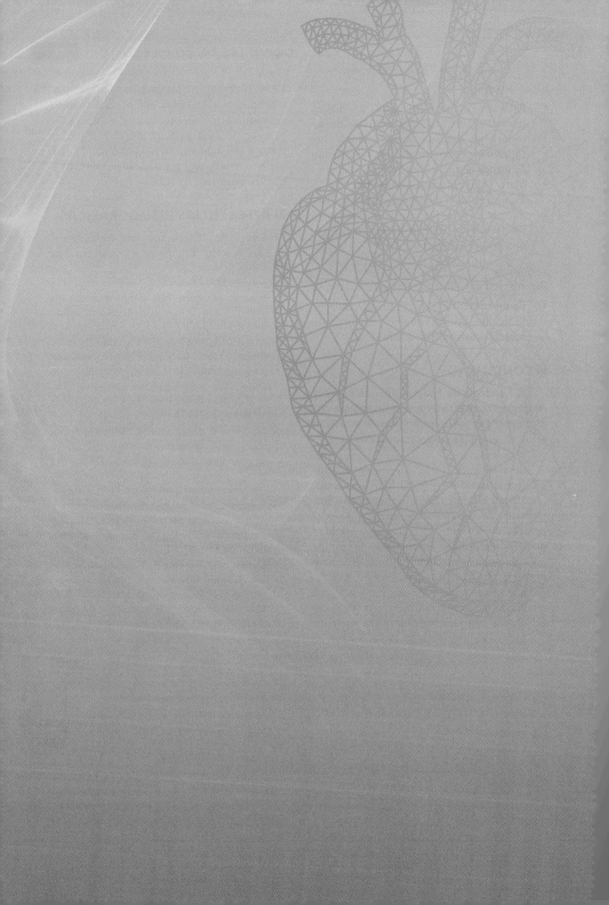

capítulo 15

Eli Kamei
Leda Rezende Sobreira Duarte

Transposição das Grandes Artérias

■ INTRODUÇÃO

Considerada uma das cardiopatias congênitas cianogênicas mais comuns, encontrada no período neonatal, a transposição das grandes artérias corresponde a 5% a 7% de todas as cardiopatias congênitas.[1] Com maior incidência em meninos (M:F 3:1), sua etiologia é por vezes desconhecida, podendo relacionar-se a fatores pré-natais ou genéticos. A cada mil nascidos-vivos, de oito a dez apresentam defcitos cardíacos congênitos. Na transposição das grandes artérias (TGA) ou transposição dos grandes vasos (TGV): a artéria pulmonar origina-se no ventrículo esquerdo e a aorta origina-se no ventrículo direito, formando duas circulações em paralelo, a sistêmica e a pulmonar.

A TGA é também chamada de simples ou clássica quando existe integridade do septo ventricular e ausência de obstrução na via de saída do ventrículo esquerdo, geralmente o forame oval é pérvio e pode existir a persistência do canal arterial. Quando existem outras lesões associadas como a comunicação interventricular, estenose pulmonar e coarctação da aorta, é conhecida como TGA complexa.

■ FISIOPATOLOGIA

Mesmo com empenho de pesquisadores em esclarecer os achados clínicos na TGA, somente em 1938 foram descritos detalhes de sua anatomia e manifestações hemodinâmicas. Concluiu-se que o achado fundamental era a torção do septo aórtico de tal forma que a aorta origina-se no ventrículo direito e a artéria pulmonar no ventrículo esquerdo, tendo como característica principal a existência de duas circulações em paralelo: a sistêmica e a pulmonar.[2-4]

O sangue sistêmico retorna ao átrio direito através das veias cavas superior e inferior, e é ejetado para a aorta pelo ventrículo direito que o distribui para o corpo: é a circulação sistêmica. O sangue oxigenado retorna ao átrio esquerdo através das veias pulmonares e é ejetado para a artéria pulmonar pelo ventrículo esquerdo, que retorna para os pulmões: é a circulação pulmonar. Estabelece-se então as duas circulações em paralelo, que são incompatíveis com a vida na ausência de outros defeitos associados no nível atrial, ventricular e arterial, bem como a presença ou não de obstáculos à ejeção ventricular como ocorre na estenose pulmonar, valvar ou infundibular, ou ainda no aumento da resistência pulmonar (Figura 15.1).[2-4]

No período fetal a sobrevivência é garantida pela comunicação entre as duas circulações através do canal arterial e forame oval. Após o nascimento esta situação torna-se crítica, pois estas comunicações tendem a se fechar. A sobrevida está relacionada à magni-

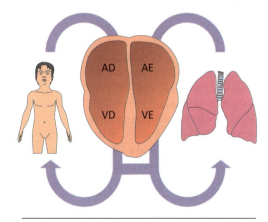

Figura 15.1 Esquema da anatomia da TGA, com concordância atrioventricular e discordância ventriculoarterial (duas circulações em paralelo: a sistêmica e a pulmonar).[4]

tude e localização dessas comunicações, bem como ao fluxo pulmonar.[2]

Na CIA de bom tamanho o fluxo do *shunt* é da direita para esquerda durante a diástole ventricular, devido a maior complacência do ventrículo esquerdo, e da esquerda para direita durante a sístole ventricular, pois o átrio direito é complacente e o átrio esquerdo tem maior volume de sangue. Na CIV isolada e não restritiva à direção do *shunt* depende da diferença de pressão entre os dois ventrículos, e da resistência pulmonar. Quando a resistência pulmonar é baixa o fluxo sistólico é da direita para esquerda e o fluxo diastólico da esquerda para direita. Nos casos de canal arterial grande, com a diminuição da resistência pulmonar, o fluxo torna-se da circulação sistêmica para a pulmonar o que acaba sobrecarregando volumetricamente a circulação pulmonar. A hipóxia e a insuficiência cardíaca são duas manifestações na TGA, mantendo uma relação inversa entre si. Para manter uma saturação aórtica de oxigênio acima de 75%, necessita-se aumentar o fluxo de sangue pulmonar, o que pode causar insuficiência cardíaca. Já na presença dos sinais de insuficiência cardíaca não se apresenta um quadro hipoxêmico grave.[2,,3,5]

Todas as crianças com TGA nascem com pressão e resistência vascular elevados, que tendem a diminuir após horas ou dias, e de acordo com os defeitos associados definem o quadro clínico que vão nortear a conduta clínica e cirúrgica. A regressão do padrão fetal é mais rápida com o septo interatrial íntegro, e nas primeiras semanas de vida atingem níveis próximos aos normais, o que repercute no ventrículo esquerdo, evidenciando massa e espessura inferiores ao normal para essa cavidade. Quando existe comunicação sistêmico-pulmonar importante, o ventrículo esquerdo mantém-se próximo ao normal, principalmente se houver estenose pulmonar, que causa sobrecarga do VE tanto na pressão como no volume. O VD apresenta hipertrofia e dilatação progressivas, por estar ligado à circulação sistêmica e submetido a pressões mais elevadas, o que pode causar o aparecimento de insuficiência tricúspide.[2]

Os átrios geralmente têm morfologia normal, e o forame oval pérvio em quase todos os pacientes. A valva tricúspide apresenta-se mal formada, com comprometimento dos folhetos valvares e do aparelho valvar, o que justifica a insuficiência tricúspide. A valva mitral é formada e raramente apresenta alterações estruturais, podendo apresentar-se associado à CIV.

O VD pode estar dilatado e hipertrofiado na maioria dos casos. A alteração do VE está relacionada com os defeitos associados e às características da circulação pulmonar. A aorta é anterodireita em relação à artéria pulmonar em 80% dos casos. A origem, curso e distribuição das artérias coronárias são diferentes do coração normal, determinadas pela relação anômala entre os níveis sigmoide aórtico e pulmonar. Em cerca de 60%-65% as artérias coronárias se originam dos seios de valsalva aórticos septais (que olham para a artéria pulmonar). A artéria coronária esquerda surge do seio de valsalva à esquerda e dá origem à artéria coronária descendente anterior e circunflexa. A coronária direita surge do seio valsalva da direita. Em cerca de 20% dos casos a artéria circunflexa origina-se da artéria coronária direita. Nos 15% restantes observa-se grande variação.[2,3,5]

■ QUADRO CLÍNICO E EXAME FÍSICO

- Os recém-nascidos portadores de TGA são cerca de 64% do sexo masculino.
- Apresentam peso normal ao nascimento, sem componente genético evidente.
- Cianose
- Taquipneia, que dificulta a amamentação, com frequente interrupção das mamadas.
- Sinais de insuficiência cardíaca.
- Nos casos de CIA restritiva, septo interventricular íntegro e ausência de canal arterial pérvio, os sinais mais frequente são: acidose metabólica, hipóxia, falência do miocárdio, hipotermia e taquipneia.
- Por ser uma cardiopatia cianogênica ocorre a hiperglobulinemia, e o aumento da viscosidade pode causar tromboembolismo e raramente abscesso cerebral.
- Sopro sistólico regurgitativo quando apresenta CIV.
- Sopro sistólico no foco pulmonar na presença de estenose pulmonar.
- Sopro do canal arterial.[2,3,5]

O RX nos primeiros dias pode ser normal, mas depois pode surgir hiperfluxo pulmonar quando apresenta CIV e/ou canal arterial. Com estenose pulmonar o leito vascular pulmonar é diminuído. Com a resistência pulmonar baixa o coração apresenta-se de forma ovoide, apontando para baixo e para a esquerda (Figura 15.2).[6]

ECG pode ser normal nos primeiros dias. Apresenta ritmo sinusal.

- Com septo interventricular íntegro a sobrecarga atrial direita é evidenciada pela onda P opiculada.
- No defeito do septo interventricular e na baixa resistência pulmonar pode-se apresentar sinais de hipertrofia biventricular (onda T positiva nas derivações precordiais à direita e mais alta que nas derivações precordiais à esquerda).
- Na estenose pulmonar predomina a sobrecarga do VE (Fugura 15.3).[2,5,7]

O diagnóstico da TGA pode ser realizado através do estudo ecocardiográfico. O estudo hemodinâmico deve reservado aos casos de CIV pequena com repercussão, em que há a necessidade de ampliar a CIA com cateter balão. O procedimento deve ser realizado precocemente, pois o septo torna-se resistente com o passar do tempo.[2,5]

■ TRATAMENTO

O tratamento cirúrgico da TGA pode ser dividido em três etapas: a paliativa, a correção no nível atrial e a correção anatômica.

Entre as técnicas da correção no plano atrial, a mais indicada pelas equipes é a técnica de Senning, que tem como objetivo inverter o fluxo sistêmico e pulmonar na chegada dos ventrículos, através de túneis intracardíacos utilizando retalhos do próprio tecido atrial da criança. Mustard também descreveu a técnica, utilizando retalho único de pericárdio da criança, ou outro tecido sintético e/ou biológico de fácil execução.[2,4]

Em 1975 foi realizada a primeira correção anatômica (nível arterial), descrita por Jatene em um paciente com TGA e CIV, que consistia na inversão das grandes artérias e translocando as artérias coronárias para a neoaorta.[7] Em 1981, Lecompte descreveu a manobra de anteriorização do tronco pulmonar, em função da disposição anteroposterior das grandes artérias presente na maioria dos casos de TGA.[4]

Atualmente pode-se cada vez mais realizar o diagnóstico no pré-natal, o que permite programar o parto em condições ideais para iniciar precocemente o tratamento necessário, o que pode evitar as complicações que aumentam a morbidade e mortalidade, como

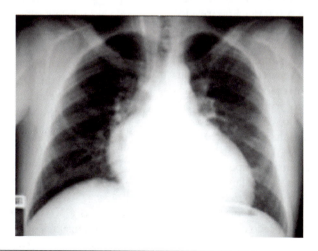

Figura 15.2 Forma cardíaca ovalada, pedículo vascular estreito e trama pulmonar aumentada, elementos caracteristicos de TGA.[6]

Fonte: HLHS: Diagram-Sano Modification. Boston Children's Hospital [acesso em 10 nov. 2014] Disponível em https://apps. childrenshospital. org/clinical/mml/index. cfm?CAT=media&MEDIA_ID=2024

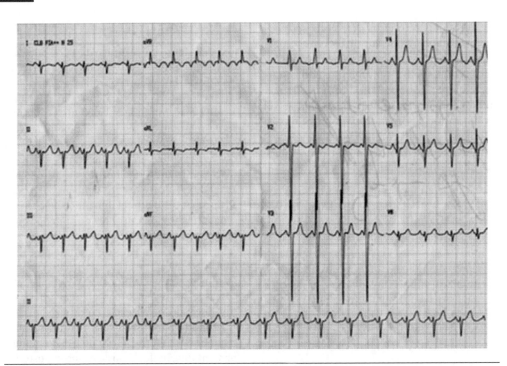

Figura 15.3 ECG com sobrecarga atrial D e sobrecarga ventricular D.[7]
Fonte: Atik A. Lactente de 40 dias com transposicao das grandes arterias e comunicacao interventricular. Arquivo Brasileiro de Cardiologia. 2005; 85(2).

a hipoxemia prolongada e a acidose metabólica. O uso da prostaglandina E1 para manter o canal arterial pérvio ou de atriosseptostomia com cateter balão de Rashkind podem ser necessários nas primeiras horas de vida, até que se estabeleça o tratamento cirúrgico mais adequado. A atriosseptostomia pode ser realizado também intraútero.[8,15]

Nos casos de TGA simples ou com CIV, ou CIV pequena sem repercussão, as equipes dão preferência à correção cirúrgica com a operação de Jatene nas primeiras semanas de vida, período em que o VE ainda tem a capacidade de suportar o fluxo sistêmico após a correção anatômica.

Nas crianças com mais tempo de vida, a indicação cirúrgica deve ser definida após a avaliação por meio da ecocardiografia, da função dos ventrículos em relação à massa e pressão. O VE pode ser classificado em I, II e III.

- **Tipo I** – Septo interventricular abaulado para a direita.
- **Tipo II** – Septo interventricular retificado.
- **Tipo III** – Septo interventricular abaulado para a esquerda (*Banana shape*).[7]

Nos casos em que a pressão do VE é igual ou maior que do VD, com septo interventricular retificado ou abaulado para a direita, as equipes dão preferência à operação de Jatene devido aos bons resultados.[4,6]

Nos casos em que a pressão do VE é menor que a do VD, com o septo interventricular abaulado para a esquerda, restam duas opções, de acordo com a preferência da equipe cirúrgica. A primeira é programar a correção no nível atrial antes do primeiro ano de vida. A segunda é a correção em dois tempos, onde primeiro se realiza o preparo do VE através da realização de bandagem do TP e *shunt* sistêmico pulmonar e após dias ou semanas realiza-se a operação de Jatene. Complicações relacionadas à CIV, como as infecções pulmonares ou insuficiência cardíaca, podem ser evitadas com a correção no primeiro mês de vida. Nos casos de CIVs múltiplas com a bandagem do TP, existe a possibilidade do fechamento espontâneo de algumas comunicações (Figura 15.4).[2-4,6]

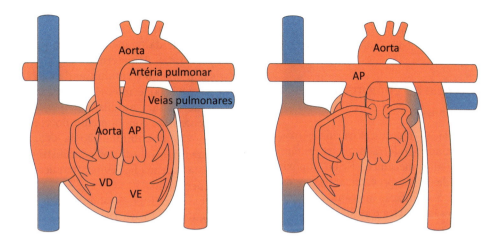

Figura 15.4 A aorta e a artéria pulmonar são relocadas para suas verdadeiras posições e as artérias coronárias reimplantadas na aorta (correção anatômica – Cirurgia de Jatene).[7]

■ CUIDADOS DE ENFERMAGEM NO PRÉ-OPERATÓRIO

- Receber a criança na unidade de pediatria e colocar pulseira de identificação e de risco de queda conforme protocolo.
- Enfatizar a necessidade de manter as grades do berço ou cama elevadas e ambas travadas.
- Entregar impresso de prevenção de queda.
- Atender a criança e os pais conforme suas necessidades psicológicas (esclarecimento de dúvidas).
- Apresentar a unidade e orientar rotinas do setor (brinquedoteca).
- Realizar exame físico e coleta de dados.
- Verificar sinais vitais (PA, T, FC, FR, saturação e dor)
- Realizar preenchimento de impresso conforme protocolo.
- Pesar e medir a criança.
- Colher material para exames conforme solicitação médica.
- Observar e liberar dieta em plataforma, conforme idade, após coleta de exames.
- Confirmar horário da cirurgia fornecida pelo centro cirúrgico, orientar conforme protocolo da anestesia e comunicar nutrição.
- Orientar que a equipe de anestesia passará visita e que qualquer dúvida será sanada por estes profissionais.
- Realizar punção de acesso periférico para medicamentos e hidratação, conforme necessidade de cada criança e prescrição médica.
- Orientar higiene oral e corporal duas horas antes da cirurgia conforme protocolo.
- Reforçar e esclarecer as informações fornecidas pelo cardiologista, juntamente com o termo de consentimento assinado pelo responsável.
- Fornecer orientações, respeitando o nível de compreensão dos pais ou responsável.
- Retirar acessórios e entregar aos pais ou responsável.
- Preencher impresso cirúrgico, fornecendo dados indispensáveis ao setor.
- Encaminhar a criança ao centro cirúrgico e permitir a permanência dos pais até o local e, após, deverão permanecer onde serão informados sobre o andamento da cirurgia.
- E assim que possível, será liberado para que um membro da família permaneça com a criança na UTI até o seu retorno para a unidade de internação.
- Orientar sobre o apoio da psicologia e da assistente social durante sua estada

na Instituição, e da enfermagem, sempre que necessário.

- Realizar anotação em prontuário eletrônico.[9-10]

Assistência de enfermagem no POI

Na admissão:

- Ventilação mecânica: verificar fixação da sonda endotraqueal, conectar ao ventilador mecânico. Evitar hipóxia e medidas para prevenir infecção associada à ventilação mecânica. Observar expansão torácica e avaliar murmúrios.
- Monitorização continua da FC, oximetria de pulso, pressão arterial invasiva, PVC e cateter AE se presente. Permitir o manejo rápido de drogas e volumes . A oximetria permite detectar alteração da função respiratória, débito cardíaco e *shunts* (fornece o tempo de enchimento capilar).
- Instalar drogas e checar perviedade dos cateteres. É necessário cateter de bom calibre e central para infundir com segurança drogas e volumes. Manter medidas para evitar infecção da corrente sanguínea associada ao uso do cateter.
- Cuidados com drenos e sondas, fixação adequada com meso. Anotar débito dos drenos e débito urinário de 1/1hr. Importante observar o aspecto do débito do dreno. Há risco de sangramento por hemostasia cirúrgica inadequada ou coagulopatia, risco de insuficiência renal aguda devido à circulação extracorpórea.
- Realizar exame radiológico e eletrocardiograma. Permitem avaliar a área cardíaca, posição da sonda endotraqueal (congestão, derrames , atelectasia e pneumotórax) e alterações do ritmo cardíaco.
- Acompanhar os resultados laboratoriais devido ao risco de alterações eletrolíticas, metabólicas e respiratórias. Acompanhar dosagem das enzimas cardíacas em razão do risco de isquemia do miocárdio, pelo reimplante das coronárias.
- Atentar às variações da FC e do traçado, como sinais de isquemia do miocárdio.

(risco de isquemia pelo reimplante das coronárias).

- Controle da temperatura e da perfusão periférica. Hipotermia pode causar sangramento (diminuição da agregação plaquetária) e infecção. A hipertermia pode causar vasodilatação periférica e hipotensão, com aumento do consumo de oxigênio e diminuição da RVS.
- Para o controle da dor, administrar analgesia adequada, evitar taquicardia e hipertensão.
- Observar distensão abdominal e manter sonda nasogástrica em sifonagem, se necessário, para evitar acúmulo de líquido de estase e êmese com broncoaspiração.
- Curativo da ferida operatória. Manter o local limpo e seco, observar sangramentos, abaulamentos e hiperemia. São medidas para evitar a infecção da ferida operatória.
- Verificar o fio do marca-passo epicárdico. Observar quantidade e aspecto. Manter um curativo que permita fácil acesso em caso da necessidade de uso.[10-11,16]

■ CONCLUSÃO

O que se pretende no tratamento cirúrgico da TGA é corrigir o fluxo de sangue não oxigenado e obter um resultado hemodinâmico compatível e em longo prazo, com a finalidade de melhorar a qualidade de vida do paciente.

O enfermeiro assume um papel importante durante todo esse processo. Considerando a complexidade deste cliente e outros, torna-se indispensável a presença de uma equipe multidisciplinar altamente especializada.

A assistência de enfermagem planejada e qualificada é fundamental para que haja integração entre as equipes multidisciplinares no pré, pós e transoperatório, garantindo um atendimento de qualidade e, consequentemente, uma boa evolução do paciente pediátrico.

■ CUIDADOS DE ENFERMAGEM

Os clientes que serão submetidos à cirurgia ou cateterismo cardíaco são preparados a partir da noite anterior, compreendendo jejum conforme a faixa etária para cirurgia e oito horas para cateterismo conforme protocolo.

Realizar punção venosa e coleta de sangue para exames e amostra para o banco de sangue no mesmo momento, e se possível manter acesso salinizado para posterior infusão de hidratação e administração de corticoide em clientes que irão para cirurgia com circulação extracorpórea.

As mães e os clientes pediátricos passam em consulta de enfermagem com a enfermeira responsável pelo setor, onde é realizada coleta de dados, exame físico, sinais vitais e o preenchimento de impressos conforme protocolo da instituição.

Em caso de cirurgia, a mãe é orientada quanto ao procedimento a ser realizado, preparo do banho com antisséptico, jejum, visita do anestesista e sua permanência na UTI pediátrica após a cirurgia por tempo integral, e retorno ao quarto conforme evolução do cliente após a cirurgia.

◼ INTERVENÇÃO DE ENFERMAGEM NO PÓS-OPERATÓRIO TARDIO

A criança será recebida no setor, avaliada detalhadamente e reavaliada quantas vezes forem necessárias enquanto permanecer no setor até a sua alta. Serão observados os principais sistemas vitais e os cateteres invasivos e drenos que estão sendo utilizados para posterior elaboração de um plano assistencial.

Receber e transferir a criança da maca para o leito com cautela, observando soros, sonda nasoenteral, cateteres, drenos, curativos, integridade da pele e estado geral.

- Posicionar a criança em posição de aproximadamente 30 graus.
- Verificar sinais vitais a cada 2 horas, nas primeiras 24 horas.
- Observar o nível de consciência e sonolência.
- Atentar para padrão respiratório.
- Avaliar drenagem, trocar frasco e anotar conforme protocolo.
- Controle hídrico e diurese.
- Realizar medicação conforme prescrição.

- Assistir os pais e familiares proporcionando uma assistência segura e garantir suporte. Identificar as necessidades da criança no seu dia a dia por meio de diálogo com seus familiares.
- Observar e comunicar qualquer alteração no estado geral da criança.
- Realizar anotação em prontuário eletrônico, diagnóstico e prescrição de enfermagem.[12-14]

◼ PARTICIPAÇÃO DA FAMÍLIA

Uma doença crônica como é o caso das cardiopatias congênitas, principalmente as complexas, constitui uma preocupação ao longo da vida. Isso torna essencial que os profissionais de saúde estejam preparados e sejam capazes de apoiar efetivamente essas famílias nas necessidades e recursos de uma formação psicológica capaz de enfrentar os desafios que esta experiência de vida pode acarretar durante a hospitalização ou nos cuidados a serem prestados.

- Avaliar seu nível de compreensão ao diagnóstico e orientar de forma que suas necessidades e anseios sejam atendidos.
- Reforçar e esclarecer a descrição da doença e o prognóstico oferecidos pelo médico.
- Compreender seus sentimentos em relação aos tratamentos prescritos.
- Enfatizar e esclarecer a explicação do médico e dos procedimentos sugeridos e da cirurgia aos pais.
- Ajudar os pais a distinguir os temores reais e os infundados.
- Ouvir quais são os seus temores: medo da morte da criança e frente aos exames e procedimentos.
- Lidar com a ansiedade da criança em relação à doença.
- Encorajar os pais a ajustarem-se à imagem do recém-nascido real, seu estado físico e formas de comunicação.
- Orientar os pais sobre todo equipamento a ser utilizado no cuidado da criança ou do recém-nascido.
- Contribuir com a formação do vínculo afetivo dos pais com o recém-nascido, enfatizando a interação mútua para atender as necessidades do filho.

- Manter vínculo participativo entre os pais, informando-os sobre o estado clínico, evolução da criança e do recém-nascido.

■ ORIENTAÇÃO DE ALTA

A realização da alta é um momento de muita ansiedade e insegurança dos pais, pois assumirão a responsabilidade pelos cuidados da criança com uma cardiopatia complexa. Logo, devemos prepará-los desde o momento da hospitalização da criança para a cirurgia cardíaca, fornecendo suporte para a sua adaptação contínua e informando-os sobre as condições de saúde alteradas do filho.[17]

- Incentivar os pais a compreenderem a importância da criança levar uma vida tão normal quanto possível.
- Encorajar os pais ou responsável que com a convivência irão se adaptar e compreender as necessidades da criança.
- Auxiliar os pais na determinação de atividades físicas adequadas conforme orientação médica.
- Ajudar aos pais a se sentirem adequados para auxiliar no tratamento e crescimento da criança.
- Auxiliar no uso, administração e preparo de medicamentos.
- Orientar quanto aos cuidados com a ferida operatória.
- Manter vacinação em dia conforme orientação médica.
- Evitar permanência da criança em locais aglomerados após a alta, em período a ser determinado pelo médico.
- Informar qualquer alteração na ferida operatória, e orientar quanto ao padrão respiratório.
- Evitar expor a ferida ao sol.
- Seguir rigorosamente a receita médica e não alterar doses ou horários sem prévia autorização médica.
- Realizar retorno ao cardiologista conforme determinação médica.
- Preencher impresso e anotar todas as orientações fornecidas conforme protocolo.
- Entregar resumo de alta, relatórios médicos, receita médica e orientação de alta.
- Assegurar que todas as informações e orientações foram compreendidas e que não restam dúvidas. Anotar em prontuário.

■ REFERÊNCIAS BIBLIOGRÁFICAS

1. Pereira OR, Vegni R, Nobre G, Kalichstein KJ. Transposição corrigida das grandes artérias: apresentação clinica tardia, na quinta década de vida, 2000.
2. Gomes ACM. Cuidar do recém-nascido com cardiopatia congênita e sua família numa Unidade de Cuidados Intensivos de Neonatologia, 2010.
3. Mello DC, Rodrigues BMRD. O acompanhante de criança submetida à cirurgia cardíaca: Contribuição para a enfermagem, 2008.
4. Batista JFC, Silva ACSS, Azeredo AN, Moura SN, Mattos VZ. A enfermagem no cuidado integrado do recém-nascido com cardiopatia congênita cianótica – relato de caso, 2005.
5. Jansen D, Silva KVPT, Novello R, Guimarães TCF, Silva VG. Assistência de enfermagem à criança portadora de cardiopatia, 2000.
6. Bastos AQ, Souza RA, Souza FM, Marquez PF. Reflexões sobre cuidados de enfermagem no pré e pós-operatório: Uma revisão de literatura integrativa da literatura, 2013.
7. Pinheiro A, Teixeira A, Abecasis M, Martins M, Rui A. Beneficio pré-natal na transposição das grandes artérias, 2011.
8. Carvalho JS, Araújo LML, Moraes AG, Jr Pontes SC. Transposição das grandes artérias. Avaliação ecocardiográfica, 1984.
9. Souza P, Scatolin BE, Ferreira DLM, Croti UA. A relação da equipe de enfermagem com a criança e a família em pós-operatório imediato de cardiopatias congênitas, 2008.
11. Santana MVT. Cardiopatia congênita no recém-nascido. Diagnóstico e tratamento. São Paulo. Atheneu. 2000; 12:133-146.
12. Ramires JAF, Kalil FR. Cardiopatia congênita. Guia prático de diagnóstico, tratamento e conduta geral. São Paulo. Atheneu. 2014; 5:49-74.
13. Jatene MB, Jatene FB, Monteiro AC. Correção cirúrgica da transposição das grandes artérias: 30 anos de operação de Jatene. Rev Med. (São Paulo). 2005 Jul-Dez; 84(3-4):113-7.
14. Carvalho JS, Araújo LML, Moraes AG, Pontes Jr SG. Transposição das grandes artérias. Avaliação ecocardiográfica. Arq Bras Cardiol. 1984; 43/5:345-354.

15. Atik A. Lactente de 40 dias com transposição das grandes artérias e comunicação interventricular. Arquivo Brasileiro de Cardiologia. 2005; 85(2).

16. Croti VA, Braile DM, Moscardini AC, Beani L. Revista Brasileira de Cirurgia Cardiovascular. 2007; 22(1):123-7.

17. Cavalcante IL. Medicina perioperatória. SAERJ. Rio de Janeiro Ed. SBA. 2005; 76: 670-80.

capítulo 16

Erica de Oliveira Paes

Síndrome da Hipoplasia do Coração Esquerdo (SHCE)

■ INTRODUÇÃO

A síndrome da hipoplasia do coração esquerdo (SHCE) é caracterizada pelo hipodesenvolvimento do ventrículo esquerdo (VE), além das estruturas que o envolvem, como o átrio esquerdo (AE), a valva mitral (VM), valva aórtica e aorta (AO) (Figura 16.1). Sua nomenclatura foi definida pelo Congenital Heart Surgery Nomenclature and Database Project como "o espectro da má-formação cardíaca é caracterizado por um grave subdesenvolvimento do coração esquerdo e da aorta, consistindo na atresia, estenose ou hipoplasia da valva mitral e/ou aorta, marcado pela hipoplasia ou ausência do ventrículo esquerdo, hipoplasia da aorta ascendente e do arco aórtico".[1]

A abordagem terapêutica das cardiopatias congênitas passou por intensas mudanças nos últimos anos, sendo a SHCE uma das mais significativas. Em cinco anos, ocorreu maior sobrevida das crianças que foram submetidas a todos os estágios de tratamento, sendo que cerca de 70% chegaram à idade adulta.[2]

A SHCE é uma patologia que acomete 2% a 3% das doenças cardíacas congênitas e ocorre em 2 a cada 10 mil nascidos-vivos, variando de 1 a 7. Não há evidências que esteja associada a etnias ou idade materna, mas acomete mais o sexo masculino.[1]

É a quarta cardiopatia mais frequente no período neonatal, com incidência de 7% a 9% e mortalidade de 25% na primeira semana de vida. Com reincidência familiar de 0,5% e de 2,2% para anomalias cardíacas.[2,3]

A malformação do coração é variável e o diagnóstico de extrema complexidade, pois, além de envolver más-formações morfológicas no VE, apresenta alterações na função e no desenvolvimento das estruturas esquerdas.

A SHCE pode se apresentar de diversas maneiras. Pode ser identificada no período pré-na-

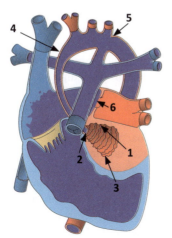

1. Atresia/Estenose da valva mitral
2. Atresia/Estenose da valva aórtica
3. Ventrículo esquerdo hipoplásico
4. Hipoplasia da aorta ascendente
5. Coarctação da aorta
6. CIA

Figura 16.1 Síndrome da hipoplasia do coração esquerdo. Coração com más-formações do coração esquerdo.[4]

tal e ser fisiologicamente estável. Ou pode ser identificada após o nascimento, quando é percebida por meio da ausculta cardíaca e da cianose central. Pode ser notada após a alta hospitalar ou ainda ser detectada em um estado emergencial, cerca de 10 dias após a alta hospitalar.

O tratamento será definido após a determinação da apresentação da AO, da valva mitral e do tamanho das cavidades do coração esquerdo.

O manejo terapêutico depende do envolvimento de uma equipe multidisciplinar, por meio do diagnóstico neonatal, do aconselhamento genético e do acompanhamento de cardiopediatras, cirurgiões cardíacos, intensivistas, enfermeiros, fisioterapeutas, psicólogo e assistente social.

Atualmente, é feito um tratamento cirúrgico e paliativo ou é realizado o transplante cardíaco. Isso é definido nos primeiros dias de vida, tempo fundamental e decisivo para a sobrevida da criança.

■ MANEJO FETAL

O reconhecimento da doença no momento pré-natal possibilita que este processo para a família seja mais bem estruturado, desde o preparo emocional e de aceitação da doença até o entendimento e a escolha do tratamento. Quanto mais precoce for o diagnóstico da SHCE, mais tempo a equipe multidisciplinar poderá trabalhar de maneira oportuna e racional com a família, para o aconselhamento e a orientação do prognóstico em curto e longo prazo, bem como quais serão as opções de tratamento e os resultados esperados. Em alguns centros de referência mundiais, há a possibilidade da interrupção da gestação ou a não opção do tratamento e a escolha do oferecimento de conforto à criança.

Assim que o diagnóstico pré-natal for realizado, a gestante e sua família devem ser encaminhados para um centro de especialidade cardiopediátrica, onde, a partir deste momento, todo o planejamento terapêutico será definido.

■ MORFOLOGIA E FISIOLOGIA

As diversas formas de apresentação da síndrome ocorrem após a embriogênese. Muitos mecanismos favorecem o não desenvolvimento do VE. Na vida fetal, o VE é predominantemente preenchido pelo fluxo de sangue vindo através do forame oval (FO) e qualquer interferência nesse fluxo pode ter como consequência o não desenvolvimento do VE.

É uma doença hereditária que pode ter origem por alterações genéticas, mas nenhum gene ainda foi isolado para caracterizar sua manifestação. Pode apresentar-se associada a outras síndromes genéticas extracardíacas, como a síndrome de Turner, a trissomia 13, a trissomia 18, entre outras.[5]

A SHCE é definida pelo pouco desenvolvimento variável das estruturas do coração esquerdo, sendo assim, o VE é incapaz de suportar a circulação sistêmica. É caracterizada como hipoplasia, quando as estruturas são hipoplásicas ou atrésicas, e não de forma individual e isolada. Para garantir a sobrevida do recém-nascido (RN), em alguns casos, os procedimentos fetais são uma opção, para, posteriormente, após o nascimento, ser realizada a intervenção cirúrgica nos primeiros dias de vida.

Nessa síndrome, o coração pode estar bastante aumentado devido à sobrecarga das câmaras direitas. O átrio direito (AD) e o ventrículo direito (VD) estão dilatados e hipertrofiados; a valva tricúspide geralmente é normal, o anel pulmonar tem um aumento em seu tamanho, mas as artérias pulmonares são menores que o normal. As más-formações são variáveis, não havendo uniformidade no diagnóstico entre os indivíduos.

A circulação fetal normal entre os ventrículos contribui para o desenvolvimento sadio do feto e propicia uma adaptação pós-natal ao meio ambiente. Devido ao não desenvolvimento das estruturas esquerdas cardíacas, a viabilidade do feto ocorre, pois a circulação pulmonar pode atingir a circulação sistêmica através do forame oval, alcançando o lado direito do coração. Tal situação ocasiona a mistura sanguínea do sangue venoso com o sangue arterial, onde no período pós-natal promoverá cianose central. Essa mistura da circulação sistêmica é mantida pelo VD e através do fluxo do canal arterial (CA). O VD se torna, então, responsável pelos fluxos pulmonar e sistêmico.

Capítulo 16 | Síndrome da Hipoplasia do Coração Esquerdo (SHCE)

Nota-se que o FO das crianças portadoras da SHCE é menor em relação às crianças hígidas.[6] Outra associação é a forma do septo interatrial, que pode ser variável, um defeito do *ostium primum*.[7] A borda superior do *ostium primum* é desviada posteriormente e para esquerda, restringido o *shunt* no nível atrial. O *ostium primum* é bastante muscularizado. Caso o septo interatrial seja íntegro, ele consegue ser visualizado intraútero,[8] e quando a comunicação entre os átrios é restritiva, ela pode se fechar em qualquer momento da gestação.

O ventrículo esquerdo, quando hipoplásico, apresenta áreas de fibrolastose endocárdica, que é definida como um espessamento difuso do endocárdio ventricular em função da proliferação de fibras colágenas e elásticas.[9]

A aorta ascendente é pequena e mais estreita no nível da junção do arco aórtico com a artéria inominada. As artérias coronárias são preservadas, mas seu fluxo ocorre de maneira retrógrada durante a sístole através do ducto arterioso (canal arterial).

No útero, no coração hipoplásico, o *shunt* através do septo atrial ocorre de maneira reversa. O pouco fluxo de sangue que vem do AE pelas veias pulmonares atravessa o septo atrial para o AD; após essa mistura, o sangue segue para o VD e as artérias pulmonares. Pouca quantidade de sangue é direcionada para os ramos pulmonares, porque o restante segue em direção ao ducto arterioso. Em casos de atresia aórtica, o miocárdio e a irrigação cerebral são supridos retrogradamente pelo ducto arterioso.

Após o nascimento, devido à queda da resistência vascular pulmonar (RVP), há uma redução do fluxo de sangue do VD para a circulação sistêmica. Mantendo o CA pérvio, o fluxo sistêmico torna-se dependente do equilíbrio entre as resistências pulmonar e sistêmica.

A comunicação interatrial (CIA) permite o fluxo de sangue esquerda-direita, garantindo o preenchimento do VD com sangue arterial pulmonar.

■ MANEJO PÓS-NATAL

O manejo nesse período é fundamental para o sucesso de todo o plano terapêutico. As crianças com a SHCE necessitam de cui-dados criteriosos entre todos os estágios, desde o diagnóstico precoce até a conclusão das etapas cirúrgicas.

O principal objetivo após o nascimento da criança com SHCE é sua estabilização, embora muitos nasçam aparentemente bem. Confirma-se o diagnóstico, a estrutura anatômica cardíaca (patência do ducto arterioso, o tamanho da CIA, a função do miocárdio e a avaliação da valva tricúspide) e define-se qual plano terapêutico a ser seguido.

Inicialmente, deve-se manter o ducto arterioso patente por meio da infusão de prostaglandina E1(PGE), em um acesso venoso seguro, pois desta maneira será proporcionado um fluxo sistêmico adequado. Deverá ser mantido um equilíbrio entre as circulações pulmonar e sistêmica, o que é objetivo delicado, pois o RN tem uma resistência vascular pulmonar elevada e, com o decorrer dos primeiros dias de vida, ela diminui e, consequentemente, há uma redução do fluxo de sangue do VD para a circulação sistêmica.

A intubação e ventilação mecânica podem ser necessárias para a estabilização hemodinâmica, optando-se por uma hipoventilação. A pressão positiva alivia o edema pulmonar e permite a hipercapnia, que ocasiona o aumento da RVP e reduz o hiperfluxo pulmonar, aumentando o fluxo de sangue sistêmico. Caso seja necessário, o nitrogênio utilizado em halo ou associado à ventilação mecânica é uma opção que permite a redução da fração de oxigênio inspirado (FiO_2), aumentando a RVP e diminuindo a saturação arterial.

Quando há a presença de sinais de congestão cardíaca, deve-se iniciar com diuréticos. Na taquipneia e na acidose metabólica com vasoconstrição periférica opta-se pelo suporte inotrópico, com o objetivo de aumentar o débito cardíaco.

Caso o septo interatrial seja íntegro ou a comunicação interatrial seja restritiva, é necessária uma intervenção através da abertura desse septo pelo procedimento hemodinâmico Rashkind.

O apoio à família é fundamental nesse período de diagnóstico. É necessário educar os pais sobre a patologia e fornecer informações sobre todo o percurso da doença, plano de tratamento e prognóstico.

Terapêutica

Atualmente, o tratamento cirúrgico é definido nos primeiros dias de vida, pois é uma etapa decisiva para a sobrevida do RN. As etapas cirúrgicas são paliativas e cada centro de referência determina qual a melhor correção baseada nos resultados obtidos.

1º estágio

- Procedimento híbrido ou
- Cirurgia de Norwood
  - Clássico;
  - Sano.

2º estágio

- **Norwood Glenn** para os pacientes que foram submetidos ao procedimento híbrido;
- **Cirurgia de Glenn** para os pacientes que realizaram a cirurgia de Norwood no primeiro estágio.

3º estágio

- Cirurgia de Fontan.

A indicação do transplante cardíaco pode ser realizada em qualquer uma das fases do tratamento.

Procedimento híbrido

É um tratamento que envolve procedimento cirúrgico e hemodinâmico intervencionista. O procedimento consiste na bandagem das artérias pulmonares e a implantação de um *stent* no ducto arterioso. O passo final é a realização de uma atriosseptostomia, mantendo uma grande comunicação entre os átrios, mas também pode ser realizada em outro momento da internação, antes da alta hospitalar (Figura 16.2).

O benefício deste procedimento é a não submissão do neonato à CEC. É um procedimento delicado, pois as artérias pulmonares do RN são muito pequenas e o ajuste da bandagem pulmonar é extremamente difícil. Nesta fase, as principais dificuldades técnicas relacionadas são o ajuste da bandagem das artérias pulmonares e o posicionamento do *stent* no CA.

Dados globais registraram uma sobrevida de 83% pós-procedimento híbrido.[11-14]

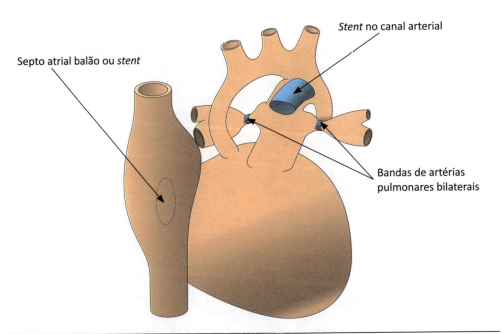

Figura 16.2 Primeiro estágio: Procedimento híbrido. Atriossesptostomia com balão, *stent* no ducto arterioso e bandagem das artérias pulmonares.[10]

Procedimento de Norwood

A técnica clássica foi desenvolvida por Willian Norwood, no Children's Hospital of Philadelphia, em 1980.[15]

O objetivo da cirurgia é assegurar o fornecimento do fluxo de sangue sem obstruções do ventrículo direito sistêmico para a circulação sistêmica, garantindo um equilíbrio entre a circulação pulmonar e a sistêmica, além de estabelecer um fluxo pulmonar seguro.

No procedimento de Norwood clássico, o primeiro passo é a remoção do septo atrial (atriosseptectomia), seguida da secção e sutura do tronco pulmonar e separação das artérias pulmonares. O tronco pulmonar é anastomosado à aorta por meio de um homoenxerto, criando uma nova via de saída do VD (neoaorta), a qual irá ejetar sangue diretamente na circulação sistêmica. A seguir, é realizada uma anastomose entre a artéria subclávia direita e a artéria pulmonar direita, utilizando um tubo de Gore-Tex®, criando um *shunt* sistêmico-pulmonar-Blalock-Taussig (Figura 16.3).

Sano e colaboradores[8] publicaram em 2003 resultados do procedimento modificado, Norwood Sano, onde optaram por realizar uma anastomose entre a via de saída do VD e as artérias pulmonares por meio da interposição de um tubo de tecido sintético, ao invés do *shunt* sistêmico pulmonar, permitindo que o fluxo para a artéria pulmonar ocorra somente na sístole ventricular, evitando, assim, a queda do fluxo coronariano na diástole (Figura 16.4).[17-19]

Dados da Central Cardiac Audit Database (CCAD) mostram uma sobrevida tardia de 82% dos casos entre 2001 a 2006, em um total de 514 casos.[1] O Children's Hospital Boston, em uma revisão da experiência cirúrgica entre 2001 a 2006, registrou uma sobrevida de 88,6% em 237 pacientes pós-Norwood.[20]

A escolha entre o procedimento de Norwood e Norwood Sano fica a critério de cada centro de referência mundial de Cardiologia Pediátrica. Os resultados de sobrevida entre os dois procedimentos são próximos.

Pós-operatório primeiro estágio

A recuperação pós-primeiro estágio é um período crítico. A vigilância e monitorização são momentos cruciais para o sucesso do tratamento da SHCE. O principal objetivo, neste

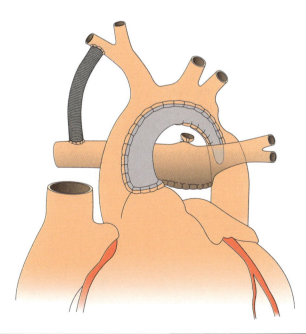

Figura 16.3 Primeiro estágio: Procedimento Norwood. Construção da neoaorta e *shunt* sistêmico-pulmonar-Blalock Taussig.[16]

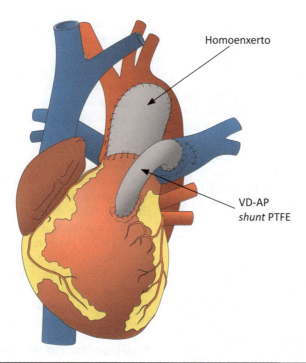

Figura 16.4 Primeiro estágio: Procedimento Norwood Sano. Construção da neoaorta e anastomose do VD e AP com um enxerto de prótese de politetrafluoroetileno – PTFE.[21]

momento, é manter o equilíbrio entre o fluxo pulmonar e o fluxo sistêmico.

Nesta fase, a terapêutica medicamentosa envolve o uso de diuréticos, inibidor da enzima de conversão da angiotensina e inotrópico, sendo a milrinona a droga de escolha.

No período interestágio, que é considerado a alta hospitalar entre o procedimento híbrido e o retorno para o segundo estágio, há o registro de mortalidade de 2% a 16%.[22-24] De 4% a 15% dos sobreviventes com alta hospitalar vão a óbito antes do segundo estágio.[25,26]

Foi evidenciado em centros norte-americanos que houve uma melhora na sobrevida dos pacientes que tiveram um controle de oximetria de pulso domiciliar.

Complicações

- Coarctação de aorta (CoAo) residual, 5% a 10% dos pacientes – tratamento hemodinâmico intervencionista;
- Restrição septo interatrial, desequilíbrio entre os fluxos pulmonar e sistêmico e isquemia coronariana;[25,26]
- Estenose ou hipoplasia da artéria pulmonar esquerda;
- Regurgitação da valva tricúspide, no tratamento conservador.[27]

Como ferramenta de extrema importância, a angiotomografia pós-primeiro estágio favorece imagens perfeitas para a visualização anatômica que ajudarão em possíveis reintervenções e no planejamento do futuro tratamento.

Segundo estágio

Cirurgia de Glenn/Norwood Glenn

Este procedimento deve ser feito entre o quarto e o sexto mês de idade, em que a criança está com o dobro do peso de nascimento e há evidência de queda progressiva da oxigenação.

A cirurgia de Glenn é indicada aos pacientes que realizaram anteriormente o procedimento de Norwood. Neste momento, é removido o Blalock Taussig e a VCS é conectada à artéria pulmonar, fazendo com que todo o fluxo de sangue da região superior do corpo seja direcionado aos pulmões (Figura 16.5).

Os pacientes submetidos ao procedimento híbrido no segundo estágio realizam o procedimento de Norwood Glenn, que consiste na criação de uma nova via de saída do VD (neoaorta e atriosseptectomia, conforme já citado), na remoção das bandagens das artérias pulmonares e do *stent* do canal arterial e associação da cirurgia de Glenn.

Em ambos os procedimentos, o fluxo de sangue sistêmico é direcionado ao coração, melhorando a eficiência da mecânica ventricular. A veia ázigos é ligada para evitar fuga de sangue para a região inferior do corpo, assegurando que todo o fluxo de sangue da VCS seja direcionado aos pulmões.

A cirurgia de Glenn e Norwood Glenn exigem um tempo de CEC prolongado, podendo refletir na evolução do pós-operatório.

A sobrevida neste estágio é de 96% a 99%.[28] A saturação arterial aumenta, mantendo-se em torno de 80%; as quedas são frequentes em situações de esforço.

Muitos pacientes vivem anos com esse *shunt*. A decisão para o terceiro estágio depende de cada centro de referência. Alguns determinam que deva ser aos 18 meses de idade, outros serviços optam por quando a criança começa a apresentar sintomas frequentes de queda da saturação arterial, geralmente aos quatro anos de idade.

Terceiro estágio

O terceiro estágio na SHCE é a última etapa paliativa. Em 1971, Fontan desenvolveu uma técnica indicada para cardiopatias univentriculares. Ele foi o primeiro a manter as circulações pulmonar e sistêmica em série em um coração univentricular. Com o decorrer do tempo, o procedimento original passou por algumas alterações com o objetivo de diminuir algumas complicações.

É indicado para as crianças dos 12 aos 18 meses de idade, com o objetivo de minimizar as crises de cianose. Alguns centros de referência aguardam o paciente manifestar alguns sintomas, como queda da saturação arterial e crises de cianose.

A escolha do momento da realização deste estágio é variável; estudos mostram que quanto mais tardiamente o procedimento de Fontan for realizado, melhor sua adaptação.[29-31]

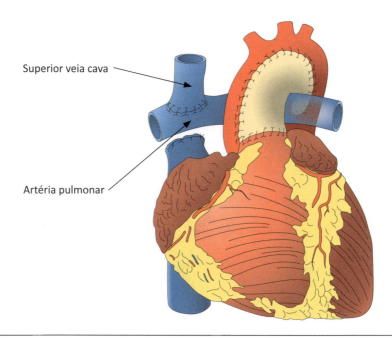

Figura 16.5 Segundo estágio: Procedimento Glenn: conexão da VCS com a AP.[16]

No procedimento Fontan, a VCI é conectada à artéria pulmonar e o fluxo sistêmico é direcionado aos pulmões. Ele apresenta algumas complicações significativas, como arritmias, dilatação atrial e formação de trombos devido à turbulência do fluxo sanguíneo no átrio direito.

No procedimento cavo pulmonar total com tubo extracardíaco fenestrado, há uma interposição de um tubo de politetrafluoroetileno (PTFE) da VCI à AP. Este tubo apresenta orifícios nos quais parte do sangue retorna diretamente à circulação sistêmica, melhorando o fluxo sanguíneo (Figura 16.6).

Referências evidenciam que este procedimento permite uma maior facilidade na manipulação de anatomias mais complexas. O nó sinusal não sofre interferência durante o ato cirúrgico, reduzindo, assim, o risco de arritmias, além da diminuição das linhas de sutura no átrio direito e do risco potencial de dilatação atrial.[33]

No pós-operatório há menos complicações, como diminuição do débito cardíaco, derrame pleural e pericárdico e ascite.

Após o procedimento de Fontan, a sobrevida em curto prazo é de 95%; em médio prazo (cinco anos), de 77% a 95%; e, após 10 anos, de 72% a 91%.[34-36] Setenta por cento dos pacientes sobrevivem até os cinco anos de idade, após os três procedimentos.[6,37,38]

O transplante cardíaco poderá ser indicado em qualquer um dos estágios referenciados.

Assistência de enfermagem

A criança com cardiopatia congênita é um paciente que apresenta diversas peculiaridades e pontos que devem ser observados atentamente em cada fase do seu tratamento, nos momentos intra-hospitalar e em sua residência, por isso a orientação familiar é fundamental para a evolução da criança.

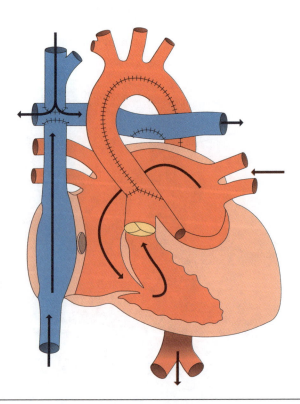

Figura 16.6 Terceiro estágio: Procedimento de Fontan com tubo extracardíaco com fenestração.[32-33]

Capítulo 16 | Síndrome da Hipoplasia do Coração Esquerdo (SHCE)

O primeiro passo é a educação familiar sobre a patologia, a realidade da doença e quais as opções de tratamento que podem ser optadas. Após traçar o plano terapêutico, a família terá ciência de que em alguns momentos seu filho necessitará de cuidados intensivos.

É desejável que o parto seja realizado em um hospital especializado em cardiopatia congênita e verificado em serviços brasileiros que houve uma melhora na sobrevida destes pacientes, pois isso garante a realização de intervenções precoces e específicas que influenciam na sua evolução e no prognóstico.

Após o nascimento, o RN é encaminhado para a UTI neonatal para cuidados intensivos e exames como o ecocardiograma, para a confirmação diagnóstica.

Cuidados no pré-operatório

- Admissão em UTI neonatal pós-parto.
- Verificação das medidas antropométricas.
- Cateterização umbilical venosa e arterial ou PICC (cateter central de inserção periférica).
- Verificação dos sinais vitais (frequência cardíaca, frequência respiratória, pressão arterial e saturação arterial).
- Manipulação mínima.
- Atenção a alterações do ECG, como supra de ST.
- Atenção quanto à saturação arterial; permanecer entre 75% a 85%.
- Se os níveis de saturação persistente estiveram acima de 85%, a equipe médica deverá ser comunicada para iniciar nitrogênio em halo ou associado à ventilação mecânica.
- Manter drogas vasoativas em acesso venoso seguro.
- Observar sinais de hipertermia e apneia durante a infusão de prostaglandina.
- Controle rigoroso do débito urinário.
- Controle rigoroso do balanço hídrico.

Cuidados no pós-operatório

- Verificação dos sinais vitais 1h/1h (frequência cardíaca, frequência respiratória, pressão arterial e saturação arterial).
- Verificação da pressão arterial nos membros superiores e inferiores duas vezes ao dia:
  - Procedimento híbrido: se a PA nos membros superiores for menor que nos membros inferiores, há sinal de fluxo retrógrado pelo *stent*;
  - Norwood Glenn: se a PA nos membros superiores for maior que nos membros inferiores, pode haver sinais de estenose da neoaorta.
- Saturação arterial entre 75% a 85%.
- Controle rigoroso do débito de dreno mediastinal.
- Controle rigoroso do débito urinário.
- Controle rigoroso do balanço hídrico.

Glenn/Norwood Glenn

- Manter decúbito elevado em 40° nessa fase, para facilitar a drenagem do edema, pois, devido ao tipo do procedimento, há edema cefálico importante.
- Atenção quanto à evolução do edema cefálico, a porção superior do tronco e os sinais de pletora (síndrome da veia cava superior).
- Sinais de baixo débito cardíaco (hipotensão arterial, diferencial de temperatura entre tronco e membros superiores/inferiores, perfusão periférica inadequada e baixo débito urinário (< 1mL/kg/h).
- Saturação arterial mantida entre 75% e 85%.
- Controle do débito e aspecto dos drenos pleurais (quilotórax) e mediastinal.
- Controle do débito urinário.
- O balanço hídrico deverá ser mantido zerado ou discretamente hipervolêmico.
- Atenção quanto aos sinais de sangramento, devido ao uso de anticoagulante.

A assistência de Enfermagem pós-procedimento de Fontan deve ser baseada nos cuidados do pós-operatório em cardiopatias complexas; não há um cuidado específico referente a esta fase.

Independentemente da fase cirúrgica, é essencial o esclarecimento dos pais e responsáveis sobre a condição clínica da criança, a patologia e a escolha do plano terapêutico. No momento da alta hospitalar, é necessário um reforço da orientação sobre a terapia medicamentosa e o retorno ambulatorial.

■ REFERÊNCIAS BIBLIOGRÁFICAS

1. Tchervenckov CI, Jacobs ML, Tahta AS. Congenital heart surgery nomenclature and database project: hypoplastic left he-

art syndrome. Ann Thorac Surg 2000;69(4 Suppl):S170-179.

2. Pigula FA. Hypoplastic left heart syndrome, sabiston and spencer´s surgery of the chest. 8th ed. Philadelphia: Hardcover; 2009.

3. Sabiston and Spencer's Surgery of the Chest. 8th ed. Philadelphia: Hardcover; 2009.

4. Hypoplastic left heart syndrome. Cove Point Foundation Congenital Heart Disease Disponível em: http://www.pted.org/ (Acesso em 10 out. 2014)

5. Ye M, Coldren C, Lai X Liang, et al. Deletion of ETS-1, a gene in the Jacobsen syndrome critical region, causes ventricular septal defects and abnormal ventricular morphology in mice. Hum Mol Genet 2010; 19(4):648-56.

6. Chobot V, Hornberger LK, Hagen-Ansert S, et al. Prenatal detection of restrictive foramen ovale. J Am Soc Echocardiogr 1990;3(1):15-9.

7. Chin AJ, Weinberg PM, Barber G. Subcostal two-dimensional echocardiographic identification of anomalous attachment of septum primum in patients with left atrioventricular valve underdevelopment. J Am Coll Cardiol 1990;15(3):678-81.

8. Rychik J, Rome JJ, Collins MH, et al. The hypoplastic left heart syndrome with intact atrial septum: atrial morphology, pulmonary vascular histopathology and outcome. J Am Coll Cardiol 1999;34(2):554-60.

9. Noronha L, Hecke FA, Magalhães TA, et al. Primary endocardial fibroelastosis: study of 11 cases. J Bras Patol Med Lab 2004;40(4): 261-4.

10. Chinnock RE, Bailey LL. Heart transplantation for congenital heart disease in the first year of life. Curr Cardiol Rev 2011;7(2):72-84.

11. Akintuerk H, Michel-Behnke I, Valeske K, et al. Hybrid transcatheter– surgical palliation. Pediatr Cardiol 2007; 28(2):79-87.

12. Akintuerk H, Michel-Behnke I, Valeske K, et al. Stenting of the arterial duct and banding of the pulmonary arteries: basis for combined Norwood stage I and II repair in hypoplastic left heart. Circulation 2002; 105(9):1099-103.

13. Michel-Behnke I, Akintuerk H, Marquardt I, et al. Stenting of the ductus arteriosus and banding of the pulmonary arteries: basis for various surgical strategies in newborns with multiple left heart obstructive lesions. Heart 2003;89(6):645-50.

14. Müller M, Akintürk H, Schindler E, et al. A combined stage 1 and 2 repair for hypoplastic left heart syndrome: anesthetic considerations. Pediatc Anesth 2003;13(4):360-5.

15. Norwood WI, Lang P, Hansen DD. Physiologic repair of aortic atresia-hypoplastic left heart syndrome. N Engl J Med 1983;308(1):23-6.

16. HLHS: Diagram-Sano Modification. Boston Children´s Hospital [acesso em 10 nov. 2014] Disponível em https://apps. childrenshospital. org/clinical/mml/index. cfm?CAT=media&MEDIA_ID=2024

17. Bromberg BI, Schuessler RB, Gandhi SK, et al. A canine model of atrial flutter following the intra-atrial lateral tunnel Fontan operation. J Electrocardiol 1998;30(Suppl):85-93.

18. Gupta A, Daggett C, Behera S, et al. Risk factors for persistent pleural effusions after the extracardiac Fontan procedure. J Thorac Cardiovasc Surg 2004;127(6):1664-9.

19. Kumar SP, Rubinstein CS, Simsic JM, et al. Lateral tunnel versus extracardiac conduit Fontan procedure: a concurrent comparison. Ann Thorac Surg 2003;76(5):1389-96.

20. Pigula FA, Vida V, del Nido P, et al. Contemporary results and current strategies in the management of hypoplastic heart syndrome. Semin Thorac Cardiovasc Surg 2007;19(3):238-44.

21. Stage 1 of single ventricule repair University of Iowa Children's Hospital. Disponível em http://www.uichildrens. org/childrens-content. aspx?id=234814 (Acesso em 10 nov. 2014)

22. Azakie A, Merklinger SL, McCrindle BW, et al. Evolving strategies and improving outcomes of the modified Norwood procedure: a 10-year single-institution experience. Ann Thorac Surg 2001; 72(4):1349-53.

23. Feit LR, Copel JA, Kleinman CS. Foramen ovale size in the normal and abnormal human fetal heart: an indicator of transatrial flow physiology. Ultrasound Obstet Gynecol 1991;1:313–9.

24. Hirsch JC, Ohye RG, Devaney EJ, et al. The lateral tunnel Fontan procedure for hypoplastic left heart syndrome: results of 100 consecutive patients. Pediatr Cardiol 2007; 28:426-32.

25. Bartram U, Grunenfelder J, Van Praagh R. Causes of death after the modified Norwood procedure: a study of 122 postmortem cases. Ann Thorac Surg 1997; 64(6):1795-802.

Capítulo 16 | Síndrome da Hipoplasia do Coração Esquerdo (SHCE)

26. Jonas R, Hansen D, Cook N, Wessel D. Anatomic subtype and survival after reconstructive operation for hypoplastic left heart syndrome. J Thorac Cardiovasc Surg 1994; 107:1121-7.

27. Ohye RG, Gomez CA, Goldberg CS, et al. Repair of the tricuspid valve in hypoplastic left heart syndrome. Cardiol Young 2006; 16 (Suppl 3): 21-6.

28. Barron DJ, Kilby MD, Davies B, et al. Hypoplastic left heart syndrome. Lancet 2009;374(9689): 551- 64.

29. Gentles TL, Mayer JJE, Gauvreau K, et al. Fontan operation in five hundred consecutive patients: factors influencing early and late outcome. J Thorac Cardiovasc Surg 1997; 114(3):376-91.

30. Salvin JW, Scheurer MA, Laussen PC, et al. Factors associated with prolonged recovery after the Fontan operation. Circulation 2008; 118(14 Suppl):S171-6.

31. Tweddell JS, Hoffman GM, Mussatto KA, et al. Improved survival of patients undergoing palliation of hypoplastic left heart syndrome: lessons learned from 115 consecutive patients. Circulation 2002; 106(12 Suppl 1):82-9.

32. Costs and Benefits of the Fenestrated vs. Non-fenestrated Fontan Procedure Disponível em http://bendantzer.wordpress.com/ 2013/04/09/costs-and-benefits-of--the-fenestrated-vs-non-fenestrated-fontan-procedure (Acesso em 10 ago. 2014)

33. Fantini FA, Gontijo B, Martins C, et al. Operação de Fontan: uma técnica em evolução. Rev Bras Cir Cardiovasc 2009;24(4):463-9.

34. Hirsch JC, Ohye RG, Devaney EJ, et al. The lateral tunnel Fontan procedure for hypoplastic left heart syndrome: results of 100 consecutive patients. Pediatr Cardiol 2007; 28(6):426-32.

35. Khairy P, Fernandes SM, Mayer JE Jr, et al. Long-term survival, modes of death, and predictors of mortality in patients with Fontan surgery. Circulation 2008;117(1): 85-92.

36. Mitchell ME, Ittenbach RF, Gaynor JW, et al. Intermediate outcomes after the Fontan procedure in the current era. J Thorac Cardiovasc Surg 2006;131(1):172-80.

37. McGuirk SP, Griselli M, Stumper OF, et al. Staged surgical management of hypoplastic left heart syndrome: a single institution 12 year experience. Heart 2006;92(3):364-70.

38. Van Arsdell GS, McCrindle BW, Einarson KD, et al. Interventions associated with minimal Fontan mortality. Ann Thorac Surg 2000; 70(2):568-74.

capítulo 17

Sueli de Souza Viana

Atresia Tricúspide, Atresia Pulmonar

■ INTRODUÇÃO

Os defeitos cardíacos congênitos são definidos como uma anormalidade tanto na estrutura como na função cardiocirculatória. Na maioria das vezes, as más-formações resultam da alteração embriológica ou insuficiente do desenvolvimento de determinada estrutura ou de uma estrutura cardíaca, a partir de estágio inicial do tecido fetal. A morfologia e a abordagem diagnóstica eram alguns dos desafios primordiais dos estudos sobre as cardiopatias congênitas. Atualmente, após anos de estudos, as anomalias cardíacas têm sua anatomia esclarecida.[1-3]

As técnicas cirúrgicas evoluíram de forma a corrigir desde as cardiopatias congênitas simples até as mais complexas, chegando até mesmo ao transplante cardíaco pediátrico. A evolução dessas técnicas passou a permitir a correção total em determinadas cardiopatias,[3,4] o que contribuiu para que os pacientes alcançassem a adolescência e a vida adulta.[3] O aprimoramento clínico também apresentou enormes avanços, concomitante ao desenvolvimento dos métodos de diagnóstico.[1,5]

A complexidade das cardiopatias congênitas elevou exorbitantemente a mortalidade das crianças antes do primeiro ano de vida. Portanto, o conjunto do avanço tecnológico das técnicas cirúrgicas, o maior conhecimento da fisiopatologia e a implementação de protocolos mais sofisticados de pós-operatório passaram a oferecer métodos paliativos que aumentaram a esperança dos pais em relação à vida dos neonatos. Com a evolução de equipamentos, técnicas e, acima de tudo, o salto do desenvolvimento científico, exigiu-se que a Enfermagem aprimorasse seus conhecimentos técnicos e científicos, visto que o sucesso do tratamento e o acompanhamento das fases pré, trans e pós-operatória estão diretamente relacionados à qualificação da assistência de Enfermagem ministrada. E, para buscar esse aprimoramento, a Enfermagem tem procurado direcionar e integrar o saber com o fazer, visando contribuir para a melhoria da qualidade de sua assistência e da vida dos seus pacientes.[3]

A vivência junto aos pacientes da cardiopediatria conduz os enfermeiros à busca por aperfeiçoamento e conhecimento científico, para melhor atuar através da intervenção de Enfermagem de forma sistematizada, proporcionando direcionamento das ações de Enfermagem, assistência individualizada e facilitando a continuidade do cuidado (Figura 17.1).

Atresia pulmonar

A atresia pulmonar pode se apresentar de duas formas: atresia pulmonar com septo ventricular íntegro e atresia pulmonar com septo ventricular não íntegro, ou seja, com comunicação interventricular (CIV) (Figura 17.2).

A atresia pulmonar com septo ventricular íntegro (Figura 17.2) é uma cardiopatia de fácil identificação à ecocardiografia fetal.[1] A valva pulmonar é imperfurada e a via de saída é atrésica. Por não haver uma CIV, a pressão atrial direita aumenta e o sangue é desviado pelo forame oval para o átrio esquerdo, onde se mistura ao sangue venoso pulmonar e entra no ventrículo esquerdo. O sangue arterial e pulmonar é bombeado para dentro da aorta pelo ventrículo esquerdo. Na atresia pulmonar com septo íntegro, o canal arterial (CA) se torna a única fonte de fluxo pulmonar. O ventrículo direito é hipoplásico, podendo variar de acordo com as condições da valva tricúspide, que pode limitar a injeção ventricular direita. Alguns pacientes podem ter canais sinusoides coronarianos dentro da parede ventricular direita, que se comunicam diretamente com a circulação arterial coronariana. A alta pressão ventricular

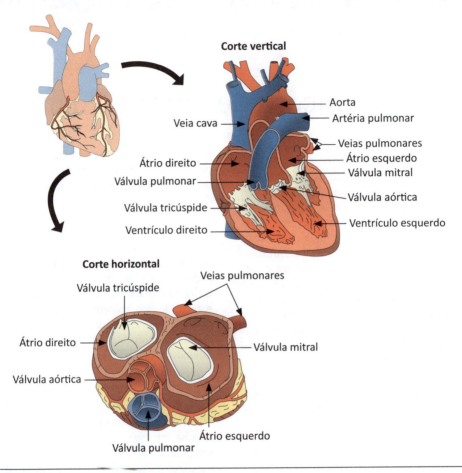

Figura 17.1 Cortes na vertical e horizontal.

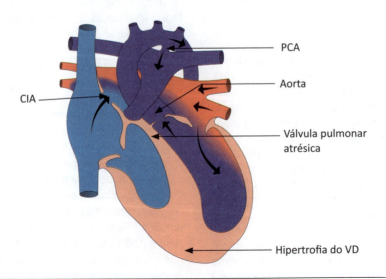

Figura 17.2 Atresia pulmonar sem CIV.

direita resulta em um fluxo retrógrado de sangue dessaturado pelos colaterais para dentro das artérias coronárias e aorta. Assim, na presença de um ventrículo pouco desenvolvido, com sinusoides observados ao ECO fetal, o planejamento cirúrgico pós-natal não deverá incluir a abertura da valva pulmonar e, portanto, o neonato poderá ser encaminhado para anastomose sistêmico-pulmonar-Blalock Taussing (BT), permitindo o seu desenvolvimento pondo-estatural com diminuição dos sintomas até a correção definitiva,[1,6,7] sem necessidade de cateterismo cardíaco, a não ser que a comunicação interatrial (CIA) seja restritiva e que uma atriosseptostomia esteja indicada.[1,7]

A operação de Blalock Taussig é uma cirurgia simples, rápida, que exige depurada e cuidadosa técnica cirúrgica, podendo ser realizada com baixa incidência de intercorrências e alta taxa de sobrevida.[6]

A atresia pulmonar com CIV (Figura 17.3) é definida como um grupo de más-formações cardiopulmonares, na qual não há conexão entre o ventrículo direito e as artérias pulmonares.[1] O coração é biventricular, com orifício no septo interventricular e suprimento sanguíneo arterial pulmonar extracardíaco.[8] Essa patologia mostra ao estudo ecocardiográfico muitos dos achados característicos da tetralogia de Fallot, como o aumento de calibre de aorta ascendente, o cavalgamento da valva aórtica sobre o septo trabecular, a CIV subaórtica com mau alinhamento septal e desvio anterossuperior do septo infundibular.[1,9] Entretanto, a condição básica para o seu diagnóstico é a demonstração de uma via de saída do VD fechada, sem fluxo anterográfico e sem uma valva pulmonar detectada. O fluxo costuma ser retrógrado no tronco da artéria pulmonar, quando presente. Em muitos casos, pode ser identificada a presença de circulação colateral representada por vasos sistêmico-pulmonares, especialmente com origem na aorta.[1,7] Estudos cineangiocardiográficos mostram as variações anatômicas do suprimento sanguíneo vascular pulmonar para atresia pulmonar com CIV: Tipo A: Todos os seguimentos pulmonares supridos exclusivamente por artérias pulmonares centrais. Não existem artérias colaterais sistêmico-pulmonares. Tipo B – Segmentos pulmonares supridos por artérias pulmonares centrais e artérias sistêmico-pulmonares. Tipo C: Todos os segmentos pulmonares supridos exclusivamente por artérias colaterais sistêmico-pulmonares. Não existem artérias pulmonares centrais.[10]

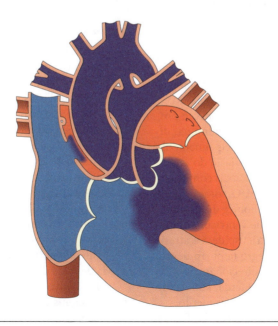

Figura 17.3 Atresia pulmonar com CIV.

Na atresia pulmonar com CIV e nas artérias colaterais-sistêmico-pulmonares, o suprimento sanguíneo vascular pulmonar pode ser muito complexo, com grandes variações anatômicas, de tal forma que alguns segmentos dos lobos pulmonares podem ser supridos por fluxo sanguíneo oriundo das artérias pulmonares centrais e/ou artérias colaterais sistêmico-pulmonares.[11] O canal arterial costuma apresentar calibre diminuído em relação ao normal e, frequentemente, apresenta um trajeto tortuoso. Como em todos os casos com circulação pulmonar ducto-dependente, também se observa um fluxo sistólico esquerdo-direito e ausência de fluxo diastólico no canal arterial, refletindo alta resistência pulmonar durante a vida fetal. Estes fetos deverão também receber atenção imediata, de forma a planejar a melhor abordagem neonatal, com cateterismo precoce e cirurgia paliativa em curto prazo.[1,7]

Manifestações clínicas

É possível observar uma cianose intensa e angústia respiratória. A segunda bulha cardíaca é única e hiperfonética; um sopro sistólico ou contínuo pode ser auscultado devido ao fluxo do canal arterial.[7,12] Esses sinais se devem ao fechamento do *ductus arteriosus* nas primeiras horas de vida e, se não tratado corretamente, esse recém-nascido morrerá na primeira semana de vida.[7]

Diagnóstico

Alguns exames são essenciais para comprovar e direcionar o tratamento a ser realizado.

Por meio da radiografia de tórax, é possível visualizar a vascularização pulmonar diminuída; o grau depende principalmente do tamanho dos ramos das artérias e do *ductus* ou das colaterais brônquicas, mais comuns na atresia pulmonar com CIV. O coração pode variar em tamanho, a cardiomegalia acentuada se evidencia no caso de ventrículo direito hipoplásico.[5,7] A atresia tricúspide e a atresia pulmonar com septo íntegro também devem ser lembradas, dado o direcionamento do arco ventricular para a esquerda, simulando também o aumento ventricular esquerdo.[13]

O eletrocardiograma revela ondas *P* altas, espiculadas, que indicam o aumento atrial direito. As voltagens do QRS são compatíveis com a dominância ou a hipertrofia ventricular esquerda; as forças ventriculares direita são diminuídas em proporção ao tamanho diminuído da cavidade ventricular direita. A maioria dos pacientes com ventrículo direito pequeno tem forças ventriculares direita diminuídas, mas, ocasionalmente, pacientes com cavidade ventricular maior, espessada, podem ter evidência de hipertrofia ventricular direita.[5,7]

O ecocardiograma transtorácico favorece a avaliação das dimensões direitas e o tamanho da valva tricúspide, podendo-se observar também a presença de canais sinusoides, se eles forem grandes. A hipoplasia, quando presente, pode envolver todos os compartimentos do ventrículo direito.[5]

O cateterismo cardíaco avalia e revela: hipertensão atrial e ventricular direita; dimensão da cavidade ventricular; grau de regurgitação tricúspide e presença ou ausência de sinusoides intramiocárdicos enchendo os vasos coronários; enchimento das artérias pulmonares através do PCA; tamanho e padrões de ramificação do leito arterial pulmonar; e estenose da artéria coronária proximal (circulação coronariana dependente do ventrículo direito).[7]

Tratamento

Infusão de prostaglandina E1, para manter aberto o canal arterial além da correção de possíveis distúrbios metabólicos, até que algum tipo de cirurgia seja indicada.[1,5,7,14]

Atualmente, o cateterismo intervencionista é o método menos agressivo ao lactente, no qual a valva pulmonar imperfurada é primeiramente puncionada com um arame ou cateter de ablação de radiofrequência, seguindo-se uma valvoplastia com balão.[7]

A reconstrução ideal é a que preserva os dois ventrículos através de cirurgia que promova a descompressão do ventrículo direito pela valvotomia pulmonar ou da ampliação da via de saída do ventrículo direito.[5,7,14]

O objetivo da cirurgia ou cateterismo intervencionista é o crescimento da câmara ventricular direita, ao permitir algum fluxo anterógrado através da valva pulmonar.[5,7]

Portadores de ventrículo direito e valva tricúspide de dimensões mais reduzidas, e que se submeteram à ampliação da via de saída do ventrículo direito, podem requerer a realização conjunta de uma anastomose tipo Blalock Taussig para aumentar o fluxo pulmonar.[1,5]

Se a câmara ventricular direita permanecer hipoplásica, a operação de Glenn modificada e posteriormente o Fontan modificado, irão permitir que o sangue se desvie do ventrículo hipoplásico, fluindo para as artérias pulmonares diretamente a partir das veias cavas.[5,7]

Quando estenoses de artérias coronárias estão presentes e a perfusão coronariana retrógrada ocorre a partir do ventrículo direito, através de sinusoides miocárdicos, o prognóstico, nesse caso, é grave. Arritmias, isquemia coronariana e morte súbita são comuns.[5,7,14] Nesse caso, alguns desses lactentes se beneficiam com o transplante cardíaco.[5,7]

Atresia tricúspide

A atresia tricúspide (Figura 17.4) é uma cardiopatia congênita cianogênica, decorrente da agenesia ou imperfuração da valva tricúspide, com consequente ausência de comunicação direta entre o átrio e o ventrículo direito. A sobrevivência das crianças com atresia tricúspide depende da presença de um defeito no septo interatrial (CIA), permitindo a passagem do sangue do átrio direito para o átrio esquerdo. Na presença de estenose grave ou atresia pulmonar associada à circulação sanguínea extrauterina, passa a depender também da patência do CA, e estes neonatos cursam com cianose extrema e deteriorização do estado geral nos primeiros dias de vida.[15]

O retorno venoso sistêmico inteiro entra do lado esquerdo do coração por meio do forame oval. O sangue entra no átrio direito e, através do forame oval, passa para o átrio esquerdo e ventrículo esquerdo, fluindo para o ventrículo direito através de uma CIV. O tamanho da CIV e a presença de estenose pulmonar irão determinar a qualidade do fluxo pulmonar e, assim, o grau de cianose. Se o septo ventricular estiver intacto, o ventrículo direito será completamente hipoplásico e haverá a atresia pulmonar. Na atresia tricúspide, não há via de entrada, mas a via de saída é de

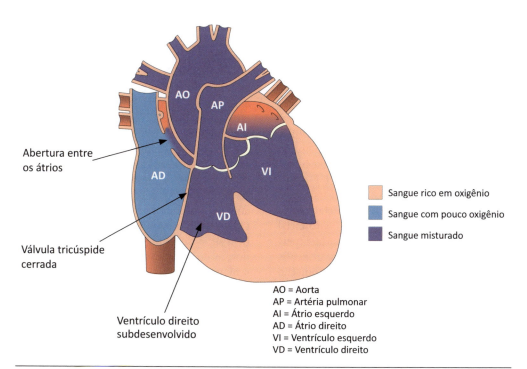

Figura 17.4 Atresia tricúspide.

tamanho variável, podendo ser ausente. Alternativamente, um grande CIV na ausência de obstrução na via de saída ventricular direita pode levar a um alto fluxo pulmonar. Esses pacientes apresentam cianose leve, sinais de hipercirculação pulmonar e insuficiência cardíaca. Uma variedade de atresia tricúspide está associada à transposição de grandes artérias (TGA). Nesse caso, o fluxo sanguíneo ventricular esquerdo flui diretamente para dentro da artéria pulmonar, enquanto o sangue sistêmico tem de atravessar o CIV e o ventrículo direito para alcançar a aorta. Nesses pacientes, o fluxo sanguíneo pulmonar está maciçamente aumentado e a insuficiência cardíaca se desenvolve precocemente.[5,7] Se o CIV for restritivo, o fluxo sanguíneo pode ser comprometido.[7]

Manifestações clínicas

As manifestações clínicas observadas da atresia tricúspide são:[7,15,16]

- cianose e taquidispneia importante;
- pulsos periféricos normais;
- sopro holossistólico audível ao longo do bordo esternal esquerdo;
- segunda bulha cardíaca única;
- impulso ventricular esquerdo aumentado.

Diagnóstico

O eletrocardiograma revela que nas derivações precordiais direitas, a onda R normalmente proeminente é substituída por um complexo RS. As derivações precordiais mostram um complexo QR, seguido por uma onda T normal, achatada, bifásica ou invertida. RV6 é normal ou alta, e SV1 é geralmente profunda. As ondas P são usualmente bifásicas, com o componente inicial alto e pontudo na derivação II. Crescimento atrial direito e desvio do eixo para esquerda, hipertrofia ventricular esquerda são, geralmente, notados no eletrocardiograma. A combinação de cianose e desvio do eixo para a esquerda é altamente sugestiva de atresia tricúspide.[7,15]

O ecocardiograma transtorácico mostra o ventrículo direito variavelmente pequeno, comunicação interventricular, o grande ventrículo esquerdo e aorta, forame oval patente ou restritivo, canal arterial persistente, artérias pulmonares hipoplásicas ou confluentes. A patência do canal e o grau de obstrução no nível da CIA ou da via de saída ventricular direita pode ser determinado por medição direta e por exame com Doppler.[5,7,15]

Na radiografia de tórax, é possível visualizar a área cardíaca aumentada e o hipofluxo pulmonar,[7,16] já os pacientes com atresia tricúspide e com grandes vasos transpostos revela hiperfluxo pulmonar.[5,7]

O cateterismo cardíaco mostra pressão atrial direita normal ou ligeiramente elevada. Se o ventrículo direito for penetrado através da CIA, a pressão pode ser mais baixa que no esquerdo, por causa da natureza restritiva do CIV. A angiografia atrial direita mostra opacificação imediata do átrio esquerdo a partir do átrio direito, seguido por enchimento ventricular esquerdo e visualização da aorta. A ausência de fluxo direto para o ventrículo direito resulta em um defeito de enchimento angiográfico entre o átrio direito e o ventrículo esquerdo.[7]

Tratamento

A adequação do fluxo sanguíneo pulmonar é o objetivo esperado para o tratamento. A princípio, o paciente deve ser mantido sob infusão intravenosa de prostaglandina E1 para impedir o fechamento do canal arterial, o comprometimento da cianose e o desconforto respiratório. Em seguida, é realizada uma anastomose sistêmica pulmonar chamada cirurgia de Blalock Taussig, para aumentar o fluxo pulmonar, permitindo o seu desenvolvimento pondero estatural com diminuição dos sintomas até a correção definitiva.[5-7] Os recém-nascidos com comunicação atrial restritiva serão submetidos à septectomia cirúrgica ou atriosseptostomia por balão de Rashkind.[5,7,15] O fechamento espontâneo da CIV deve também ser observado por meio da piora da cianose e do hipofluxo pulmonar; caso ocorra, será necessária uma intervenção cirúrgica.[7]

Lactentes com TGA necessitam de bandagem da artéria pulmonar para diminuir os sintomas de insuficiência cardíaca, devido ao fluxo pulmonar aumentado pela via de saída do ventrículo direito livre, o que levaria ao desenvolvimento de doença vascular pulmonar pelo comprometimento do leito pulmonar.[7]

Com o crescimento do lactente entre 4 e 8 meses de idade, torna-se necessária uma nova abordagem cirúrgica, a operação de Glenn, caracterizada pela anastomose entre a veia cava superior e as artérias pulmonares. Essa etapa cirúrgica é efetuada depois que o paciente mostrou sinais de estar crescendo e deixando para trás uma anastomose sistêmica pulmonar prévia, a Blalock Taussig. O benefício da operação de Glenn é que ela reduz a carga de volume sobre o ventrículo esquerdo e pode diminuir a probabilidade de a disfunção ventricular esquerda se desenvolver posteriormente.[5,7]

Entre 1,5 e 3 anos de idade, a criança passará por outro procedimento cirúrgico, a cirurgia de Fontan Modificado,[7,17] que consiste em anastomose entre o átrio direito à artéria pulmonar. Uma modificação de Fontan é a cirurgia cavopulmonar, realizada por meio da anastomose da veia cava inferior às artérias pulmonares, por meio de um retalho que corre ao longo da parede lateral do átrio direito ou por meio de um homoenxerto ou tubo de Goretex, passando por fora do coração. Dessa forma, o sangue flui para dentro das artérias pulmonares, diminuindo a possibilidade de dilatação atrial direita e reduzindo os derrames pleurais no pós-operatório. Após a correção, o sangue dessaturado flui de ambas as veias cavas diretamente para dentro das artérias pulmonares. O sangue oxigenado retorna ao átrio esquerdo, entra no ventrículo esquerdo e é ejetado para dentro da circulação sistêmica. Abolido o *shunt* direita-esquerda, a carga de volume é completamente removida do ventrículo esquerdo.[7] Um aspecto importante a ser considerado na nova fisiologia circulatória derivada desta cirurgia é que, após esse procedimento, as resistências vasculares sistêmica e pulmonar estão em série, e portanto, a energia responsável pelo fluxo sanguíneo nesses dois sistemas provém de um único ventrículo.[17]

A cirurgia de Fontan é contraindicada a pacientes com resistência vascular pulmonar elevada; hipoplasia da artéria pulmonar; disfunção ventricular esquerda, devido à dependência ao enchimento passivo da circulação pulmonar; e insuficiência mitral importante.[7,18] A cirurgia de isolamento cavopulmonar reduz esse risco. As complicações tardias incluem enteropatia perdedora de proteína; tromboembolismo de veia cava ou artéria pulmonar; disfunção ventricular esquerda tardia; obstrução do defletor, causando síndrome da veia cava inferior e superior; e arritmias supraventriculares (*flutter* atrial e taquicardia axial paroxística), ocasionalmente associadas à morte súbita. O transplante cardíaco é uma opção de tratamento bem-sucedida em pacientes pediátricos com cirurgia de Fontan, com essa evolução.[3,7,17,19] A cirurgia cardíaca infantil prolonga a vida e melhora os níveis de atividade e sobrevida de muitas crianças que estão sujeitas à morte ou a um estilo de vida restrito.[3]

Intervenção de enfermagem nas atresias pulmonar e tricúspide

A Cardiologia Pediátrica contemporânea transformou-se a partir da ecocardiografia, do cateterismo intervencionista e do avanço das técnicas cirúrgicas. Entretanto, foi a possibilidade de identificar precocemente a presença de más-formações cardíacas, ainda durante o desenvolvimento intrauterino, por meio da ecocardiografia fetal, que constituiu a pedra angular da trajetória da ciência cardiológica em direção ao futuro.[1]

A detecção precoce da cardiopatia congênita permite um acompanhamento personalizado durante o tempo de gestação e um maior planejamento das medidas adotadas durante e pós-parto. Neste caso, o bebê terá maiores possibilidades de tratamento por meio de cirurgias, reduzindo o risco de morte nos casos mais complexos. A falta de informação e estrutura adequada para o acompanhamento destes casos está intimamente relacionada com o fracasso e é o maior entrave no atendimento aos portadores de cardiopatias congênitas. Na verdade, a mortalidade decorrente deste mal seria drasticamente reduzida se todos os cuidados pré e pós-natais fossem devidamente tomados.[1]

O feto chega ao cardiologista para a avaliação porque são identificados durante os exames pré-natais fatores de risco para alterações cardíacas, como diabetes materno, uso de drogas teratogênicas, história familiar de cardiopatia congênita, rubéola e outras infecções durante a gestação, presença de anormalidades extracardíacas à ultrassonografia obstétrica e outras.[20]

No HCor, as gestantes com o diagnóstico confirmado do feto portador de cardiopatia congênita são acompanhadas pelo setor da Medicina Fetal, composta de médicos e enfermeiras obstetras da Cardiopediatria que acompanham a paciente até o momento do parto. No pré-natal, são informadas quanto ao risco de recorrência. Mesmo que o risco de cardiopatias congênitas em filhos de pais com má-formação congênita seja baixo, são orientadas a consultar um especialista para um parecer genético.

As gestantes e os familiares têm acesso às dependências do setor de UTI Pediátrica e à unidade de internação para conhecer os locais onde seu filho(a) permanecerá.

Após o parto, a criança segue para a UTI, onde a equipe clínica discute o caso com o cirurgião e, após o agendamento da cirurgia, os pais são orientados a comparecer na UTI para esclarecimento e informações sobre a cirurgia. As demais etapas da cirurgia serão agendadas de acordo com o quadro e a idade da criança. Quando necessário, é realizado previamente um procedimento hemodinâmico para avaliação das condições cardíacas, para nova etapa cirúrgica As emergências de cirurgia ou cateterismo são realizadas com prioridade e urgência em relação aos procedimentos eletivos.

No pré-operatório, os pais são atendidos pela equipe multiprofissional (enfermeiro, assistente social, fisioterapeuta, médico e nutricionista) para fornecer orientações pertinentes à cirurgia e ao período de internação. Os pais são orientados quanto ao preparo cirúrgico e ao tipo de cirurgia, coleta de exames laboratoriais e exames complementares. A criança é preparada, compreendendo jejum, punção venosa periférica para a infusão de hidratação venosa e medicações e banho com antisséptico. O enfermeiro enfatiza sobre o estado em que ela poderá ser encontrada após o procedimento cirúrgico e a importância da presença da mãe no pós-operatório, além de esclarecer os pais sobre monitorização cardíaca, sonda enteral, drenos, cateteres e suas funções, para que o conhecimento tranquilize os pais.

O conhecimento técnico e científico é fundamental para a elaboração da assistência de Enfermagem à criança portadora de cardiopatia congênita. Outro importante requisito é a atuação da equipe de Enfermagem de forma precisa, seguindo rigorosamente a sistematização elaborada. O diagnóstico precoce das complicações, através da observação constante do paciente, favorece a prevenção de complicações e a manutenção da saúde da criança. A sistematização de Enfermagem deve estar presente no pré, trans e pós-operatório, enfim, em todo o atendimento à criança.[1,3]

Ao chegar à UTI, logo após a cirurgia, a criança é avaliada detalhadamente pelo enfermeiro. Depois de estabilizada a criança no leito, ele poderá iniciar seu plano assistencial voltado ao que avaliou e observou:

- Monitorização cardíaca para acompanhamento do ritmo e frequência cardíaca.
- Pressão arterial.
- Temperatura das extremidades, cor e pulsos.
- Sudorese.
- PAM (pressão arterial média).
- O local puncionado deve ser avaliado quanto à presença de sangramentos, edema e perfusão do membro. A extensão deve ser mantida permeável.
- Respirador mecânico, realizar ausculta pulmonar bilateral e observação da expansão torácica para avaliação do posicionamento do tubo endotraqueal.
- Aspirar ao tubo endotraqueal com técnica asséptica para manter a permeabilidade do tubo e evitar a contaminação pulmonar.
- Oximetria de pulso para avaliação da saturação do oxigênio e sinais de sofrimento respiratório (cianose, sudorese, batimento de asa de nariz e aumento da frequência cardíaca).
- O débito urinário não deve ser inferior a 1 mL/kg/h; anotar as características observadas da urina.
- Os exames de sangue trarão dados para acompanhamento da função renal, aumento de potássio, acidose metabólica persistente e ureia elevada. A sobrecarga de líquido indica se será feita diálise peritoneal.

- Os drenos torácicos devem ser medidos e o volume drenado deve ser anotado a cada hora. A ordenha é necessária para mantê-los pérvio. O selo d'água deve ser trocado a cada 6 horas ou quando sua capacidade estiver acima de dois terços do frasco.
- O cateter venoso profundo é eficiente para reposição volêmica, infusão contínua de soros, eletrólitos e outras drogas. O curativo é trocado por filme transparente após 24 horas da passagem, caso não esteja sangrando. O sítio local é avaliado a cada plantão. Deve-se ter atenção a sinais de infecção, como hiperemia, edema e secreção. A fixação é fundamental para evitar a tração do cateter.
- Abrir a sonda nasogástrica para alívio da distensão abdominal; seu débito e sua característica devem ser anotado. Prevenir compressão do coração e da veia cava pelo estômago. Atenção à fixação e posicionamento.
- O balanço hídrico deve ser rigorosamente computado para acompanhamento do estado da criança.

De uma forma geral, todas as crianças são avaliadas pelo enfermeiro através de visita e exame físico diário, com o objetivo de detectar problemas para a implementação da assistência de Enfermagem.

Após a alta da UTI, a criança é transferida para a unidade de internação da Cardiopediatria. A enfermeira da unidade irá complementar a assistência de Enfermagem voltada à recuperação e estimulação do autocuidado:

- Orientar as mães a pegar o bebê do berço e do bebê-conforto, apoiando-o pelas costas e pelo quadril.
- Proteger os drenos, mantendo-os abaixo da cicatriz umbilical, quando estes estiverem na unidade de internação. Atenção ao retirar e fechar a grade do berço, para não sacar ou desconectar o dreno.
- Atenção à diurese em relação a coloração, odor e quantidade. As fraldas são pesadas para controle hídrico.
- Observar a função intestinal e a distensão abdominal por gases ou pelo mau funcionamento do intestino.

- Atentar para a coloração da criança, como palidez, sudorese e cianose excessiva, cansaço respiratório, o uso de musculatura acessória, estridor laríngeo e avaliação de sofrimento respiratório.
- A ferida operatória deve ser lavada no banho com sabão neutro e seca com toalha limpa. Atenção à cicatrização cirúrgica e à presença de hiperemia e abaulamentos.
- Quando os bebês estão sondados, acompanhar a avaliação da fonoaudióloga e o treino de transição sonda-aleitamento materno ou sonda-mamadeira.
- Manter a criança em decúbito elevado ao administrar a dieta enteral.
- Aspirar a criança, quando secretiva, previamente à administração da dieta, para evitar desconforto por secreção e possível emese.
- O banco de leite favorece que o bebê receba o leite da mãe envasado, até o momento que ela possa amamentar a criança.
- Incentivar a deambulação, quando a criança for maior.
- Estimular a aceitação da dieta. A nutricionista, junto à mãe, irá elaborar o cardápio, respeitando a preferência da criança.
- Os dispositivos invasivos devem ser protegidos com filme transparente e o banho deve ser realizado no leito para evitar contaminação por imersão. Os curativos devem se realizados logo após o banho.

Chegou o grande dia: ir para casa. E agora?

Se a criança tem outros irmãos, torna-se mais importante compreender a importância de dar atenção a todos. Apesar de ela ter passado por uma cirurgia cardíaca, deve ser inserida na família e tratada da mesma maneira que os outros irmãos, respeitando suas condições e as orientações médicas.

Nas primeiras semanas, a criança precisa de tempo para se recuperar do estresse causado pela cirurgia. Após os primeiros 15 dias de alta hospitalar ou conforme orientação prévia, os pais devem procurar o cardiologista que a encaminhou, além de continuar o acompanhamento pediátrico.

Seção 4 | Cuidados de Enfermagem ao Paciente com Cardiopatia Congênita

Quadro 17.1 Diagnóstico de enfermagem cardiopediátrica.[21]

Diagnósticos de enfermagem/ cardiopediatria	Características definidoras/ fatores relacionados	Meta terapêutica
Débito cardíaco diminuído	• Taquicardia. • Frequência cardíaca alterada.	• O paciente não exibirá arritmias. • A pele permanecerá quente e seca. • O paciente não exibirá edema em MMII. • A carga de trabalho do coração diminuirá. • O paciente manterá débito cardíaco adequado. • O paciente/familiar compreenderá a dieta, o regime medicamentoso e o nível de atividade prescrito.
Risco de desequilíbrio na temperatura corporal	• Sedação.	• Hidratação da pele. • Membrana e mucosas hidratadas. • Febre não presente. • Infecções recorrentes não presentes. • Temperatura do corpo dentro dos parâmetros esperados.
Manutenção ineficaz da saúde	• Incapacidade de assumir as responsabilidades das práticas básicas de saúde. • Incapacidade de realizar julgamentos adequados.	• Terá suas necessidades de saúde realizadas por cuidador/equipe de Enfermagem.
Integridade da pele prejudicada	• Destruição das camadas da pele. • Rompimento da superfície da pele. • Fatores mecânicos.	• O paciente mostrará turgor cutâneo normal. • A ferida cirúrgica irá se curar. • O familiar comunicará compreensão sobre as medidas de proteção. • O familiar demonstrará habilidade no cuidado da ferida/incisão.
Risco de sangramento	• Efeitos secundários relacionados ao tratamento.	• O paciente não apresentará sinais de sangramento. • O paciente apresentará resultados de coagulação dentro da faixa normal. • O paciente manterá estabilidade dos sinais vitais, coloração normal da pele/ mucosas, estado mental preservado e débito urinário adequado.
Risco de perfusão renal ineficaz	• Cirurgia cardíaca.	• O paciente manterá o balanço hídrico. • O peso do paciente não flutuará. • O paciente manterá estabilidade hemodinâmica.
Padrão respiratório ineficaz	• Alterações na profundidade respiratória. • Dano de percepção.	• Os níveis gasométricos arteriais retornarão à linha de base. • O paciente demonstrará respiração diafragmática com lábios franzidos.

(Continua)

Capítulo 17 | Atresia Tricúspide, Atresia Pulmonar

Quadro 17.1 Diagnóstico de enfermagem cardiopediátrica.[21] *(Continuação)*

Diagnósticos de enfermagem/ cardiopediatria	Características definidoras/ fatores relacionados	Meta terapêutica
Padrão respiratório ineficaz		• O paciente atingirá expansão pulmonar máxima com ventilação adequada. • O paciente atingirá conforto sem deprimir as respirações. • A ausculta não revelará ruídos respiratórios adventícios.
Risco de aspiração	• Presença de sonda endotraqueal.	• A temperatura do paciente e a leucometria permanecerão normais. • As secreções respiratórias permanecerão claras e sem odor. • A ausculta revelará ausência de sons respiratórios adventícios. • O paciente apresentará sons intestinais normais. • O paciente não apresentará aspiração.
Risco para infecção	• Procedimentos invasivos.	• A temperatura do paciente permanecerá dentro da faixa de normalidade. • As secreções respiratórias do paciente serão limpas e inodoras. • A urina do paciente permanecerá clara, amarelada, inodora e livre de sedimentos. • O paciente não mostrará evidência de diarreia. • As feridas e incisões do paciente permanecerão limpas, róseas e sem drenagem purulenta. • Os sítios IV do paciente não mostrarão sinais de inflamação. • O paciente recuperará a integridade da pele. • O paciente demonstrará habilidade no cuidado da ferida, queimadura ou incisão.
Risco de quedas	• Menor de 5 anos de idade. • Condições pós-operatórias.	• Comportamento de prevenção de quedas (ações do indivíduo ou do cuidador para minimizar fatores de risco que podem precipitar quedas no ambiente pessoal). • Conhecimento: prevenção de quedas (o indivíduo ou responsável compreende sobre a prevenção de quedas).

A atualização das vacinas deverá ser feita após o primeiro mês de pós-operatório.

A cicatriz deve ser lavada durante o banho com sabonete de glicerina e secada delicadamente com uma toalha limpa. Trocar a toalha diariamente antes de cada banho.

Não expor a cicatriz ao sol nos primeiros 60 dias de pós-operatório. Depois desse período, seguir as orientações do cardiologista de origem.

Seguir rigorosamente a receita com os horários determinados. Atenção à diluição e administração dos medicamentos.

É natural haver alteração do apetite. O aleitamento deve exclusivamente materno até os seis meses de idade. Após, o pediatra e a nutricionista podem ser úteis para ajudar elaborar o cardápio. O importante é realizar um prato composto de alimentos coloridos (verduras, hortaliças, frutas, massas, arroz, carne, aves, peixes) e respeitar a idade e os horários das refeições.

As rotinas fundamentais devem ser inseridas e assistidas pela família, como horário para acordar, dormir, se alimentar e brincar.

A criança pode voltar à escola ou creche quando liberada pelo cardiopediatra, após 30 dias de pós-operatório. O acompanhamento da psicopedagoga da escola ajudará a reintroduzir a criança à turma.

Após a primeira intervenção e a alta hospitalar, ela será acompanhada pelo ambulatório de Cardiopediatria, por meio de exames complementares e avaliação clínica. O acompanhamento se dará até o momento da próxima intervenção cirúrgica, hemodinâmica ou para tratamento clínico, de acordo com as condições da criança.

■ CONCLUSÃO

A Cardiologia Pediátrica contemporânea transformou-se a partir da ecocardiografia, do cateterismo intervencionista e do avanço das técnicas cirúrgicas.

A detecção precoce da cardiopatia congênita permitiu um acompanhamento personalizado durante o tempo de gestação e um maior planejamento das medidas adotadas durante e após o parto. Neste caso, o bebê terá maiores possibilidades de tratamento com as cirurgias, reduzindo o risco de morte nos casos mais complexos.

Tal avanço exigiu que a Enfermagem aprimorasse se conhecimentos técnicos e científicos, visto o sucesso do tratamento e o acompanhamento das fases pré, trans e pós-operatória estarem diretamente relacionados à qualificação da assistência de Enfermagem ministrada.

Com embasamento científico, a Enfermagem contribuirá para a melhoria da qualidade da assistência prestada aos pacientes, promovendo um tratamento adequado e favorecendo a recuperação da criança de forma holística.

■ REFERÊNCIAS BIBLIOGRÁFICAS

1. Zielinsky P. Malformações cardíacas fetais. Arq Bras Cardiol 1997; 69 (3):209-18.
2. Medeiros Sobrinho JH. Cardiopatias congênitas. São Paulo: Sarvier; 1990.
3. Jansen D, Silva KV, Novello R, et al. Assistência de enfermagem à criança portadora de cardiopatia. Rev SOCERJ 2000;13(1):22-9.
4. Barbero-Marcial M, Atik E, Ratti M, et al. Novas técnicas cirúrgicas para o tratamento da atresia pulmonar com comunicação interventricular e anomalias de artérias pulmonares incluindo o assim chamado truncus tipo IV. Rev Bras Cardiol 1987;2(1): 22-31.
5. Ramires JA. Cardiologia em pediatria. São Paulo: Roca; 2000; p.299-308.
6. Maluf MA, Andrade JC, Carvalho A, et al. Operação de Blalock-Taussig modificada para o tratamento paliativo de cardiopatias congênitas com hipofluxo pulmonar. Rev Bras Cir Cardiovasc 1995; 10(3):126-32.
7. Nelson tratado de pediatria. 20 ed. Rio de Janeiro: Elsevier; 2017.
8. Croti UA, Barbero-Marcial MJ. Classificação anatômica e correção cirúrgica da atresia pulmonar com comunicação interventricular. Rev Bras Cir Cardiovasc 2001;16(4):321-36.
9. Santos MA, Azevedo VM. Estudo angiográfico da circulação pulmonar na tetralogia de fallot com atresia pulmonar. Arq Bras Cardiol 2005; 84(2):130-6.
10. Croti UA, Barbero-Marcial MJ, Oliveira AS. Atresia pulmonar com comunicação interventricular. Arq Bras Cardiol 2002;78(4): 521-3.

Capítulo 17 | Atresia Tricúspide, Atresia Pulmonar

11. Croti UA, Barbero-Marcial ML, Tanamati C, et al. Avaliação do suprimento sanguíneo vascular pulmonar nos portadores de atresia pulmonar com comunicação Interventricular e artérias colaterais sistêmico-pulmonares. Arq Bras Cardiol 2005;84(1):3-9.
12. Atik E. Caso 3/2014 – Homem de 26 anos com atresia pulmonar e comunicação interventricular em evolução tardia pós-operatória. Arq Bras Cardiol 2014;102(4):e34-e36.
13. Atik E. Caso 1/2006 – Lactente de oito meses com atresia pulmonar e comunicação interventricular e hiperfluxo pulmonar. Arq Bras Cardiol. 2006;86(5):393-4.
14. Santos MA, Azevedo VM. Características morfológicas angiográficas na atresia pulmonar com septo interventricular íntegro. Arq Bras Cardiol 2004;82(5):413-18.
15. Mattos SS, Rodrigues JV, Severi R, et al. Manuseio da atresia tricúspide em neonatos: relato de três casos e revisão da literatura. J Pediatria (Recife)1994;70(1):33-8.
16. Atik E. Caso 11/2004 – Criança de 5 anos de idade com atresia tricúspide e operação de Blalock-Taussig modificada – Instituto do Coração do Hospital das Clínicas da FMUSP. Arq Bras de Cardiol 2005; 84(1):100.
17. Mastalir ET, Kalil RA, Horowitz ES, et al. Desfechos clínicos tardios da cirurgia de Fontan em pacientes com atresia tricúspide. Arq Bras Cardiol 2002;79(1):51-5.
18. Barbero-Marcial M, Riso AA, Atik E, et al. Operação de Fontan-Kreutzer em anomalias cardíacas complexas outras que não atresia tricúspide Ib, ventrículo único e atresia pulmonar com septo ventricular íntegro. Rev Bras Cir Cardiovasc 1988;3(2):79-83.
19. Amaral FT, Atik E. Enteropatia perdedora de proteínas após cirurgia de Fontan. Arq Bras Cardiol 2006;87(3):156-61.
20. Zielinsky P. Malformações cardíacas fetais: diagnóstico e conduta. Arq Bras Cardiol 1997; 69(3):209-18.
21. Garcez RM, Barros AL. Diagnósticos de Enfermagem da NANDA: definição e classificação 2012-2014 (NANDA Internacional), 2014. p. 207-523.

capítulo 18

Solange Antonia Lourenço

Truncus Arteriosus Communis

■ DEFINIÇÃO

Truncus arteriosus communis ou tronco arterial comum (TAC) é uma anomalia cardiovascular congênita rara, na qual um tronco arterial único origina-se do ventrículo por meio de uma única valva semilunar, denominada válvula troncular, dando origem às artérias coronárias, às artérias pulmonares e aos vasos arteriais braquiocefálico.[1,2] As artérias pulmonares se originam a partir do tronco distal comum arterial para as artérias coronárias e proximal.[1,2] O tronco comum se insere por um defeito na porção de saída do septo interventricular, denominado septo conal. No entanto, em alguns casos, pode se originar quase completamente do ventrículo direito ou do ventrículo esquerdo.[1,2] Em pacientes com persistência do canal arterial (PCA) e com presença do arco aórtico de calibre normal, o canal pode estar ausente ou diminuído.[1,2]

O TCA é uma causa importante de insuficiência cardíaca congestiva (ICC) precoce nos primeiros meses de vida, ocasionando de forma muito rápida o desenvolvimento de uma doença vascular pulmonar irreversível. A literatura cita uma taxa de mortalidade sem cirurgia de 20% a 30% no primeiro mês de vida, de 60% a 70% ao fim dos seis meses e em torno de 85% a 90% no primeiro ano de vida.[1,2]

A seguir, temos uma figura ilustrativa mostrando as diferenças entre um coração normal e um portador de *Truncus* (Figura 18.1).

■ CAUSAS

Como na maioria das formas de doença cardíaca congênita, as causas são desconhecidas. Em modelos animais experimentais, a ocorrência do *Truncus* parece estar ligada a um desenvolvimento anormal de células da crista neural que normalmente habitam a região de saída do coração. A ocorrência deste

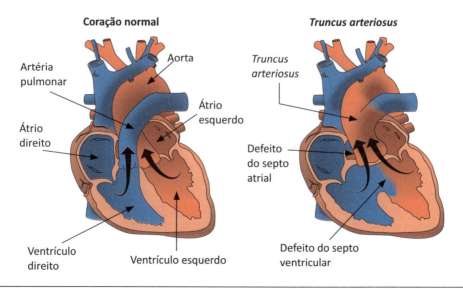

Figura 18.1 Diferenças entre um coração normal e um portador de *Truncus*.

fato se da por ser um fator etiológico em alguns casos.[3,4]

Em várias outras anomalias cardíacas congênitas da região conotruncal, um número substancial de pacientes (aproximadamente 30% a 40%) têm deleções da banda cromossômica que contém um número de genes específicos. Este tipo particular de deleção cromossômica, acredita-se, pode afetar a migração ou o desenvolvimento de células da crista neural cardíaca e contribuir para a patogênese do *Truncus*, em certos casos.[3,4]

Pacientes com TCA e anomalias das artérias pulmonares, tais como estenose ou origem separada da superfície inferior do arco aórtico, podem ter maior incidência de associação com a banda de deleção 22q11. Outras características específicas podem estar relacionadas à exclusão de alguns cromossomos.[4-7]

Os produtos responsáveis pelas anomalias cardiovasculares em indivíduos com uma deleção 22q11, não foram identificados em um gene específico nos humanos, apesar de um dos genes da banda 22q11 e o TBX1 estarem envolvidos no desenvolvimento dos arcos faríngeo e conotruncal.[4-7]

Outras anomalias cromossômicas esporádicas e anomalias genéticas têm sido relatadas em seres humanos com *Truncus*, incluindo a duplicação. Muitos outros genes são associados com o tronco arterial em modelos de ratinhos transgênicos, incluindo Tbx20, ALK2, Cited2, e Semaforina 3c, mas, até agora, os genes não têm sido implicados no desenvolvimento do TAC em seres humanos.[5-7]

Vários estudos descobriram que filhos de mães com diabetes melito significativa durante a gravidez tiveram um aumento da incidência do TAC, bem como outras más-formações conotruncais. No entanto, isso não é amplamente reconhecido como um fator de risco significativo.[5,6]

Alguns teratógenos, como, por exemplo, o ácido retinoico e a bis-diamina, foram encontrados em modelos animais e parecem predispor para a ocorrência do *Truncus*.[5-7]

As anomalias não cardíacas mais comuns em pacientes com *Truncus* são as normalmente encontradas em associação com outras síndromes, tais como insuficiência velofaríngea, fenda palatina, timo, disfunção da para-tireoide, anormalidades renais de vértebras e de costelas.[5-7]

■ EMBRIOLOGIA

A septação da região conotruncal do coração humano inicia-se por volta da quarta semana de vida intrauterina, cerca de uma semana após a fase de torção da alça bulboventricular, completando-se entre a sexta e a sétima semana de gestação.[1-4]

O *Truncus* resulta de um defeito parcial ou completo da septação aorticopulmonar. A crista neural desempenha um papel importante nesse processo. Estudos experimentais realizados em embriões de galinha mostram uma falha na migração de células que compõem essa crista entre os sômitos I e II do embrião, para a região do septo aorticopulmonar, resultando em alguns defeitos cardíacos congênitos do tipo *truncus arteriosus communis*, transposição dos grandes vasos da base, dupla via de saída do ventrículo direito (DVSVD) e comunicação interventricular (CIV).[1-4]

A importância da contribuição das células que compõem a crista neural para a formação do septo aorticopulmonar é evidente nos pacientes portadores da síndrome de DiGeorge. Essa síndrome é formada por uma série de anomalias congênitas, como agenesia das glândulas do timo e da paratireoide, distúrbio da imunidade celular, hipocalcemia, além de anomalias da face e defeitos cardíacos.[3-6] Ela resulta da falha no desenvolvimento das bolsas faríngeas III e IV do embrião, que dependem das células da crista neural para a sua formação. Entre as anomalias cardiovasculares mais comuns encontradas nessa síndrome, estão a interrupção do arco aórtico tipo B em primeiro lugar e, em segundo, o *Truncus*.[3-6]

Dentre as drogas que possuem efeitos teratogênicos sobre o saco aórtico embrionário e as bolsas faríngeas III e IV associadas à síndrome de DiGeorge estão a bisdichloroacetildiamina (Fentylsin) e o tedral (Binder).[3-6]

Muitos pesquisadores acreditam que o diabetes melito materno e a microdeleção do cromossomo está dentre os fatores que podem causar o desenvolvimento de anomalias conotruncais.[2,5,6]

■ CLASSIFICAÇÃO

A classificação mais empregada é a de Collet e Edwards, descrita em 1949. Ela inclui quatro tipos de TAC. Segundo esses autores, todos esses tipos possuem uma comunicação interventricular.[1,2]

- O Tipo 1 é constituído por um tronco arterial comum único, de onde sai um tronco comum de artéria pulmonar que se bifurca nos ramos direito e esquerdo.
- No Tipo 2, as artérias pulmonares direita e esquerda saem da parede posterior do *truncus* de forma independente, próximas uma da outra.
- No Tipo 3, uma ou ambas as artérias pulmonares saem da parede lateral do *truncus*, ou o arco aórtico uma de cada lado. Isso ocorre ocasionalmente, com origem de uma artéria pulmonar da parte inferior do arco da aorta, geralmente a partir de um canal arterial.
- No Tipo 4, as artérias pulmonares não existem, implicando ausência do sexto arco aórtico embrionário. A circulação pulmonar é suprida pelas artérias brônquicas. Este último tipo parece mais um tronco aórtico solitário e é hoje considerado mais como uma forma de atresia pulmonar com CIV.

Ainda é mencionado o Tipo 5, que trata de uma forma parcial de TAC, na qual existe um tronco arterial único com as válvulas aórtica e pulmonar bem delimitadas e um defeito do septo aorticopulmonar tipo janela aortopulmonar. Desse tronco único nasce um tronco arterial pulmonar que se bifurca em ramos direito e esquerdo ou saem as artérias pulmonares de forma independente.[1,2]

Em 1965, Van Praagh propôs uma nova classificação baseada não apenas no septo aorticopulmonar e nas artérias pulmonares, mas também levando em consideração a presença (*Truncus* tipo A) ou ausência (*Truncus* tipo B) de uma CIV e a morfologia do arco aórtico.[1-4] (Figura 18.2)

O tipo B é muito raro e ambos os tipos são classificados em quatro subtipos. O subtipo 1 corresponde ao tipo 1 de Collet e Edwards. No subtipo 2, ambas as artérias pulmonares saem de forma independente do *truncus*. No subtipo 3, apenas uma artéria origina-se do TAC (geralmente a direita), sendo que o

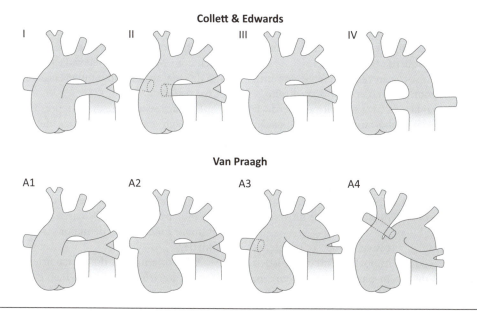

Figura 18.2 Morfologia do arco aórtico.

Modificada de Children"s Hospital Boston Classificação segundo Collett & Edwards.

pulmão contralateral é suprido por artérias colaterais. O subtipo 4 é o *truncus* com interrupção do arco aórtico ou coarctação da aorta, como se fosse um grande tronco pulmonar desembocando na aorta descendente via um grande canal arterial persistente. Pode, ainda, haver um desenvolvimento deficiente do quarto arco aórtico embrionário e um bom desenvolvimento do sexto arco, ao contrário dos demais.[1-4]

■ ANOMALIAS CARDIOVASCULARES ASSOCIADAS

Várias anomalias podem estar associadas com TAC, algumas das quais podem ter um impacto sobre sua gestão e evolução. Anomalias estruturais da válvula tronco, incluindo displasia e folhetos excedentários, são frequentemente observadas, assim como a regurgitação significativa (de moderada a grave) através da válvula tronco. Podem estar presentes em 20% ou mais dos pacientes.[4,5]

Da mesma forma, as artérias coronárias proximais são anormais em muitos pacientes, com uma única artéria coronária e um curso intramural com as variações mais importantes.[4,5]

Outra anomalia importante associada ao tronco arterial em uma parcela substancial de casos é a interrupção do arco aórtico, que ocorre quase sempre entre as artérias carótida e subclávia esquerda comuns.[4,5]

Outra associação relativamente comum, porém, menor, inclui o arco aórtico direito, a persistência da veia cava superior esquerda, a artéria subclávia aberrante e a comunicação interatrial. Além desses defeitos encontrados no espectro normal do tronco arterial, várias outras grandes, mas raras anomalias são relatadas, incluindo o defeito do septo atrioventricular total, duplo arco aórtico e várias formas de coração funcionalmente univentriculares.[4-6]

A sepse é, provavelmente, o problema não cardíaco mais importante no diagnóstico diferencial de recém-nascidos com *Truncus*, bem como outras formas de doenças cardíacas congênitas complexas. Lactentes jovens com *Truncus* frequentemente apresentam choque cardiogênico devido à insuficiência cardíaca de alto débito, com hiperfluxo pulmonar importante.[4-6]

■ PREVALÊNCIA

Nos Estados Unidos, o TAC arterial representa de 1% a 2% dos defeitos cardíacos congênitos em recém-nascidos vivos, com base em uma estimativa da incidência de doença cardíaca congênita de 6 para 8 em cada mil nascidos-vivos. Ele ocorre em aproximadamente de 5 a 15 de 100 mil nascidos vivos. Entre fetos abortados e natimortos com anomalias cardiovasculares, representa quase 5% de todos os defeitos ocorridos.[7]

A prevalência desta cardiopatia é baixa, estimando-se em torno de 0,03 casos por mil. Em um estudo realizado em Baltimore-Washington, a relação foi de 0,056 casos, enquanto em um estudo feito na Nova Inglaterra, o resultado foi de 1,4%. Ocasionalmente, ocorre entre irmãos, embora não tenha forte história familiar. É reconhecida uma significativa relação com a síndrome de DiGeorge e suspeita-se de uma forte relação com filhos de mães diabéticas.[7]

■ MORTALIDADE E MORBIDADE

O fluxo pulmonar excessivo e a ICC nos primeiros meses de vida, além da hipertensão pulmonar precoce, fazem do *Truncus* uma anomalia cardiovascular de evolução desfavorável, com mortalidade elevada no primeiro ano de vida, se nenhuma intervenção cirúrgica for realizada.[1-6]

Em um estudo realizado por Calder e Van Praagh em 81 necrópsias de crianças portadoras de *Truncus*, a vida média para os portadores dos subtipos A1, A2, A3 e A4 foi de 5 semanas, 5,5 semanas, 5 meses e 10 dias, respectivamente, demonstrando muito bem a gravidade desta anomalia, sendo o subtipo A4 o de pior prognóstico. Os casos com artéria pulmonar única são os de maior taxa de mortalidade.[1-5]

A história natural do tronco arterial sem intervenção cirúrgica não está bem evidenciada. Em várias estudos anteriores, a idade média no momento da morte, sem cirurgia, variou de 2 semanas a 3 meses, com quase 100% de mortalidade no primeiro ano de vida. São relatados casos de pacientes que sobrevivem até a idade adulta com tronco arterial, mas são extremamente raros. A causa da morte dos pacientes com *Truncus* é geralmente parada cardíaca súbita ou falência de múltiplos órgãos, em face da perfusão sistêmica que é insuficiente para atender às demandas metabólicas do corpo, além de acidose metabólica progressiva e disfunção miocárdica.[1-6]

Atualmente, para pacientes submetidos à correção total no período neonatal ou precoce, a mortalidade pós-operatória precoce é geralmente inferior a 10%. Isto representa uma melhoria substancial de épocas anteriores, tão recentemente como há 20 anos, em que a taxa de mortalidade precoce após o reparo completo foi superior a 25%, na maioria das séries.[1-6]

Entre os pacientes sobreviventes após o período pós-operatório inicial, a taxa de sobrevivência em um intervalo de 10 a 20 anos de *follow-up* é superior a 80%, com a maioria das mortes resultantes de sequelas de reparo tardio, como doença vascular obstrutiva pulmonar, reintervenções, anomalias fisiológicas residuais ou recorrentes.[1-6]

Embora raramente utilizada hoje, a cirurgia paliativa de bandagem da artéria pulmonar para proteger o leito vascular pulmonar foi uma estratégia muito utilizada até a década de 1970 e início de 1980. Esta prática resultou em uma melhoria mínima na história natural da doença, com taxas de mortalidade iniciais e intermediárias substanciais.[1-6]

Raça

Com base em dados limitados, não há sem predileção racial aparente.[1-6]

Sexo

Apesar de muitas séries relatarem uma ligeira predominância do sexo masculino, não há predileção significativa em função do sexo.[1-6]

Idade

O tronco arterial é uma anomalia congênita que está presente desde o início da gestação embrionária. Atualmente, a anomalia tronco arterial é diagnosticada por meio de ultrassonografia pré-natal em uma pequena porcentagem de pacientes.[1-6]

Entre os pacientes diagnosticados após o nascimento, a idade média na apresentação é geralmente de alguns dias, significativamente mais cedo do que há 20 ou mais. Ocasionalmente, os pacientes não são diagnosticados mais tardiamente na infância ou mesmo na idade adulta, embora esses casos sejam extremamente raros nos Estados Unidos e na Europa.[1-6]

■ FISIOPATOLOGIA E APRESENTAÇÃO CLÍNICA

É caracterizada por cianose e sobrecarga de volume ventricular sistêmico. A saída de ambos os ventrículos é direcionada para o tronco arterial comum. O fluxo sanguíneo pulmonar é derivado deste débito ventricular combinado e sua magnitude depende da relação de resistências fluindo nos leitos vasculares pulmonares e sistêmicos. Por causa da mistura de sangue (embora não completa) de saída do ventrículo direito e esquerdo, que ocorre principalmente durante a sístole e no nível do tronco comum arterial, a saturação de oxigênio arterial sistêmico é normal.[1-6]

Do mesmo modo, as circulações sistêmica e pulmonar funcionam essencialmente em paralelo. O fluxo sanguíneo pulmonar é três vezes maior do que o fluxo sanguíneo sistêmico, com hiperfluxo pulmonar e aumento do trabalho do miocárdio, que resulta em um aumento da necessidade de oxigênio.[1-6]

O *Truncus* é uma cardiopatia congênita que cursa quase invariavelmente com hiperfluxo pulmonar excessivo, pois as artérias pulmonares estão, na maioria das vezes, ligadas diretamente ao tronco arterial pulmonar comum e, portanto, à circulação sistêmica. Assim sendo, a apresentação clínica é quase sempre de ICC e depende particularmente do estado de resistência vascular pulmonar e da competência da válvula truncal.[1-6]

Na primeira semana de vida, devido à elevada resistência vascular pulmonar própria da fase pós-nascimento, os sintomas e sinais clínicos geralmente ainda não são tão evidentes. Entretanto, após a segunda semana de vida, com a queda da resistência vascular pulmonar para valores próximos aos do adulto normal, o pulmão é surpreendido por um grande fluxo sanguíneo e consequentemente surgem os primeiros sintomas e sinais de ICC. Os sintomas são piores quanto maior for a insuficiência da válvula truncal, ou menores, se houver estenose das artérias pulmonares. A congestão pulmonar favorece a ocorrência de infecções pulmonares de repetição.[1-6]

Devido à mistura do sangue arterial e venoso no nível ventricular pela CIV, que está presente na maioria das vezes e no tronco arterial comum, o neonato ou lactente apresenta-se cianótico nos primeiros meses de vida. A cianose costuma ser leve, devido ao grande hiperfluxo pulmonar, ou no máximo moderada, principalmente se houver estenose das artérias pulmonares. A cianose passará desapercebida se a criança estiver anêmica, um achado muito comum nessa população.[1-6]

Os ventrículos estão muito sobrecarregados nas crianças portadoras de *Truncus*. O ventrículo direito tem uma sobrecarga de pressão devido ao contato com a circulação sistêmica e o ventrículo esquerdo, devido à sobrecarga de volume por hiperfluxo pulmonar. Poderá ocorrer certo grau de isquemia coronariana como consequência da pressão arterial diastólica baixa, em consequência ao escoamento de sangue pelas artérias pulmonares, levando a uma perfusão miocárdica inadequada.[1-6]

A persistência do fluxo pulmonar excessivo leva à hipertensão pulmonar precoce, com alterações vasculares importantes em um curto espaço de tempo, culminando com hiper-resistência vascular pulmonar fixa, se a criança não receber nenhuma correção cirúrgica no tempo adequado.[1-6]

Ao exame físico, o neonato ou lactente de baixo peso apresenta-se com taquipneia e desconforto respiratório, diaforese (sudorese excessiva), precórdio hiperdinâmico, taquisfigmia e pulsos amplos, algumas vezes lembrando um quadro de persistência do canal arterial.[1-6]

A saturação arterial encontra-se usualmente entre 85% e 90% e a cianose é, portanto, muitas vezes subclínica. Na palpação do precórdio, é comum um frêmito sistólico na região paraesternal esquerda. A ausculta cardíaca revela, muitas vezes, um clique de ejeção, logo após a primeira bulha audível em todo o precórdio, devido à abertura da válvula truncal. A segunda bulha é forte, intensa e, geralmente, única. O sopro holossistólico intenso, ejetivo, é comum na região paraesternal. Muitas vezes, pode-se ouvir também um sopro diastólico denotando incompetência da válvula truncal. O sopro diastólico de enchimento mitral é extremamente comum, assim como a presença da terceira bulha. A hepatomegalia é bastante frequente como consequência da ICC.[1-6]

O hipodesenvolvimento com ICC grave nos primeiros meses de vida se acentua em um período de tempo muito curto, dentro de poucos meses. As crianças com *truncus arteriosus* que são encaminhadas ao médico com dois ou três meses de idade já demonstram déficit nutricional grave, com peso semelhante ao do nascimento e aspecto clínico de uma criança depauperada. Estes fatores realçam a rápida evolução clínica desfavorável dos portadores de *truncus arteriosus* e enfatizam a necessidade de diagnóstico e correção precoce.[1-6]

■ DIAGNÓSTICO CLÍNICO

Baseia-se nos sintomas e sinais clínicos. Uma boa anamnese e um exame físico apurado dirigirão o diagnóstico para uma cardiopatia congênita de hiperfluxo pulmonar, que cursa com ICC grave nos primeiros meses de vida, de apresentação levemente cianótica ou até mesmo acianótica, devido à cianose subclínica e à hipertensão pulmonar precoce.[1-6]

Os pacientes com *truncus arteriosus* têm risco de contrair doença obstrutiva vascular pulmonar em uma idade precoce, o que incentiva a correção cirúrgica no período neonatal.[1-6]

A presença de duas artérias pulmonares e de valores de resistência maiores que 8 unidades/m^2 é associada a um risco operatório mais alto do que quando a resistência situa-se abaixo desse nível.[1-6]

A exceção é constituída pelas crianças com menos de dois anos de idade, cuja resistência cai abaixo de 8 unidades/m^2 durante a respiração com oxigênio a 100%, ou depois da administração de um vasodilatador pulmonar farmacológico.[1-6]

EXAMES COMPLEMENTARES

- **Eletrocardiografia:** a maioria dos casos apresenta ritmo sinusal com eixo QRS no plano frontal, entre +60 e +180°. A condução atrioventricular costuma estar normal. Existe, em geral, sobrecarga atrial esquerda e quase invariavelmente sobrecarga biventricular. Porém, pode ocorrer expressão maior de sobrecarga direita ou esquerda. Alterações secundárias do segmento S-T são comuns, especialmente em casos com descompensação cardíaca e insuficiência ou estenose truncal.[1-4]

- **Radiografia de tórax:** apresenta cardiomegalia importante, principalmente se a resistência vascular pulmonar for baixa. A silhueta ventricular mostra um ventrículo esquerdo bem dilatado e o contorno cardíaco esquerdo pode apresentar uma retificação chamada algumas vezes de contorno em prateleira, constituído pelo VE dilatado com perda de arco pulmonar. A presença da incompetência truncal produz grandes cardiomegalias. Nos pacientes com hiper-resistência vascular pulmonar, a área cardíaca vai diminuindo gradativamente.[1-4]

  O hiperfluxo pulmonar costuma ser exuberante, porém, à medida que a resistência vascular aumenta, os vasos periféricos desaparecem e os da região hilar diminuem em número e aumentam de calibre, ocorrendo a cefalização vascular se a hipertensão pulmonar com hiper--resistência se instalar. A imagem radiológica do arco médio que corresponde à do tronco arterial pulmonar poderá estar ausente ou a artéria pulmonar esquerda poderá simular sua presença. Em 20% a 30% dos casos podemos encontrar na radiografia em PA um arco aórtico à direita, o que nos dará fortes pistas de que se trata de um *Truncus,* pois raramente encontramos um arco aórtico à direita em uma criança cianótica com hiperfluxo pulmonar.[1-4]

- **Ecocardiografia:** é o exame de eleição para diagnóstico e conduta nos casos de *truncus arteriosus.* Ele fornece todas as informações necessárias para o posicionamento clínico. Na vida intrauterina o diagnóstico tem sido feito com o eco fetal. A imagem no plano alto paraesternal longitudinal demonstra uma grande artéria cavalgando o septo ventricular, à semelhança da imagem obtida na tetralogia de Fallot. Observa-se, entretanto, um aumento atrial e ventricular esquerdo nos casos de *Truncus.* Existe uma continuidade mitrotruncal. As imagens obtidas nos planos paraesternal transverso, particularmente o paraestenal alto, e no subcostal, permitem diferenciar com maior exatidão o *Truncus* da tetralogia de Fallot, uma vez que essas projeções mostram as artérias pulmonares originando-se do tronco arterial comum.[1-6]

  O diagnóstico de *truncus arteriosus* durante a vida fetal não é difícil, já que depende da identificação de um grande vaso cavalgando o septo trabecular, sobre uma ampla CIV. Não se observa a artéria pulmonar emergindo do coração e, nos casos de *Truncus* tipo I ou II, frequentemente detecta-se o tronco da artéria pulmonar originando-se da aorta ascendente. A valva truncal é, muitas vezes, anormal, e o mapeamento a cores pode mostrar a presença de fluxo diastólico regurgitante por seu intermédio.[1-6]

  A anatomia intracardíaca é relativamente imutável e simples. Os aspectos que necessitam de maior atenção envolvem anatomia, competência e eventual estenose da válvula truncal, tamanho e origem das artérias pulmonares e presença de anomalias no arco aórtico. A origem das artérias pulmonares pode e deve ser pesquisada, pois não raramente as anomalias coronárias estão presentes.[1-6]

- **Cateterismo cardíaco:** é necessária a realização de um cateterismo cardíaco diagnóstico nesses pacientes, principalmente quando há uma incongruência de informações nos exames anteriormente realizados. Deve ser realizado nos lados direito e esquerdo, com a oximetria demonstrando um grande salto oximétrico esquerda-direita ao nível ventricular. As pressões encontram-se elevadas nas cavidades direitas, havendo pressões equivalentes em ambos os ventrículos. A pressão diferencial arterial está aumentada. Em neonatos, não precisamos nos preocupar com a resistência vascular pulmonar, que é baixa. Aos seis ou nove meses de idade, já demonstram valores basais de 6 a 10 unidades Wood, com queda da estimulação com oxigênio para níveis de 3 a 5 unidades, demonstrando como a doença vascular pulmonar progride rapidamente nessa população. A angiografia não deve se prender na anatomia intracardíaca, além do que, esses bebês toleram mal o excesso de contraste. A análise angiográfica deve se concentrar na raiz truncal, na identificação adequada de ambos os ramos pulmonares e na verificação da presença ou não de anomalias do arco aórtico e das artérias coronárias. Injeções na raiz truncal e na aorta descendente em oblíqua anterior esquerda e em PA esclarecem essas dúvidas.[1-6]

■ DIAGNÓSTICO DIFERENCIAL

No diagnóstico diferencial clínico encaixam-se todos os tipos de grandes *shunts* esquerda-direita no nível ventricular ou arterial. Devem ser lembrados especificamente sobre a janela pulmonar, persistência do canal arterial, origem anômala da artéria pulmonar e as fístulas aortocavitárias.[1 6]

Outros tipos que devem ser lembrados são aqueles com hiperfluxo pulmonar, descompensação cardíaca precoce e cianose de grau leve, como ventrículo único, dupla via de saída do ventrículo direito e drenagem anômala total das veias pulmonares.[1-6]

Se o *truncus* estiver associado à estenose dos ramos pulmonares com restrição ao fluxo pulmonar e cianose de grau moderado, poderá ser confundido com tetralogia de Fallot, atresia pulmonar com CIV, ventrículo único e dupla via de saída do ventrículo direito, este último associado à estenose pulmonar.[1,3,5]

■ TERAPÊUTICA

Invariavelmente, esses pacientes necessitarão de digitálicos, diuréticos e inibidores da enzima de conversão da angiotensina em doses convencionais, uma vez que evoluem com ICC precocemente. Muitos terão a necessidade de utilização de drogas vasoativas, tipo dopamina ou dobutamina, além de milrinona e ventilação mecânica, para estabilização hemodinâmica, nos casos mais graves. O que é muito claro é que o tratamento clínico à base de medicamentos é suficiente para a estabilização e o desenvolvimento adequado da criança.[1,6,8,9]

Posteriormente, deve haver uma preocupação constante com evidências de isquemia miocárdica, seja por alterações de segmento S-T ao eletrocardiograma, seja por piora da contração ventricular no ecocardiograma. Se o paciente responder ao tratamento clínico, o reparo eletivo deverá ser considerado, quando alcançar a idade de seis semanas de vida.[8-13]

A indicação cirúrgica deve ser o mais precoce possível, preferencialmente nos primeiros meses de vida, assim que a criança for estabilizada. Muitos desses casos seguem para o tratamento cirúrgico em más condições, pela dificuldade na estabilização hemodinâmica. O ideal é que fosse realizada no período neonatal.[1,2,8,9]

As indicações paliativas tipo bandagem pulmonar foram abandonadas e hoje são utilizadas apenas em circunstâncias absolutamente excepcionais. Prefere-se indicar correção total, com ressecção das pulmonares do tronco arterial comum, reconstituição da continuidade VD-TP (ventrículo-direito-tronco-pulmonar) por meio de tubos valvados ou não, utilizando-se um homoenxerto arterial pulmonar e fechamento da CIV.[8-12]

O Dr. Barbero-Marcial, desenvolveu uma das melhores técnicas para os tipos 1 e 2 de *Truncus*, sem usar condutos, apenas utilizando um *patch* de pericárdio bovino, eliminando, assim, várias complicações em curto e médio prazo, por calcificações e estenose, além da distorção das artérias pulmonares. Casos que necessitem de substituição da válvula truncal são os mais graves e de pior prognóstico. Dos quatro subtipos de *Truncus*, de acordo com a classificação de Van Praagh, a maior mortalidade cirúrgica está relacionada ao subtipo A4.[8,9]

■ PROGNÓSTICO

O pós-operatório é arrastado, com intubação prolongada, devido a frequentes crises de hipertensão pulmonar e insuficiência cardíaca congestiva. As crises de hipertensão pulmonar poderão ser prevenidas prolongando-se o período de sedação com doses elevadas de fentanil por 24 a 48 horas. Nos casos de crise de hipertensão pulmonar resistente ao tratamento usual, poderá ser utilizado o óxido nítrico, um vasodilatador pulmonar seletivo, por via inalatória.[8-12]

Outras complicações relacionadas ao pós-operatório imediato incluem insuficiência cardíaca direita com baixo débito, cianose devido à inversão de *shunt* direita-esquerda pelo forame oval, devido à hipertensão das câmaras direitas, CIV residual, estenose e ou regurgitação residual da válvula neoaórtica (truncal), arritmias supraventriculares, taquicardia juncional ectópica e, mais raramente, bloqueios atrioventriculares.[8-12]

A persistência da hipertensão pulmonar poderá também ser resultante de uma CIV residual. Em casos de persistência de pressões elevadas em câmara direita, investigar a possibilidade de obstrução do conduto.[8-12]

Após alguns anos, essas crianças poderão necessitar de reintervenções cirúrgicas para correção da via de saída do ventrículo direito ou da válvula truncal.[8-12]

O diagnóstico precoce e a correção completa constituem as únicas alternativas que possibilitam uma chance adequada de sobrevida para essas crianças que nascem com *truncus arteriosus.*[8-12]

■ INTERVENÇÕES DE ENFERMAGEM

Orientações na prevenção

Na maioria dos casos, defeitos cardíacos congênitos, como tronco arterial, não podem ser evitados. Se existe um histórico familiar de problemas cardíacos ou se a família já tem um filho com um defeito cardíaco congênito, pode haver necessidade de um aconselhamento genético e uma visita a um cardiologista experiente em cardiopatias congênitas, antes de se tomar uma decisão sobre gravidez.[1,2]

Existem várias etapas que podem ajudar a mulher a garantir um bebê saudável, incluindo:

- **Vacinação em dia:** alguns vírus como a rubéola (sarampo alemão) podem ser muito prejudiciais durante a gravidez. Manter a carteira de vacinação em dia é um bom começo.
- **Tomar ácido fólico:** uma das poucas medidas eficazes para ajudar a prevenir defeitos congênitos, incluindo os de medula espinal, cérebro e possivelmente defeitos cardíacos, é tomar 400 µg de ácido fólico por dia, prescritos pelo médico, antes de pensar em engravidar.
- **Controlar o diabetes:** se a mulher que desejar engravidar é portadora de diabetes, deve conversar com o médico sobre os riscos de gravidez associados com a essa patologia e a melhor forma de controlar a doença durante a gravidez.

Orientações quando gestante:

- **Evitar medicamentos perigosos:** atenção ao consumo de medicamentos proibidos durante a gestação. Muitos medicamentos não são recomendados para uso durante a gravidez.
- **Realização de ultrassom morfológico:** muitos defeitos congênitos podem ser detectados por meio da realização do ultrassom. Desta forma, caso seja detectado um defeito tipo *Truncus*, os pais deverão ser orientados quanto à necessidade de procura imediata de um cardiologista pediátrico pós-nascimento, para determinar as condutas posteriores.[1,2]

Ao nascimento:

- **Teste do coraçãozinho:** o TAC é um defeito crítico congênito (CCC) que também pode ser detectado com a oximetria de pulso. É um teste de cabeceira simples para determinar a quantidade de oxigênio no sangue de um bebê. Os baixos níveis de oxigênio no sangue podem indicar um sinal de um CCC. A triagem neonatal com oximetria de pulso pode identificar algumas crianças com a CCC, como tronco arterial, antes que elas apresentem quaisquer sintomas.[1,2]

Caso durante o período gestacional não tenha sido realizado nenhum exame que tenha detectado a presença de cardiopatia congênita,

Seção 4 | Cuidados de Enfermagem ao Paciente com Cardiopatia Congênita

o bebê pode apresentar os seguintes sintomas ao nascimento: cianose, letargia, a mãe pode referir cansaço e ou dificuldade de alimentação, dispneia ou taquipneia, baqueteamento do leito ungueal e retardo do crescimento. Na ausculta, é percebido o sopro cardíaco.[1,2]

Tratamento clínico

Alguns bebês com tronco arterial necessitarão de medicamentos para ajudar a fortalecer o músculo cardíaco, diminuir a sua pressão arterial e ajudar seu corpo a se livrar de fluido extra (ICC).[1,2]

Pode ser necessário o uso de digitálicos e diuréticos. Neste caso, a internação para reabilitação pode ser necessária. Para garantir que os bebês tenham um ganho de peso saudável, uma fórmula especial de alto teor calórico pode ser prescrita. Alguns bebês tornam-se extremamente cansados ao se alimentar e podem precisar de alimentação enteral.[1,2]

Tratamento cirúrgico

A cirurgia envolve o fechamento da CIV e o estabelecimento da continuidade entre o ventrículo direito e as artérias pulmonares, pela interposição de um homoenxeto aórtico ou de um conduto valvulado (válvula porcina) de Dacron. As opções para reparação dependerão da classificação e dos defeitos associados. O objetivo é criar um fluxo separado de sangue pobre em oxigênio para os pulmões e rico em oxigênio para o corpo. Normalmente, a cirurgia para reparar o defeito envolve as seguintes etapas:

- Fechamento da CIV geralmente com um *patch*.
- Criação de uma neoaorta para levar o sangue rico em oxigênio do ventrículo esquerdo para a circulação sistêmica.
- Utilizar um tubo artificial (conduto valvulado de Dracon) com uma válvula também artificial para conectar o ventrículo direito às artérias pulmonares, para levar o sangue pobre em oxigênio aos pulmões.
- Atualmente, o conduto de escolha é um homoenxerto criopreservado.

Quando utilizados tubos para o reparo, pode ser necessária mais de uma cirurgia no decorrer do crescimento, à medida que as crianças envelhecem, pois o tubo artificial não cresce, tendo de ser substituído. Também podem ocorrer obstruções do fluxo de sangue que precisem de alívio ou problemas com a válvula do tronco. Assim, uma pessoa que nasce com tronco arterial terá visitas regulares de acompanhamento com um cardiologista para monitorizar seu progresso e evitar complicações ou outros problemas de saúde.[8-13]

Pós-operatório:[9-15]

1. Preparo da família para uma possível internação prolongada.
2. Orientações diárias sobre novas intercorrências.
3. Atenção ao surgimento de sinais hipertensão pulmonar.
4. Fisioterapia respiratória ativa.
5. Controle rigoroso do balanço hídrico.
6. Adesão às técnicas de precauções aos riscos infecciosos.
7. Segurança na administração da terapia intravenosa.

■ REFERÊNCIAS BIBLIOGRÁFICAS

1. Carvalho AC, Diógenes MS, Santana MV. Truncus arteriosus communis. In: Cardiopatias congênitas no recém-nascido: diagnóstico e Tratamento. São Paulo: Atheneu; 2005. p. 222-31.
2. Medeiros Sobrinho JH, Fontes VF, Junior SC. Tronco arterial comum persistente. In: Cardiopatias congênitas. São Paulo: Sarvier; 1990. p. 459-73.
3. Adachi I, Uemura H, McCarthy KP, et al. Relationship between orifices of pulmonary and coronary arteries in common arterial trunk. Eur J Cardiothorac Surg 2009; 35(4):594-9.
4. Lopes LM. Anomalias da junção ventrículo--arterial. In: Lopes LM, Zugaib M. Atlas comentado de cardiologia fetal. São Paulo: Donnelley; 2003. p. 198-91.
5. Webb GD, Smallhorn JF, Therrien J, et al. A doença cardíaca congênita. In: Bonow RO, Mann DL, Zipes DP, Libby P. Doença cardíaca de Braunwald: a textbook of cardiovascular medicine. 9th ed. Philadelphia: Elsevier Saunders; 2011.

6. Zielinsky P. Malformações cardíacas fetais: diagnóstico e conduta. Arq Bras Cardiol 1997;69(3):209-18.

7. Parker SE, Mai CT, Canfield MA, et al. Updated National Birth Prevalence estimates for selected birth defects in the United States, 2004-2006. Rev Clin A Mol Teratol 2010;88(12)1008-16.

8. Grassi MS, et al. Congenital heart disease as a warning sign for the diagnosis of the 22q11. 2 deletion. Arq Brs Cardiol 2014;103(5):382-90.

9. Barbero-Marcial M, Riso AA, Verginelli G, et al. Técnica para correção de truncus arteriosus tipos I e II sem condutos extracardíacos. Rev Bras Cir Cardiovasc1989;4(1):1-8.

10. Alexandre CU, Marcolino BD, Lílian B. Monocúspide de homoenxerto decelularizado no tratamento do truncus arteriosus com a técnica de Barbero-Marcial. Rev Bras Cir Cardiovasc 2008;23(2):290-1.

11. Beani L. Operação de Rastelli com homoenxerto pulmonar decelularizado. Braz J Cardiovasc Surg 2006;21(3):356-7.

12. Santos JC, Mansueto GN, Silva LR. Assistência fisioterapêutica no pós operatório de paciente portador de truncus arteriosus: relato de caso. Rev Ciências Méd Biol 2014;12(4):540-3.

13. Tenório SB, Floriano KM, Martins MP, et al. Isquemia do miocárdio durante correção de truncus arteriosos em criança de 2 meses. Rev Bras Anestesiol 1992;42(2):157-9.

14. Bueno M, Kimura AF. Perfil de recém-nascidos submetidos à cirurgia cardíaca em hospital privado do Município de São Paulo. Rev Esc Enferm USP 2008;42(1):112-14.

15. Lopes LM, Silva JP, Fonseca L, et al. Truncus arteriosus operado aos 28 anos: importância do diagnóstico diferencial. Arq Bras Cardiol 2011;97(?):29-32.

capítulo 19

Adriana da Silva Magalhães
Sheyla Crhistina Stefanes Ribas

Drenagem Anômala Total das Veias Pulmonares

■ INTRODUÇÃO

A drenagem normal das veias pulmonares se faz para o átrio esquerdo.[1] A mudança desta drenagem de forma parcial ou total para o átrio direito, ou através de sistemas venosos irá caracterizar uma drenagem venosa pulmonar anormal.[1,2] Desta forma, podemos dizer que há conexão ou drenagem anômala quando uma ou mais veias pulmonares drenam fora do átrio esquerdo, podendo ser parcial ou total.

A drenagem anômala de veias pulmonares (DAVP) é um defeito congênito raro, em que ocorre a falha no desenvolvimento anatômico das veias pulmonares, correspondendo aproximadamente de 1% a 3% de todas as cardiopatias congênitas.[1-3]

A drenagem anômala total das veias pulmonares é uma anomalia cardíaca congênita, caracterizada pelo retorno venoso pulmonar, através das veias pulmonares, para o sistema venoso sistêmico. A distribuição do fluxo sanguíneo dentro das cavidades cardíacas está na dependência do tamanho da comunicação interatrial. Caso seja restritiva, haverá menor passagem de sangue para o átrio esquerdo, resultando em elevadas pressões intra-arteriais direitas e, consequentemente, queda do débito cardíaco.[1] Desde 1739, a conexão anômala de parte ou de todas as veias pulmonares no circuito venoso sistêmico tem sido conhecida e descrita na forma parcial e, na forma total, desde 1798.

As formas anatômicas que elas apresentam podem refletir em diferentes apresentações clínicas, desde quadros estáveis com fluxo pulmonar e sistêmico balanceados, insaturação arterial discreta ou quadros de edema pulmonar grave, ocasionados pelo hiperfluxo pulmonar. É uma patologia cianótica com *shunt* venoso e arterial no átrio direito, apesar de que a cianose nem sempre será o principal sinal evidenciado.[4-6]

A falta de diagnóstico no primeiro trimestre de vida representa 80% a 90% de mortalidade e morbidade. O fator que pode reduzir esses índices é o diagnóstico precoce com ecocardiograma fetal, que tem sido cada dia mais realizado no pré-natal ou após o nascimento, nos casos mais graves, auxiliando no tratamento precoce dos sinais e sintomas e melhorando e estabilizando as condições do pré-operatório. Entretanto, o diagnóstico precoce e a intervenção cirúrgica podem modificar esses índices.[2,4,7]

■ ANATOMIA

Há diversas variantes anatômicas na apresentação do tipo de drenagem anômala total de veias pulmonares, sendo as mais frequentes a supracardíaca e a cardíaca.[1] O ramo pulmonar pode drenar anomalamente nas veias extracardíaca ou no seio coronário, ou serem do tipo misto. Por sua vez, as veias extracardíacas podem ser supracardíacas ou infracardíacas. O coração é, assim, o ponto de referência para a classificação da DATVP ou DAPVP.[1,2]

A classificação da drenagem anômala se dá conforme a anatomia das conexões das veias pulmonares:

- **Drenagem Venosa Pulmonar Anômala Total (DVPAT):** quando as quatro veias pulmonares drenam fora do átrio esquerdo.
- **Drenagem Venosa Pulmonar Anômala Parcial (DVPAP):** quando uma a três

veias pulmonares drenam em uma veia sistêmica ou no átrio direito.

- **Drenagem anômala das veias pulmonar total (DAVPT):** pode ser classificada em quatro tipos, do ponto de vista anatômico supracardíaco, cardíaco, infracardíaco e misto.
  1. **Tipo I supracardíaco:** apresenta drenagem e uma câmara coletora veia artificial, atingindo veia inominada esquerda. É o tipo mais frequente, somando 40% a 50% dos casos.
  2. **Tipo II cardíaco:** quando as veias pulmonares drenam diretamente no átrio D ou através do seio coronário, em 20% dos casos.[7]
  3. **Tipo III infracardíaco:** as veias pulmonares direitas desembocam em um tronco comum posteriormente ao coração e as esquerdas desembocam na veia cava superior esquerda, desaguando na veia braquiocefálica esquerda. É o tipo mais comum. São mais raro, envolve conexão com a veia cava inferior ou veia hepática, ocorre de 10% a 20%.[7,8]
  4. **Tipo IV misto:** uma combinação de dois ou mais dos tipos acima, descritos em torno de 10% dos casos.

Um dado anatômico importante para todos os tipos é que, com maior ou menor incidência, há obstruções pelo trajeto que fazem.

A Figura 19.1 abaixo demonstra o esquema anatômico das conexões das veias pulmonares, podendo ser classificada conforme o fluxo sistêmico.

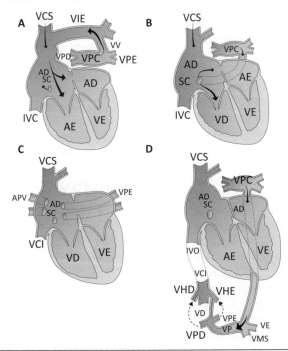

Figura 19.1 Formas comuns de drenagem venosa pulmonar anômala total (DAVPT). **(A)** Drenagem para a veia inominada esquerda (VIE) através de uma veia vertical (VV). **(B)** DAVPT para o seio coronário (SC). As veias pulmonares unem-se para formar uma confluência chamada veia pulmonar comum (VPC), que se conecta ao seio coronário. **(C)** DAVPT para o átrio direito. As veias pulmonares direita e esquerda (VPD e VPE) normalmente penetram separadamente no átrio direito. **(D)** DAVPT para a veia porta (VP). As veias pulmonares formam uma confluência, da qual surge um canal anômalo. Esta se conecta à veia porta, que se comunica com a veia cava inferior (VCI) através do *ductus venosus* (DV) ou dos sinusoides hepáticos. Legenda: VE, veia esplênica; VMS, veia mesentérica superior; VPD, veia porta direita; VPE, veia porta esquerda; VHD, veia hepática direita; VHE, veia hepática esquerda; VCS, veia cava superior; AD, átrio direito; AE, átrio esquerdo; VD, ventrículo direito; VE, ventrículo esquerdo.

As drenagens infracardíacas apresentam 100% de obstruções ou estenoses ao percorrer pelo diafragma. Portanto, a cianose nesse tipo de cardiopatia, denominada cianótica, vai depender dos tipos de obstruções e estenoses, uma vez que aumenta o retorno do sangue para o átrio direito, aumentando, assim, a pressão da artéria pulmonar.

■ FISIOPATOLOGIA

O sangue venoso retorna ao átrio direito. As características fisiológicas dependem da distribuição do sangue venoso misto entre os circuitos pulmonar e sistêmico.[8-10]

A formação septal é de extrema importância durante a distribuição sanguínea. A gravidade da doença depende do tamanho da comunicação interatrial existente, já que uma parte do sangue segue o fluxo normal da válvula tricúspide para o ventrículo direito. Devido ao aumento do volume de sangue circulando nas cavidades direitas, levando ao aumento e tornando as dilatadas, enquanto as cavidades esquerdas, consequentemente se encontram normais ou de tamanho realtivamente reduzido.[10]

Com a comunicação pequena, observa-se elevação da pressão no átrio direito e quantidade de sangue reduzida no átrio esquerdo, com consequente diminuição do débito sistêmico. A elevação da pressão atrial direita é uma tentativa de compensação para tal estado de baixo débito. Uma comunicação interatrial ampla permite a comunicação livre entre os atrios, e a distribuição do sangue venoso misturado depende da complacencia relativa dos atrios e ventrículos. Ou seja, com comunicação atrial grande, a distribuição do sangue irá depender da resistência imposta pela circulação pulmonar e sistêmica.[9,10]

A principal variável é o estado do leito vascular pulmonar, que inicialmente depende da presença ou ausência da obstrução venosa. As manifestações clínicas dependem muito do tipo anatômico da drenagem, que pode começar assintomática e, dependendo do grau de obstrução venosa, pode causar sintomas variáveis.[11,12]

As drenagens infracardíacas apresentam, em sua maioria, grande probabilidade de obstrução total ou estenose, no momento que percorrem o diafragma. Esse fato determina mais ou menos cianose, pois as estenoses ou obstruções, pelos trajetos que fazem, elevam

a pressão arterial pulmonar, aumentando o *shunt* no átrio direito.[2,3]

Caso seja restritiva, haverá menor passagem de sangue para o átrio esquerdo, resultando em elevadas pressões intra-atriais direitas e, consequentemente, queda do débito cardíaco.[4,5]

A queda do débito cardíaco, o aumento do hiperfluxo pulmonar e o grau da comunicação interatrial provocam diversos sintomas, como taquipneia ou dispneia de esforço, cianose, que pode aumentar durante o crescimento, além de infecções respiratórias comumente, baixo ganho de peso.[5]

■ MANIFESTAÇÕES CLÍNICAS

Os sintomas da drenagem anômala das veias pulmonares estão relacionado à circulação arteriovenosa que foi estabelecida pela anomalia. Podem ser assintomáticos ou discretos, se a conexão anormal ocorre por várias veias ou de maneira total.[1]

Na drenagem anômala parcial, os sintomas se assemelham aos de uma comunicação intratrial, causando cansaço, dispneia, taquicardia e infecções pulmonares. Os principais sintomas estão relacionados à congestão pulmonar, levando à insuficiência cardíaca.[7]

No tipo infracardíaco, são os pacientes que apresentam uma cianose intensa e dispneia acentuada, além de grande estase hepática. Têm sobrevida curta. Os outros dois tipos podem apresentar, dependendo do grau do comprometimento, evolução mais favorável e sintomas menos graves. Podem estar associadas a diversas cardiopatias congênitas. A associação mais prevalente é com o defeito do septo na comunicação interatrial (CIA).[2,7]

■ EXAMES COMPLEMENTARES

Diagnóstico Radiológico

Na radiografia do tórax, o tipo mais característico é o tipo supracardíaco, em que as duas cavas superiores (D e E) estão ingurgitadas e formando as bordas direita e esquerda do mediastino superior, unidas pela veia braquiocefálica esquerda, dando um aspecto curioso e descrito como a figura de um boneco de neve (Figura 19.2).

A angiotomografia computadorizada com múltiplos detectores é um método efetivo de imagem muito utilizado e não invasivo para o diagnóstico de DVPA.

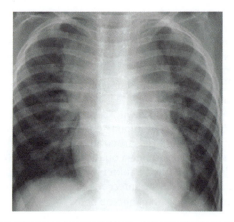

Figura 19.2 Estudo radiológico, incidência PA, conexão anômala total de veias pulmonares tipo supracardíaco, mostrando a ferradura venosa e a morfologia típica de boneco de neve. A área cardíaca está aumentada, assim como o fluxo sanguíneo pulmonar.

Fontes VF, Pedra SRF, Pedra CAC. Conexão Anômala Total das Veias Pulmonares. In Santana MVT. Cardiopatias Congênitas no Recém Nascido-Diagnóstico e Tratamento. Ed. Atheneu; São Paulo: 2005. 2ª edição, p 235.

Os principais tipos de DVPA encontrados estão exemplificados nas Figuras 19.3 e 19.4, de casos de pacientes adultos e crianças.

ESTUDO HEMODINÂMICO

O cateterismo cardíaco é um exame complementar que permite avaliar a localização dos ramos pulmonares. É realizado nos casos em que há outras cardiopatias associadas ou se nos outros exames não houver possibilidade de identificação da conexão das veias anômalas. A angiografia seletiva é de valor limitado, se as veias anormalmente conectadas entram no átrio direito ou próximo a ele (Emmanouilides e colaboradores, 2005). Quando é feita a arteriografia, torna-se mais fácil a visualização dos tipos de conexão e se há alguma obstrução (Figura 19.5).

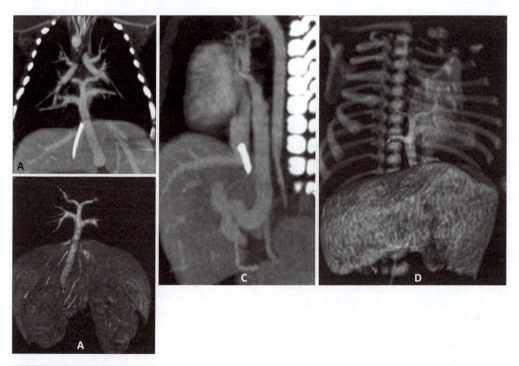

Figura 19.3 Reformatações multiplanares **(A, C)** e tridimensionais **(B, D)** da Angiografia computadorizada de um paciente com sete dias de vida demonstrando drenagem venosa pulmonar anômala total, onde todas as veias pulmonares drenam em uma veia vertical, a qual drena na veia porta.
Fonte: http://dx.doi.org/10.1590/S0100-3984201000060000[10]

Capítulo 19 | Drenagem Anômala Total das Veias Pulmonares   221

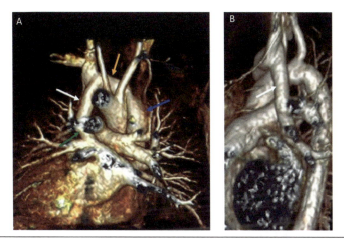

Figura 19.4 (A) Angiografia (reconstrução tridimensional): projeção posterior do coração e grandes vasos; seta verde: veias pulmonares esquerdas; seta branca: veia pulmonar anômala vertical; seta amarela: veia inominada; seta azul: veia cava superior. **(B)** Angiografia (reconstrução tridimensional): projeção lateral esquerda do coração e grandes vasos; seta branca: veia pulmonar anômala vertical.
Fonte: http://dx.doi.org/10.1016/j.repc.2012.05.015

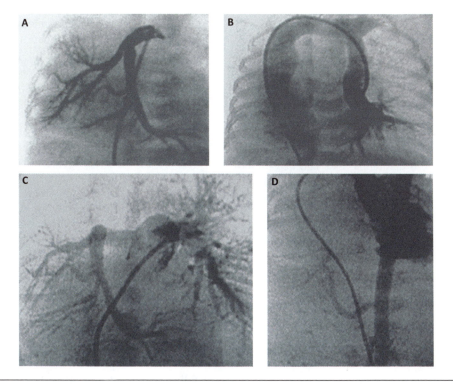

Figura 19.5 (A) Injeção em posteroanterior, com drenagem anômala total das veias pulmonares para a veia cava superior. **(B)** Injeção em posteroanterior mostrando ramo direito da artéria pulmonar com ramo cruzando para o hemitórax. **(C)** Injeção em posteroanterior mostrando ramos esquerdo e direito da artéria pulmonar, com ramo cruzando para o hemitórax esquerdo. **(D)** Ventriculografia mostrando irrigação anômala de base de pulmão direito por artéria originada da aorta descendente.
Fonte: http://dx.doi.org/10.1590/S0100-39842007000500016

■ ECOCARDIOGRAMA

É o exame de ecocardiografia com Doppler colorido. Talvez seja o mais completo para definir um diagnóstico de drenagem anômala das veias pulmonares e de outros defeitos. O eco bidimensional pode constatar um aumento do átrio direito, ventrículo direito, tronco e artérias pulmonares, bem como evidências de hipertensão pulmonar. É possível mapear a direção, o volume e a velocidade do fluxo sanguíneo, permitindo a detecção de veias pulmonares anormais dentro da estrutura cardíaca.[4,5]

■ ELETROCARDIOGRAMA

O eletrocardiograma revela a sobrecarga de câmaras direitas. Pode demonstrar uma sobrecarga do ventrículo direito de padrão de sobrecarga sistólico em pacientes mais velhos com hipertensão pulmonar. Pode apresentar também onda *P* apiculada, devido à sobrecarga atrial.[5,8]

As manifestações clínicas dependem muito do tipo anatômico da drenagem, que pode começar assintomática e, dependendo do grau de obstrução venosa, pode causar sintomas variáveis.

As drenagens infracardíacas apresentam, em sua maioria, grande probabilidade de obstrução total ou estenose, no momento que percorrem o diafragma. Esse fato determina mais ou menos cianose, pois as estenoses ou obstruções, pelos trajetos que fazem, elevam a pressão arterial pulmonar, aumentando o *shunt* no átrio direito.

Caso seja restritiva, haverá menor passagem de sangue para o átrio esquerdo, resultando em elevadas pressões intra-atriais direitas e, consequentemente, na queda do débito cardíaco.

A queda do débito cardíaco, o aumento do hiperfluxo pulmonar e o grau da comunicação inter atrial provocam diversos sintomas, como taquipneia ou dispneia de esforço; cianose, que pode aumentar durante o crescimento; além de poder desencadear infecções respiratórias e baixo ganho de peso.

■ DIAGNÓSTICO MÉDICO

O diagnóstico médico se dá pelas manifestações dos sintomas citados e pelo uso de métodos de imagem. O diagnóstico pode ser feito intraútero, por meio de ultrassonografia e ecocardiograma fetal. No entanto, por ser considerada rara e nem sempre apresentar sinais evidentes, a patologia só é diagnosticada no momento do nascimento ou anos depois.[7]

Alguns exames, como radiografia do tórax, ecocardiograma e eletrocardiograma, são fundamentais para um diagnóstico diferencial da drenagem anômala. Somente os sinais clínicos poderiam confundir o diagnóstico, visto que a maioria das cardiopatias apresenta os mesmos sintomas.[4,5]

O eletrocardiograma revela sobrecarga de câmaras direitas. Pode demonstrar uma sobrecarga de ventrículo direito de padrão de sobrecarga sistólico em pacientes mais velhos com hipertensão pulmonar. Pode apresentar também onda *P* apiculada, devido à sobrecarga atrial.[4,5,8]

O exame radiológico do tórax, principalmente nas formas não obstrutivas, revela vascularidade pulmonar e silhueta cardíaca aumentadas, à custa das câmaras direitas e do tronco pulmonar. Dependo do tipo de drenagem, pode apresentar também congestão pulmonar, no caso, por exemplo, quando há um grau de obstrução grave.[9,10]

Outro exame que pode ser realizado e que talvez seja o mais completo para definir um diagnóstico é o ecocardiograma com Doppler colorido. No eco bidimensional, constata-se um aumento do átrio direito, ventrículo direito e tronco e artérias pulmonares, bem como evidências de hipertensão pulmonar. Além disso, o Doppler colorido consegue mapear a direção, o volume e a velocidade do fluxo sanguíneo, permitindo a detecção de veias pulmonares anormais dentro da estrutura cardíaca.[5]

O cateterismo cardíaco é um exame complementar. É realizado nos casos em que há outras cardiopatias associadas, ou se nos outros exames não houver possibilidade de identificação da conexão das veias anômalas. A angiografia seletiva é de valor limitado, se as veias anormalmente conectadas entram no átrio direito ou próximo a ele. Quando é feita a arteriografia, torna-se mais fácil a visualização dos tipos de conexão e se há alguma obstrução.[10]

Capítulo 19 | Drenagem Anômala Total das Veias Pulmonares

■ TRATAMENTO CLÍNICO

O tratamento clínico é considerado para estabilizar o quadro hemodinâmico do paciente e, consequentemente, melhorar os sinais e sintomas. Como vimos, a correção da drenagem anômala de veias pulmonares é cirúrgica, porém, as intervenções clínicas e a terapêutica medicamentosa são fundamentais para a manutenção e melhora do prognóstico.[6,13]

O uso de diuréticos de alça e drogas vasoativas para melhorar o débito são medidas válidas.[7] Além disso, deve ser considerada a assistência ventilatória e o tratamento fisioterápico adjuvante para aperfeiçoar a reabilitação pulmonar.

■ TRATAMENTO CIRÚRGICO

O tratamento da DATVP é essencialmente cirúrgico e a abordagem clínica inicial visa à preparação para a correção cirúrgica, que deve ser instituída tão logo seja feito o diagnóstico. A terapêutica definitiva é a correção cirúrgica com circulação extracorpórea. No entanto, a técnica cirúrgica utilizada vai depender do tipo de drenagem anômala e do grau de obstrução.[13]

O tratamento cirúrgico da drenagem anômala total de veias pulmonares deve ser focalizado no restabelecimento de uma conexão ampla e não restritiva entre o átrio esquerdo e a(s) veia(s) coletora(s). Os aspectos operatórios envolvem o conhecimento das diversas formas anatômicas da drenagem anômala total de veias pulmonares e o reconhecimento da importância de aliviar todas as obstruções venosas.[13,14]

A técnica operatória precisa tem sido crucial na melhora dos resultados cirúrgicos. São os fatores responsáveis operação precoce, uso da hipotermia profunda e parada circulatória, realização de uma anastomose ampla entre a confluência das veias pulmonares e o átrio esquerdo, e preciso respeito pela geometria dessas estruturas.[10,13] O tratamento cirúrgico é essencial para melhorar o prognóstico dos pacientes. O cuidado pós-operatório é tão importante para a recuperação quanto a intervenção propriamente dita.[14]

Os resultados em longo prazo, após a operação, são bons, ainda que ocorram complicações como estenose no sítio da anastomose, arritmias, como bradicardia, *flutter* atrial e taquicardia supraventricular.[8,15]

■ TRATAMENTO PALIATIVO

Outro tratamento a ser considerado é o cateterismo cardíaco com o uso de balão para ampliar a CIA, que pode ser adotado enquanto não se faz um tratamento cirúrgico. Ocorre uma melhora clínica considerável nos casos de hipóxia.

Outra situação é quando existe estenose no trajeto da ferradura venosa. Nesse caso, o cateter balão pode ser utilizado para dilatação dos estreitamentos, aliviando a estase venocapilar pulmonar.[5]

■ ASSISTÊNCIA DE ENFERMAGEM

A assistência de Enfermagem ao paciente cardiopata deve ser sempre seguida de um exame físico e um histórico completo, podendo determinar as ações de Enfermagem que deverão ser realizadas com este paciente.[16]

As ações de Enfermagem devem estar vinculadas às alterações hemodinâmicas que ocorrem de forma precoce e frequente, necessitando de atenção diferenciada por parte da equipe de Enfermagem. Os cuidados de Enfermagem devem ser conforme o tipo de cirurgia realizado, promovendo cuidados específicos e posicionamento adequado à criança no leito.[17,18]

■ DIAGNÓSTICOS DE ENFERMAGEM NA CARDIOPATIA CONGÊNITA

Padrão respiratório ineficaz relacionado a:

- Troca gasosa comprometida devido a edema alveolar decorrente das pressões ventriculares elevadas.
- Dor aguda por causa de um desequilíbrio no suprimento e na demanda de O_2, à ferida incisional e ao uso de dispositivos.
- Risco de perfusão renal ineficaz, relacionado ao efeito de diuréticos e à acidose metabólica.
- Risco de sangramento devido ao procedimento cirúrgico.

Seção 4 | Cuidados de Enfermagem ao Paciente com Cardiopatia Congênita

- Débito cardíaco diminuído relacionado à contratilidade comprometida.
- Risco de lesão em decorrência do posicionamento prolongado no leito.
- Risco de perfusão cerebral por causa de fatores mecânicos.
- Termorregulação ineficaz, relacionada a exposição ambiental, alteração da taxa metabólica à sedação e terapia com vasodilatadores/vasoconstritores.
- Risco para infecção devido aos procedimentos invasivos, exposição ambiental e defesas primárias inadequadas.
- Risco de volume de líquidos desequilibrado, devido ao mecanismo regulador comprometido.
- Desobstrução ineficaz de vias aéreas devido à presença de via aérea artificial.

■ INTERVENÇÕES DE ENFERMAGEM AO PACIENTE

- Manter débito cardíaco adequado.
- Manter repouso relativo.
- Manter decúbito elevado maior que 45°, para evitar risco de broncoaspiração.
- Manter monitorização multiparâmetros, quando em terapia intensiva.
- Avaliar regularmente sinais vitais, parâmetros hemodinâmicos, nível de consciência, sons cardíacos e arritmias.
- Observar sinais e sintomas da diminuição da perfusão tecidual periférica: pele fria, palidez facial, enchimento capilar retardado.
- Controle da dor com uso de escala adequada, aplicando analgesia farmacológica e não farmacológica.
- Manter uso oxigênio para reduzir dispneia e fadiga, conforme saturação arterial estabelecida.
- Monitorizar frequência respiratória, profundidade e facilidades respiratórias.
- Controle de ganhos e perdas.
- Observar a eliminação intestinal, para ver se há constipação por uso de fármacos.
- Reduzir ao mínimo os pontos de pressão e tensão.
- Observar áreas de pressão e massagear para ativar a circulação.
- Observar, comunicar e anotar diariamente a integridade da pele; higienizá-la

suavemente e aplicar loção hidratante para reduzir soluções de continuidade.

■ PAPEL DA FAMÍLIA

Os cuidados com a criança começam logo após a mãe receber o diagnóstico da cardiopatia congênita do filho. Antes ou após seu nascimento, tem início, para ela, a vivência do processo de transição da doença-saúde do filho, o qual se desenvolve pelas inúmeras transformações, a partir da notícia de que seu filho possui uma patologia. Esse defeito cardíaco pode ser simples ou uma cardiopatia considerada mais grave, em que a hospitalização corresponde, muitas vezes, a uma situação imprevista e dolorosa que perturba o equilíbrio familiar.[19,20]

Tendo em vista que essas situações serão vivenciadas pelos pais, a inclusão da família no tratamento deste paciente é fundamental, pois eles terão que aprender a cuidar dos filhos de maneira normal, mas deverão aprender a observar os sinais que podem indicar piora ou complicação tardia da doença.[21,22]

A mãe, muitas vezes, durante a internação, demonstra ser incapaz ou insegura para cuidar do filho, podendo se afastar, perdendo ou diminuindo o sentimento de vínculo pela criança, o que pode induzir à descrença na sua recuperação e o consequente abandono.[19,20]

Deste modo, é determinante a valorização do papel da família como principal cuidador, o que implica a existência de uma profunda relação entre o enfermeiro responsável e a família, com o intuito de promover a partilha de competências entre ambos.[20,23]

A inclusão da família no cuidado pode restabelecer o meio natural, não privando a criança por completo dos seus laços afetivos habituais e tendo igualmente em vista a colaboração, a responsabilidade e o apoio dos familiares. No momento da alta, o enfermeiro pode ser fundamental no suporte aos pais, na recuperação do seu filho, avaliando o seu nível de entendimento, fornecendo a informação necessária e ajudando os pais na continuação do cuidado após a alta hospitalar, de forma que eles possam sentir segurança em cuidar do seu filho com cardiopatia congênita.[21,22,24]

O enfermeiro pode ser o facilitador para que o familiar consiga restaurar a harmonia e a estabilidade perdida durante o período de hospitalização.

Orientação ao familiar

- Administrar a terapêutica medicamentosa prescrita e ter atenção em relação aos seus efeitos colaterais.
- Esclarecer dúvidas relacionadas à doença, aos sinais e sintomas aos quais se deve ter atenção nessa fase de adaptação:
  - Pesar semanalmente, evitando risco de desnutrição.
  - Exercícios devem ser realizados após liberação médica.
- Orientar os pais sobre:
  - aumento/perda de peso;
  - presença de edema periférico;
  - presença de tosse persistente;
  - cansaço aos esforços mínimos (amamentação ou uso de mamadeira);
  - perda de apetite;
  - diminuição da diurese;
  - observar temperaturas extremas.

■ REFERÊNCIAS BIBLIOGRÁFICAS

1. Atik FA, Irun PE, Barbero-Marcial M, et al. Drenagem anômala total das veias pulmonares: terapêutica cirúrgica dos tipos anatômicos infracardíaco e misto. Arq Bras Cardiol 2004;82(3):264-8.
2. Atik FA, Jaramillo M, Afiune JY, et al. Correção total da conexão anômala total das veias pulmonares em pacientes adultos. Rev Bras Cir Cardiovasc 2009;24(1):81-3.
3. Silva CM, Oporto VM, Silveira P, et al. Drenagem anômala total das veias pulmonares, em sua forma infracardíaca: desafio diagnóstico. Arq Bras Cardiol 2007;88(4):e81-3.
4. Basso ML, Pacheco GC, Netto OS, et al.. Drenagem anômala total das veias pulmonares: 29 anos de experiência em uma única instituição. Arq Bras Cardiol. 2010 May;94(5):608-12.
5. Binotto MA, Gimenez S, Atik E, et al. Drenagem anômala total de veias pulmonares. Experiência com 70 casos. Arq Bras Cardiol. 1996 Apr;66(4):217-21.
6. Bharati S, Lev M. Congenital anomalies of the pulmonary veins. Cardiovasc Clin 1973; 5(1):23-41.
7. Abujamra P. Cardiopatias congênitas cianóticas. In: Stefanini E, Kasimski N, Carvalho AC. Guia de medicina ambulatorial e hospitalar de cardiologia. Barueri(SP): Manole; 2004. p.438-9.

8. Bustamante LN. Cardiopatias congênitas cianogênicas. In: Ebaid M. Cardiologia em Pediatria: temas fundamentais. São Paulo: Roca; 2000. p.312-5.
9. Emmanouilides GC, Allen HD, Riemenschneider TA, et al. Moss e Adams - Doenças do coração na criança e no adolescente (incluindo Feto e Adulto Jovem). Rio de Janeiro: Medsi; 2000.
10. Fontes VF, Pedra SR, Pedra CA. Conexão anômala total das veias pulmonares. In: Santana MV. Cardiopatias congênitas no recém-nascido: diagnóstico e tratamento. 2 ed. São Paulo: Atheneu; 2005. p. 238-45.
11. Raisher BD, Grant JW, Martin TC, et al. Complete repair of total anomalous pulmonary venous connection in infancy. J Thorac Cardiovasc Surg 1992;104(2):443-8.
12. Michielon G, Di Donato RM, Pasquini L, et al. Total anomalous pulmonary venous connection: long-term appraisal with evolving technical solutions. Eur J Cardiothorac Surg 2002; 22(2):184-91.
13. Lupinetti FM, Kulik TJ, Beekman RH, et al. Correction of total anomalous pulmonary venous connection in infancy. J Thorac Cardiovasc Surg 1993;106(5):880-5.
14. Hyde JA, Stumper O, Barth MJ, et al. Total anomalous pulmonary venous connection: outcome of surgical correction and management of recurrent venous obstruction. Eur J Cardiothorac Surg 1999;15(6): 735-41.
15. Sano S, Brawn WJ, Mee RB. Total anomalous pulmonary venous drainage. J Thorac Cardiovasc Surg 1989;97(6):886-92.
16. Guerriero AL, Almeida FA, Guimarães HC. Diagnósticos de enfermagem infantil no primeiro pós-operatório de cirurgia cardíaca. Acta Paul Enferm 2003;16(1):14-21.
17. Chen CW, Li CY, Wang JK. Growth and development of children with congenital heart disease. J Adv Nurs 2004;47(3):260-9.
18. Ruiz RG. Lactante menor postoperado de corrección total de conexión anómala total de venas pulmonares. Rev Mex Enferm Cardiol 2003;11(3):107-10.
19. Axia G, Tremolada M, Pillon M, et al. Post-traumatic stress symptoms during treatment in mothers of children with leukemia. Journal of Clinical Oncology 2006;24(14):2216.
20. Bayat M, Erdem E, Gül KE. Depression, anxiety, hopelessness, and social support levels of the parents of children with cancer. J Pediatr Oncol Nurs 2008;25(5):247-53.

21. Beltrão MR, Vasconcelos MG, Pontes CM, et al.. Câncer infantil: Percepções maternas e estratégias de enfrentamento frente ao diagnóstico. J Pediatr 2007;83(6):562-6.

22. Best M, Streisand R, Catania L, et al. Parental distress during pediatric leukemia and posttraumatic stress symptoms (PTSS) after treatment ends. J Pediatr Psychol 2001;26(5):299-307.

23. Beck AR, Lopes MH. Cuidadores de crianças com câncer: Aspectos da vida afetados pela atividade de cuidador. Rev Bras Enferm 2007;60(6):670-5.

24. Beck AR, Lopes MH. Tensão devido ao papel de cuidador entre cuidadores de crianças com câncer. Rev Bras Enferm 2007;60(5): 513-8.

Seção 5

Complicações Relacionadas às Cardiopatias Congênitas, Seus Manejos Clínicos e ECMO

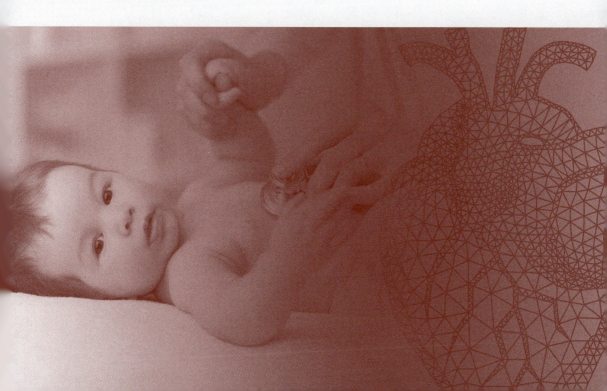

capítulo **20**

Eliza Akemi Ikeisumi

Hipertensão Pulmonar

■ INTRODUÇÃO

A Hipertensão Arterial Pulmonar (PAH) é uma complicação frequente em doença cardíaca congênita (CHD), principalmente em pacientes com *shunts* sistêmico-pulmonares Esquerda → Direita (E → D).

A exposição persistente da vasculatura pulmonar ao aumento do fluxo e pressão do sangue resulta em aumento de resistência vascular pulmonar, levando à disfunção endotelial e ao remodelamento vascular e disfunção.

O desenvolvimento da hipertensão arterial pulmonar em pacientes com doença cardíaca congênita está associado com aumento de mortalidade e alta morbidade.

A prevalência estimada de doença cardíaca congênita é aproximadamente 6 a 10 por 1.000 nascidos-vivos,[1,2] e 4% a 15% dos pacientes com doença cardíaca congênita desenvolvem hipertensão arterial pulmonar.

Com o avanço em cardiologia pediátrica e cirurgia, houve uma acentuada diminuição na prevalência de hipertensão arterial pulmonar – doença cardíaca congênita em países ocidentais. Com a correção bem-sucedida de um defeito cardíaco prevenindo o desenvolvimento de hipertensão arterial pulmonar, o número de pacientes com doença cardíaca congênita que sobrevive até a idade adulta tem aumentado.[3,4] Mas nem todos os pacientes com correção total de defeito têm sucesso, e essa pode levar a sérias consequências na idade adulta; dependendo da idade no momento da correção, mesmo sendo realizada a reparação total do defeito cardíaco, os pacientes ainda podem ter risco de desenvolver a hipertensão arterial pulmonar.

Um estudo demonstrou que a taxa de sobrevivência em três anos para hipertensão arterial pulmonar em doença cardíaca congênita foi de 77%, em comparação com apenas 35% em três anos para a hipertensão arterial pulmonar idiopática[5] não tratada, 37% para hipertensão arterial pulmonar – associada com doença do tecido conjuntivo – e 21% para hipertensão arterial pulmonar associada com infecção por HIV.[6]

Embora a progressão de hipertensão arterial pulmonar pareça ser mais lenta em pacientes com doença cardíaca congênita em comparação a hipertensão arterial pulmonar idiopática e hipertensão arterial pulmonar de outras etiologias, continua a ser uma condição extremamente debilitante que afeta a sobrevivência e qualidade de vida.[4]

■ DEFINIÇÃO E CLASSIFICAÇÃO

A definição de hipertensão arterial pulmonar estabelecida pela 4ª Conferência Mundial de Hipertensão Pulmonar no Dana Point (Estados Unidos) em 2008, é: "Hipertensão pulmonar é um estado hemodinâmico e fisiopatológico que pode ser encontrado em várias condições clínicas".

Hipertensão pulmonar é definida como um aumento na pressão arterial pulmonar média (PAP) ≥ 25 mmHg em repouso avaliada por cateterização cardíaca D e PAP média ≥ 30 mmHg em exercício, com pressão normal de capilar pulmonar (≤ 15 mmHg) e um aumento de resistência vascular pulmonar > 3 wood[7] (Tabela 20.1).

A classificação funcional da hipertensão pulmonar foi modificada após a classificação funcional da *New York Heart Association* de acordo com a OMS, 1998[7] (ver Tabela 20.2).

Foram classificados seis grupos clínicos com características específicas conforme o *Guidelines for the diagnosis and treatment of pulmonary hypertension* (European Heart Journal, 2009)[7] (ver Tabela 20.3).

Seção 5 | Complicações Relacionadas às Cardiopatias Congênitas, Seus Manejos...

Tabela 20.1 Definição hemodinâmica de hipertensão pulmonar.

Definição	Características	Grupos clínicos
HP	PAPm ≥ 25 mmHg	Todos
HP pré-capilar	PAPm ≥ 25 mmHg PCP ≤ 15 mmHg Débito cardíaco normal ou reduzido	HAP HP causada por doença pulmonar HP por tromboembolismo crônico HP por mecanismos pouco claros ou multifatoriais
HP pós-capilar	PAPm ≥ 25 mmHg PCP ≤ 15 mmHg Débito cardíaco normal ou reduzido	HP por doença cardíaca esquerda
Passiva	Gradiente de pressão transpulmonar ≤ 12 mmHg (PAPm − PCPm)	
Reativa	Gradiente de pressão transpulmonar ≤ 12 mmHg	

Tabela 20.2 Classificação funcional da hipertensão pulmonar.

Classe I	Pacientes com hipertensão pulmonar, mas sem resultar em limitações da atividade física. Atividade física habitual, não causa dispneia ou fadiga, dor no peito ou síncope.
Classe II	Pacientes com hipertensão pulmonar resultando em ligeira limitação física. Eles são confortáveis em repouso. A atividade física normal/habitual provoca dispneia ou fadiga, dor no peito ou pré-síncope.
Classe III	Pacientes com hipertensão pulmonar resultando em limitação acentuada da atividade física. Eles são confortáveis em repouso. A mínima atividade física normal provoca dispneia ou fadiga, dor no peito ou pré-síncope.
Classe IV	Pacientes com hipertensão pulmonar. Com incapacidade de realizar qualquer atividade física sem sintomas. Esses pacientes manifestam sinais de insuficiência cardíaca, dispneia e/ou fadiga, que podem estar presentes mesmo em repouso. O desconforto é aumentado pela atividade física.

Tabela 20.3 Classificação clínica atualizada de hipertensão pulmonar.[8]

1 Hipertensão Arterial Pulmonar (PAH)
  1.1 Idiopática
  1.2 Hereditária
      1.2.1 BMPR2
      1.2.2 ALK1, endoglina (com ou sem telangiectasia hemorrágica hereditária)
      1.2.3 Desconhecido
  1.3 Indução por drogas e toxinas
  1.4 Associação com:
      1.4.1 Doença do tecido conjuntivo
      1.4.2 Infecção por HIV
      1.4.3 Hipertensão portal
      1.4.4 Doença cardíaca congênita
      1.4.5 Esquistossomose
      1.4.6 Anemia hemolítica crônica
  1.5 Persistência de hipertensão pulmonar no recém-nascido

(Continua)

Capítulo 20 | Hipertensão Pulmonar

Tabela 20.3 Classificação clínica atualizada de hipertensão pulmonar.[8] *(Continuação)*

1' Doença pulmonar venosa obstrutiva e/ou hemangiomatose capilar pulmonar

2 Hipertensão pulmonar devido à doença cardíaca esquerda
2.1 Disfunção sistólica
2.2 Disfunção diastólica
2.3 Doença valvar

3 Hipertensão pulmonar devido à doença pulmonar e/ou hipoxêmica
3.1 Doença pulmonar obstrutiva crônica (DPOC)
3.2 Doença pulmonar intersticial
3.3 Outras doenças pulmonares com padrão restritivo e obstrutivo misto
3.4 Distúrbios respiratórios do sono
3.5 Distúrbios de hipoventilação alveolar
3.6 Exposição crônica a altas altitudes
3.7 Anormalidades do desenvolvimento

4 Hipertensão pulmonar tromboembólica crônica

5 Hipertensão pulmonar com mecanismos pouco claros e/ou multifatoriais
5.1 Distúrbios hematológicos: doenças reumáticas e esplenectomia
5.2 Doenças sistêmicas: sarcoidose, histiocitose pulmonar das células de Langerhans, linfangioleiomiomatose, neurofibromatose e vasculite
5.3 Distúrbios metabólicos: doença de armazenamento do glicogênio, doença de Gaucher e distúrbios da tireoide
5.4 Outros: obstrução tumoral, mediastinite fibrosante, insuficiência renal crônica em diálise

Todas as formas de hipertensão pulmonar incluídas na classificação clínica foram descritas em crianças, mas a maioria das crianças apresenta hipertensão pulmonar relacionada com doença congênita do coração ou idiopática/forma hereditária.

A hipertensão pulmonar em pediatria é semelhante à do adulto, mesmo que os pulmões ainda estejam em desenvolvimento em uma criança em crescimento. Não foram identificadas diferenças entre os mecanismos envolvidos no desenvolvimento de hipertensão arterial pulmonar entre os adultos e crianças, de acordo com a classificação diagnóstica atual estabelecida para adultos e crianças.

Grupo 1

Hipertensão pulmonar ou é idiopática ou hereditária, ou associada com doença cardíaca congênita, doença do tecido conjuntivo, hipertensão portal, infecção por HIV, drogas e toxinas, ou se diagnosticada a hipertensão pulmonar persistente do recém-nascido. Em crianças, a hipertensão arterial pulmonar associada com doença cardíaca congênita é responsável pela maioria dos casos de hipertensão arterial pulmonar, enquanto a hipertensão arterial pulmonar associada com doença do tecido conjuntivo é mais frequente em adultos.

Algumas crianças com doença cardíaca congênita parecem não ter a redução normal da resistência vascular pulmonar que ocorre após o nascimento, podendo evoluir com insuficiência cardíaca congestiva durante a infância. Por isso classificar essas crianças como tendo hipertensão pulmonar no neonato, hipertensão pulmonar idiopática ou hereditária e hipertensão arterial pulmonar associada a doença cardíaca congênita permanece controverso. A hérnia diafragmática congênita pode ser uma das causas de hipertensão arterial pulmonar persistente no neonato; essa condição envolve hipertensão pulmonar devido a um distúrbio ventilatório. A displasia broncopulmonar é outra doença pulmonar cada vez mais vista como causa de hipertensão arterial pulmonar em pediatria.

A hérnia diafragmática congênita e a displasia broncopulmonar são as únicas causas de hipertensão pulmonar em crianças que não são facilmente encaixadas na classificação do Dana Point (grupo I ou III). Esses distúrbios são intrinsicamente ligados ao crescimento e desenvolvimento pulmonar.[8] Mecanismo fisiopatológico no grupo I: ocorre vasoconstrição excessiva devido à disfunção endotelial, que por sua vez leva à redução de produção crônica de vasodilatadores e agentes antiproliferativos como o NO e a prostaciclina, e aumento expressivo de vasoconstritores e substâncias proliferativas como o tromboxane A_2 e endothelin-1. Reduz também o nível plasmático de vasodilatadores e antiproliferativos, como o peptídeo intestinal vasoativo. Ocorre também a formação de trombos por ativação das células inflamatórias e aumento proliferativo de plaquetas.

O termo hipertensão arterial pulmonar familiar foi substituído por HAP hereditária, porque foram identificadas mutações específicas de genes em casos esporádicos, com história familiar. Fatores genéticos desempenham um papel no desenvolvimento de HAP por predispor algumas pessoas a desenvolver o fenótipo HAP. Mutações em receptores pelo fator transformador de crescimento (TGF)-b família, incluindo receptor de proteína morfogenética óssea (BMPR) 2, *activin receptor-like kinase* (ALK)-1 e receptor endoglin, foram relatados.

Grupo 1'

Doença pulmonar venosa obstrutiva e hemangiomatose do capilar pulmonar são distúrbios em que ocorre um aumento na resistência vascular pulmonar relacionado com diferentes mecanismos, incluindo vasoconstrição, proliferação e remodelação obstrutiva de parede do vaso pulmonar, inflamação e trombose. Ocorre vasoconstrição excessiva devido à disfunção de canais de potássio nas células musculares lisas e disfunção endotelial, que por sua vez leva à redução de produção crônica de vasodilatadores e agentes antiproliferativos, como o NO (óxido nítrico) e prostaciclina, e aumento expressivo de vasoconstritores e substâncias proliferativas, como o tromboxane A^2 e endothelin-1.

Ocorre também redução do nível plasmático de vasodilatadores e antiproliferativos, tais como o peptídeo intestinal vasoativo. Ocorre aumento proliferativo de vários tipos de células, incluindo endoteliais, do músculo liso e fibroblastos. Na camada adventícia da célula, há um aumento de produção de matriz extracelular, incluindo colágeno, elastina, fibronectina e tenascina. Ocorre também formação de trombos por ativação das células inflamatórias e aumento proliferativo de plaquetas.[7]

Drogas e toxinas no grupo I

Os fatores de risco relacionados às drogas e toxinas com HAP foram categorizados em:

- **Definitivo:** definido como uma epidemia ou estudo epidemiológico grande e multicêntrico, demonstrando uma associação entre a hipertensão arterial pulmonar e a droga.
- **Muito provável:** definido como um único centro; o estudo de caso-controle demonstrando uma associação ou uma série de casos múltiplos.
- **Possível:** definido como medicamentos com mecanismos de ação semelhantes àqueles ditos definitivos ou muito prováveis, mas que ainda não foram estudados.
- **Pouco provável:** definidos como aqueles em que a suspeita de fator foi estudado em estudos epidemiológicos e não foi demonstrada associação com HAP (Tabela 20.4).
- **Amenorex (menocil):** a estrutura química se assemelha àquela da epinefrina e anfetamina, e seus efeitos básicos foram atribuídos à liberação de catecolamina e norepinefrina. A epidemia de hipertensão pulmonar associada ao uso de amenorex mostrou que substâncias tomadas por via oral também podem produzir lesões vasculares pulmonares que se restringiram às pequenas artérias musculares e arteríola, e que apenas 2% dos que ingeriram amenorex desenvolveram hipertensão pulmonar primária, sugerindo predisposição genética, uma vez que estudos experimentais em animais com uso de aminorex não conseguiram

Tabela 20.4 Nível de risco atualizado de medicamentos e toxinas conhecidos que induzem HAP.[7]

Definitivo	Aminorex
	Fenfluramina
	Dexfenfluramina
	Toxic Rapeseed oil
	Benfluorex
Muito provável	Anfetaminas
	L. tryplofan
	Metanfetamina
Possível	Cocaína
	Fenilpropanolamina
	St. John's wort
	Agentes quimioterápicos
	Inibidores de recaptação de serotonina
	Pergolide
Pouco provável	Contraceptivos orais
	Estrogênio
	Cigarro

provocar hipertensão pulmonar; e que a doença vascular pulmonar nesse paciente parece ser reversível com a interrupção do uso do medicamento.

1. **Fenfluramina:** são compostos afins da anfetamina. A DL-fenfluramina e dexfenfluramina têm sido usadas como agentes anorexigênicos; a fenfluramina (vendida como Pondimin/Ponderax ou Adifax) não tinha especificidade e causava depressão, foi retirada do mercado em 1997 – a forma racêmica da droga. A dexfenfluramina (vendida como Redux) assumiu seu lugar no mercado. A dexfenfluramina é metabolizada para dexnorfenfluramina, que também libera serotonina nas sinapses e ativa os receptores de serotonina.

    A serotonina é um vasoconstritor pulmonar, que estimula a proliferação de músculo liso vascular, interagindo sinergicamente com o fator de crescimento derivado das plaquetas.[9] Em 1996, o relatório do Estudo Internacional de Hipertensão Pulmonar Primária confirmou os anorexigênicos, particularmente a fenflu-

ramine e dexfenfluramina, como agentes etiológicos de hipertensão pulmonar.

Em junho de 1996, a dexfenfluramina foi lançada no mercado comercial com o nome de Redux. Pouca atenção foi dada pelo fabricante sobre a duração de uso ou para interações medicamentosas com outros medicamentos serotonina--estimulante, e nenhuma informação foi fornecida sobre a eficácia e as consequências de tomar a droga por tempo superior a um ano.

2. **Fenfluramine/phentermina:** o *clearance* de serotonina em pulmões normais é parcialmente eliminação pelo fígado, e a sua remoção é completada pelos pulmões. A phentermina provoca a limitação funcional de remoção de serotonina (25%) que atinge o lado E do coração, provocando lesões valvares. Qualquer anorexigênico que provoca lesões valvulares cardíacas (insuficiência) também pode comprometer o *clearance* de serotonina pelos pulmões. A combinação de fenfluramine com phentermina provoca incapacidade funcional e anatômica permitindo que quase a totalidade de serotonina em circulação (95%) que entra nos pulmões alcance o lado E do coração.[10]

3. **Fenfluramine/phentermine:** fenfluramine atua como um agente de libertação de serotonina e fentermina como norepenefrina, dopamina e agente de liberação de serotonina. Em 1996, foi publicado no *New England Journal of Medicine* (NEJM) da Clínica Mayo um achado clínico em 24 pacientes que haviam tomado fenfluramine/phentermine; os autores observaram que os resultados sugeriram correlação entre disfunção valvular mitral com o uso dessa droga.

4. *Toxic rapeseed oil*: entre maio e junho de 1981, ocorreu na Espanha uma epidemia de esclerodermia causada pela ingestão de óleo tóxico, desnaturado e refinado que foi fraudulentamente vendido como óleo de oliva puro. Foram notificados mais de 20 mil casos, ocorreram 370 mortes atribuídas à síndrome do óleo tóxico, e 23 estavam diretamente relacionadas à hipertensão pulmonar; em nove outros,

a hipertensão pulmonar foi grave, mas não a causa de morte.[11] A síndrome foi caracterizada por pneumonia intersticial, eosinofilia, aumento dos níveis de IgE, distúrbios neuromusculares e fenômeno de Raynaud.

Lesões vasculares foram encontradas na maioria dos órgãos e vasos. As lesões obstrutivas e proliferativas eram semelhantes às lesões vasculares da hipertensão pulmonar primária. Nas pequenas artérias pulmonares, arteríolas e vasos capilares, o endotélio pareceu o local inicial da lesão, seguido de infiltrações linfocitórias das paredes dos vasos e proliferação celular, com fibrose de íntima, e aumento de resistência vascular pulmonar.

5. **Benfluorex:** utilizado desde 1976 na Europa como hipolipidêmico e hipoglicemiante. Benfluorex é um derivado de fenfluramine, tem ação central como moderador de apetite e também é utilizado para tratamento de síndrome metabólica, especialmente nos pacientes com excesso de peso. O benfluorex é metabolizado em norfenfluramine. A norfenfluramine induz a hipofagia através de interação com a serotonina. A ativação dos receptores de serotonina provoca efeitos colaterais, como doença cardíaca valvar.

   Em 18 de dezembro de 2009, a Agência Europeia de Medicamentos (EMEA) recomendou a retirada de todos os medicamentos que contêm benfluorex na União Europeia, devido o risco de doença valvular do coração.

   Um estudo foi realizado na unidade de cardiologia e cirurgia do Hospital Universitário de Brest entre janeiro de 2003 e junho de 2009 em 682 pacientes. Frachon et al. mostraram uma prevalência significativamente maior de doença cardíaca valvular inexplicável em doentes que faziam uso de benfluorex em relação aos outros.[12]

6. **Fenilpropanolamina:** é usada como um estimulante, descongestionante e anoréxigeno, e para controle de incontinência urinária em cães sob os nomes comerciais Propalin e Proin em medicina veterinária.

Estudo realizado por *Surveillance of Pulmonary Hypertension in America* (SOPHIA) nos Estados Unidos entre 1998 e 2001 demonstrou que a fenilpropanolamina também aumentava o risco de desenvolver hipertensão arterial pulmonar idiopática.[13]

Grupo 2

Hipertensão pulmonar (HP) devido a doenças cardíacas esquerdas. Inclui:

- Disfunção sistólica do ventrículo esquerdo (VE);
- Disfunção diastólica do VE;
- Doença valvular esquerda.

Estágios hemodinâmicos observados no grupo 2 de HP[14]

1. **Passivo (pós-capilar):** o aumento da pressão da artéria pulmonar (PAP) é devido exclusivamente à elevação da pressão do átrio esquerdo, e nenhum componente da HP parece resultar de anormalidades intrínsecas à parede arterial. Nenhum ou apenas um pequeno aumento no gradiente transpulmonar (TGP significa PAP – PCP ≤ 12 mmHg).

2. **Reativa (pré-capilar):** o aumento da PAP é devido a alterações vasculares intrínsecas em adição à elevada pressão do átrio esquerdo. O gradiente transpulmonar é aumentado (TPG > 12 mmHg) e pode ou não ser revertido com drogas farmacológicas.

3. **Aumento de HP fora de proporção:** o aumento do gradiente transpulmonar ocorre na presença de pequeno ou nenhum aumento na pressão da capilar pulmonar.

Independentemente da origem da doença do coração esquerdo, o primeiro evento que leva à HP é a transmissão passiva das pressões de enchimento, impulsionado principalmente pela função diastólica do VE, levando ao aumento da pressão capilar pulmonar (PCP) através de regurgitação mitral e perda da complacência atrial.

Em alguns pacientes, esse componente mecânico de congestão venosa pode desencadear um componente sobreposto: combina-

Capítulo 20 | Hipertensão Pulmonar

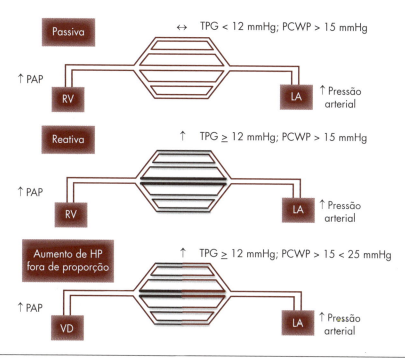

Diagrama 20.1 Estágios hemodinâmicos observados no grupo 2 de HP.[14]

ção de vasoconstrição pulmonar; diminuição da disponibilidade de óxido nítrico; aumento da endotelina-1; dessensibilização para o peptídeo natriurético induzida por vasodilatação e remodelamento vascular, e que finalmente pode levar à doença vascular pulmonar; e aumento da pós-carga do ventrículo direito e insuficiência ventricular direita.

HP secundária à disfunção sistólica do VE

A hipertensão pulmonar secundária à disfunção sistólica do VE é muitas vezes um marcador de prognósticos na insuficiência cardíaca crônica e está presente em 68% a 78% dos pacientes com avançada insuficiência cardíaca e concomitante disfunção do ventrículo direito.[15-16]

A hipertensão pulmonar secundária à disfunção sistólica do VE é quase sempre acompanhada de hipertensão venosa pulmonar que está relacionada a uma elevação na pressão diastólica do VE.

As principais alterações fisiopatológicas são: vasoconstrição, trombose local e remodelamento arterial, que são características patológicas de hipertensão pulmonar.

As principais causas de hipertensão secundária são: distúrbios respiratórios do sono (apneia obstrutiva do sono); doença cardíaca valvar (insuficiência mitral); ablação para fibrilação atrial, que aponta para estenose venosa pulmonar; doença cardíaca congênita reparada; doença tromboembólica pulmonar; tabagismo crônico, que leva à doença pulmonar crônica; e disfunção sistólica do VE secundária à doença cardíaca isquêmica.

HP secundária à disfunção diastólica do VE

A disfunção diastólica do VE é caracterizada por uma relação anormal de volume/pressão diastólica. Essa relação anormal resulta em enchimento anormal do VE, de tal forma que, para qualquer aumento no volume diastólico do VE, há um aumento anormal de elevação da pressão diastólica.

Seção 5 | Complicações Relacionadas às Cardiopatias Congênitas, Seus Manejos...

Se a anomalia é grave, elevações significativas da pressão diastólica final do VE irão ocorrer causando congestão pulmonar na presença de função do VE sistólica normal. E, com o tempo, evoluirá com sinais de hipertensão pulmonar e insuficiência cardíaca direita.

A disfunção diastólica do VE provoca alterações na complacência do VE por aumento da espessura da parede do miocárdio (hipertrofia concêntrica) e também por mudanças no substrato intersticial do miocárdio, incluindo fibrose.

HP secundária à doença valvular do coração esquerdo

Na estenose e insuficiência valvular mitral, o mecanismo de desenvolvimento de HP em pacientes com doença valvular mitral é impulsionado por uma elevação da pressão no átrio esquerdo que, por sua vez, leva à hipertensão venosa pulmonar e posteriormente à hipertensão arterial pulmonar.

Em pacientes com estenose valvular mitral, a elevação da pressão no átrio esquerdo também resulta do gradiente de pressão diastólica anormal através da disfunção da válvula mitral, enquanto, em pacientes com insuficiência da válvula mitral crônica, o aumento do átrio esquerdo resulta da pressão do jato de regurgitação sistólica e do aumento da pressão diastólica final do VE. A fisiopatologia de HP em estenose mitral envolve alterações estruturais no leito vascular pulmonar, mediada pelo potente vasoconstritor endotelina-1 (ET-1).[17] O nível de endotelina-1 é três vezes maior em pacientes com grave estenose mitral em comparação com indivíduos saudáveis.[17]

Estenose e insuficiência da válvula aórtica

A estenose aórtica resulta em HP através da disfunção diastólica do VE e subsequente hipertensão venosa pulmonar, devido à associação de hipertrofia do VE e redução da função diastólica do VE.

Na insuficiência aórtica, ocorre uma crônica elevação da pressão diastólica final do VE que, por sua vez, leva a um aumento nas pressões do AE e artéria pulmonar – ou pode ser devido à aguda elevação da pressão diastólica final do VE com aguda e grave regurgitação aórtica.

Grupo 3

Hipertensão pulmonar devido a doenças pulmonares e/ou hipóxicas. Um estudo demonstrou que polimorfismo do gene de serotonina determina a gravidade de hipertensão pulmonar obstrutiva crônica. Em doença pulmonar intersticial, a prevalência de hipertensão pulmonar é de 32% a 39%. Fibrose pulmonar associada com enfisema tem maior prevalência de hipertensão pulmonar. Dentre os mecanismos que ocorrem nesse grupo, temos: vasoconstrição hipóxica, estresse mecânico dos pulmões hiperaerados, perda de capilares, inflamação e efeitos tóxicos da fumaça do cigarro, desequilíbrio endotelial do mecanismo vasoconstritor-vasodilatador.[7]

Grupo 4

Na CTEPH (Hipertensão Pulmonar por Tromboembolismo Crônico), as lesões são caracterizadas pela organização de trombos firmemente aderidos à camada média da artéria pulmonar, substituindo a camada íntima normal. Esses trombos acabam obstruindo a luz do vaso provocando diferentes graus de estenose. Vasos colaterais da circulação sistêmica (brônquica, costal, diafragmática e artérias coronárias) podem crescer para reperfundir pelo menos parcialmente as áreas distais.[7]

A não resolução da trombose aguda leva à fibrose e obstrução mecânica das artérias pulmonares.[7]

Grupo 5

Compreende a hipertensão arterial pulmonar relacionada a mecanismos multifatoriais, em que a etiologia não é clara ou multifatorial.[7]

1. **Alterações hematológicas**: desordens mieloproliferativas, esplenectomia.
2. **Doenças sistêmicas:** sarcoidose, histiocitose pulmonar de células de Langerhans, linfangioleiomiomatose, neurofibromatose, vasculite.

3. **Distúrbios metabólicos:** doença de armazenamento de glicogênio, doença de Gaucher, distúrbios de tireoide.
4. **Outros:** tumores obstrutivos, mediastinite fibrosante, insuficiência renal crônica em diálise.

■ MECANISMO DE TÔNUS PULMONAR

O óxido nítrico é sintetizado pelo endotélio vascular, a partir da L-arginina em resposta a vários estímulos. A enzima sintase do óxido nítrico converte L-arginina para L-citrulina, liberando óxido nítrico. Existem três isoformas da sintase do óxido nítrico:

1. **A endotelial (eNOS):** presente nas células endoteliais.
2. **A neural (nNOS):** presente nas células musculares, são responsáveis pela produção de óxido nítrico em condições fisiológicas.
3. **A forma induzida (iNOS):** somente ativada durante processos inflamatórios, infecciosos ou por hipóxia crônica.

O óxido nítrico estimula a enzima guanilato ciclase solúvel (sGC) na célula da musculatura lisa vascular pulmonar, levando à conversão do nucleotídeo de trifosfato de guanosina (GP) para monofosfato cíclico de guanosina (GMPc). O aumento intracelular de GMPc leva à redução do influxo de cálcio e relaxamento da célula da musculatura lisa através do estímulo da kinase da proteína G.

A enzima fosfodiesterase 5 (PG5) presente na vasculatura pulmonar degrada GMPc, controlando o grau de vasodilatação.

O sistema prostaglandina (PG) provoca vasodilatação através de uma via paralela e complementar ao ácido nítrico. As prostaglandinas são sintetizadas a partir do ácido araquidônico e ativam a enzima adenilato ciclase, que converte trifosfato de adenosina (ATP) para monofosfato cíclico de adenosina (AMPc). O aumento de AMPc intramuscular resulta em relaxamento da musculatura lisa vascular pela diminuição do influxo de cálcio.

A enzima fosfodiesterase tipo 3 (PG3) degrada AMPc e controla o grau de vasodilatação.

■ HIPERTENSÃO PULMONAR ASSOCIADA COM *SHUNTS* CARDÍACOS CONGÊNITOS

Hipertensão arterial pulmonar associada com doença congênita do coração está incluída no grupo 1 (Tabela 20.3) de hipertensão pulmonar.

O desenvolvimento de alterações nas artérias pulmonares decorre da persistente exposição da vasculatura pulmonar ao aumento do fluxo sanguíneo, que aumenta a pressão pulmonar, gerando um processo dinâmico e multifatorial, ocorrendo disfunção endotelial progressiva, o que gera vasoconstrição e remodelamento do leito vascular pulmonar.

O *shunt* sistêmico-pulmonar gera aumento do fluxo sanguíneo para os pulmões, aumentando a pressão nas artérias pulmonares, que levam à tensão de cisalhamento anormal e disfunção endotelial.

Ocorre aumento progressivo da resistência vascular pulmonar que se aproxima ou se torna superior à resistência vascular sistêmica, o que leva ao fluxo bidirecional através do defeito. O resultado da inversão do fluxo pelo *shunt* da direita para a esquerda é caracterizado como síndrome de Eisenmenger.

A síndrome de Eisenmenger foi descrita pela primeira vez por Victor Eisenmenger em 1897[18] e definida em 1958 como hipertensão pulmonar a nível sistêmico, devido à alta resistência vascular pulmonar com fluxo sanguíneo invertido ou bidirecional através de um defeito septal.[19] Representa a forma mais avançada de hipertensão arterial pulmonar relacionada à doença cardíaca congênita.

Em geral, a probabilidade de desenvolvimento de síndrome de Eisenmenger depende não só da localização mas também do tamanho do defeito e a magnitude do *shunt*. Dos defeitos cardíacos simples, a CIV é a mais frequente anormalidade que evolui para síndrome de Eisenmenger, seguido das CIAs e persistências do canal arterial.[20]

Entre as diferentes formas de cardiopatias congênitas, existe grande diferença em relação ao tempo de aparecimento das lesões de hipertensão pulmonar; pacientes com PCA e CIV desenvolvem síndrome de Eisenmenger mais precocemente do que pacientes com CIA, e pacientes com anormalidades mais complexas (DSAV ou *truncus arteriosus*) frequentemente desenvolvem HAP mais cedo.

Um estudo mostrou que 50% dos pacientes com grande CIV e 10% dos pacientes com CIA, em comparação com 100% dos pacientes com *truncus arteriosus*, irão desenvolver hipertensão arterial pulmonar se não tratados.[21]

A correção cirúrgica do defeito cardíaco congênito realizado precocemente (nos primeiros meses de vida) pode reverter as primeiras alterações na vasculatura pulmonar; há geralmente resistência vascular pulmonar normal após um ano do procedimento.

A correção de um defeito não restritivo pós-tricúspide após 1 ano de idade acarreta maior risco de crise aguda de hipertensão pulmonar e irreversibilidade da hipertensão arterial pulmonar.

Recomendação padrão para crianças com grande *shunt* E para D ou evidência de uma resistência vascular pulmonar (RVP) elevada é a reparação cirúrgica do defeito nos primeiros 12 a 18 meses de vida. Em pacientes com predisposição para doença vascular pulmonar, como a Trissomia 21 (síndrome de Down), a reparação antes dos seis meses é recomendada. Em pacientes com *truncus arteriosus* ou transposição das grandes artérias com CIV a reparação é feita dentro dos primeiros meses de vida. Essa estratégia tem sido eficaz na redução do desenvolvimento de síndrome de Eisenmenger ou estágio final da doença vascular pulmonar.

A correção cirúrgica realizada mais tardiamente (após 2 anos de idade) pode causar a redução da resistência vascular pulmonar após o procedimento, mas não em níveis normais. A correção cirúrgica do defeito cardíaco congênito na presença de hipertensão arterial pulmonar pode acelerar a progressão da doença e evoluir com insuficiência cardíaca direita, o que pode indicar a não reversibilidade da hipertensão arterial pulmonar pós-operatória.

A *European Society of Cardiology Guideline*[8] elaborou uma classificação de acordo com a fisiopatologia e anatomia do *shunt* cardíaco congênito E → D, associado com hipertensão arterial pulmonar (Tabela 20.5).

A população de pacientes com hipertensão arterial pulmonar relacionada com doença cardíaca congênita é heterogênea, e existem alguns subgrupos com cuidados específicos, como os pacientes com síndrome de Down. Eles têm alta

Tabela 20.5 Classificação clínica de doença cardíaca congênita com *shunt* sistêmico pulmonar associado com hipertensão arterial pulmonar.[7]	
Grupo A Síndrome de Eisenmenger	Incluem todos os *shunts* sistêmicos-pulmonares, devido a defeitos maiores que levam a um aumento importante de resistência vascular pulmonar, resultando em *shunt* reverso ou bidirecional. A cianose, eritrocitose e envolvimento de múltiplos órgãos estão presentes.
Grupo B Hipertensão arterial pulmonar associada com *shunts* sistêmico-pulmonares	Nesdes pacientes, o defeito cardíaco é moderado a grande, e o aumento de resistência vascular pulmonar é leve a moderada; o *shunt* sistêmico-pulmonar é presente e não há cianose.
Grupo C Hipertensão pulmonar associada com pequenos defeitos cardíacos	Nos casos de pequenos defeitos cardíacos (geralmente CIV < 1 cm e CIA < 2 cm de diâmetro efetivo avaliado por ecocardiografia), o quadro clínico é muito semelhante à hipertensão arterial pulmonar idiopática.
Grupo D Hipertensão arterial pulmonar após correção cirúrgica	Nesses casos, a cardiopatia congênita foi corrigida, mas a hipertensão arterial pulmonar está presente imediatamente após a cirurgia ou retornou após vários meses ou anos após o procedimento, na ausência de lesão congênita residual pós-operatório ou defeitos que se originam como sequela da cirurgia anterior.

incidência de defeitos cardíacos complexos e estão particularmente com risco de desenvolver hipertensão arterial pulmonar relacionada à doença cardíaca congênita. Em estudo recente, há registro que pacientes com síndrome de Down representam quase metade da população total de pacientes com síndrome de Eisenmenger.[22] A prevalência de cardiopatia congênita em neonatos com síndrome de Down é de aproximadamente 42% a 58%, e o defeito do septo do átrio ventricular e defeito do septo ventricular são os defeitos mais comuns.

Além disso, a obstrução das vias aéreas superiores, resultante de uma série de patologias, incluindo estenose traqueal e de nasofaringe e orofaringe, é um achado comum em pacientes com síndrome de Down, o que também pode contribuir para a alta prevalência de hipertensão arterial pulmonar nestes pacientes.

Quando comparados com outros pacientes com doença cardíaca congênita, aqueles com síndrome de Down são mais propensos a desenvolver hipertensão arterial pulmonar mais cedo, provavelmente devido a uma disfunção endotelial sutil[23] e por ter pior capacidade funcional, sendo ambos os fatores associados com pior resultado em longo prazo.[24]

A Euro Heart acompanhou 531 adultos com hipertensão arterial pulmonar com defeito do septo ventricular ou defeito do septo atrial por cinco anos e relatou uma mortalidade média em pacientes com síndrome de Eisenmenger de 20,6%.[25] A sobrevida estimada para pacientes com hipertensão pulmonar, mas não síndrome de Eisenmenger, variou de 93,1% para os pacientes com defeito do septo ventricular fechado para 97,2% dos pacientes com defeito do septo atrial aberto. Em outro estudo com pacientes com síndrome de Eisenmenger (acompanhados por 33 anos), seguidos por um período médio de 31 anos, 35% desses haviam morrido.[26]

Na *Second Natural History Study* de doença cardíaca congênita, pelo menos uma das seguintes complicações ocorreram a uma taxa de 123 por 10.000 doentes por ano de seguimento em pacientes com defeito do septo ventricular clinicamente e cirurgicamente gerenciados: endocardite, insuficiência cardíaca, abscessos cerebrais, síncope, angina, infarto do miocárdio e implante de marca-passo.[27]

As mulheres são afetadas pela hipertensão arterial pulmonar idiopática independentemente da idade, com maior frequência (relação mulher/homem de 1,7:1).[28] Estudo de registro nacional da Holanda em adultos com doença cardíaca congênita relatou um risco 25% maior em mulheres.[29]

Os sinais e sintomas da síndrome de Eisenmenger são: hipertensão pulmonar, saturação arterial de oxigênio baixa, dispneia, fadiga, alteração do coagulograma, síncope e eritrocitose secundária, hemoptise, acidentes vasculares cerebrais, abscessos cerebrais. Em pacientes com hipertensão pulmonar associada com doença congênita do coração sem reversão do *shunt*, o grau de cianose e eritrocitose pode ser leve a moderado.

Pacientes com doença cardíaca congênita, principalmente aqueles sem *shunts*, também podem desenvolver hipertensão pulmonar devido à doença do coração esquerdo (grupo 2, Tabela 20.3: disfunção sistólica, disfunção diastólica ou doença valvar), ou para doenças pulmonares concomitantes (grupo 3, Tabela 20.3: doença pulmonar obstrutiva crônica, doença pulmonar intersticial, doença pulmonar com padrão restritivo e obstrutivo, distúrbios respiratórios do sono, distúrbios de hipoventilação alveolar, exposição crônica à altitude elevada, anormalidades do desenvolvimento).

Pacientes com síndrome de Eisenmenger podem apresentar piora clínica em diferentes circunstâncias, que incluem procedimentos cirúrgicos não cardíacos com anestesia geral, quadro de desidratação, infecções pulmonares e exposição à alta altitude.

Recomenda-se atividade física leve. Intensa atividade física aumenta o risco de morte súbita. Mergulho é contraindicado para pacientes com *shunt* intracardíaco. A gravidez deve ser desencorajada, e o uso de contraceptivo é indicado. Entre mulheres grávidas com síndrome de Eisenmenger, a taxa de mortalidade é de 50%, e a taxa de mortalidade fetal é de aproximadamente 25%. O risco de cardiopatias congênitas em filhos de mulheres com síndrome de Einsenmenger é de 10% e pode aumentar dependendo do tipo de defeito cardíaco primário.

Oxigenoterapia é indicada em casos em que produz um aumento consistente na saturação de oxigênio arterial e reduz os sintomas.

O uso de anticoagulantes em síndrome de Eisenmenger é controverso. A alta incidência de trombose arterial pulmonar e acidente vascular cerebral é relatada, mas também existe um aumento do risco de hemorragia e hemoptise.

A eritrocitose secundária é um benefício para transporte de oxigênio adequado. A substituição isovolumétrica é indicada quando o hematócrito é maior que 65%. A deficiência de ferro deve ser corrigida. Não há dados suficientes que indiquem o uso de bloqueadores de canal de cálcio na síndrome de Eisenmenger.

■ HIPERTENSÃO PULMONAR PERSISTENTE NO NEONATO (HPPN)

É definida como uma síndrome caracterizada pela presença de elevada resistência vascular pulmonar e *shunt* D → E pelo canal arterial e/ou forame oval e ausência de anomalias-congênitas do coração.

Incidência de 1 a 2 crianças/1.000 nascidos vivos, associada a altos índices de morbidade e com mortalidade de 10% a 20%.[30]

Classificação

- Anatomia vascular normal com vasoconstrição: há um desequilíbrio no balanço das substâncias vasoativas com predomínio das vasoconstritoras sobre as vasodilatadoras.
- **Causas:** asfixia perinatal, sepse, aspiração de mecônio, acidose metabólica. Tem bom prognóstico e geralmente é reversível com tratamento com vasodilatadores.
- **Redução do diâmetro dos vasos pulmonares:** com hipertrofia das paredes do vaso ocorre aumento da camada de musculatura lisa vascular arterial, remodelamento vascular, redução do lúmen do vaso, prejudicando o fluxo sanguíneo. Essa patologia tem caráter crônico, que se desenvolve durante a vida fetal.
- **Causas:** disfunção placentária associada à hipoxemia fetal crônica, fechamento precoce do canal arterial, uso de anti-inflamatórios não hormonais (AIME) pela mãe durante a gestação. O prognóstico é ruim, a resposta a vasodilatadores é limitada ou ausente e com elevada mortalidade.
- **Redução do leito vascular pulmonar:** ocorrem alterações importantes em vasculogênese ou angiogênese, que resultam em hipoplasia do leito vascular pulmonar. O aumento de resistência vascular pulmonar ocorre pela incapacidade da vasculatura pulmonar em receber o fluxo sanguíneo do ventrículo direito.
- **Causas:** hérnia diafragmática congênita, hipoplasia pulmonar secundária ao oligoâmnio precoce e prolongado. O prognóstico é ruim, a resposta a vasodilatadores é mínima ou ausente.
- **Obstrução funcional do fluxo sanguíneo pulmonar:** apresenta número normal de vasos, estrutura e ramificações vasculares do pulmão, mas ocorre uma restrição ao fluxo sanguíneo pulmonar, provocada por alterações na viscosidade do sangue.
- **Causas:** policitemia e hiperfibrinogenemia.
- **Patologia do parênquima pulmonar:** para a manutenção da relação ideal entre ventilação alveolar e perfusão, e evitar perfusão de áreas não ventiladas, ocorre vasoconstrição pulmonar hipóxica, que é um fenômeno fisiológico e eleva a resistência vascular pulmonar, para evitar a perfusão de unidades alveolares patologicamente afetadas, e ocorre redução da resistência vascular pulmonar em áreas com unidades alveolares com boa ventilação.[31] Se o processo pulmonar envolver área pulmonar pequena, a resistência vascular pulmonar não se altera; porém, se há doença pulmonar extensa, a resistência vascular aumenta, aumentando o *shunt* D → E.
- **Causas:** pneumonia, deficiência de surfactante, displasia alveolocapilar.[31]

Quadro clínico

O nível de hipoxemia é desproporcional ao desconforto respiratório e às alterações radiológicas pulmonares. Presença de cianose ao nascimento que evolui progressivamente nas primeiras horas de vida.

Capítulo 20 | Hipertensão Pulmonar

A ausculta cardíaca evidencia uma hiperfonese da segunda bulha e sopro sistólico da regurgitação tricúspide.

O ecocardiograma: aumento da pressão arterial pulmonar, aumento da resistência vascular pulmonar, regurgitação tricúspide, *shunt* D → E, ausência de anomalias congênitas cardíacas e função ventricular direita.

Tratamento da HPPN

- Correção da acidose.
- Tratar hipoxemia e hipercapnia.
- Na presença de doença de parênquima pulmonar: assistência ventilatória.
- Se indicação terapêutica: utilizar surfactante.
- Manipulação mínima.

Terapia específica para HPPN

1. **Oxigenação e ventilação:**
   - Sempre iniciar com fração inspirada de oxigênio a 100%, e reduzir se necessário.
   - Normoventilação, ou seja, pO_2 7 a 12 Kpa, 52 a 90 mmHg, se lactante estável.
   - pCO_2 a 5 – 7 Kpa, 37 a 52 mmHg.
   - Utilização VAFO (ventilação de alta frequência oscilatória), particularmente em combinação com óxido nítrico, tem demonstrado redução da necessidade de ECMO.
2. **Vasodilatadores pulmonares**
   - **Óxido nítrico (NO)** é o vasodilatador seletivo, agindo diretamente nos alvéolos. Monitorização da meta-hemoglobina e dióxido de nitrogênio (NO_2).
   - **Milrinone:** droga inotrópica e vasodilatador pulmonar, é usado em pacientes neonatos em pós-operatório cardíaco. É um inibidor do tipo 3, da fosfodiesterase responsável pela degradação da AMPc. Melhora do débito cardíaco por diminuição da pós-carga (vasodilatador sistêmico).
   - **Sulfato de magnésio:** pode ser usado em casos refratários.
   - **Prostaciclinas:** pode ser usado nos casos graves e refratários, embora o uso seja controverso.
   - **Sildenafil:** inibidor da enzima fosfodiesterase tipo 5, responsável pela de-

gradação de GMPc. Reduz a mortalidade em centros onde o óxido nítrico e ECMO não são disponíveis, além de melhorar a oxigenação. Também pode ser usado para evitar efeito rebote de hipertensão pulmonar.

3. **Hemodinâmica:**
   - Disfunção miocárdica do ventrículo direito pode levar a um aumento do *shunt* D → E, mesmo que a resistência vascular pulmonar não esteja muito elevada, pois a pressão do átrio direito é superior à do átrio esquerdo. O uso de droga inotrópica que aumenta a contratilidade do ventrículo direito leva a melhora da oxigenação e redução do *shunt*.
   - Uso de volumes (SF 0,9%) e suporte inotrópico: dopamina, dobutamina e adrenalina.
4. **Sedação:**
   - Manipulação mínima.
5. **Relaxantes musculares:**
   - Uso de pancurônio em associação com sedativos para melhor adequação da ventilação mecânica.
6. **Evitar policitemia:**
7. **Alcalose:**
   - Manter pH preferencialmente entre 7,35 a 7,45.
   - Uso de pequenos *bolus* de bicabornato de sódio (1 a 2 mmol/kg) ou contínuo (0,5 mmol/kg/h). Uso de bicarbonato pode resultar em hipernatremia e hipocalemia.
8. **Hiperventilação:**
   - Não é mais utilizada, pois causa redução importante de perfusão cerebral, principalmente quando pCO_2 é mantida abaixo de 25 mmHg.
9. **ECMO**
10. **Outros:**
    - Manter eletrólitos dentro de níveis normais.
    - Manter glicemia e cálcio em concentração normal.
    - Manter suporte nutricional adequado.
    - Em casos de PPHN associado com aspiração de mecônio, podem ser beneficiados com uso de surfactante ou esteroides intravenosos.

■ DIAGNÓSTICO

Apresentação clínica

Inicialmente os sintomas podem ser inespecíficos e podem evoluir com dispneia ao esforço, fadiga, dor no peito, síncope, convulsões por hipóxia.

A segunda bulha pode ser acentuada, há murmúrios diastólicos de insuficiência pulmonar e murmúrio pansistólico de regurgitação tricúspide.

Ritmo de galope, hepatomegalia, edema periférico, ascite, extremidades frias e distensão jugular são encontrados em casos graves.

A ausculta pulmonar geralmente é normal.

O exame físico pode fornecer dados que indiquem a causa de hipertensão pulmonar, telangiectasia, úlcera digital e esclerodactilia são vistos na esclerodermia. Presença de estertores inspiratórios pode indicar doença pulmonar intersticial. Presença de nervos, atrofia testicular e eritema palmar pode indicar doença do fígado. Baqueteamento digital é encontrado em hipertensão arterial pulmonar idiopática, em hipertensão arterial pulmonar associada com doença congênita do coração ou hipertensão pulmonar arterial associada com doença pulmonar venosa obstrutiva.

Eletrocardiograma

Pode fornecer evidências sugestivas de hipertensão pulmonar, como: hipertrofia ventricular D, dilatação atrial discreta, desvio do eixo para a direita. Em estágios avançados de hipertensão pulmonar, podem estar presentes arritmia supraventricular, *flutter* atrial e fibrilação atrial, que pode ocasionar deterioração clínica.

RX – Radiografia pulmonar

Pacientes com hipertensão arterial pulmonar idiopática podem apresentar alterações radiográficas de tórax, como projeção das artérias pulmonares centrais. Alargamento do átrio e ventrículo D podem estar presentes nos casos avançados. O RX de tórax pode fornecer dados que indiquem associações com doenças pulmonares graves ou doença do coração E (pela hipertensão venosa pulmonar).

Teste de função pulmonar e gasometria arterial

Excluirá ou caracterizará a contribuição das vias aéreas subjacentes ou doença do parênquima pulmonar. Os pacientes com HAP geralmente têm redução da capacidade de difusão do monóxido de carbono (40% a 80% do previsto) e leve a moderada redução dos volumes pulmonares. Aproximadamente 20% dos pacientes com embolia pulmonar crônica têm parâmetros restritivos (volumes pulmonares menores que 80% do previsto), mas podem ter sua capacidade de difusão do monóxido de carbono normal.

Doença pulmonar obstrutiva crônica é diagnosticada na evidência de obstrução ao fluxo aéreo irreversível, aumento do volume de resíduos e redução da capacidade de difusão de monóxido de carbono podendo estar a pressão de dióxido de carbono (pCO_2) normal ou aumentada.

Ecocardiograma

O diagnóstico de hipertensão pulmonar depende de medição direta da PAP média por cateterismo cardíaco D. A ecocardiografia transtorácica fornece sinais diretos e/ou indiretos de pressão da artéria pulmonar elevada e é um excelente teste de triagem não invasivo para pacientes com sintomas ou fatores de risco para hipertensão pulmonar; também pode fornecer informações fundamentais tanto na etiologia como no prognóstico de hipertensão pulmonar, com várias ressalvas.

A pressão sistólica arterial pulmonar pode ser determinada através de medição da diferença de pressão sistólica máxima do ventrículo direito para o átrio direito; esse valor é calculado usando a equação de Bernoulli modificada: quatro vezes a velocidade máxima de regurgitação da valva tricúspide, medida pelo Doppler de onda contínua, somada à pressão atrial direita estimada. O método comumente empregado para estimar a pressão atrial D é o de determinar a variação do tamanho da veia cava inferior com a inspiração: colapso total, pressão atrial D = 5 mmHg; colapso parcial, pressão atrial D = 10 mmHg; e nenhum colapso, a pressão atrial D = 15 mmHg, embora esse método não possa avaliar com precisão a pressão do átrio D. Além disso, esse método para determinar a pressão sistólica arterial pulmonar estimada é dependente da presença de uma regurgitação tricúspide analisável, e na ausência de estenose pulmonar PH é improvável se a velocidade de regurgitação tricúspide (VTR) for menor que 2,8 m/s e PSAP for menor que 36 mmHg, na ausência de outros achados ecocardiográficos sugestivos de HP. Se VTR maior que 3,4 m/s e PSAP maior que 50 mmHg, o diagnóstico de HP é altamente provável.

Outros métodos ecocardiográficos têm sido utilizados para estimar PAP média em pacientes com hipertensão pulmonar, utilizando o Doppler tecidual. O fluxo pulmonar pode ser medido proximalmente à válvula pulmonar no meio da via de saída do ventrículo direito, para gerar perfis de velocidade; esses perfis podem ser avaliados para definir índices de fluxo pulmonar (período de pré-ejeção, tempo de aceleração e o tempo de ejeção do ventrículo direito). O tempo de aceleração pode ser usado para estimar PAP média. O tempo de aceleração varia inversamente com o aumento da resistência vascular pulmonar em hipertensão pulmonar, que é acompanhado pelo aumento de complacência arterial pulmonar e onda de reflexão.

Avaliação ecocardiográfica das causas cardíacas de hipertensão pulmonar

A causa mais comum de hipertensão pulmonar é a doença cardíaca do lado esquerdo, resultando em hipertensão pulmonar venosa. A ecocardiografia permite a avaliação de pressão sistólica ventricular E e disfunção diastólica, bem como doença valvular do lado esquerdo e doença cardíaca congênita.

A disfunção diastólica leva à hipertensão pulmonar. As medidas compensatórias para melhorar o enchimento diastólico são o aumento do gradiente de pressão entre o átrio esquerdo e o ventrículo esquerdo e aumento de pressão no átrio esquerdo. A contrapressão provocada pelo aumento da pressão no átrio esquerdo eventualmente resulta em hipertensão pulmonar.

Disfunção sistólica está associada com uma redução do volume sistólico. A dificuldade para esvaziamento do VE provoca contrapressão na circulação pulmonar e, se o problema persistir, resulta em hipertensão pulmonar.

A doença da válvula mitral é a causa mais comum de hipertensão pulmonar valvular. Ecocardiografia é usada para avaliar a presença de moderada a grave regurgitação e estenose mitral.

São avaliadas as velocidades de fluxo da veia hepática (HV), e o perfil de velocidade do fluxo HV é importante para avaliar a gravidade da regurgitação tricúspide, hipertensão pulmonar, constrição e tamponamento.

Indicadores prognósticos

Características de doenças avançadas e pior prognóstico incluem: dilatação do átrio direito, derrame pericárdico, disfunção ventricular direita, maiores graus de compactação do ventrículo esquerdo (devido à dilatação do VD), reversão acentuada da curvatura do septo como pequena fenda para ventrículo E. Índice de Tei do Ventrículo Direito (o índice de Tei é o índice de desempenho do miocárdio). É a razão entre o tempo de ejeção isovolumétrica do ventrículo direito e é calculado pela soma do tempo de relaxamento isovolumétrico (IVRT) com o tempo de contração isovolumétrico dividido pelo tempo de ejeção sistólica.

Cintilografia pulmonar para avaliação de ventilação/perfusão

Deve ser realizado em pacientes para descartar suspeita de hipertensão pulmonar por tromboembolismo pulmonar e tem sensibilidade de 90% a 100% e uma especificidade de 94% a 100%. A tomografia pode ser usada como exame complementar, mas não substitui a cintilografia pulmonar. Na cintilografia pulmonar também são vistos os defeitos de perfusão em doenças pulmonares venosas obstrutivas (PVOD).

Há consenso entre especialistas que a cintilografia pulmonar ventilação/perfusão normal praticamente exclui a presença de hipertensão pulmonar por tromboembolismo crônico (CTEPH). Em contraste, o achado de múltiplos defeitos de perfusão faz da CTEPH o mais provável diagnóstico, embora outras condições, incluindo doença pulmonar venosa obstrutiva, vasculite pulmonar ou sarcoma de artérias pulmonares, possam causar resultados similares.

Se a cintilografia mostra resultados indeterminados, a angiotomografia pulmonar é indicada. É importante ressaltar que os pacientes com hipertensão arterial pulmonar podem desenvolver trombose secundária das artérias pulmonares centrais, uma condição que simula a CTEPH.[32] Por outro lado, as neoplasias que envolvem as artérias pulmonares ou vasculite dos grandes vasos pulmonares podem apresentar resultado semelhante na tomografia,[33] porém a cintilografia pulmonar de ventilação/perfusão não mostra os defeitos típicos segmentares ou subsegmentares bilaterais, mas sim resultados normais com padrão de perfusão heterogêneo ou anormalidades unilaterais.

Grandes artérias colaterais bronquiais são tipicamente visíveis em pacientes com CTEPH e podem ser de valor diagnóstico, porque essas colaterais são raramente encontradas em outras formas de hipertensão pulmonar, exceto para casos associados com doença cardíaca congênita.[34]

TC tórax: tomografia computadorizada de alta resolução e angiografia pulmonar

A tomografia computadorizada de alta resolução fornece detalhes do parênquima pulmonar e facilita o diagnóstico de doença intersticial pulmonar e enfisema. Doença pulmonar venosa obstrutiva também pode ser diagnosticada pela tomografia com características de edema intersticial difuso com opacificação em vidro fosco central e espessamentos interlobulares.

A angiotomografia pulmonar pode determinar o grau de obstrução, e se ela é cirurgicamente acessível.

RNM do coração[29]

O cateterismo cardíaco direito é considerado padrão-ouro para o diagnóstico de HAP e atende os principais requisitos para uma ferramenta de monitoramento ideal, porém tem limitações devido à natureza invasiva e necessidade de ser realizado em centro cirúrgico.

A RNM do coração já é considerada o padrão-ouro para avaliação do ventrículo direito. Embora a RNM tenha um custo mais elevado e disponibilidade limitada, oferece uma série de vantagens em relação a outras ferramentas como o ecocardiograma.

A RNM pode fornecer informações sobre a massa do ventrículo direito (VD) e alterações na massa; volumes do VD e variações de volume, função do VD e relação com outros marcadores; danos no VD e interação VD/VE. E também pode fornecer função, perfusão, assim como viabilidade, informações sobre o coração e sistema pulmonar. As medidas de volume e massa ventricular são reprodutíveis, precisas e superiores àquelas do ecocardiograma.[35]

Embora a RNM seja uma excelente técnica para avaliação de volumes e fluxos, é menos precisa para estimar pressão arterial pulmonar (PAP) sistólica e resistência vascular pulmonar, e não é considerada um substituto preciso para a mensuração obtida pelo cateterismo cardíaco direito.

Três variáveis obtidas pela RNM do coração são usadas para estratificação do prognóstico: volume sistólico VD, volume diastólico final do VD e volume diastólico VE.[36]

Volume sistólico VD > 25 mL/m², volume diastólico final do VD < 84 mL/m² e volume diastólico final > 40 mL/m² indicam maiores chances de sobrevivência.

É importante ressaltar que a dilatação progressiva do VD, assim como redução do volume sistólico VD e redução do volume diastólico do VE em acompanhamento por um ano, está relacionada com pior resultado em longo prazo.

A RNM cardíaca é usada para avaliar os efeitos da farmacologia moderna aplicada à população e estudos, além disso foi recentemente relatada como útil na avaliação de diferentes efeitos de tratamento específicos na hipertrofia ventricular direita.

A RNM cardíaca e o ecocardiograma ajudam a entender as consequências críticas da PAH, bem como o mecanismo de falha

Capítulo 20 | Hipertensão Pulmonar

do VD. Da tríade de sinais prognósticos de RNM cardíaca, o volume final do VD crescente é o marcador mais simples de falência da VD progressiva. Isso é uma consequência natural da sobrecarga do VD, resultando num aumento de tensão da parede, que por sua vez é conhecido por promover a síntese e liberação de BNP, o que justifica a significância da monitorização de BNP no acompanhamento com HAP.

Cateterismo cardíaco direito

O cateterismo cardíaco direito é o único método que pode definitivamente estabelecer um diagnóstico hemodinâmico de hipertensão pulmonar, porque mede diretamente a pressão da artéria pulmonar e função cardíaca. Também usado para testar a vasorreatividade da circulação pulmonar. Além disso, repetir o cateterismo cardíaco direito é um processo muitas vezes utilizado para avaliação de novos tratamentos hemodinâmicos.

Os testes de vasorreatividade pulmonar com óxido nítrico inalatório (NO), epoprostenol intravenoso ou adenosina intravenosa são recomendados como parte do diagnóstico propedêutico de paciente com hipertensão pulmonar, porque pacientes que são vasorreativos de forma aguda podem se beneficiar de altas doses em longo prazo na terapêutica com bloqueadores de canal de cálcio. O teste de vasorreatividade pulmonar para identificação de pacientes com resposta aos bloqueadores de canal de cálcio só é recomendado para pacientes com hipertensão arterial pulmonar idiopática (IHAP); em todas as outras formas de HAP ou HP, o teste de vasorreatividade não é recomendado.

A resposta aguda positiva de vasorreatividade é definida como uma redução de PAP média $\geq$ 10 mmHg até chegar a um valor absoluto de PAP média $\leq$ 40 mmHg, com elevação ou inalterado débito cardíaco.

O cateterismo cardíaco direito fornece dados como pressão arterial pulmonar (sistólica, diastólica e média), pressão atrial D, pressão de capilar pulmonar e pressão do ventrículo direito. O débito cardíaco é obtido pelo método de termodiluição ou pelo método de Fick. O método de Fick é obrigatório na presença de *shunt* sistêmico-pulmonar. Também fornece dados como VCS, pressão arterial e saturação de oxigênio arterial sistêmico. Essas medições são necessárias para o cálculo de resistência vascular pulmonar (Figura 20.1).

Exames laboratoriais e testes imunológicos

- Exames bioquímicos, hematológicos e função tireoidiana são solicitados para todos os pacientes.
- Testes sorológicos são importantes para diagnosticar CTD (doença pulmonar do tecido conjuntivo), HIV e hepatite.
- Anticorpos antinucleares: dsDNA, anti-Ro, U3-RNP, B23, Th/To e U1-RNP.
- Triagem para trombofilia: anticorpos anticardiolipina, anticorpos antifosfolípidios, lúpus anticoagulante.

Ultrassonografia de abdome

Para diagnóstico de cirrose hepática e/ou hipertensão portal (Figura 20.1).

■ TERAPIA DE SUPORTE

- **Anticoagulantes:** há evidência de efeitos favoráveis do tratamento com anticoagulantes orais em pacientes com hipertensão arterial pulmonar idiopática (IPAH), hipertensão arterial pulmonar hereditária (HPAH) e hipertensão arterial pulmonar associada com estado hipoxêmico.
- **Diuréticos:** os benefícios sintomáticos e clínicos de tratamento com diuréticos na insuficiência cardíaca direita exclui a necessidade de estudos controlados que demonstram a eficácia em hipertensão arterial pulmonar.
- **Digoxina:** a administração de digoxina intravenosa em pacientes com hipertensão arterial pulmonar em curto prazo produz um pequeno aumento do débito cardíaco e uma redução significativa na noradrenalina circulante; não há dados disponíveis em longo prazo. O uso de digoxina fica a critério médico.
- **Oxigênio:** não há dados consistentes sobre os efeitos em longo prazo na hipertensão arterial pulmonar. No entanto, considera-se geralmente importante man-

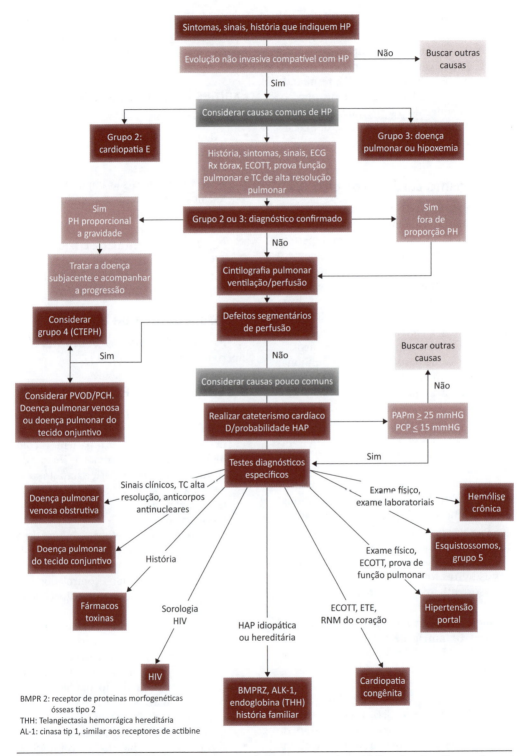

Figura 20.1 Algoritmo para diagnóstico de HP (Galie N, et al. Guideline for the diagnostic and treatment of pulmonary hypertension).

ter $SatO_2 > 92\%$. Um estudo foi realizado em 23 pacientes adultos com hipertensão arterial pulmonar associada com doença cardíaca congênita pós-tricúspide e síndrome de Eisenmenger, que foram submetidos a oxigenoterapia através de cateter nasal de oxigênio por oito horas por dia, incluindo o horário de sono. Uma taxa de fluxo de 2 a 3 L/m foi geralmente utilizada nesse grupo. Esse estudo mostrou que a oxigenoterapia não teve efeito sobre as variáveis hematológicas, qualidade de vida ou sobrevivência.[37]

- **Bloqueadores de canal de cálcio (CCB):** resultados favoráveis da administração em longo prazo de doses elevadas de bloqueadores de canal de cálcio têm sido mostrados em crianças com hipertensão arterial pulmonar idiopática. Um estudo foi realizado em 77 crianças diagnosticadas entre 1982 e 1995 com hipertensão arterial idiopática que foram seguidas até 2002; dessas, 31 crianças foram tratadas com CCB, e a sobrevivência em 1, 5 e 10 anos foi de 97%, 97% e 81%, respectivamente, e o sucesso do tratamento foi de 84%, 68% e 47%, respectivamente. A diminuição na sobrevivência e no sucesso do tratamento após cinco anos apoia seu papel para avaliação de transplante antes da falha do tratamento.[38]

Outro estudo foi realizado em 557 pacientes com IPAH que realizaram teste de vasodilatação pulmonar com epoprostenol e NO. Respondedores agudos foram definidos por queda de PAP e RVP > 20%; esses receberam em longo prazo CCB oral (por pelo menos um ano de monoterapia com CCB) e de classe funcional I ou II. O estudo mostrou que os respondedores CCB em longo prazo representaram menos que 10% dos pacientes com IHAP avaliados (dos 70 pacientes que apresentavam vasorreatividade pulmonar e receberam terapia com CCB, apenas 38 pacientes apresentaram melhora significativa).[39] Os pacientes que não foram submetidos a um estudo de vasorreatividade ou com estudo negativo não devem iniciar com bloqueadores do canal de cálcio, devido aos possíveis

efeitos colaterais graves (hipotensão, síncope e insuficiência cardíaca direita).

Os bloqueadores de cálcio utilizados em estudos são nifedipina, diltiazem e amlodipina. A escolha do medicamento é baseada na frequência cardíaca; pacientes com bradicardia relativa favorecem o uso de nifedipina e amlodipina, e pacientes com taquicardia relativa favorecem o uso de diltiazem.

■ TERAPIA ESPECÍFICA PARA HP

Prostanoides

A prostaciclina é uma substância endógena produzida pelas células endoteliais vasculares e induz a vasodilatação, a inibição da atividade das plaquetas e os efeitos antiproliferativos.[40] A desregulação de vias metabólicas da prostaciclina foi evidenciada em pacientes com HAP. A síntese de análogos estáveis dessas substâncias com diferentes propriedades farmacocinéticas, mas com efeitos farmocodinâmicos semelhantes, é utilizada:[41]

- **Epoprostenol:** foi aprovado pelo FDA (*Food and Drug Administration*) para o tratamento de HPP (hipertensão pulmonar primária) em 1995 com bases nos resultados de um estudo em 81 pacientes com HPP idiopática ou familiar, demonstrando que epoprostenol conferiu melhoria nos parâmetros clínicos, funcionais e hemodinâmicos quando comparado ao tratamento convencional.[42] A vantagem de sobrevida também foi demonstrada, com oito mortes ocorridas no grupo-controle em comparação com nenhuma no grupo epoprostenol. No entanto, tem sido sugerido que os dois grupos não foram bem selecionados, uma vez que o grupo-controle nesse estudo pode ter tido doença mais grave, como evidenciado por valores mais baixos para o teste de seis minutos de distância de caminhada (6MWT). Porém, as análises posteriores de coortes de pacientes nos Estados Unidos e centros especializados europeus confirmaram a vantagem de sobrevida proporcionada pela terapia com epoprostenol.[43]

Seção 5 | Complicações Relacionadas às Cardiopatias Congênitas, Seus Manejos...

Epoprostenol tem uma meia-vida curta (três a cinco minutos) e é estável à temperatura ambiente por apenas oito horas. Requer administração endovenosa contínua em bomba de infusão e por cateteres tunelizados permanentes. É indicado para tratamento de IPAH (hipertensão arterial pulmonar idiopática), hipertensão arterial pulmonar associada a esclerodermia, APAH (hipertensão arterial pulmonar associada) e em casos de CTEPH inoperáveis (hipertensão pulmonar por tromboembolismo crônico). O tratamento com epoprostenol é iniciado na dose de 2 a 4 mg/kg/min, com doses crescentes e uma taxa limitada por efeitos colaterais (rubor facial, cefaleia, diarreia, dor em MMII). A dose ideal varia de acordo com o paciente, mas varia entre 20 e 40 mg/kg/min.

- **Sérios eventos adversos são relatados:** mau funcionamento da bomba, infecção do sítio local de inserção do cateter central, obstrução do cateter e sepse. A interrupção abrupta da infusão de epoprostenol deve ser evitada, pois em alguns pacientes isso pode levar à hipertensão pulmonar de rebote com deterioração sintomática e até mesmo à morte.
- **Iloprost:** é um análogo quimicamente estável da prostaciclina disponível para uso endovenoso, oral e inalatório. O uso de iloprost por via inalatória tem a vantagem de ser seletivo para a circulação pulmonar. Iloprost foi avaliado em ensaio clínico randomizado controlado (AIR – *Aerosolized Iloprost Randomized*), e foram comparadas repetidas inalações diárias de 2,5 a 5 mcg de iloprost (seis a nove vezes por dia; dose inalada média de 30 mcg por dia) com a inalação de placebo, num total de 203 pacientes com hipertensão arterial pulmonar grave e hipertensão pulmonar por tromboembolismo crônico (classe funcional IV ou III). Após 12 semanas, aqueles que receberam inalação com iloprost apresentaram aumento na capacidade de exercícios (na distância de 36,4 m percorrida em seis minutos no grupo iloprost como um todo), e os valores hemodinâmicos

foram significativamente melhorados; também houve melhora na classe funcional, dispneia e na qualidade de vida.[44]

Num segundo estudo multicêntrico controlado duplo-cego randomizado (STEP), inoloprost inalado e placebo foram adicionados à monoterapia com bosentana por 12 semanas em 67 pacientes com HAP (55% HAP idiopática, 45% HAP associado, 94% de classe funcional III). Esse estudo mostrou um aumento na capacidade de exercício (6MWD de 30 m), melhora na classe funcional em 34% dos pacientes com iloprost inalado e melhora nos valores hemodinâmicos (redução PAP média 8 mmHg, $p < 0,001$ e redução RVP) no grupo iloprost em comparação com o grupo-placebo.[45]

Quanto à administração de iloprost intravenoso, parece ser bem mais eficaz que o epoprostenol.

Efeitos colaterais: rubor facial, dor maxilar e cefaleia.

- **Trepostinil:** é um análogo de benzidina tricíclico de epoprostenol, estabilidade em temperatura ambiente. É administrado por via subcutânea por bomba de infusão, através de pequeno cateter subcutâneo. O tratamento com trepostinil subcutâneo é iniciado com dose de 1 a 2 ng/kg/min a doses crescentes, com uma taxa limitada por efeitos colaterais (dor no local, rubor, cefaleia). A dose varia entre 20 e 80 ng/kg/min. Trepostinil foi recentemente aprovado nos Estados Unidos para uso endovenoso em pacientes com PAH que não toleravam a formulação subcutânea; os efeitos são semelhantes ao epoprostenol, mas a dose é duas a três vezes maior.
- **Beraprost:** foi o primeiro ativo quimicamente estável análogo da prostaciclina administrado por via oral. Os efeitos adversos mais frequentes foram cefaleia, rubor, dor na mandíbula e diarreia.

Estudo randomizado, duplo-cego com controle-placebo foi realizado, incluindo 130 pacientes com HAP classe funcional II e III por 12 semanas. O grupo tratado com beraprost (dose média de 80 mcg, quatro vezes ao dia) apresentou melhora na capacidade de exercício e nos sintomas.[46]

Antagonistas dos receptores da endotelina

A endotelina-1 (ET-1) é um peptídeo produzido principalmente pelas células endoteliais vasculares. Foi descoberta em 1980 e caracterizada como um potente vasoconstritor mitógeno para o músculo liso. A endotelina-1 se liga a dois tipos de receptores: endotelina A (ET-A) e endotelina-B (ET-B), receptores que são encontrados nas células do músculo liso vascular pulmonar. A ativação de endotelina B receptor promove a liberação de substâncias vasodilatadoras e antiproliferativas, tais como óxido nítrico (NO) e prostaciclina, que podem contrabalancear os efeitos deletérios da endotelina-1 (ET-1). O modo mais eficaz para antagonizar o sistema ET-1 é o uso de ET-1 antagonistas do receptor ET-B ou ET-A.

Bosentana (Tracler) é o primeiro ativo quimicamente com dois receptores antagonistas ET-A e ET-B, e a primeira molécula da classe que foi sintetizada. Bosentana é utilizada nos pacientes com HAP (hipertensão arterial pulmonar idiopática, associada com doença do tecido conjuntivo e síndrome de Eisenmenger).

Estudos clínicos randomizados com bosentana:

- **EARLY:** esse estudo foi realizado para avaliação dos efeitos dos dois receptores antagonistas bosentana em pacientes com classe funcional II de hipertensão arterial pulmonar por seis meses, em 185 pacientes (n = 93 bosentan) ou placebo (n = 92), e mostrou que o tratamento com bosentana beneficia pacientes com classe funcional II; demonstrou também aumento de capacidade de exercícios e redução da RVP (resistência vascular pulmonar) em relação ao grupo-placebo.[47]
- **BREATHE-1:** é um estudo duplo-cego, randomizado com controle-placebo realizado em 85 pacientes com classe funcional III ou IV de hipertensão pulmonar primária ou hipertensão arterial pul-

monar associada com doença do tecido conjuntivo para avaliar os efeitos de um tratamento médico com o uso de dois antagonistas dos receptores da endotelina: os pacientes foram tratados com bosentana por 16 semanas e avaliados por ecocardiografia com Doppler. A terapia com bosentana mostrou melhora na função sistólica do VD, melhora no enchimento e consequentemente aumento no tamanho do VE.[48]

- **BREATHE-2:** estudo multicêntrico, duplo-cego, randomizado, com controle-placebo, utilizando a combinação de bosentana e epoprostenol. Foram estudados 33 pacientes com HAP grave por 16 semanas. Na conclusão do estudo, embora os resultados fossem a favor do tratamento combinado de bosentana/epoprostenol, não houve resultados estatisticamente significativos.[49]
- **BREATHE-5:** estudo multicêntrico, duplo-cego, randomizado, controlado por placebo, avaliando o efeito de bosentana em 54 pacientes com síndrome de Eisenmenger, com consequente *shunt* intracardíaco da direita para a esquerda, hipoxêmicos e com doença cardíaca congênita. Esse estudo mostrou que a bosentana foi bem tolerada e houve melhora da capacidade de exercício e valores hemodinâmicos.[50]

Elevações de transaminases hepáticas (TGO, TGP) e insuficiência hepática foram relatados com o uso de bosentana. Em geral, evitar o uso de bosentana em pacientes com transaminases elevadas (> 3 × a linha superior de normalidade). Descontinuar o uso de bosentana se houver elevações de transaminases e sinais ou sintomas de disfunção ou lesão hepática ou aumento de bilirrubinas (≥ 2 × a linha superior de normalidade). Bosentana pode causar defeitos congênitos graves, se usada durante a gravidez; excluir gravidez antes e durante o tratamento. O tratamento com Bosentana pode causar dose dependente nos níveis de hemoglobina e hematócrito.

- **Sitaxentan (Thelin):** um antagonista seletivo do receptor ativo de endotelina A (ETA), para ser administrado por via oral. Hepatotoxicidade é frequentemente tida como efeito colateral da terapia ERA (antagonista dos receptores da endotelina-1), e o tratamento com ERA é contraindicado em pacientes com comprometimento hepático de grau leve a grave e transaminases séricas elevadas antes do tratamento. E, durante o tratamento com terapia ERA, é realizado o teste de função hepática mensal; na maioria dos casos, a lesão hepática é relacionada com a dose, e a redução de dose ou descontinuação do fármaco reverte o quadro de injúria hepática, o que sugere que a hepatotoxicidade é causada por uma dose de efeito tóxico-dependente.[47] O mecanismo que causa a injúria não é bem claro.

Sete casos de hepatite grave foram descritos em associação com sitaxentan, dois casos em uso de dose maior que 100 mg/dia (desses, um paciente morreu por insuficiência hepática); cinco casos foram tratados com a dose 100 mg/dia (um paciente foi submetido a transplante hepático e pulmonar, dois se recuperaram após tratamento padrão e um morreu de insuficiência hepática).[51]

Em 10 de dezembro de 2010, a Pfizer retirou o sitaxentan do mercado mundial; essa decisão foi tomada após revisão de casos fatais associados à lesão hepática.

- **Ambrisentan (*Volibris/Letairis*):** é um antagonista do receptor seletivo à base de ácido propanoico da endotelina A para tratamento de HAP.

Estudos com Ambrisentan:[52]
- **ARIES 1:** estudo duplo-cego, controlado por placebo e uso de ambrisentan na dose 5 e 10 mg.
- **ARIES 2:** estudo duplo-cego, controlado por placebo e uso de ambrisentan na dose 2,5 mg e 5 mg.

O objetivo dos estudos foi avaliar a eficácia e tolerabilidade de três doses de ambrisentan 2,5 mg, 5 mg e 10 mg via oral administrado uma vez ao dia em pacientes com HAP.

Os dois estudos demonstraram que ambrisentan melhora a capacidade de exercício medido pela distância percorrida em seis minutos. Em ARIES-2, foi observada redução de concentração de peptídeo natriurético tipo B, o que pode estar relacionado com melhora hemodinâmica com uso de ambrisentan em pacientes com HAP.

A taxa de agravamento clínico variou de 4% a 5% em todos os grupos de dose de ambrisentan e foi reduzida em comparação com aquela do grupo tratado com placebo.

Nenhum paciente tratado com ambrisentan desenvolveu concentração das transaminases maior que três vezes o limite superior ao normal.

- **Inibidores da fosfodiesterase tipo-5 (PDE-5):** pertencem a uma superfamília de enzimas que inativam o monofosfato de adenosina cíclico (AMPc) e monofosfato de guanosina cíclica (GMPc), os segundos mensageiros de prostaciclina e óxido nítrico, resultando em vasodilatação através de via NO/GMPc nos locais que expressam essas enzimas. Uma vez que a vasculatura pulmonar contém grande quantidade de PDE-5, essa oferta funciona como molécula-alvo para tratamento de HAP.[53]

Via de sinalização intracelular do óxido nítrico, prostanoides e peptídeos natriuréticos

- Ligantes (óxido nítrico, peptídeo natriurético atrial [ANP], peptídeo natriurético cerebral [BNP] e prostanoides) ativam as ciclases solúveis ligadas à membrana. Guanilato e adenilato ciclases geram monofosfato de guanosina cíclico (GMPc) e monofosfato de adenosina (AMPc) a partir de GTP e ATP. Esses segundos mensageiros intracelulares, através de ativação de proteínas quinases, induzem respostas celulares como a vasodilatação e atividade antiproliferativa. As fosfodiesterases limitam os efeitos dos ligantes por degradação de segundos mensageiros de AMPc e GMPc em GMP e AMP inativos. Assim, através de inibidores das fosfodiesterases (PDE), os inibidores de PDE aumentam e prolongam as respostas celulares ao óxido nítrico, prostanoides e peptídeos natriuréticos.[53]

Um estudo foi realizado com os três tipos de inibidores de PDE-5, sildenafil, tadalafil e vardenafil, em 60 pacientes com HAP classe funcional II e IV que foram submetidos à cateterização cardíaca direita e receberam óxido nítrico (20 ppm a 40 ppm) inalatório em curto prazo e posteriormente sildenafil 50 mg, 10 mg ou 20 mg vardenafil ou 20 a 40 mg ou 60 mg tadalafil, e foram avaliados durante período subsequente de 120 minutos. Observou-se que todos os três inibidores de PDE-5 provocaram relaxamento pulmonar significativo. E que somente sildenafil e tadalafil, e não vardenafil, provocaram redução significativa na resistência vascular pulmonar e RVS. E notou-se melhora significativa da oxigenação arterial com sildenafil. E que sildenafil, tadalafil e vardenafil causam vasodilatação pulmonar significante com efeitos máximos observados após 60 minutos, 75 a 90 minutos e 40 a 45 minutos, respectivamente.

- **Sildenafil:** inibidor da fosfodiesterase tipo 5, uma enzima que metaboliza o monofosfato de guanosina cíclico, aumentando o monofosfato de guanosina cíclico provocando relaxamento e inibição do crescimento celular do músculo liso vascular, incluindo aqueles no pulmão. Estudo duplo-cego, com controle-placebo em 278 pacientes com HAP (HAP idiopática, HAP associada com doença do tecido conjuntivo, HAP associada com doença cardíaca congênita com *shunt* sistêmico pulmonar), foi realizado com placebo e sildenafil por tempo de 12 semanas. O estudo mostrou melhora na capacidade de exercícios, classe funcional e hemodinâmica nos pacientes tratados com sildenafil.[54]

Foi realizado o estudo STARTS-1,[44] randomizado, duplo-cego, com controle-placebo em 235 crianças com HAP associada com doença do tecido conjuntivo, HAP idiopática, HAP hereditária ou doença cardíaca congênita (derivação não reparados ou parcialmente reparados com SatO$_2$ ≥ 88%, TGA separados com idade ≤ 30 dias de vida, ou lesões congê-

nitas reparadas cirurgicamente com idade ≥ 6 meses) com peso ≥ 8 kg, idade 1 a 17 anos, em 16 semanas, randomizados para pequena, média e alta dosagem de sildenafil. Para fornecer um esquema de dosagem prática baseada no peso corporal, três categorias de peso foram especificadas (8 a 20 kg, 20 a 45 kg e mais que 45 kg). As concentrações plasmáticas para cada dose mostraram que as doses baixas e médias foram previstas para serem semelhantes para pacientes com peso entre 8 e 20 kg, e esses pacientes não foram randomizados para baixa dose de sildenafil, portanto pacientes com menos de 20 kg foram randomizados para o placebo 1:2:1 médio e doses elevadas de sildenafil, respectivamente. Os pacientes com mais de 20 kg foram randomizados 1:1:1:1 ao placebo e sildenafil a baixas, médias e altas doses.

Três níveis de dose (baixa, média e alta) foram relacionadas para atingir as concentrações plasmáticas máximas de 47, 140 e 373 ng/mL, respectivamente. Foram comparados nos três grupos as doses de sildenafil, etiologia, frequência cardíaca basal, pressão venosa de oxigênio, pressão arterial pulmonar média e índice de resistência vascular pulmonar.

O teste de esforço cardiopulmonar foi realizado em 115 pacientes; todas as 63 crianças com idade menor que 7 anos não foram capazes de realizar o teste de exercício. Dos 171 pacientes com idade maior que 7 anos, 56 pacientes foram descartados devido à não confiabilidade no resultado do exercício. Crianças com síndrome de Down (n = 31) apresentaram incapacidade de manipular os pedais da bicicleta, recusa em usar a máscara, dispneia e baixa atividade física. O estudo mostrou melhora na PVO$_2$ (pressão venosa de oxigênio), classe funcional e hemodinâmica com doses médias e altas *versus* placebo, e que a dose baixa de sildenafil foi ineficaz (dados farmacocinéticos mostraram menos do que as concentrações em pacientes com a dose de 10 ng de sildenafil em crianças com mais de 20 kg). Porém, estudos complementares são necessários para determinar a dosagem ideal com base na idade e no peso corporal.[55]

- **Tadalafil:** inibidor de fosfodiesterase tipo 5, aumenta o monofosfato de guanosina cíclico (GMPc), mediador final na via do óxido nítrico. Estudo (PHIRST) duplo-cego com controle-placebo foi realizado em 405 pacientes com HAP (idiopática ou associada), em terapia com bosentana (antagonista do receptor da endotelina), placebo e tadalafil na dose de 2,5, 10, 20 e 40 mg por via oral uma vez por dia. O estudo mostrou que tadalafil melhorou a capacidade de exercício de uma forma dependente da dose; somente a dose de 40 mg atingiu o nível pré-especificado de significância estatística. Tadalafil 40 mg melhorou o tempo de agravamento clínico, a incidência de piora e qualidade de vida. O tratamento com tadalafil apresentou como eventos adversos mais comuns: cefaleia, mialgia e rubor.[56]
- **Vardenafil:** inibidores de fosfodiesterase tipo 5 e que foram aprovados para tratamento da disfunção erétil em 2005.

Óxido nítrico

NO inalatório é utilizado no tratamento de hipertensão pulmonar; as concentrações utilizadas são de 5 a 20 ppm.

Após inalação do óxido nítrico (NO), NO difunde rapidamente em toda a membrana alveolocapilar para o músculo liso dos vasos pulmonares, ativando os guanilatos ciclases. Essa enzima converte GTP em GMPc (monofosfato de guanosina cíclica). O aumento intracelular de GMPc relaxa o músculo liso vascular através de vários mecanismos. A GMPc é hidrolisada em GMP por fosfodiesterases nucleotídicas cíclicas (PDE); desses, o PDE-5 (fosfodiesterase tipo 5) tem elevada afinidade para GMP e é inibido seletivamente por compostos tais como sildenafil e vardenafil.

O NO inalado, além de seus efeitos vasodilatadores pulmonares-seletivos, também provoca broncodilatação e possui efeitos anti-inflamatórios e antiproliferativos. O NO não causa hipotensão sistêmica quando se difunde para o espaço intravascular, porque é inativado quando se liga à hemoglobina.

A inalação de NO aumenta a PaO_2 e diminui a fração do *shunt* direito para esquerdo, sem alteração na RVS; há diminuição da RVP.

NO difunde-se na corrente sanguínea e reage com a oxi-hemoglobina formando meta-hemoglobina e nitrato, e com dioxi-hemoglobina formando nitrosilato ferro Hb. As taxas de absorção e de liberação de NO a partir de ferro (Fe 2+) Hb são 10^5 a 10^6 vezes maiores do que aquelas de oxigênio. A hipóxia tecidual pode ser produzida em concentrações circulantes excessivas de meta-hemoglobina.

Uso de NO no tratamento de hipertensão pulmonar no recém-nascido

A hipertensão pulmonar no recém-nascido pode estar associada a outras condições, como aspiração de mecônio e sepse; pode ser idiopática e também estar relacionada à cardiopatia congênita com *shunt* sistêmico pulmonar.

Em crianças com hipertensão pulmonar, o desvio de sangue através do *shunt* de direita para a esquerda através da persistência do canal arterial e forame oval produz hipoxemia sistêmica grave, porém, em outros pacientes, o fechamento desses pertuitos vasculares provoca insuficiência cardíaca direita e hipotensão sistêmica.

O tratamento da hipertensão pulmonar no recém-nascido com altas frações inspiradas de oxigênio e ventilação mecânica e alcalose pode não ser suficiente para redução da pressão pulmonar e RVP, sendo muitas vezes necessário o uso de drogas vasoativas que provoquem vasodilatação, o que também provoca dilatação da circulação sistêmica e severa hipotensão.

Em muitos casos, a doença piora progressivamente, tornando-se refratária ao tratamento; quando outras terapias falham, o recém-nascido é tratado com membrana de oxigenação extracorpórea (ECMO). Essa terapia melhora a sobrevida em RN com insuficiência respiratória, mas a terapia é muito trabalhosa e cara, além de necessitar de grandes quantidades de hemoderivados. A taxa de mortalidade em RN tratados com a membrana de oxigenação extracorpórea é de 15% a 20%, e 10% a 20% dos RN que sobrevivem à terapia apresentam atraso no desenvolvimento.[57]

Um estudo randomizado foi realizado em 207 prematuros, duplo-cego, controlado com placebo sobre os efeitos da inalação de óxido nítrico (NO) durante a primeira semana de vida na incidência de doença pulmonar crônica e morte em recém-nascido (com idade gestacional menor que 34 semanas). Os RN foram randomizados para receber óxido nítrico inalatório (10 ppm no primeiro dia, seguido de 5 ppm durante seis dias) ou placebo – oxigênio inalado durante sete dias. O estudo demonstrou que o uso de óxido nítrico inalado em prematuros com síndrome de angústia respiratória diminui a incidência de doença crônica pulmonar e morte, e que não aumenta a incidência de hemorragia intraventricular.[58]

O NO também é usado para o teste de vasorreatividade pulmonar durante o cateterismo cardíaco.

Tratamento com NO na hipertensão pulmonar no pós-operatório de correção de cardiopatia congênita

Crises hipertensivas pulmonares podem estar presentes no pós-operatório de cardiopatia congênita que ocorre por diminuição de produção de NO resultante de disfunção endotelial. O uso de NO inalatório no pós-operatório de correção de cardiopatia congênita melhora a hipertensão pulmonar pós-operatória e diminui a necessidade de ECMO pós operatório.

Efeito rebote

A suspensão abrupta do NO pode causar hipertensão pulmonar grave, aumento do *shunt* da direita para a esquerda e uma redução da pressão arterial de oxigênio.

O efeito rebote normalmente ocorre durante a fase final do desmame de NO (5 ppm) e é associado com elevações da pressão arterial pulmonar, dificuldade de ventilação e, em alguns casos, hipóxia grave e instabilidade cardiopulmonar. O efeito rebote responde no curto prazo à reinstalação do NO.

A interrupção do NO inalatório produz redução aguda dos níveis de GMPc nos tecidos pulmonares, provocando vasoconstrição pulmonar até que os níveis de GMPc estejam normalmente repletos. Os níveis de GMPc intrínseco podem ser farmacologicamente mantidos durante a fase de desmame do NO inalatório, e durante quatro horas após a sua interrupção. O sildenafil, inibidor da fosfodiesterase tipo 5, previne a quebra hidrolítica da GMPc no músculo liso vascular pulmonar, além de seus efeitos vasodilatadores pulmonares. No tratamento de hipertensão arterial pulmonar, há evidências de que o sildenafil pode impedir a recorrência do efeito rebote após retirada do NO.[59]

■ TERAPIA ESPECÍFICA PARA HAP EM CRIANÇAS

Atualmente, oito medicamentos são aprovados para uso em adultos com HAP, no entanto, nenhuma terapia é direcionada às crianças com HAP, que são tratadas com base em características clínicas e histológicas semelhantes. Embora a doença e suas respostas ao tratamento possam variar entre adultos e crianças, dados limitados sugerem benefícios para as crianças que utilizam os medicamentos aprovados para adultos. No entanto, ainda faltam dados que forneçam dosagem pediátrica ideal para garantir a segurança em crianças de todas as idades.

- **Bloqueadores de canal de cálcio:** o uso em crianças com resposta positiva para o teste agudo de vasorreatividade tem boa resposta em IPAH. No entanto, os bloqueadores de canal de cálcio podem ter efeitos inotrópicos negativos em lactentes jovens, por isso a droga deve ser evitada em crianças até 2 anos de idade.[60]

  Para as crianças com resposta negativa ao teste de vasorreatividade aguda ou com resposta falha ou não sustentada para bloqueadores do canal de cálcio, é determinada terapia adicional.

  Existem critérios para classificação de alto ou baixo risco para condução da escolha terapêutica.

  Alto risco em crianças: déficit de crescimento, progressão dos sintomas, síncope, classe funcional III ou IV, elevação progressiva do nível de BNP, aumento do VD ou disfunção do VD e derrame pericárdico. Parâmetros hemodinâmicos de alto risco: PAPm/pressão arterial sistêmica > 0,75, PAD > 10 mmHg e IRVP > 20 wood units/m².

Em crianças com teste negativo de vasorreatividade aguda e baixo risco, é recomendado iniciar com monoterapia por via oral: antagonista do receptor da endotelina (bosentana, ambrisentan) ou inibidor de fosfodiesterase tipo 5 (sildenafil e tadalafil).[60]

Sildenafil foi aprovado pela EMA (*European Medicines Agency*) em 2011 (10 mg três vezes ao dia para crianças com peso menor que 20 kg e 20 mg três vezes ao dia para crianças com mais de 20 kg), com a recomendação de evitar uso de doses mais altas. Em agosto de 2012, a FDA (*Food and Drug Administration*) recomendou a contraindicação de uso crônico de sildenafil para pacientes pediátricos (idade 1 a 17 anos) com HAP.[60]

- **Bosentana:** no estudo FUTURE-1 (*Pediatric formulation of bosentan in pulmonar arterial hypertension*),[61] multicêntrico, prospectivo, não controlado por placebo, foram estudados 36 pacientes com HAP com mais de 2 anos e menos de 12 anos, com diagnóstico de HAP hereditário ou HAP idiopática com classe funcional II ou III diagnosticados por cateterismo cardíaco D e com saturação de oxigênio arterial sistêmico em repouso maior que 88%; esses pacientes foram tratados com bosentana 2 mg/kg/dia por quatro semanas e, em seguida, com 4 mg/kg/dia durante oito semanas.

Pacientes com peso maior que 30 kg recebiam 64 mg/dose/dia por quatro semanas e após 120 mg/dose/dia durante oito semanas. Amostras de sangue foram coletadas para fins farmacocinéticos.

As concentrações plasmáticas de bosentana em crianças foram inferiores àquelas dos adultos, apesar de duplicação de dose 2 a 4 mg/kg/dia. Dados do subgrupo de pacientes que foram submetidos a duas avaliações farmacocinéticas (dose 2 mg e 4 mg/kg/dia) sugerem que um platô de exposição de bosentana foi atingido a uma dose de 2 mg/kg/dia. Achados em crianças, de acordo com a farmacocinética, não foram dose-proporcionais à bosentana em adultos, embora a dose acima da qual nenhum outro aumento na exposição ocorre parece ser menor em crianças. FUTURE-1 sugere a dose 2 mg/kg/dia para crianças com HAP. Para explicar a exposição do platô em adultos, sugeriu-se que a baixa solubilidade de bosentana pode resultar em saturável absorção em doses mais elevadas (7 mg/kg até 70 kg, dose máxima de 500 mg). Uma explicação possível de exposição do platô em doses mais baixas em crianças poderia ser o tamanho menor de seus intestinos e área de superfície, e diferentes características de absorção, resultando em uma menor capacidade de absorção.

Nesse estudo, o tratamento com bosentana resultou em um aumento do índice cardíaco de 0,5 L/min/m², diminuição de PAP média de 8 mmHg e uma redução no índice RVP de 3,8 woods/units/m² após 12 semanas.

Se a criança permanecer na categoria de baixo risco, pode se beneficiar da associação do uso de prostaciclina inalatória (Iloprost, treprostinil) ao tratamento de base. Em casos de deterioração no uso de antagonista dos receptores da endotelina ou inibidores da fosfodiesterase tipo 5, considerar combinação de terapia.

É importante a avaliação de repetição contínua de progressão da doença na criança em qualquer dessas terapias.

Em crianças com alto risco, iniciar com epoprostenol intravenoso ou treprotenil. Considerar combinação com outras terapias (antagonista dos receptores da endotelina ou inibidores da fosfodiesterase tipo 5).[60]

■ PROCEDIMENTOS CIRÚRGICOS

Atriosseptostomia tem sido realizada em crianças com bons resultados; é uma estratégia para o tratamento de disfunção ventricular direita refratária ao tratamento medicamentoso, e o procedimento permite descompressão do fluxo da câmara atrial direita para a câmara atrial esquerda, provocando um aumento no débito sistêmico, permitindo aumento no transporte de oxigênio sistêmico, apesar de uma diminuição da saturação de oxigênio arterial sistêmico.

Shunts Potts é outro procedimento cirúrgico paliativo: é a anastomose da aorta descendente para artéria pulmonar E. A vantagem do procedimento é a redução da pós-carga do ventrículo direito, ausência de cianose da porção superior do corpo.

■ SUPORTE MECÂNICO DE ASSISTÊNCIA VENTRICULAR

Suporte extracorpóreo

O suporte de vida extracorpóreo é utilizado com sucesso como suporte cardiorrespiratório em neonatos e crianças com quadro de insuficiência respiratória ou síndrome da angústia respiratória aguda. Outras possíveis indicações para pacientes com HAP são: insuficiência ventricular direita, hipoxemia causada por embolia pulmonar maciça, ponte para transplante pulmonar, suporte após transplante pulmonar e tratamento de grave edema de reperfusão após endarterectomia pulmonar em pacientes com hipertensão pulmonar associada com tromboembolismo crônico.[62]

Essa terapia é indicada para pacientes com hipertensão pulmonar e insuficiência cardíaca direita potencialmente reversível, em que outras terapias falharam.

O suporte de vida extracorpóreo pode utilizar dois tipos de sistemas:

1. **Venovenoso:** indicado para remoção de dióxido de carbono, oxigenação e redução da pós-carga do ventrículo D.
2. **Venoarterial:** indicado para descompressão do ventrículo direito e após transplante pulmonar; fornece a oxigenação com maior eficácia.

A ECMO (membrana de oxigenação extracorpórea) é uma terapia utilizada para o transplante de pulmão e auxilia a superar as complicações pós-operatórias do transplante pulmonar.

As principais complicações são: sangramento, complicações neurológicas, infecção e tromboembolismo.

Dispositivos de assistência ventricular

O suporte circulatório mecânico para o ventrículo direito tem sido utilizado em pacientes refratários ao tratamento clínico.

Os pacientes em fase final de insuficiência cardíaca direita secundária à hipertensão arterial pulmonar idiopática não têm apresentado bons resultados com sistema de assistência ventricular pulsátil, por causa de alta energia transmitida para o sangue, resultando em danos à microcirculação pulmonar (RVP) e pressão arterial pulmonar (PAP), levando ao quadro de hemorragia intraparenquimatosa pulmonar, hemoptise e morte. Esses pacientes podem ser melhor assistidos com dispositivos que associam assistência circulatória e função de troca gasosa.[62]

Porém, a ECMO oferece suporte apenas no curto prazo em adultos, e complicações relacionadas à resposta inflamatória associadas com as grandes superfícies protéticas de um oxigenador têm limitado o seu sucesso.

■ CUIDADOS DE ENFERMAGEM

Diagnóstico de enfermagem (Tabela 20.6):

- Decúbito cardíaco diminuído;
- Troca de gases prejudicada;
- Risco de perfusão tissular periférica ineficaz;
- Risco de infecção;
- Risco de aspiração;
- Risco de choque;
- Desobstrução ineficaz de vias aéreas;
- Padrão respiratório ineficaz;
- Ventilação espontânea prejudicada.

256 **Seção 5** | Complicações Relacionadas às Cardiopatias Congênitas, Seus Manejos...

Tabela 20.6 Cuidados de enfermagem.

Diagnóstico de enfermagem	Resultados	Prescrição de enfermagem
Débito cardíaco diminuído	• Manter estabilidade hemodinâmica; • Manter diurese > 2 mL/Kg/L; • Manter perfusão cerebral normal; • Manter perfusão tecidual adequada.	• Verificar pressão arterial e frequência cardíaca de 2/2h ou em intervalos menores se houver instabilidade hemodinâmica; • Monitorar frequência respiratória, saturação de oxigênio; • Avaliar nível de consciência, tamanho e reatividade das pupilas; • Avaliar movimentos de membros e tônus muscular; • Verificar tempo de enchimento capilar; • Verificar pressão venosa central de 2/2h; • Fazer controle de diurese h/h. • Avaliar edemas; • Avaliar abdome (palpação e percussão); • Se houver ascite: verificar circunferência abdominal 1 × dia; • Fazer controle de balanço hídrico de 6/6h; • Avaliar coloração da pele e mucosa.

Troca de gases prejudicada	• Manter estabilidade hemodinâmica;
	• Manter perfusão tecidual normal;
	• Manter níveis gasométricos dentro do padrão de normalidade.
		• Monitorar $SatO_2$ e FR continuamente;
		• Avaliar padrão respiratório (simetria dos movimentos respiratórios, presença de sintomas de aumento do trabalho respiratório);
		• Avaliar nível de consciência, tamanho e reatividade das pupilas;
		• Avaliar movimentos de membros e tônus muscular;
		• Avaliar coloração da pele e mucosa;
		• Aspirar VAS, se necessário;
		• Avaliar tempo de enchimento capilar;
		• Nos casos de utilização do VAFO:
		  ▪ Observar continuamente se há vibração até 1/3 superior de coxa;
		  ▪ Realizar aspiração de VAS somente com o fisioterapeuta;
		  ▪ Atentar para umidificação (preenchimento do reservatório do respirador com água destilada);
		  ▪ Manter manipulação mínima; a mudança de decúbito deverá ser realizada com o fisioterapeuta;
		  ▪ Avaliar nível de consciência (manter criança sedada);
		  ▪ Colocar e manter proteção em proeminências ósseas.

(Continua)

Capítulo 20 | Hipertensão Pulmonar

Tabela 20.6 Cuidados de enfermagem. *(Continuação)*

Diagnóstico de enfermagem	Resultados	Prescrição de enfermagem
Risco de perfusão tissular cerebral ineficaz	• Manter perfusão cerebral; • Manter nível de consciência dentro da normalidade.	• Verificar pressão arterial e frequência cardíaca de 2/2h e em intervalos menores, se houver instabilidade hemodinâmica; • Manter monitorização contínua de FC, FR e saturação de oxigênio; • Avaliar nível de consciência, tamanho e reatividade das pupilas; • Avaliar motricidade de membros e tônus muscular; • Avaliar coloração da pele e mucosa; • Avaliar tempo de enchimento capilar.
Risco de infecção	• Manter estabilidade hemodinâmica; • Retirada precoce de dispositivos invasivos; • Redução do uso de antibióticos.	• Verificar pressão arterial, frequência cardíaca e respiratória, temperatura e dor de h/h; • Aspirar vias aéreas superiores, se necessário; • Retirar excesso de líquidos acumulados nas extensões do circuito respiratório; • Proteger olhos da criança durante o procedimento de aspiração; • Realizar curativo de cateter venoso central, anotar e comunicar sinais flogísticos; • Manter decúbito elevado; • Realizar troca das soluções parenterais após 24h do preparo ou de acordo com a estabilidade do medicamento; • Observar validade e aspecto das soluções parenterais; • Manter e realizar troca de dispositivo de sistema fechado utilizado no cateter venoso central de acordo com o estabelecido pelo fabricante, e se houver resíduo de sangue; • Realizar desinfecção com álcool 70% dos dispositivos de sistema fechado antes de administração de medicamentos; • Verificar aspecto e volume de urina de h/h.
Risco de aspiração	• Manter padrão respiratório normal; • As secreções respiratórias serão claras e sem odor; • A ausculta pulmonar revelará ausência de sons respiratórios adventícios.	• Avaliar padrão respiratório (simetria dos movimentos respiratórios, presença de sintomas de aumento do trabalho respiratório); • Manter decúbito elevado; • Aspirar vias aéreas superiores com intervalo mínimo de 20 minutos após infusão de dieta enteral; • Avaliar abdome (palpação e percussão); • Verificar posicionamento e fixação de SNG e sonda enteral de 6/6h; • Atentar para a história da criança (distúrbio gastrintestinal, intolerância alimentar) e solicitar medidas farmacológicas S/N.

(Continua)

258 **Seção 5** | Complicações Relacionadas às Cardiopatias Congênitas, Seus Manejos...

Tabela 20.6 Cuidados de enfermagem. *(Continuação)*

Diagnóstico de enfermagem	Resultados	Prescrição de enfermagem
Risco de choque	• Manter estabilidade hemodinâmica; • Manter diurese > 2 mL/kg/L; • Manter perfusão tecidual normal; • Manter nível de consciência dentro da normalidade; • Manter perfusão cerebral adequada.	• Verificar pressão arterial de h/h; • Manter monitorização contínua de FC, FR e saturação de oxigênio; • Avaliar nível de consciência, tamanho e reatividade das pupilas; • Avaliar motricidade de membros e tônus muscular; • Avaliar coloração da pele e mucosa; • Verificar pressão venosa central; • Fazer controle de diurese de h/h; • Fazer controle de balanço hídrico 6/6h; • Avaliar tempo de enchimento capilar.
Desobstrução ineficaz de vias aéreas	• Manter perviedade das vias aéreas; • Melhora da troca gasosa.	• Aspirar vias aéreas superiores, se necessário; • Avaliar padrão respiratório (movimentos respiratórios e presença de sintomas e aumento do trabalho respiratório); • Monitorização contínua de FC e saturação de oxigênio; • Avaliar nível de consciência; • Avaliar coloração da pele e mucosa.
Padrão respiratório ineficaz	• Manter níveis gasométricos dentro dos padrões de normalidade; • Manter perfusão tecidual normal; • Manter estabilidade hemodinâmica.	• Avaliar nível de consciência, tamanho e reatividade das pupilas; • Avaliar padrão respiratório (simetria dos movimentos respiratórios e presença de sintomas de aumento do trabalho respiratório); • Manter monitorização contínua de FC e saturação de oxigênio; • Aspirar vias aéreas superiores, se necessário; • Atentar para a fixação da cânula de intubação; • Avaliar coloração da pele e mucosa; • Verificar pressão venosa central.
Ventilação espontânea prejudicada	• Manter padrão respiratório normal; • Manter níveis gasométricos dentro da normalidade; • Manter estabilidade hemodinâmica.	• Manter decúbito elevado; • Aspirar vias aéreas superiores, se necessário; • Manter monitorização de FC, FR e saturação de oxigênio contínua; • Verificar PA de 2/2h ou em intervalos menores, se houver instabilidade hemodinâmica; • Avaliar padrão respiratório (simetria dos movimentos respiratórios e presença de sintomas de aumento do trabalho respiratório); • Realizar mudança de decúbito 2/2h, posicionando confortavelmente e de modo que favoreça a perviedade das vias aéreas; • Trocar e manter adequadamente fixados os dispositivos respiratórios necessários; • Manter vias aéreas umidificadas, colocar água destilada nos umidificadores.

■ REFERÊNCIAS BIBLIOGRÁFICAS

1. Marelli AJ, Mackie AS, Ionesiu R, et al. Congenital heart disease in the general population: changing prevalence and age distribution. Circulation 2007;115(2):163-72.

2. Adatia I, Kothari SS, Feinstein JA. Pulmonary hypertension associated with congenital heart disease: pulmonary vascular disease: the global perspective. Chest 2010;137(Suppl 6):52S-61S.

3. Report of the British Cardiac Society Working Party Grown-up congenital heart (GUCH) disease: current needs and provision of service for adolescents and adults with congenital heart disease in the UK. Heart 2002; 88(Suppl 1): i1-i14.

4. Diller GP, Gatzoulis MA. Pulmonary vascular disease in adults with congenital heart disease. Circulation 2007;115(8):1039-50. Review.

5. Hopkins WE, Ochoa LL, Richardson GW, et al. Comparison of the hemodynamics and survival of adults with several primary pulmonary hypertension or Eisenmenger Syndrome. J Heart Lung Transplant 1996;15(1 Pt 1):100-5.

6. McLaughlin VV, Preaberg KW, Doyle RL, et al. Prognostics of pulmonary arterial hypertension: ACCP evidence. Based Clinical Practice Guidelines. Chest 2004;126(Suppl1):78S-92S.

7. Galie N, Hoeker MM, Humbert M, et al. Guideline for the diagnostic and treatment of pulmonary hypertension. Eur Respir J 2009;34 (6):1219-63.

8. Barst RJ, Ertel SI, Beghetti M, et al. Pulmonary arterial hypertension: a comparison between children and adults. Eur Respir J 2011;37(3): 665-77.

9. Nemecek GM, Coughlin SK, Handley DA, et al. Stimulation of aortic smooth muscle cell mitogenesis by serotonin. Proc Natl Acad Sci U S A 1986;83(3):674-8

10. Fishman AP. Aminorex to Fen/Phen: an epidemic foretold. Circulation 1999;99(1):156-61.

11. Lopez-Sendon J, Gomez Sanchez MA, et al. Pulmonary hypertension in the toxic oil syndrome. In: Fishman AP. The pulmonary circulation: normal and abdonormal. Philadelphia: University of Pennsylvania Press;1992. p.385-95.

12. Franchon EM, Etienne Y, Jobie Y, et al. Benfluorex and unex plained valvular heart disease: a case-contral study. J Plos One 5(4):e10128.

13. Walker AM, Langleben D, Korelitz JJ. Temporal trends and drugs exposures in pulmonary hypertension: an American experience. Am Heart J 2006;152(3):521-6.

14. Guazzi M, Borlauz BA. Pulmonary hypertension due to left heart disease. Circulation 2012;126(8):975-90.

15. Butler J, Chomsky DB, Wilson JR. Pulmonary hypertension and exercise intolerance in patients with heart failure. J Am Coll Cardiol 1999; 34(6):1802-6.

16. Glio S, Gavazzi A, Campana C, et al. Independent and additive prognostic value of right ventricular systolic function and pulmonary artery pressure in patients with chronic heart failure. J Am Coll Cardiol 2001; 37(1):183-8.

17. Snopeck G, Pogorzelska H, Rywik TM, et al. Usefullness of endothelin-1 concentration in capillary blood in patients with mitral stenosis as a predictor of regression of pulmonary hypertension after mitral valve replacement or valvuloplasty. Am J Cardiol 2002;90(2):188-9.

18. Eisenmenger V, Die Angeborenen. Defect der Karmmers-cheidewand des Herzens. Z Klin Med 1897;32:1-28.

19. Wood P. The Eisenmenger syndrome or pulmonary hypertension with reversed central shunt. Br Med J 1958;2(5098):701-9.

20. Kidd L, Driscoll D, Gersony W. Second natural history study of congenital heart defects. Results of treatment of patients with ventricular septal defects. Circulation 1993;87(2 Suppl):I38-51.

21. Daliento L, Somerville J, Presbitero P. Eisenmenger syndrome: factors relating to deterioration and death. Eur Heart J 1998;19(12):1845- 55.

22. Van de Bruaene A, Decroix M, Pasquet A, et al. The Belgian Eisenmenger syndrome registry: implications for treatment strategies? Acta Cardiol 2009;64(4): 447-53.

23. Capelli-Bigazzi M, Santoro G, Battaglia C, et al. Endothelial cell function in patients with Down's syndrome. Am J Cardiol 2004;94(3):392- 5.

24. Dimopoulos K, Inuzuka R, Goletto S, et al. Improved survival among patients with

Eisenmenger syndrome receiving advanced therapy for pulmonary arterial hypertension. Circulation 2010;121(1):20-5.

25. Engelfried PM, Duffels MG, Moller T, et al. Pulmonary arterial hypertension in adults born with a heart septal defect: the Euro Heart Survey on Adults Congenital Heart Disease. Heart 2007;93(6):682-7.

26. Daliento L, Somerville J, Presbitero P, et al. Eisenmenger syndrome: factors relating to deteroration and death. Eur Heart J 1998;19(12): 1845-55.

27. Kidd L, Driscoll DJ, Gersoney WN, et al. Second natural history of congenital heart defects: results of treatment of patients with ventricular septal defects. Circulation 1993;87(Suppl):138-51.

28. Rich S, Dantzhen DR, Ayres SM, et al. Primary pulmonary hypertension: a national prospectivestudy. Ann Intern Med 1987;107(2): 216-23.

29. Verhugt CL, Uiterwaol CS, Vander Verd, et al. Gerder and outcome in adult congenital heart disease. Circulation 2008;118(1):26-32.

30. Strinhorn RH. Neonatal Pulmonary Hypertension. Pediatr Crit Care Med 2010;11(2 Suppl):S79-84.

31. Cabral JE, Belik J. Persistent pulmonary hypertension of the newborn: recent advances in pathophysiology and treatment. J Pediatr (Rio J) 2013;89(3):226-42.

32. Moses KM, Fedullo PF, Finkbeiner WE, et al. Do patients with primary pulmonary hypertension develop extensive central thrombi? Circulation 1995; 91(3):741-5.

33. Kerr KM, Auger WR, Fedullo PF, et al. Large vessel pulmonary arteries mimiching chronic thromboembolic disease. Am J Respir Crit Care Med 1995;152(1):367-73.

34. Endrezs J, Hayat N, Cherian G. Comparision of bronchopulmonary collaterals and collateral blood flow in patients with chronic thromboembolic and primary pulmonary hypertension. Heart 1997;78(2): 171-6.

35. Grotheus F, Moon JC, Bellenger NG, et al. Interstudy reproducibility of right ventricular volumes, function and mass wuth cardiovascular magnetic resonance. Am Heart J 2004;147(2):218-23.

36. Torbiiki A. Cardiac magnetic resonance in pulmonary arterial hypertension: a step in the right direction. Eur Heart J 2007;28 (10):1187-9.

37. Sandoval J, Aguirre JS, Pulido T. Nocturnal oxygen therapy in patients with the Eisenmenger Syndrome. Am J Respir Crit Care Med 2001;164(9):1682-7.

38. Yung D, Widlitz AC, Rosenzweig EB, et al. Outcomes in children with idiopathic pulmpnary arterial hypertension. Circulation 2004;110(6): 660-5.

39. Sitbon O, Humbert M, Jais X, et al. Long--term response to calcium channel blockers in idiopathic pulmonary arterial hypertension. Circulation 2005;111(23):3105-11

40. Galiè N, Manes A, Branji A. The endothelin system in pulmonary arterial hypertension. Cardiovasc Res 2004;61(2):227-37. Review.

41. Galiè N, Manes A, Branji A. Prostanoids for pulmonary arterial hypertension. Am J Respir Med 2003;2(2):123-37. Review.

42. Barst RJ, Rubin LJ, Long WA, et al. A comparison of continuous intravenous epoprostenol (prostacyclin) with conventional therapy for primary pulmonary hypertension. The Primary Pulmonary Hypertension Study Group. N Engl J Med 1996;334(5):296-301.

43. Sitbon O, Humbert M, Nunes H, et al. Long-term intravenous epoprostenol infusion in primary pulmonary hypertension: prognostic factors and survival. J J Am Coll Cardiol 2002;40(4):780-8.

44. Olchewski H, Simonneau G, Galie N, et al. Inhaled iloprat in severe pulmonary hypertension. N Engl J Med 2002;347(5):322-9.

45. McLaughlin VV, Audiz RJ, Frost A, et al. Randomized study of adding inhaled iloprat to? bosentan in pulmonary arterial hypertension. Am J Respir Crit Care Med 2006;174(11):1257-63

46. Galiè N, Humbert M, Vachiery JL, et al. Effects of beraprost sodium, an oral prostacyclin analogue, in patients with pulmonary arterial hypertension: a randomized, double-blind, placebo-controlled trial. J Am Coll Cardiol 2002;39(9):1496-502.

47. Galiè N, Beghetti M, Gatzoullis MA, et al. Bosentan therapy in patients with Eisenmenger syndrome: a multicenter, double--blind, randomized, placebo-controlled study. Circulation 2006;114(1):48-54.

48. Galiè N, Rubin LJ, Hoeper MM, et al. Treatment of patients with mildly symptomatic

pulmonary arterial hypertension with bosentan (EARLY Study): a double-blind, randomized controlled trial. Lancet 2008;371 (9630):2093-100.

49. Humbert M, Borst RJ, Robbins JM, et al. Combination of bosentan with epoprostenol in pulmonary arterial hypertension: BREATHE-2. Eur Respir J 2004;24(3):353-9.

50. Galiè N, Beghetti M, Gatzoullis MA, et al. Bosentan therapy in patients with eisenmenger syndrome: a multicenter, double-blind, randomized, placebo-controlled study. Circulation 2006;114(1):48-54

51. Galiè N, Hoeper MM, Gibbs JRS, et al. Liver toxicity of setaxentan in pulmonary arterial hypertension. Eur Heart J 2011;32(4):386-7.

52. Galiè N, Olschewski H, Oudiz RJ, et al. Ambrisentam for the treatment of pulmonary arterial hypertension. Circulation 2008;117(23):3010-9.

53. Ghofrani HA, Vloswinchel R, Reichenberger F, et al. Differences in hemodynamic and oxygenation responses to three different phosphodiesterase-5 inhibitors in patients with pulmonary arterial hypertension: a randomized prospective study. J Am Coll Cardiol 2004; 44(7):1488-96.

54. Galiè N, Ghofrani HA, Torbicki A, et al. Sildenafil citrate therapy for pulmonary arterial hypertension. N Engl J Med 2005;353(20):2148-57.

55. Barst RJ, Ivy DD, Gartan G, et al. A randomized, double-blind, placebo-controlled, dose-ranging, study of oral sildenafil citrate

in treatment naïve children with pulmonary arterial hypertension/ clinical perspective. Circulation 2012;125(2):324-34.

56. Galiè N, Brundage BH, Ghofrane HA, et al. Pulmonary arterial hypertension and response to tadalafil (PHIRST) study Group. Circulation 2011;124(10): e 279.

57. Walsh-Sukys MC, Bauer RE, Cornell DJ, et al. Severe respiratory failure in neonates: mortality and morbidity rates and neurodevelopmental outcomes. J Pediatr 1994;125(1):104-10.

58. Schreiber MD, Gin-Mestan K, Marks JD, et al. Inhaled nitric oxide in premature infants with the respiratory distress syndrome. N Engl J Med 2003;349(22):2099-107.

59. Namachivayam P, Theilen V, Butt WW, et al. Sildenafil prevents rebound pulmonary hypertension after withdrawal of nitric oxide in children. Am J Respir Critical Care 2006;174(9):1042-7.

60. Ivy DD, Abman HS, Barst RJ, et al. Pediatric pulmonary hypertension. J Am Coll Cardiol 2013;62(25 Suppl):D117-26.

61. Beghetti M, Haworth SG, Bonnet D, et al. Pharmacokinetic and clinical profile of a novel formulation of bosentan in children with pulmonary arterial hypertension: The FUTURE-1 Study. Br J Clin Pharm 2009;68(6): 948-55.

62. Keogh AM, Mayer E, Benza RL, et al. Interventional and surgical modalities of treatment in pulmonary hypertension. J Am Coll Cardiol 2009;54 (Suppl 1): S67-S77.

capítulo **21**

Solange Antonia Lourenço

Síndrome da Resposta Inflamatória Sistêmica (SRIS)

■ INTRODUÇÃO

A modernidade da cirurgia cardíaca teve início com o advento da circulação extracorpórea (CEC), que utilizou como alicerces científicos pesquisas sobre a circulação sanguínea publicadas em 1628 pelo médico britânico William Harvey, considerado o pai da Cardiologia, e pesquisas realizadas por fisiologistas de Oxford desde 1660 sobre fisiologia respiratória.[1]

A CEC, em um sentido mais amplo, compreende um conjunto de máquinas, aparelhos, circuitos e técnicas que substituem temporariamente as funções do coração e dos pulmões, enquanto esses órgãos ficam excluídos da circulação no período intraoperatório. A função de bombeamento do coração é realizada por uma bomba mecânica, e a função de oxigenação dos pulmões é realizada por um oxigenador, capaz de realizar as trocas gasosas com o sangue. Vários tubos plásticos unem as diversas partes do sistema entre si e o paciente, formando a porção extracorpórea da circulação.[1]

Essa tecnologia, definida como coração-pulmão artificial, permitiu aos cirurgiões _"parar o coração, incisar suas paredes, examinar detalhadamente o seu interior e corrigir as lesões existentes sob visualização direta."_[1]

Definida como método de suporte, foi utilizada inicialmente sem sucesso em 1951, na Itália, na tentativa de remoção de um tumor de mediastino.[1]

Em maio de 1953, o cirurgião John Gibbon e sua mulher Mary Gibbon, após longos anos de pesquisas e experiências, construíram e utilizaram com sucesso, por longo tempo, um circuito de CEC em cirurgias de pouca complexidade. Esse sistema limitava-se apenas a bombear e oxigenar o sangue.[1]

Desde as primeiras cirurgias até os dias atuais, houve um grande desenvolvimento desses equipamentos, paralelo ao desenvolvimento da cirurgia cardíaca moderna.[1]

Atualmente a CEC ou _bypass_ cardiopulmonar, como também é designado, _"não apenas substitui as funções cardiopulmonares como também preserva a integridade celular, a estrutura, a função e o metabolismo dos órgãos e sistemas enquanto cirurgias complexas e prolongadas são realizadas"._[2]

A CEC drena o sangue proveniente das veias cavas superior e inferior para um oxigenador que oferece oxigênio e retira gás carbônico, e a seguir o sangue arterializado é devolvido para a raiz da aorta ao final da cirurgia. No período intraoperatório, a aorta é mantida clampeada ou ocluída, procedimento esse denominado de tempo de anóxia (TA). Os circuitos da CEC são preenchidos por uma solução chamada de perfusato, cuja composição pode ser de cristaloides ou coloides de acordo com o hematócrito desejado.[2]

Outro procedimento realizado durante a CEC é a hipotermia, utilizada para reduzir o consumo de oxigênio e o metabolismo celular. Esse evento pode ser classificado como leve (entre 35 °C e 28 °C), moderado (entre 27 °C e 21 °C) e profundo (abaixo de 20 °C), sendo esse último caracterizado como parada circulatória total. A hipotermia acarreta perda calórica e alterações sistêmicas no organismo, como a hipóxia tecidual, a acidose lática e o aumento da resistência vascular periférica.[2,3]

A hemodiluição é outro tratamento também realizado durante a CEC, em que se utiliza cristaloides no perfusato, para diminuir a viscosidade sanguínea. Essa técnica diminui a resistência vascular periférica, a pulmonar e a pressão coloidosmótica.[2,3]

Contudo, muitas complicações podem ocorrer no pós-operatório de cirurgias cardíacas quando se utiliza a CEC por tempo prolongado, associada à complexidade cirúrgica e ao manuseio anestésico. Ela impõe ao organismo alterações importantes devido ao desvio do fluxo sanguíneo para um circuito artificial, a alterações na temperatura do sangue e a um estresse mecânico nos elementos figurados por seu contato com superfícies não endoteliais.[3,4]

Quanto maior o tempo de oclusão da aorta, maior o risco de isquemia em alguns órgãos.[4,5]

A CEC é traduzida pelo organismo como um agente agressor e, dessa forma, desencadeia uma importante reação inflamatória, atualmente designada como Síndrome da Resposta Inflamatória Sistêmica (SRIS).[4,5]

■ DEFINIÇÃO

O contato do sangue com superfícies não endoteliais é considerado fator desencadeante para a ocorrência da SRIS. Existem ainda outros fatores de extrema importância que contribuem para essa ocorrência, como o período de isquemia (tempo de oclusão da aorta), a reperfusão tissular (devolução sanguínea), a hipotermia e as alterações induzidas no sistema de coagulação. Ocorre sem envolver infecção e manifesta-se desde uma forma mais leve até a forma mais exacerbada, caracterizada por discrasias sanguíneas, retenção de líquido no espaço intersticial, vasoconstrição, aumento da suscetibilidade a infecções e insuficiência de múltiplos órgãos, podendo nesse último caso levar à morte.[4]

A SRIS foi descrita pela primeira vez pelo Dr. William Nelson, da Universidade de Toronto, em uma apresentação na reunião sobre Circulação Micro Nordic em Geilo, Noruega, em fevereiro de 1983. Em 1991, na Conferência de Consenso sobre Sepse, em Chicago, a *American College of Chest Physicans* e a *Society of Critical Care Medicine*, chefiadas pelo Dr. Roger Bone, determinaram que o termo SRIS serviria para denominar qualquer reação inflamatória, secundária a uma agressão infecciosa ou não.[5]

Em fevereiro de 2002, foi realizada uma nova Conferência no Texas, na cidade de San Antonio, para um ajuste das definições sobre SRIS, sepse, disfunção orgânica e choque séptico em pacientes adultos e pediátricos.[5]

Tanto a SRIS como a sepse ocorrem pela estimulação excessiva dos mediadores pró-inflamatórios influenciados por uma variedade de estímulos infecciosos e não infecciosos. Na pancreatite, ocorre a liberação de enzimas proteolíticas, ativação do sistema cinina-calicreína, ativação da cascata fibrinolítica, entre outras.[5]

As citocinas pró-inflamatórias desempenham papel importante no desenvolvimento da SRIS e da sepse, interferindo no prognóstico, evolução e intensidade do dano tecidual.[5]

O ponto de corte estabelecido para caracterizar o envolvimento sistêmico na população pediátrica são as alterações descritas a seguir:[5]

- Temperatura corporal maior que 38,5 ºC ou menor que 36 ºC obtida preferencialmente por via oral, retal ou sonda vesical de demora ou ainda pelo cateter venoso central;
- Taquicardia, definida como uma frequência cardíaca média superior a dois desvios-padrão acima do valor determinado como normal para a idade, na ausência de estímulo externo como dor, influência de fármacos ou elevação persistente inexplicada num período de tempo de 30 minutos a 4 horas;
- Bradicardia para crianças menores de um ano, definida como uma frequência cardíaca menor que o percentil 10 para a idade na ausência de um estímulo vagal externo, uso de betabloqueadores ou doença cardíaca congênita ou ainda uma depressão persistente inexplicável num período superior a 30 minutos;
- Frequência respiratória superior a dois desvios-padrão acima do normal para a idade ou a necessidade de ventilação mecânica não relacionada à doença neuromuscular ou ainda pela administração de anestesia;
- Contagem de leucócitos elevada ou deprimida para a idade (não secundária à leucopenia induzida por quimioterápicos) ou superior a 10% além de outras bandas de formas imaturas.

Capítulo 21 | Síndrome da Resposta Inflamatória Sistêmica (SRIS)

A maior diferença da definição da SRIS entre adultos e crianças é que o diagnóstico de SRIS na população pediátrica requer que os fatores temperatura ou contagem de leucócitos estejam sempre presentes.[5]

Os critérios diagnósticos da SRIS ainda carecem de consenso, e os estudos baseiam-se em variáveis isoladas ou critérios clínicos ainda não uniformes. A frequência das manifestações varia entre 22% e 27,5%, ainda que tenha sido avaliada por diferentes métodos.[6]

Entretanto, ainda é difícil entender os mecanismos responsáveis pela produção da síndrome completa ou de alguns de seus componentes porque a resposta do organismo é muito variável e poucos indivíduos apresentam respostas clinicamente identificadas.[2,6]

Todo trauma, reação a drogas, pancreatite, doenças autoimunes, choque hemorrágico, grandes cirurgias, queimaduras extensas, choque prolongado ou até mesmo hipotermia induzem o organismo a uma estimulação inflamatória, com graus variados de severidade, cuja etiologia não está necessariamente ligada a uma infecção.[7]

■ FISIOPATOLOGIA

A SRIS pós-CEC começou a ser estudada no final dos anos 1960, porém somente a partir de 1981 com a descrição de toda a ativação do complemento é que o caminho para uma melhor compreensão e identificação da resposta inflamatória inovou-se.[4] O contato do sangue com superfícies não endoteliais do circuito da CEC é considerado o fator determinante no desenvolvimento da SRIS, assim como os microagregados presentes nos hemodiluentes, pois eles acionam o mecanismo de defesa do organismo contra agentes estranhos.[4]

Durante a CEC, o sangue é conduzido pelo circuito da máquina, que apesar de ser construída com materiais biocompatíveis, tem superfícies não endoteliais capazes de estimular o processo de coagulação formando trombos. O organismo reage, convertendo uma proteína, o fibrinogênio, em um complexo de proteínas insolúveis, as fibrinas, que são as matrizes do coágulo, etapa final do fenômeno da coagulação.[2,4,7]

A resposta inflamatória ativa uma série de sistemas imunorreguladores e coagulantes por meio da ativação celular e liberação de mediadores inflamatórios como os leucócitos, monócitos, macrófagos, basófilos, células endoteliais, miócitos e hepatócitos. Há aumento na circulação das frações dos complementos $C3_a$, $C4_a$ e $C5_a$, nas citocinas e principalmente do fator de necrose tumoral alfa (TNF), nas interleucinas das classes 1, 6, 8 e 10, na histamina e nas moléculas de adesão.[7]

A cascata inflamatória é então iniciada, podendo associar-se a manifestações clínicas como a ocorrência de febre, disfunção miocárdica (por injúria mecânica, isquêmica e imunológica), vasoplegia, hipotensão, sinais de baixo débito com hipoperfusão e hipóxia tissular, insuficiência renal aguda, lesão pulmonar aguda, síndrome da angústia respiratória aguda, discrasias sanguíneas, sintomas neurológicos e retenção hídrica com ganho de peso por lesão endotelial.[2,4,7]

Assim, para que seja realizado um procedimento cirúrgico com CEC é necessário que a coagulação do sangue seja inibida com uma substância anticoagulante. Para esse procedimento, utiliza-se heparina injetada pelo cirurgião no interior do átrio direito, antes da instalação das canulações. Seu efeito é detectável um minuto após a administração. A duração dos efeitos vai depender da velocidade de remoção da circulação. É específica, tem poucos efeitos colaterais, é bem tolerada pelo organismo e possui um antídoto específico disponível, utilizado ao final da perfusão: a protamina.[7,8]

A heparinização sistêmica realizada na CEC inibe a fase final da coagulação sanguínea, mas o mesmo não acontece na sua fase inicial, ativada pelo fator XII. Ainda que não haja formação de coágulos, certos fatores penetram na microcirculação, tais como a fibrina ou o fibrinogênio, que é adsorvido nas superfícies internas do circuito de CEC, assim como outros fatores da coagulação – as gamaglobulinas e lipoproteínas. Além disso, muitas plaquetas aderem à superfície do circuito e aí permanecem inativas. Aquelas que não são sequestradas podem danificar-se, liberando um poderoso agente vasoconstritor na circulação, o tromboxano A.[8]

Quando o fator XII da coagulação é ativado, se inicia a cascata da calicreína que induz a formação de bradicinina aumentando a permeabilidade vascular e dilatando as arteríolas. Os subprodutos da ativação das cininas são proteínas que podem lesar as membranas celulares.[8]

O complemento é ativado indiretamente pelo fator XII da coagulação. O sistema de complemento consiste de 20 proteínas plasmáticas que fazem parte do sistema imune normal. As mais importantes delas são C3a, C3b, C5 e C5a. Sua ativação pode, entretanto, contribuir para reações adversas em certas circunstâncias. Elas aumentam a permeabilidade capilar, são agentes quimiotáticos de neutrófilos e contribuem para ativação continuada. Estudos demonstraram que a ação do complemento sobre os mastócitos, macrófagos, miócitos e outras células estimulam a liberação das interleucinas. Essas regulam a migração de neutrófilos para os capilares sanguíneos ocasionando uma série de eventos intercelulares, tais como adesão e liberação de proteínas na fase aguda no nível hepático, desencadeando toda a sintomatologia da SRIS como é conhecida hoje.[4]

A regulação desse processo envolve um equilíbrio entre as citocinas pró e anti-inflamatórias, em que as citocinas anti-inflamatórias têm papel de inibidoras das primeiras.[4]

■ QUADRO CLÍNICO

Dessa forma, a CEC representa, junto a outros eventos clínicos, uma perturbação do equilíbrio entre citocinas pró e anti-inflamatórias. O interessante é notar que o sistema de contenção, que normalmente mantém as citocinas pró-inflamatórias confinadas, não mais funciona ou esse sistema torna-se menos eficaz sob as condições impostas pela CEC, razão pela qual sua ação atinge níveis sistêmicos.[4]

Mais de 25% das crianças submetidas à cirurgia cardíaca com CEC mostram sinais de disfunção múltipla de órgãos e altos níveis plasmáticos de marcadores inflamatórios, com aumento de complementos (C3d e C3), leucócitos e elastase.[4,9]

O organismo reage ao desvio do sangue para o circuito do mesmo modo que reagiria perante um episódio de hemorragia. O intestino, detectando uma suposta hemorragia, entra em vasoconstrição periférica para que haja proteção dos órgãos nobres, ou seja, do coração e do cérebro, ocorrendo assim um *shunt* preferencial. Essa hipoperfusão pode progredir para isquemia, resultando em complicações condizentes com choque circulatório, que pode levar a perda da função ou diminuição da função de barreira da mucosa intestinal. O conteúdo da flora intestinal pode translocar-se e entrar na circulação sistêmica.[4]

Essa situação origina o chamado choque endotóxico, responsável pela geração de citocinas pelo intestino sob isquemia, tornando-se então um dos produtores de TNF e IL-6, além de aumentar a taxa de translocação bacteriana. A permeabilidade intestinal altera-se sensivelmente e é mais acentuada quanto maior for o período de isquemia.[4]

Durante o clampeamento da aorta (tempo de anóxia), nem o coração nem os pulmões são perfundidos com sangue. Os pulmões recebem uma pequena quantidade de sangue das artérias brônquicas. Quando o clampeamento é retirado, os órgãos isquemiados são reperfundidos com células ativadas e agregados celulares que contribuem para disfunção dos órgãos.[9]

A consequência da reperfusão no miocárdio introduziu o conceito de lesão por reperfusão. Isso ocorre porque, se de um lado a reperfusão restabelece a oxigenação do miocárdio, causa também uma reação inflamatória local intensa que provoca danos. A cascata das citocinas que medeia essa reação inicia-se com a ativação do complemento e liberação de TNF, degranulação de mastócitos e liberação de histamina, que induzem a expressão de proteínas da família das selectinas, que atraem os leucócitos. A partir daí os leucócitos migram para a região e afetam os cardiomiócitos. Para isso, é necessário a expressão ICAM-1 em suas membranas, fazendo com que haja contato entre as células. Tudo isso acontece na presença das interleucinas, principalmente a IL-1, IL-6, IL-8 e TNF. Os leucócitos assim aderidos causam um *burst* oxidativo que, além de destruir os miócitos cardíacos, também destroem as matrizes celulares e estruturas de outras células. A disfunção em si acontece em cerca de dois a cinco minutos após a geração dessa "explosão" de radicais superóxidos.[4,10]

Capítulo 21 | Síndrome da Resposta Inflamatória Sistêmica (SRIS)

A síndrome do baixo débito cardíaco é descrita em aproximadamente 24% dos neonatos submetidos à cirurgia de Jatene, caracterizada por disfunção miocárdica e diminuição do débito cardíaco, associados ao aumento da resistência vascular.[6] Mesmo arritmias e disfunções miocárdicas pós-cirurgia cardíaca com CEC podem ser atribuídas a alterações inflamatórias no parênquima do coração, presumivelmente proporcional à intensidade do estado inflamatório.[11]

A síndrome do estresse respiratório é outro evento que ocorre relacionado à reação inflamatória sistêmica. Supõe-se que a produção da IL-8 intra-alveolarmente seja feita pelos macrófagos. Há então liberação de radicais livres de oxigênio e proteases que danificam a microvasculatura pulmonar; o endotélio pulmonar então ativado se torna protrombótico.[4] Há ativação e migração de neutrófilos ao endotélio pulmonar, iniciando a lesão local por meio de um fenômeno denominado leuco-sequestração pulmonar. Isso pode explicar a lesão pulmonar aguda manifestada por hipertensão pulmonar, associada à correção cardíaca cirúrgica com a utilização da CEC.[4,6]

Dessa forma, esses pacientes apresentariam um tempo maior de internação por permanecerem maior tempo em ventilação mecânica.[4,6]

O cérebro também pode ser afetado pela isquemia durante a CEC. A interleucina mais ativa no nível do sistema nervoso central é a IL-8. Sob a ação da endotelina 1, um vasoconstritor, essas células iniciam a produção de IL-8, que atrai as células polimorfonucleares responsáveis pelo ataque aos neurônios.[4]

A disfunção cerebral aparece com uma complicação cuja fisiopatologia não é muito elucidada, porém sabe-se que envolve fluxo sanguíneo, hipóxia/injúria isquêmica e um aumento do número de mediadores inflamatórios. Apresenta um aumento do volume ventricular e do espaço subaracnóideo. Por meio da ressonância magnética, pode-se verificar a ocorrência de um alargamento dos ventrículos duas a quatro semanas após a cirurgia com CEC, em crianças abaixo de 2 anos. O acúmulo de células no tecido cerebral não tem sido descrito, sugerindo que a barreira hematoliquórica permanece intacta, impedindo a transmigração.[9]

No fígado, os efeitos da isquemia/reperfusão iniciam-se com a ativação das células de Kupfer que liberam mediadores pró-inflamatórios, tais como o TNF. Esses mediadores estimulam a liberação das citocinas quimiotáticas – IL-1, IL-6 e IL-8 – e de moléculas de adesão vascular para as células endoteliais. Os neutrófilos são atraídos para a região pelas citocinas e por outros fatores. A reperfusão aumenta a expressão do TNF e da proteína inflamatória MIP-2 dos macrófagos. Um sinal identificável dessa reação está na presença de um rebaixamento do fígado (hepatomegalia) que pode ocorrer durante esse processo.[4]

O estudo realizado por Soares et al. (2010) mostra, por meio do índice radiológico, uma alta frequência de edema intersticial (28,7%) identificado no período intraoperatório e no pós-operatório imediato. O processo inflamatório após a CEC tem no endotélio a sua lesão final, caracterizada por aumento da permeabilidade capilar difusa, com significativo extravasamento de líquido para o interstício.[4,5]

As células endoteliais constituem uma barreira importante entre o sangue e o espaço extracelular. É fonte da síntese e secreção de moléculas que desempenham importante papel fisiológico e que entram na corrente sanguínea, influenciando a integridade funcional e estrutural da circulação. Possuem várias funções biológicas, incluindo propriedades procoagulantes, antiplaquetárias, anticoagulantes, fibrinolíticas e metabólicas. Além disso, regulam o tônus vascular, mantendo o fluxo sanguíneo.[4]

Nessa situação, o endotélio torna-se alvo da cascata inflamatória que, ao expressar moléculas de adesão, adere e ativa leucócitos, causando lesão nessa barreira e permitindo o livre fluxo de líquido do espaço intravascular para o intersticial. Essa interação é regulada por cargas elétricas e pela presença de receptores específicos na membrana das células envolvidas, estimulada pela ação das citocinas inflamatórias, especialmente IL-1 e TNF-α.[7]

Quando as células endoteliais são expostas às citocinas ou acometidas por isquemia, expressam glicoproteínas chamadas moléculas de adesão leucócito-endotélio (ELAM) e moléculas de adesão intracelular (ILAM) ou moléculas de adesão intracelular vascular, que são responsáveis pela ligação dos receptores nos leucócitos.[7]

O resultado da expressão das moléculas de adesão endotelial é o de aumentar a migração e manutenção da atividade celular no tecido lesado, levando por conseguinte à perda da capacidade homeostática do endotélio e passagem de líquido, células e proteínas para o espaço intersticial formando o edema.[7]

A incidência da disfunção renal é de 3% a 7%, dependendo do critério utilizado. A ocorrência da disfunção renal pós-cirurgia cardíaca com CEC representa um aumento na mortalidade pediátrica de quase 50%. Altas concentrações de endotelina e elastase no plasma têm sido correlacionadas com dano tubular renal. Contudo, a taxa de filtração glomerular e o fluxo renal costumam ser restaurados no segundo dia de pós-operatório. A duração do tempo de CEC tem sido apontada como um fator de risco para a disfunção renal por alguns autores.[12] Muitos trabalhos mostram que o desenvolvimento da insuficiência renal aguda no pós-operatório de cirurgia cardíaca é mais frequente em pacientes com tempo de CEC superior a 90 minutos.[12]

O estresse gerado pela cirurgia cardíaca evoca diversos mecanismos de defesa do organismo, definidos como a "Resposta Neuro-Endócrino-Imuno-Metabólica ao Trauma", com o intuito de sobreviver ao evento lesivo inicial. As modificações endócrinas e as respostas imunológicas deflagradas levam a um conjunto de alterações metabólicas para proteção das principais funções fisiológicas.[11] As variações hormonais ao estresse cirúrgico, como elevações de catecolaminas circulantes, glucagon, cortisol e hormônio do crescimento desencadeiam um estado de resistência tecidual ao efeito da insulina, com gliconeogênese e catabolismo da massa magra. A hiperglicemia gerada – e por muito tempo menosprezada – é tida como um evento secundário, e hoje reconhecida como fator preditivo de mau prognóstico no paciente crítico.[11]

Segundo Alves *et al.* (2011), estudos em adultos investigaram a elevação intraoperatória da glicemia em cirurgias cardíacas e também evidenciaram uma correlação positiva com morbimortalidade pós-operatória tanto em indivíduos diabéticos como em não diabéticos.

A CEC, com administração concomitante de altas doses de corticosteroides, no entanto, está associada a níveis significativamente altos de glicemia nesse período. Elevação da concentração de citocinas inflamatórias circulantes também é relatada na hiperglicemia aguda, ocasionando um estado pró-inflamatório com redução da função imune, justificando maiores taxas de infecção nessas situações. Espera-se que a elevação da glicemia em crianças seja um marcador biológico precoce de evolução clínico-cirúrgica, possibilitando a identificação de grupos de risco ainda no período intraoperatório.[11]

Redução da produção e liberação de óxido nítrico endotelial, aumento dos níveis de angiotensina II e alterações da reatividade vascular, também associadas a hiperglicemia, podem ocasionar distúrbios nas circulações sistêmica e pulmonar com complicações cardiovasculares decorrentes.[11]

Nas cirurgias com CEC, a maior intensidade da anticoagulação empregada e o próprio impacto negativo da CEC nos sistemas fisiológicos de hemostasia constituem as principais causas de coagulopatia no pós-operatório.[7]

Com relação aos agentes anestésicos, já se tem amplo conhecimento de que esses causam uma depressão generalizada ao sistema imune. Mas é nas cirurgias cardíacas que suas concentrações têm uma variação estatisticamente significativa.[8]

O conceito de modulação perioperatória das citocinas pelos agentes anestésicos é exemplificado pela IL-6.[8-10]

No estresse operatório, observa-se uma elevação significativa do TNF imediatamente após a indução de altas doses de fentanil. Igualmente, dez minutos após a anestesia, observa-se um aumento significativo da IL-8, mesmo antes que a intubação e a cirurgia comecem.[13]

A IL-8 é liberada sempre em resposta a uma cirurgia de grande porte e está associada à morbidade pós-operatória. A anestesia com propofol-alfentanil retarda e diminui a magnitude de resposta da IL-6, em compara-

Capítulo 21 | Síndrome da Resposta Inflamatória Sistêmica (SRIS)

ção ao isofluorano durante grandes cirurgias abdominais. Eles sugerem que esse efeito se deve ao fato de que o alfentanil age sobre os receptores opioides levando a uma redução de adenosina monofosfato cíclica intracelular (cAMP), que é um mensageiro para a indução da IL-6.[13]

Estudos *in vitro* mostraram que a produção de TNF ocorre com propofol, tiopental e ketamina. A IL-1 foi mais induzida com propofol, e a IL-6, com ketamina. Um estudo clínico recente, entretanto, mostrou que a ketamina em uma única dose seria um bom supressor da IL-6. A IL-4 foi elevada após a administração de tiopental, ketamina e propofol, e também da protamina.[13]

■ TRATAMENTO CLÍNICO

Como apresentado na pesquisa de Soares,[6] a ocorrência de SRIS relacionada à CEC em cirurgia cardíaca pediátrica foi de 21,9% em crianças com idade inferior a 3 anos, pós-cirurgias eletivas sem causas predisponentes pré-operatórias. Na amostra desse estudo, ocorreram disfunção cardíaca (23%), pulmonar (35%), renal (21%), hemostática (18%) e disfunção hemodinâmica (16%). Todas essas alterações estavam relacionadas com níveis elevados do complemento C3a em três horas de pós-operatório, com exceção da disfunção renal.[8-10]

Nos pacientes do estudo, os que apresentavam menor idade e peso, de forma independente, apresentaram uma maior ocorrência de SRIS. Isso se justificaria pela complexidade técnica cirúrgica no período neonatal e a maior exposição da superfície corporal aos circuitos da CEC.[6]

Foi também observado que o aumento do tempo de CEC de 60 para 120 minutos contribuiu em muito para o aumento da morbidade pós-operatória em todas as idades. Assim, a combinação de anestesia, estresse cirúrgico e CEC deflagram a resposta inflamatória apresentada pelos pacientes pediátricos.[6]

O grupo com SRIS apresentou um pior desfecho em relação ao tempo de internação hospitalar, pois esses pacientes permaneceram mais tempo em ventilação mecânica devido à injúria pulmonar e, dessa forma, ficaram expostos a maior risco de pneumonia, barotrauma, volutrauma e outras intercorrências.[8,9]

Segundo Barbosa,[14] os critérios diagnósticos de SRIS em estudos epidemiológicos não devem ser considerados a única base do diagnóstico clínico que levanta a possibilidade do diagnóstico dessa ocorrência. Outros fatores devem ser considerados, como:

- **Sinais clínicos**: vasodilatação periférica, choque inexplicável e alterações de consciência.
- **Parâmetros hemodinâmicos e laboratoriais**: alterações no débito cardíaco, redução da resistência vascular sistêmica, aumento do consumo de oxigênio, acidose lática, hipoalbuminemia, deficiência funcional de ferro, alterações nas provas de função hepática e renal, trombocitopenia, fragmentação de granulócitos, relação entre neutrófilos imaturos e totais, e coagulação intravascular disseminada.

Segundo Barbosa *et al.*,[14] é possível caracterizar a SRIS (infecciosa ou não) através da presença ou ausência de determinados indicadores biológicos associados ao processo inflamatório e infeccioso. Um exemplo disso é a proteína C reativa (PCR) e a procalcitonina (PTC); ambas são proteínas de fase aguda. Tanto a PCR com valores maiores que 10 mg/dL quanto a PCT com valores maiores de 2 ng/mL são indicadores específicos de infecção bacteriana encontrando-se em níveis progressivamente maiores nos pacientes com sepse, sepse grave e choque séptico.

■ DIAGNÓSTICOS E INTERVENÇÕES DE ENFERMAGEM

Assim descrevemos um perfil de 11 diagnósticos de enfermagem encontrados frente à literatura consultada e a sugestão da assistência de enfermagem, segundo a taxonomia II da NANDA[15] e a assistência de enfermagem proposta por Doengues, Moorthouse e Murr,[16] e Collet e Oliveira,[17] para os pacientes acometidos pela SRIS (Tabela 21.1).

Seção 5 | Complicações Relacionadas às Cardiopatias Congênitas, Seus Manejos...

Tabela 21.1 Avaliando a criança com SIRS.

Diagnóstico de enfermagem	Resultados	Prescrição de enfermagem
Termorregulação ineficaz	Manter a temperatura corporal dentro dos parâmetros normais.	Verificar a temperatura corporal de h/h. **Hipertermia** • Administrar antitérmicos conforme prescrição médica de 6/6h. • Alternar com outro antitérmico de 6/6h na persistência da hipertermia. • Utilizar compressas frias. • Utilizar manta de resfriamento térmico. **Hipotermia** • Utilizar mantas, cobertores, botas e luvas de aquecimento. • Não administrar antitérmicos. • Utilizar termômetro retal se possível, pois essa via permite uma acurácia maior da temperatura. Orientar a família ou responsáveis sobre as medidas estabelecidas.
Risco para infecção	As secreções respiratórias serão limpas e inodoras. A urina permanecerá clara, amarelada e livre de sedimentos. Não apresentará diarreia e os sítios cirúrgicos não apresentarão sinais de inflamação. O paciente recuperará a integridade da pele.	• Detectar os fatores de risco para infecção. • Verificar se há sinais localizados de infecção nos locais de inserção de cateteres, nas suturas, nas incisões cirúrgicas ou nas feridas. • Avaliar e registrar as condições da pele ao redor das incisões. • Verificar se há sinais e sintomas de sepse como febre, calafrios, sudorese, alterações do nível de consciência e hemoculturas positivas. • Estar atento à aderência da equipe multiprofissional nos cuidados realizados com o paciente, respeitando-se as condutas de prevenção de infecções. • Monitorar os visitantes para detectar doenças respiratórias. • Avaliar o leucograma de entrada na unidade para que se possa obter o primeiro parâmetro de contagem de leucócitos (leucopenia ou leucocitose). • Reavaliar a cada 12h. • Se houver persistência de hemograma com desvio à esquerda decorrente da SRIS, coletar: hemocultura, urocultura, secreção traqueal e coleta de material cirúrgico.
Risco de sangramento	Não apresentará sinais de sangramento ativo. Apresentará resultados de coagulograma compatíveis ao esperado para ele.	• Monitorizar de h/h o volume e a aparência das drenagens de sondas e drenos. • Se exames alterados, iniciar o quanto antes a correção desses fatores conforme prescrição médica. • Avaliar e demarcar os limites dos tecidos próximos à ferida operatória de h/h.

(Continua)

Capítulo 21 | Síndrome da Resposta Inflamatória Sistêmica (SRIS)   271

Tabela 21.1 Avaliando a criança com SIRS.		*(Continuação)*
Diagnóstico de enfermagem	Resultados	Prescrição de enfermagem
Risco de sangramento	Manterá estabilidade dos sinais vitais e exame físico sem alteração relacionadas a distúrbios hematológicos, estado mental preservado e débito urinário adequado.	• Avaliar sinais vitais de h/h. • Monitorar parâmetros hemodinâmicos invasivos, se houver. • Avaliar de h/h a coloração e a umidade da pele. • Observar o nível de consciência ou estado mental a cada 6h. • Manter acessos vasculares pérvios. • Manter curativos compressivos recomendados. • Avaliar na admissão do paciente os exames laboratoriais que contemplem coagulação completa (TCA, TTPA, TT, INR, plaquetas, fibrinogênio). • Se perda sanguínea maior que 30% em uma hora, pode indicar uma reintervenção cirúrgica. • Estar atento à suspensão de qualquer anticoagulante se houver na vigência de procedimento planejado. • Se existir sangramento ativo com coagulação normal, a infusão de hemoderivados deve ser realizada o quanto antes.
Risco de desequilíbrio do volume de líquidos	Demonstrará balanço hídrico adequado. Pulsos palpáveis, turgor cutâneo normal, mucosas úmidas. Débito urinário adequado. Ausência de edema. Estabilidade dos sinais vitais.	• Detectar as causas potenciais de distúrbios de volume de líquidos. • Determinar o nível de hidratação e o estado mental do paciente. • Rever exames laboratoriais e as radiografias do tórax a cada seis horas. • Anotar de h/h as infusões de volumes de medicações prescritas. • Medir e registrar as perdas e saídas de líquidos. • Monitorar o débito urinário de h/h. • Observar e anotar a coloração de todas as excreções. • Estimar o cálculo de perdas insensíveis. • Monitorar o balanço hídrico a cada seis horas. • Monitorar os sinais vitais de h/h, principalmente a pressão sanguínea. • Avaliar os sinais clínicos de desidratação, ou excesso de líquidos. • Utilizar sempre bombas de infusão para administração de todo tipo de fármacos.
Risco de perfusão tissular periférica ineficaz	Melhora da perfusão para adequação da circulação sistêmica.	• Verificar o tempo de enchimento capilar e a coloração das extremidades de h/h. • Avaliar constantemente a presença de edema e sua localização. • Administrar conforme prescrição médica agentes antiplaquetários, trombolíticos ou antibióticos para melhorar a perfusão ou a função dos órgãos. • Avaliar a situação atual ou existência de distúrbios que possam afetar a perfusão.

(Continua)

Seção 5 | Complicações Relacionadas às Cardiopatias Congênitas, Seus Manejos...

Tabela 21.1 Avaliando a criança com SIRS.		*(Continuação)*
Diagnóstico de enfermagem	**Resultados**	**Prescrição de enfermagem**
Débito cardíaco diminuído	Manter parâmetros de sinais vitais adequados.	• Verificar PA de h/h; comunicar se houver alterações. • Se houver instabilidade constante, verificar a cada 30 min. • Verificar FC de h/h. • Administrar analgésicos e sedação conforme prescrição médica. • Monitorar escore para dor de h/h. • Monitorar a eficácia da sedação utilizada. • Atentar para alterações de exames laboratoriais. • Atentar para alterações de ritmos eletrocardiográficos. • Monitorar de h/h o volume de líquidos infundidos e o volume de perdas. • Checar balanço hídrico de 6/6h. • Atentar ao aparecimento de edemas, principalmente palpebral nas crianças menores. • Manter pais e responsáveis informados e garantir a compreensão quanto às informações essenciais ao cuidado.
Resposta disfuncional ao desmame ventilatório	Restabelecimento da respiração independente com gasometria arterial dentro de sua faixa de normalidade. Ausculta sem ruídos respiratórios adventícios.	• Avaliar de h/h a eficácia da sedação utilizada. • Avaliar a cada 12h os parâmetros gasométricos. • Se houver utilização de óxido nítrico, estar atento aos cuidados dos parâmetros ventilatórios, níveis de nitrogênio e controle da meta-hemoglobina. • Cuidados na aspiração traqueal, utilizar sedação ou até mesmo curare para realização desse procedimento, se necessário. • Utilizar sistema fechado de aspiração, se possível. • Atentar continuamente para manutenção da permeabilidade da via aérea.
Risco de glicemia instável	Manter nível de glicose em parâmetros ou faixa aceitável.	• Monitorizar a glicemia capilar de h/h nas primeiras seis horas se houver estabilidade, conforme prescrição médica. • Se houver necessidade de administração de insulina conforme protocolo institucional, atentar corretamente para aplicação e monitorização da glicemia a seguir pós-administração do medicamento.
Risco de perfusão renal ineficaz	Manter balanço hídrico adequado e estabilidade hemodinâmica.	• Monitorizar o volume e a coloração da diurese de h/h. • Monitorizar o balanço hídrico a cada seis horas. • Monitorizar continuamente a administração de medicamentos sob infusão contínua. • Atentar para administração de medicamentos e drogas vasoativas. • Utilizar bombas de infusão.

(Continua)

Capítulo 21 | Síndrome da Resposta Inflamatória Sistêmica (SRIS)   273

Tabela 21.1 Avaliando a criança com SIRS.		*(Continuação)*
Diagnóstico de enfermagem	**Resultados**	**Prescrição de enfermagem**
Risco de perfusão tissular cerebral ineficaz	Sinais neurológicos adequados para a idade. Escore para dor 0. Manter PA em parâmetros adequados.	• Medir PA h/h. • Monitorar a cada duas horas a presença de anisocoria, convulsões, agitação, coma e coreoatetose, presença de plegias ou paresias. • Monitorizar a saturação de oxigênio e perfusão tecidual. • Avaliar fatores contribuintes antes da cirurgia. • Atentar para administração correta de anticoagulantes e antiplaquetários.
Recuperação pós-operatória retardada	Diminuição dos dias de internação.	• Atendimento imediato às anormalidades apresentadas. • Identificar fatores que possam impedir a recuperação. • Determinar a existência, a gravidade e desenvolvimento de complicações pós-operatórias. • Rever resultados de exames laboratoriais e de imagens que auxiliem na determinação de cuidados específicos.

■ CONCLUSÃO

Na prática clínica, atuando há oito anos como enfermeira em uma unidade de terapia intensiva pediátrica de cardiologia e assistindo diariamente crianças em pós-operatório de cirurgia cardíaca, tenho vivenciado continuamente a ocorrência de sinais e sintomas que algumas vezes são caracterizados pela equipe médica como SRIS.

O reconhecimento precoce dos sinais e sintomas característicos dessa ocorrência, bem como a identificação dos pacientes com risco para o desenvolvimento da SRIS e a correta orientação aos pais sobre o diagnóstico, permite ao enfermeiro otimizar a assistência prestada.

Para tanto, é necessário que o enfermeiro obtenha embasamento científico suficiente para que possa ser capaz de identificar os sinais e sintomas, e instituir a assistência de enfermagem direcionada com intervenções eficazes que auxiliem no tratamento, proporcionando um pleno cuidado.

A circulação extracorpórea é uma técnica mundialmente utilizada em cirurgias cardíacas, especialmente infantis, nas quais se necessita parar o coração e realizar intervenções nas estruturas internas, muitas vezes por tempo prolongado, com o propósito de se melhorar o funcionamento cardíaco. Desde muito ela vem sendo utilizada e modificada gradativamente, procurando-se cada vez mais diminuir os efeitos nocivos que dela advêm.

Ela é entendida pelo organismo como um agente agressor, e dessa forma o organismo reage como a um processo inflamatório, acarretando fibrinólise, trombose microvascular, lesão endotelial e coagulopatia sistêmica, além de disfunção em múltiplos órgãos em casos mais graves. As manifestações decorrem de um insulto primário, e a sintomatologia vai depender do foco atingido. Todas essas alterações são nocivas e necessitam de intervenções imediatas. As complicações mais temidas são a insuficiência renal e cerebral, que podem levar a danos irreversíveis.

Contudo, os sinais clínicos e laboratoriais da Síndrome da Resposta Inflamatória Sistêmica, muitas vezes, se confundem com a própria gravidade do paciente determinada pela correção cirúrgica e fatores preexistentes.

A resposta do organismo é muito variável e depende da resposta inflamatória de cada um.

Assim, é de suma importância que os enfermeiros que assistem crianças em pós-operatório de cirurgia cardíaca tenham conhecimento sobre os sinais e sintomas que deflagram a SIRS e possam direcionar os cuidados para a ocorrência dessa patologia nos primeiros dias de pós-operatório. O enfermeiro ciente do grupo de risco pode determinar uma assistência mais direcionada para esse paciente e favorecer uma alta precoce. Além de fornecer à família dessas crianças uma orientação mais adequada sobre esse acometimento.

Diante da lacuna em pesquisas de enfermagem existente sobre essa ocorrência, a partir de uma pesquisa bibliográfica, procuramos identificar os principais diagnósticos de enfermagem específicos dessa patologia e sugerimos a assistência de enfermagem direcionada para cada diagnóstico. Os resultados desse estudo possibilitaram a construção de intervenções de enfermagem para essa população. Esse trabalho pode vir a ser o início de um estudo para validação por meio da prática clínica, ou ainda servir para a construção de subsídios para os enfermeiros no cuidado aos pacientes pediátricos submetidos à cirurgia cardíaca com CEC.

É fundamental desenvolvermos pesquisas relacionadas à identificação de diagnósticos de enfermagem com o objetivo de direcionar a análise de problemas que demandam ações especiais de enfermagem. Conhecer os problemas específicos de um grupo de pacientes com características comuns pode também direcionar a assistência de enfermagem ao fornecer subsídios para a elaboração de planos de cuidados, implementação das intervenções e avaliação de acordo com as necessidades dos pacientes. Dessa forma, podemos contribuir para o desenvolvimento científico da profissão.

■ REFERÊNCIAS BIBLIOGRÁFICAS

1. Souza MH, Elias DO. Fundamentos da circulação extracorpórea. 2 ed. Rio de Janeiro: Alfa Rio; 2006. p.1-32.

2. Souza MH, Elias DO. Fundamentos da circulação extracorpórea. 2 ed. Rio de Janeiro: Alfa Rio; 2006. p.33-50.

3. João PR, Junior FF. Cuidados imediatos no pós-operatório de cirurgia cardíaca. J Pediatr (Rio Janeiro) 2003;79(Suppl 2): s213-22.

4. Moura HV, Pomerantzeff PM, Gomes WJ. Síndrome da resposta inflamatória sistêmica na circulação extracorpórea: papel das interleucinas. Rev Bras Cir Cardiovasc 2001;15(4):376-87.

5. Goldstein B, Giroir B, Randolph A. International pediatric sepsis consensus conference: definitions for sepsis and organ dysfunction in pediatrics. Pediatr Crit Care Med 2005;6(1):2-8.

6. Soares LC, Ribas D, Spring R, et al. Perfil clínico da resposta inflamatória sistêmica após cirurgia cardíaca pediátrica com circulação extracorpórea. Arq Bras Cardiol 2010;94(1):127-33.

7. Kapoor MC, Ramachandran TR. Inflammatory response to cardiac surgery and strategies to overcome it. Ann Card Anaesth 2004;7(2): 113-8.

8. Souza MH, Elias DO. Fundamentos da circulação extracorpórea. 2 ed. Rio de Janeiro: Alfa Rio; 2006. p.232-51.

9. Brix-Christensen V. The systemic inflammatory response after cardiac surgery with cardiopulmonary bypass in children. Acta Anaesthesiol Scand 2001;45(6):671-9.

10. Auler JO Jr, Barreto AC, Gimenez SC, et al. Pediatric cardiac postoperative care. Rev Hosp Clin Fac Med Univ São Paulo 2002;57(3): 115-23.

11. Alves RL, Cerqueira MP, Kraychete NC, et al. Glicemia perioperatória e complicações pós-operatórias em cirurgia cardíaca pediátrica. Arq Bras Cardiol 2011;97(5):372-9.

12. Tanigushi FP, Souza AR, Martins AS. Tempo de circulação extracorpórea como fator risco

para insuficiência renal aguda. Rev Bras Cir Cardiovasc 2007;22(2):201-5.

13. Tenório SB, Cumino DO, Gomes DB. Anestesia para o recém-nascido submetido a cirurgia cardíaca com circulação extracorpórea. Rev Bras Anestesiol 2005;55(1):118-34.

14. Barbosa AP, Pinheiro C, Rigato O, et al. Critérios para diagnóstico e monitorização da resposta inflamatória. Rev Bras Ter Intensiva 2004; 16(2):105-8.

15. Collet N, Oliveira BR. Manual de enfermagem em pediatria. Goiânia: AB editora; 2002.

16. Doenges ME, Moorhouse MF, Murr AC. Diagnósticos de enfermagem Intervenções, prioridades, fundamentos. 12 ed. Rio de Janeiro: Guanabara Koogan; 2010.

17. Fonseca PB. Interpretação do hemograma. In: Braga JA, Jone LG, Loggetto SR. Hematologia para o pediatra. São Paulo: Atheneu; 2007.

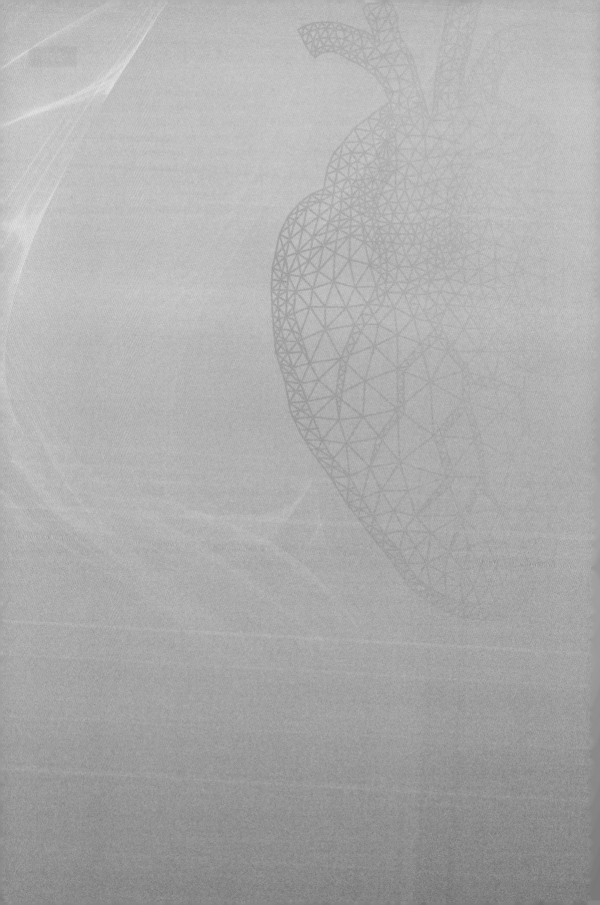

capítulo 22

Eli Kamei

Arritmias Cardíacas

■ INTRODUÇÃO

Arritmia cardíaca pode se manifestar no pré-operatório de correção cirúrgica de cardiopatias congênitas, devido a alterações no sistema de condução impostas por essas anomalias. Pode se manifestar no pós-operatório imediato e/ou tardio devido à manipulação do miocárdio, válvulas e sistema de condução, e causar importante repercussão hemodinâmica, retardando a recuperação da criança e aumentando o tempo de internação. O avanço da tecnologia nos permite monitorizar a frequência e o ritmo de forma segura nas UTIs, detectando rapidamente estes eventos, o que nos permite instituir a terapêutica mais indicada. É necessário também o aprimoramento da equipe de enfermagem para que os profissionais possam conhecer as principais arritmias e suas implicações.

■ ELETROCARDIOGRAMA

É o registro das variações do potencial elétrico decorrente da atividade cardíaca. A geração e a transmissão dos impulsos dependem das seguintes propriedades celulares:

- **Automatismo:** capacidade da célula de iniciar espontaneamente um impulso.
- Excitabilidade: a maneira como a célula responde a um estímulo elétrico, com o deslocamento de íons através da membrana celular.
- **Condutividade:** capacidade da célula de transmitir um impulso elétrico para outra célula cardíaca.
- **Contratilidade:** intensidade da contração da célula depois de receber o estímulo.[1-2]

■ SISTEMA DE CONDUÇÃO

O impulso origina-se no nó sinusal e é transmitido para o átrio esquerdo através do feixe de Bachmann, e pelo átrio direito por meio dos tratos internodais anterior, intermediário e posterior, que chegam até o AV, cuja principal função é retardar o impulso em 0,04 segundos para evitar que os ventrículos se contraiam em uma frequência muito alta. O impulso continua pelo feixe de Hiss, que se divide em ramo direito e ramo esquerdo até atingir as fibras de Purkinje.[1]

As ondas (Figura 22.1):

- **Onda P:** representa a despolarização atrial, condução de um impulso através dos átrios.
  - Precede o complexo QRS.
  - Duração: 0,06 a 0,12 segundo.
  - Amplitude: de 2 a 3 mm de altura.
  - Deflexão positiva nas derivações I, II, aVf e V2 a V6.
- **Intervalo PR:** Representa a condução do impulso atrial até o nodo AV. Pausa que permite que o sangue entre nos ventrículos.
  - Localização: do início da onda P até o início do complexo QRS.
  - Duração: de 0,12 a 0,20 segundo.
- **Complexo QRS:** Representa a despolarização dos ventrículos.
  - **Localização:** depois do intervalo PR
  - Amplitude: 5 a 30 mm de altura, mas difere em cada derivação.
  - **Duração:** de 0,04 a 0,10 segundo, ou metade do intervalo PR. A duração é medida do início da onda Q até o final da onda S, ou a partir da onda R se não houver onda Q.
  - Deflexão positiva nas derivações I, II,III, aVl, aVf, V4, V5 e V6 e negativa nas derivações aVr e V1, V2 e V3.
- **Segmento ST:** Representa o período que vai do término da despolarização e início da repolarização ventricular.

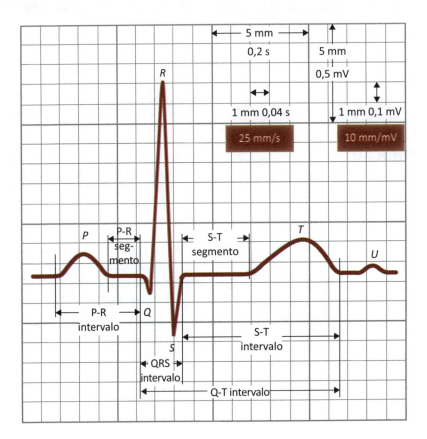

Figura 22.1 Traçado ECG normal (ondas e duração normal).[3]

- **Localização:** estende-se na onda S até o início da onda T.
- **Deflexão:** geralmente é isoelétrico, nem positivo nem negativo, e pode variar de 0,5 a 1,0 mm em algumas derivações.
- **Onda T:** Representa a repolarização ventricular.
  - **Localização:** depois da onda S.
  - **Amplitude:** 0,5 mm das derivações I, II, III e até 10 mm nas precordiais.
  - **Configuração:** geralmente é arredondado e liso.
  - **Deflexão:** geralmente positivo nas derivações I, II e V3 a V6, invertida na derivação aVf e variável nas outras derivações.
- **Intervalo QT:** Representa a despolarização e a repolarização ventricular.
  - **Localização:** estende-se desde o inicio do complexo QRS até o final da onda T.
- **Duração:** varia de acordo com a idade, sexo e frequência cardíaca. Geralmente varia de 0,36 a 0,44 segundo e não deve ser maior que a distância entre as duas ondas R consecutivas quando o ritmo for regular.
- **Onda U:** Representa o período de recuperação das fibras de Purkinje, mas não está presente em todos os traçados de ritmo. Quando presente, a onda U normal localiza-se depois da onda T e geralmente é positiva e arredondada.[1-4]

■ REGISTRO ECG EM 12 DERIVAÇÕES

É o registro da atividade elétrica conforme ela se propaga através do coração em 12 perspectivas diferentes, através de eletrodos colocados no tórax e membros superior e inferior do paciente. As seis derivações dos membros I, II e III, vetor direito ampliado (aVr), vetor esquerdo ampliado (aVl) e o vetor dos pés ampliados (aVf) fornecem informações do plano frontal (vertical) do coração. As derivações I, II e III necessitam de um eletrodo bipolar, isto é positivo e negativo; as derivações ampliadas registram informações de uma única derivação e são unipolares. As derivações precordiais V1 a V6 fornecem informações do plano horizontal do coração e são unipolares (Figura 22.2 e 22.3).[1]

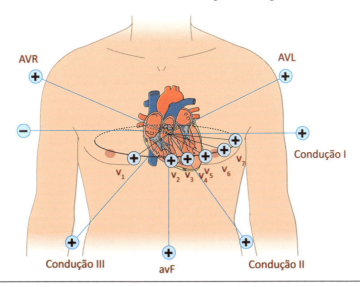

Figura 22.2 Derivações precordiais e periférica.[3]

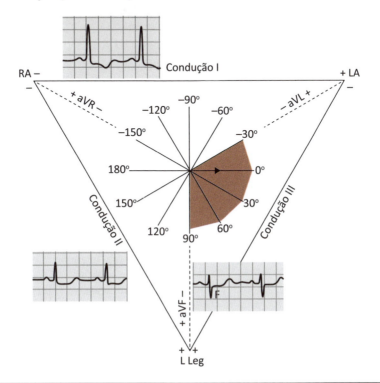

Figura 22.3 Eixo elétrico.[3]

Seção 5 | Complicações Relacionadas às Cardiopatias Congênitas, Seus Manejos...

■ MONITORIZAÇÃO DO ECG

É realizada através de eletrodos instalados no tórax do paciente, conectados através de cabos a um monitor cardíaco que registra continuamente o ritmo cardíaco. Durante a instalação das derivações os eletrodos são colocados em posição comumente descrita como triângulo Einthoven, quando os eletrodos I, II e III formam um triângulo equilátero.[1,3]

Interpretação do traçado em oito etapas:

1. Determinar o ritmo
    - Para determinar o ritmo atrial medir os intervalos PP, intervalos entre duas ondas P consecutivas;
    - Para determinar o ritmo ventricular, medir os intervalos entre duas ondas R consecutivas do complexo QRS. Se a onda R não estiver presente use as ondas Q;
2. Determinar a frequência
    - Método da multiplicação por 10: obtenha um traçado de 6 segundos, conte o número de ondas P e multiplique por 10;
    - Método dos 1.500. Se for regular, 1.500 quadrículos representam 1 minuto. Conte os quadrículos existentes entre duas ondas P ou R e divida por 1.500;
    - Método da sequência. Memorize uma sequência de números – 300, 150, 75, 60 e 50. Encontre uma onda P ou R que coincida com a linha mais escura e depois conte a sequência numérica.
3. Examinar a onda P
    - As ondas P estão presentes?
    - Elas têm configuração normal?
    - Todas elas têm tamanhos e formatos semelhantes?
    - Existe uma onda P para cada complexo QRS?
4. Determinar a duração do intervalo PR
    - Conte o número de quadrículos entre o início da onda P e o início do complexo QRS e multiplique por 0,04 segundo;
    - A duração é normal? (0,12 a 0,20 segundo);
    - O intervalo PR é constante?
5. Determinar a duração do complexo QRS
    - Medir o final do intervalo PR até o final da onda S; conte o número de quadrículos entre o início e o final do complexo QRS, e multiplique por 0,04 segundo;

- A duração é normal? (0,06 a 0,0 segundo);
    - Todos os complexos QRS têm o mesmo tamanho e configuração?
    - Todos os complexos QRS são precedidos pela onda P?
6. Examinar as ondas T
    - As ondas T estão presentes?
    - Todas elas têm o formato normal?
    - Todas elas têm amplitude normal?
    - Todas têm a mesma amplitude?
7. Determinar a duração do intervalo QT
    - Conte o número de quadrículos entre o início do complexo QRS e o final da onda T, multiplique por 0,04 segundo. A derivação normal é de 0,36 a 0,44 segundo.
8. Avaliar outros componentes
    - Origem do ritmo; Característica da frequência;
    - Anormalidades do ritmo.[1-3,5]

A frequência cardíaca pode variar conforme a idade e o estado de vigília do paciente conforme Tabela 22.1.

Tabela 22.1 Frequência cardíaca por minuto.[5]		
Idade	**Frequência em vigília (bpm)**	**Frequência em sono (bpm)**
R/N a 3 meses	85 a 205	80 a 160
3 meses a 2 anos	100 a 190	75 a 160
2 anos a 10 anos	60 a 140	60 a 90
Maior de 10 anos	60 a 100	50 a 90

■ CORRELAÇÃO DO TIPO DE CARDIOPATIA CONGÊNITA E POSSÍVEIS ARRITMIAS

- **Comunicação interatrial:** taquicardia atrial, flutter atrial e fibrilação atrial no pré e pós-operatório (estes geralmente na evolução tardia);
- **Comunicação interventricular:** bloqueio atrioventricular e taquicardia juncional no pós-operatório. Taquicardia ventricular (com disfunção do miocárdio no pré e pós-operatório);
- **Tetralogia de Fallot:** arritmias ventriculares simples ou complexas. Risco maior

no pós-operatório tardio e quanto maior for a idade do paciente na cirurgia;
- **Anomalia de Ebstein:** arritmias atriais (flutter /fibrilação atrial) WPW.[6]

A arritmia no pós-operatório de cirurgia cardíaca, para correção de cardiopatias congênitas, apresenta morbidade e mortalidade altas. No pós-operatório recente, a incidência é maior de arritmias supraventriculares e bloqueios AV, e no pós-operatório tardio a incidência é maior de arritmias ventriculares.[7] Pode-se dividir as arritmias cardíacas em bradicardia e taquicardia, com base na análise da frequência cardíaca. As taquicardias podem ser subdivididas de acordo com a duração do complexo QRS em: taquicardia de complexo QRS estreito ou alargado.[6]

Bradicardias

A bradicardia sinusal não é necessariamente um problema. Com frequência está presente em crianças saudáveis em repouso, quando as demandas metabólicas estão mais baixas. Atletas bem condicionados também apresentam bradicardia sinusal. Porém, a bradicardia sinusal pode ser em resposta à hipóxia, hipotensão, acidose e eventos farmacológicos.[2]

Bloqueio AV – É o distúrbio de condução elétrica do nodo AV, que tem o tempo de condução prolongado (BAV).
- **BAV primeiro grau** (Figura 22.4):

  - Intervalo PR prolongado, acima de 0,20 segundo;
  - Condução retardada no nodo AV;
  - Ritmo sinusal;
  - Assintomático.

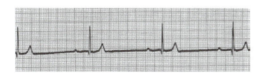

Figura 22.4 BAV primeiro grau.[8]

Causas:

- Distúrbios eletrolíticos;
- Hipoxemia;
- Cirurgia cardíaca;
- Drogas (bloqueadores canal de cálcio, bloqueadores beta-adrenérgico, digoxina);
- Miocardite;
- Tônus vagal aumentado.[1,2,8]

- **BAV de segundo grau:** Bloqueio de alguns impulsos atriais antes de sua chegada aos ventrículos. Pode ser classificadas em: BAV de segundo grau tipo Mobitz I (fenômeno de Wenckebach) e BAV de segundo grau tipo Mobitz II.
- **BAV de segundo grau tipo Mobitz I** (fenômeno de Wenckebach): Ocorre o prolongamento do intervalo PR de ciclo a ciclo, até que uma onda P não é sucedido pelo complexo QRS (Figura 22.5).

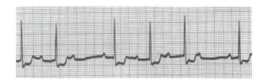

Figura 22.5 BAV de segundo grau tipo Mobitz I (fenômeno de Wenckebach).[8]

- Ritmo atrial é regular e ventricular irregular;
- Localização nodo AV;

Causas:

- Drogas (bloqueadores do canal de cálcio, bloqueadores beta-adrenérgico, digoxina);
- Infarto do miocárdio;
- Alguma condição que estimule o tônus vagal;

Sintomas:

- Pode causar sensação de desmaio.

Tratamento:

- Se a causa for por uso de medicações as mesmas devem ser suspensas. Esse bloqueio é temporário e benigno, raramente necessita de marca-passo.[1,2,8]

- **BAV de segundo grau tipo Mobitz II:** Caracteriza-se pela não condução de alguns impulsos atriais para os ventrículos, sem nenhuma alteração no intervalo PR dos impulsos conduzidos (Figura 22.6).
  - **Ritmo:** atrial regular e ritmo ventricular irregular;
  - **Localização:** abaixo do nível nodo AV.

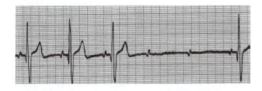

Figura 22.6 BAV de segundo grau tipo Mobitz II.[8]

Causas:

- Cirurgia cardíaca;
- Infarto miocárdio;
- Anormalidades intrínsecas do sistema de condução.

Sintomas:

- Irregularidades sentida (palpitações);
- Pré- sincope;
- Sensação de desfalecimento;
- Sincope.

Tratamento:

- Geralmente inclui marca-passo, pois este bloqueio é frequentemente permanente e progride para bloqueio completo.[1,2,8]

- **Bloqueio 3º grau e dissociação AV:** É a falha completa na condução de todos os impulsos atriais para os ventrículos. Há uma dissociação AV completa (Figura 22.7).
- Nenhuma relação entre ondas P e complexo QRS;
- Nenhum impulso atrial alcança os ventrículos;
- Ritmo ventricular mantido por um marca-passo inferior.

Causas:

- Lesão no sistema de condução;
- Miocardite;
- Cirurgia cardíaca;
- Infarto do miocárdio;
- BAV congênito.

- Sintomas:

- Fadiga;
- Sensação de desfalecimento;
- Síncope.

Tratamento:

- Implante de marca-passo definitivo.[1,2,8,9]

O bloqueio atrioventricular de alto grau pode estar presente no pós-operatório de cirurgia cardíaca, necessitando de estimulação cardíaca artificial temporária através de fios de marca-passo epicárdicos instalados no intraoperatório. Esse bloqueio pode estar relacionado a distúrbio metabólico, efeito residual da cardioplegia, edema, reação inflamatória junto ao tecido de condução e fibrose. Pode ser temporário ou permanente, havendo, neste último, a necessidade de implante de marca-passo definitivo.[9]

Taquicardias

Taquicardia atrial: Geralmente paroxística, com frequência de 120 a 250 bpm. Pode ser devido ao disparo rápido (hiperautomatismo) de um foco atrial ectópico ou um circuito de reentrada atrial único. Pode causar disfunção ventricular quando a frequência cardíaca se manter persistentemente elevada. Quando sustentada ou associada a cardiopatias congênitas pode ser de difícil controle (Figura 22.8).

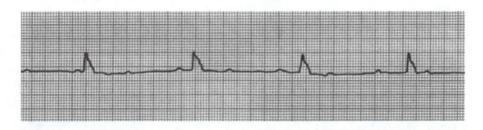

Figura 22.7 BAV 3º grau dissociação AV.[8]

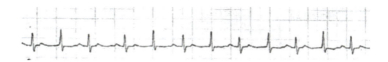

Figura 22.8 Taquicardia atrial.[6]

- Ritmo é regular, mas pode haver bloqueio variável no nodo AV;
- Ondas P diferem das ondas P do ritmo sinusal, precedem o complexo QRS e quando o bloqueio está presente há mais de uma onda P antes do complexo QRS;
- Intervalo PR é difícil de medir devido às ondas P escondidas (pode estar escondida na onda T);
- Complexo QRS geralmente é normal;
- Condução é frequentemente normal pelo nodo AV e nos ventrículos. Na taquicardia atrial com bloqueio, alguns impulsos não são conduzidos aos ventrículos.

Causas:

- Associado à cafeína, fumo e álcool;
- Doença da valva mitral;
- Doença cardíaca reumática;
- Doença pulmonar obstrutiva crônica;
- IAM;
- Intoxicação digitálica;
- Em pacientes com cardiopatia congênita onde há distensão ou manipulação atrial durante o procedimento cirúrgico.

Tratamento:

- Farmacológico ou não farmacológico como a cardioversão elétrica externa e a ablação por radiofrequência.[2,6,8]

Flutter atrial: Origina-se a partir de um circuito elétrico de macrorreentrada, que ocupa grande parte do tecido atrial direito. Pode circundar pela cava superior e inferior, seio coronariano e valva tricúspide, ou mesmo circundar uma cicatriz ou valva manipulada cirurgicamente. O NAV não participa do circuito arritmogênico (Figura 22.9).

- A frequência atrial varia de 250 a 450 bpm, e a frequência ventricular varia dependendo da quantidade de bloqueio no nodo AV, geralmente por volta de 150 bpm;
- Ritmo: o ritmo atrial é regular e o ritmo ventricular é irregular ou regular devido à variação do bloqueio AV;
- Apresenta ondas P anormais com aspecto serrilhado;
- Intervalo P-R normal ou variável;
- Complexo QRS geralmente normal;
- Condução é frequentemente normal pelo nodo AV e ventrículos.

Causas:

- Doenças valva mitral;
- Hipertireoidismo;
- Miocardiopatia.

Tratamento:

- A reversão pode ser farmacológica ou a cardioversão elétrica sincronizada com baixa dosagem, sendo esta última com maior efetividade.

Quando se desconhece o início da arritmia, ou aqueles pacientes que apresentam a arritmia por mais de 48hs, a anticoagulação se faz necessária, pois pode ocorrer a formação de coágulos intracavitários.[2,6,8]

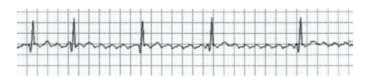

Figura 22.9 Flutter atrial.[6]

Fibrilação atrial: É caracterizada pela atividade elétrica rápida e desorganizada nos tecidos atriais, causada por circuitos múltiplos de reentrada intra-atrial. O NAV não participa do circuito arritmogênico (Figura 22.10).

- O ritmo é irregular, a frequência atrial pode estar entre 400 a 600 bpm e a frequência ventricular depende da quantidade de bloqueio no nodo AV, podendo ficar entre 110 a 160 bpm. A resposta ventricular é bastante irregular por causa da condução oculta na junção AV;
- As ondas P estão ausentes devido a resposta ventricular irregular;
- Intervalo P-R não mensurável pela ausência da onda P;
- Complexo QRS geralmente é normal;
- Condução – Maioria bloqueada na junção AV.

Causas:

- Doença pulmonar;
- Desequilíbrio eletrolítico;
- Doença da valva mitral;
- Doença arterial coronariana;
- Pós-cirurgia cardíaca;
- Após cirurgia de cardiopatia congênita onde há manipulação atrial e cirurgia paliativa para correção univentricular;
- Em crianças com coração estruturalmente normal raramente ocorre fibrilação atrial.

Tratamento:

- Reversão com fármacos (cardioversão química);
- Cardioversão elétrica sincronizada nos casos de instabilidade hemodinâmica;
- Nos casos com início desconhecido deve-se avaliar a presença de trombos nos átrios e a anticoagulação pode ser necessária.[6,8]

Taquicardia supraventricular: É um ritmo com origem acima dos ventrículos, frequentemente causado por três mecanismos (Figura 22.11):

1. Reentrada por via acessória: círculo reentrante, a onda conduzida para o ventrículo pelo nó AV retorna ao átrio por uma via acessória.
2. Foco atrial ectópico: foco ectópico mais rápido que o nó sinusal inicia o estímulo para despolarização.
3. Reentrada no nó AV: são utilizadas as vias rápida e lenta no interior do NAV. A condução pela via rápida é bloqueada por uma contração atrial prematura. Dessa forma, a condução é feita pela via lenta e assim que a despolarização termina, o

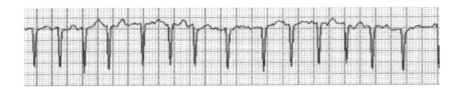

Figura 22.10 Fibrilação atrial.[6]

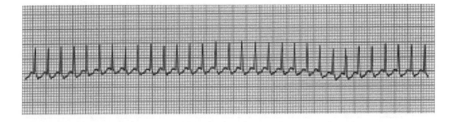

Figura 22.11 Taquicardia supraventricular.[8]

estímulo retorna ao átrio pela via rápida, reiniciando a onda de despolarização.

- Ritmo regular, frequência pode estar entre 130 a 250 bpm e o início é de forma abrupta;
- A onda P está ausente;
- Intervalo P-R não mensurável pela ausência da onda P;
- Complexo QRS estreito, pode ser largo na presença condução ventricular aberrante.

Tratamento:

- Cardioversão química ou manobra vagal;
- Cardioversão elétrica quando apresentar instabilidade hemodinâmica.[5-10]

Taquicardia juncional: Ritmo causado por um foco irritável na junção AV, com frequência de deflagração maior que a do marca-passo do coração. Os átrios despolarizam por condução retrógrada e a despolarização dos ventrículos é normal (Figura 22.12).

- O ritmo é regular e frequência oscila de 100 a 250 bpm;
- A onda P pode estar antes, durante ou depois do complexo QRS;
- Intervalo P-R curto, menor ou igual 0,10 segundo;
- Complexo QRS estreito ou normal.

Causas:

- Intoxicação digitálica;
- Isquemia miocárdio parede inferior ou posterior;
- Edema nodo AV após uma cirurgia cardíaca;
- Cardiopatia congênita.

Tratamento:

- Se a causa for intoxicação digitálica o mesmo deve ser suspenso;
- Em pacientes no pós-operatório de cirurgia cardíaca pode ser necessário o uso de marca-passo temporário;
- Podem ser utilizadas drogas antiarrítmicas.[2,6,7,8,10]

Esta arritmia é a mais frequente no pós-operatório de correção cirúrgica de cardiopatia congênita que se manifesta nas primeiras horas do pós-operatório. Devido a alta frequência cardíaca, pode causar instabilidade hemodinâmica. Nos casos que se mantém a estabilidade hemodinâmica, existe a possibilidade de reversão espontânea. A presença do eletrodo do marca-passo atrial (epicárdica) que é inserido durante o ato cirúrgico, possibilita a utilização segura de fármacos antiarrítmicos. Deve-se manter a ventilação adequada e corrigir distúrbios hidroeletrolíticos e metabólicos. Hipotermia com temperaturas entre 34°C e 35°C também apresentou resultados eficazes.[6,10,11] Alguns fatores de risco podem desencadear essa arritmia como: idade, agente adrenérgico, tempo de CEC prolongado (em geral maior que 90 minutos) e o tipo de correção cirúrgica, devido à manipulação e ao estiramento das fibras. As principais são Tetralogia de Fallot/DSAV/CIV e Norwood. Além desses, também a predisposição genética.[7]

Taquicardia ventricular monomórfica: É um ritmo ventricular rápido, de origem abaixo da bifurcação do feixe de Hiss, provavelmente devido à reentrada no sistema de Purkinje; pode ser também secundário à automaticidade exacerbada. É considerada perigosa devido ao seu efeito de diminuir o

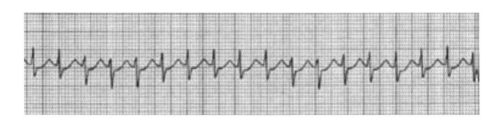

Figura 22.12 Taquicardia juncional.[6]

débito cardíaco e sua tendência em evoluir para fibrilação ventricular (Figura 22.13).

- Ritmo é frequentemente regular, mas pode ser ligeiramente irregular;
- A onda P geralmente está ausente ou escondida no complexo QRS;
- Intervalo P-R não é possível mensura;
- Complexos QRS largos e bizarros, maior que 0,12 segundos de duração.

Causas:

- Isquemia do miocárdio;
- Doença arterial coronariana;
- ICC;
- Doença valvar;
- Miocardiopatia;
- Distúrbios eletrolíticos e metabólicos.

A taquicardia ventricular é incomum em crianças. As que desenvolvem esta arritmia possuem doença cardíaca, síndrome do QT longo, miocardite, cardiomiopatia e o evento pode estar associado também a distúrbios eletrolíticos e cirurgia cardíaca.

Tratamento:

- Cardioversão elétrica;
- Medicamentoso.[2,6,7,8]

Taquicardia ventricular polimórfica/ Torsades de Points: Significa torção dos pontos. Os complexos QRS giram em torno de uma linha de base com deflexões para cima e para baixo, devido à alteração da amplitude e polaridade (Figura 22.14).

Causas:

- Síndrome QT longo;
- Hipomagnesemia;
- Hipocalemia;
- Toxicidade farmacológica (antiarrítmicos, tricíclicos e bloqueadores de canal de cálcio).

Tratamento:

- Medicamentoso;
- Superestimulação com marca-passo.[1,6,7,12]

Assistência de enfermagem:

- Assegurar monitorização contínua da FC, pressão arterial e saturação O_2, atentar para as alterações do ritmo e suas repercussões (sinais de baixo débito cardíaco);
- Suporte ventilatório adequado. Evitar hipóxia, medidas para evitar infecções associados à ventilação mecânica. Manter fixação adequada da COT e avaliar sedação/analgesia;
- Acompanhar exames laboratoriais. Alterações dos eletrólitos pioram ou desencadeiam a arritmia;
- Observar resposta ao tratamento.

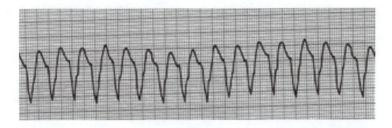

Figura 22.13 Taquicardia ventricular monomórfica.[8]

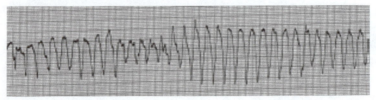

Figura 22.14 Taquicardia ventricular polimórfica/Torsades des Points.[8]

ACESSO VENOSO

- Assegurar acesso venoso calibroso, adequado para a administração de fármacos e antiarrítmicos e também reposição eletrolítica;
- Atentar para sinais de flebite, alguns antiarrítmicos EV são venoirritantes;
- Ao administrar adenosina fazer em *bolus* rápido (1 a 2 segundos) e *flush* de SF 0,9% após, devido sua meia-vida ser curta;
- Manter o cateter pérvio e observar infiltração;
- Observar sítio de inserção para evitar infecção na corrente sanguínea.

CVE

É a liberação de uma corrente elétrica através de pás manuais acopladas a um cardioversor/desfibrilador e colocadas no tórax do paciente. No modo sincronizado a energia é liberada após a onda R.

- Verificar o jejum devido ao risco de aspiração;
- Administrar analgesia/sedação conforme prescrição medica;
- Monitorizar no aparelho cardioversão/desfibrilador para o sincronismo;
- Aplicar gel condutor nas pás, para melhor condução do choque e proteção da pele contra queimaduras;
- Manter à disposição material para ventilação e via aérea avançada;
- Quando realizar cardioversão checar se foi acionado o sincronismo no aparelho, o choque liberado na onda T pode causar fibrilação ou assistolia.

MARCA-PASSO

- Verificar carga da bateria/gerador em todos os plantões;
- Verificar se a analgesia está sendo suficiente;
- Curativo e fixação adequada dos eletrodos epicárdicos e de pele;
- Verificar sítio de inserção (hiperemia, sangramento e se não houve tração do eletrodo).

RESFRIAMENTO

- Instalar termômetro retal ou esofágico ao monitor, para mensuração continua;
- Colocar colchão no resfriamento e manter temperatura retal ou esofágica entre 34ºC e 35ºC;
- Manter monitorização da FC, pressão arterial e saturação O_2;
- Hidratar a pele e verificar o aspecto de 2/2hs;
- Proteger proeminências ósseas;
- Mobilizar o termômetro retal de 6/6hs;
- Analgesia e/ou sedação adequadas;
- Controle laboratorial HMG/plaquetas;
- Durante reaquecimento, aumentar a temperatura gradualmente, 0,5 graus por hora até atingir 36,5ºC.

PARTICIPAÇÃO DA FAMÍLIA

È muito importante que os pais saibam da probabilidade de seus filhos virem a apresentar arritmia cardíaca devido à cardiopatia congênita tanto no pré-operatório como no pós-operatório tardio, e que saibam reconhecer os sinais, uma vez que podem estar fora do ambiente hospitalar e devem procurar tratamento o mais breve possível.

CONCLUSÃO

A arritmia cardíaca tem uma incidência importante no pós-operatório de cirurgia para correção de cardiopatia congênita, e que pode causar instabilidade hemodinâmica. Daí a importância da equipe de enfermagem reconhecer as principais arritmias presentes, para que possa intervir precoce e adequadamente.

REFERÊNCIAS BIBLIOGRÁFICAS

1. Balaji S, Sullivan I, Deanfield J, James IM. Moderate hypothermia in the management of resistant automatic tachycardias in children. Br Heart J. 1991; 66:221-4.
2. Nascimento CS, Viotti Junior LAP, Silva LHF, Araujo AM, Braghata AMLA, Gubolino LA. Bloqueio atrioventricular de alto grau induzido pela cirurgia cardíaca. Estudo de critérios de reversibilidade. Rev. Brasileira Cirurgia Cardiov. 1997; 12(1):56-61.

3. Lopez AS, Moreira DAR. Arritmias no pós-operatório de cardiopatia congênita, aspectos clínicos e evolutivos. Arquivos Brasileiros de Cardiologia. 2006; 16:15.
4. Borgman KY, et.al. A genetic contribution to risk for post-operative juncional ectopic tachycardia in children undergoing surgery for congenital heart disease. Heart Rhythm. 2011; 8(12):12.
5. Valsangiacomo E, Schimid ER, Schiipbach RN, Schmidlin D, Molinari L, Waldvogel K, Bauersfeld U. Early postoperative arrhythmias after cardiac operation in children. Ann Thorac Surg. 2002; 74: 792-6.
6. Perez IM, Nunez FR, Lopez CM, Torron FP, Botta CZ, Berias AC. Management by hypothermia of junctional ectopic tachycardia appearing after pediatric heart surgery. Rev Esp Cardiol. 2003; 56(5):510-4.
7. Willians L & Walkins. Interpretação ECG - Série incrivelmente fácil. Rio de Janeiro, Guanabara Koogan, 2012.
8. Woods SL, Froclicher ESS, Motzer SU. Enfermagem em Cardiologia. 4ª ed. São Paulo, Manole. 2005; 13e14:311-424.
9. Suporte Avançado de Vida em Pediatria. Manual do profissional. 2010. American Heart Association.
10. Mitsumo AK. Arritmias na criança. Medicina (Ribeirão Preto). 2012; 45(2):214-22.
11. Diretriz de Arritmias Cardíacas e Cardiopatias Congênitas. SOBRAC e DCC. Arquivo Brasileiro de Cardiologia - Sociedade Brasileira de Cardiologia. Volume 107, supl. 3, Julho 2016.
12. Jatene IB, Freitas EV. Como Tratar. Sociedade Brasileira de Cardiologia, Cardiologia Pediátrica, Cardiogeriatria. Manole 2010, cap.07.

capítulo 23

Luciene Denneberg Guimarães Silva

Insuficiência Cardíaca Pré e Pós-operatória em Cardiopatia Congênita

■ INTRODUÇÃO

A relevância atual da Cardiologia no âmbito pediátrico tornou-se algo inegável, visto que a incidência das cardiopatias congênitas está estimada em aproximadamente 8 de cada 1.000 nascidos-vivos e constitui a causa de maior mortalidade neonatal dentre as malformações (Figura 23.1).

Certamente essa prevalência tende a ser bem maior, pois, por meio de recursos diagnósticos como a ecocardiografia, calcula-se que a mortalidade fetal por cardiopatia congênita também seja de grande importância representativa, variando de 15% a 25% dos casos.

E, somado a tudo isso, temos os avanços diagnósticos e terapêuticos, mudando consideravelmente as perspectivas dessas crianças portadoras de cardiopatia congênita no decorrer dos últimos anos.

Devido à grande diversidade de apresentação clínica das cardiopatias, ao princípio foram agrupadas de um lado aquelas que apresentam de nenhuma a uma discreta repercussão hemodinâmica, e de outro, aquelas com acentuada complexidade, que se apresentam altamente limitantes e têm prognóstico reservado. De modo geral, o primeiro grupo é representado por cardiopatias acianogênicas, e o segundo, por cardiopatias cianogênicas.[1,2]

Atualmente, em busca de uma avaliação diagnóstica mais acurada, a meta é basear-se mais nas características de apresentação clínica dessas cardiopatias, representadas pelo sopro cardíaco, insuficiência cardíaca e cianose, ao invés da divisão em cardiopatias acianogênicas e cianogênicas, e posteriormente associar a essa avaliação a confirmação por meio de exames de imagem, estabelecendo assim a terapêutica mais adequada.[2]

■ DEFINIÇÃO – ICC

A Insuficiência Cardíaca Congestiva (ICC) é uma síndrome clínica que ocorre quando o coração se torna incapaz de manter um débito cardíaco suficiente para manter uma perfusão adequada dos tecidos e órgãos ou manter um

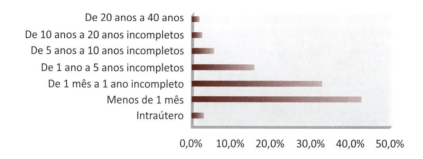

Figura 23.1 Distribuição dos pacientes quanto à idade no momento do diagnóstico da cardiopatia congênita.

transporte de oxigênio que atenda às necessidades metabólicas desses tecidos.[3,4]

Nos lactentes, as causas mais comuns são as cardiopatias congênitas, associadas ou não a um fator agravante.

Em crianças maiores, as causas mais frequentes de ICC são febre reumática, glomerulonefrite, miocardite, pericardite e cardiopatias congênitas.[1,5]

Suspeita-se fortemente de quadro de ICC quando qualquer criança apresenta simultaneamente taquipneia, taquicardia, hepatomegalia e cardiomegalia. Na ausência de qualquer um desses sintomas, aumentam-se as chances de um diagnóstico alternativo.

Nos casos graves, o diagnóstico é fácil. Geralmente existe uma predominância dos sintomas congestivos.

Nos lactentes, queixas como "cansaço e respiração rápida", "coração disparado", "dificuldade e pausas às mamadas" são muito comuns, sendo muito frequente apresentarem sinais de irritação e sudorese fria, predominantemente cefálica. Nos casos mais graves, nota-se dificuldade de ganho de peso ou mesmo franca desnutrição. Na criança maior, o grau de intolerância aos esforços (dispneia de esforço) nos serve de balizador quanto à possível gravidade da disfunção cardíaca. Uma boa tolerância aos esforços descarta a presença de ICC significativa.

Ao exame físico, os sinais mais frequentes são: taquipneia, dispneia proporcional à gravidade do quadro, taquicardia, presença de B3, hepatomegalia, sinais de cardiomegalia, ingurgitamentos venosos e edema. Nos casos mais graves, podem existir os sinais de baixo débito ou choque cardiogênico, diferenciando dos que ocorrem nos choques de outras etiologias, apenas pela presença de sintomas congestivos.[1,2,5-7] (Figura 23.2)

A taquipneia, com ou sem esforço respiratório, ocorre em praticamente todos os casos. A taquicardia é muito frequente e, apesar de ser um achado muito inespecífico, é útil tanto no diagnóstico como no acompanhamento evolutivo.

Os sintomas da insuficiência cardíaca podem ser divididos baseando-se em sua causa fisiopatológica principal, como segue:[8-10]

- Congestão venosa sistêmica
  - Hepatomegalia;
  - Ingurgitamento jugular;

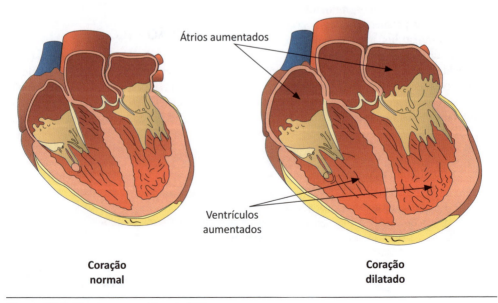

Figura 23.2 Figura esquemática de ICC.
Fonte: Modificada do Banco de imagens da *Mayo Foundation for Medical Education and Research*.

- Edema;
- Ganho rápido de peso;
- Ascite;
- Terceira bulha (VD).
■ Congestão venosa pulmonar
    - Dispneia de esforço;
    - Taquipneia ou taquidispneia;
    - Pausas às mamadas;
    - Ortopneia (maior conforto no colo);
    - Tosse, roncos, sibilos;
    - Broncoespasmo;
    - Terceira bulha (VE);
    - Gemido expiratório;
    - Crepitações teleinspiratórias;
    - Edema agudo do pulmão.
■ Ação adrenérgica
    - Irritabilidade;
    - Agitação;
    - Distúrbios do sono;
    - Taquicardia;
    - Baixo ganho de peso;
    - Palidez cutânea;
    - Sudorese fria e cefálica;
    - Nervosismo, ansiedade;
    - Palpitações.
■ Baixo débito e choque
    - Apatia e fadiga;
    - Extremidades frias;
    - Cianose periférica;
    - Pulsos finos;
    - Enchimento capilar lento;
    - Hipotensão;
    - Pressão convergente;
    - Oligúria;
    - Precórdio hipoativo.

■ DIAGNÓSTICO

O diagnóstico de ICC é basicamente clínico, tendo como base um quadro clínico típico ou sugestivo, que venha acompanhado de uma das causas prováveis. Os exames complementares básicos ajudam a confirmar a impressão clínica, auxiliando na identificação da causa da ICC e, principalmente, na procura de seus fatores precipitantes e agravantes.

Conforme dito anteriormente, exames como radiografia de tórax (RX de tórax) e ecocardiografia (Eco) são de grande importância na confirmação diagnóstica da causa da ICC, principalmente em crianças cardiopatas (Figuras 23.3 e 23.4).

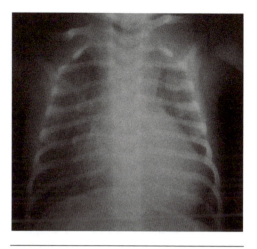

Figura 23.3 RX de tórax de criança com TGA e ICC.

Exames complementares

■ **Raio-X de tórax:** a cardiomegalia ocorre em quase todos os casos. Sua ausência nos obriga a questionar o diagnóstico de ICC. Em cardiopatas congênitos, observa-se ausência de cardiomegalia em algumas situações, como em algumas miocardites em fase inicial, nas formas obstrutivas de drenagem anômala de veias pulmonares, na pericardite constritiva, em alguns casos de estenose mitral sem dilatação importante de átrio esquerdo e nas estenoses de veias pulmonares. Um dado importante do RX de tórax é o grau de congestão pulmonar. Tanto a cardiomegalia como a congestão podem ser avaliadas evolutivamente em exames seriados.

■ **Eco:** um estudo ecocardiográfico bidimensional com mapeamento de fluxo a cores e Doppler, além de ser geralmente decisivo no diagnóstico da cardiopatia de base (defeitos estruturais, valvopatias, miocardiopatias etc.), permite-nos estudar a função sistólica e diastólica, gradientes, débito, *shunts*, função valvar, pericárdio etc. Com relação ao diagnóstico e acompanhamento evolutivo da ICC, os parâmetros que avaliam a contratilidade costumam ser os mais importantes: a fração de encurtamento (normal entre 28% e 36%) e a fração de ejeção de pelo menos

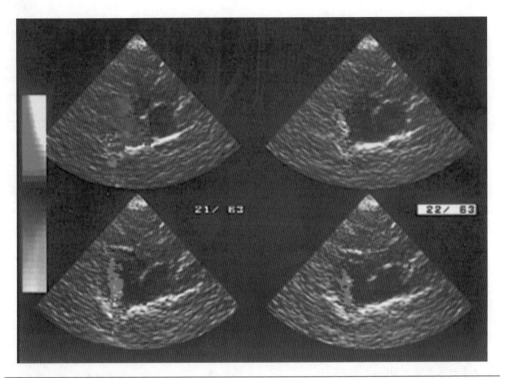

Figura 23.4 ECO Doppler com presença de PCA.
Fonte: Imagens do arquivo do HU – USP.

55% (abaixo de 45% é considerada sinal de hipocontratilidade significativa; abaixo de 35% indica disfunção contrátil grave).

- **Eletrocardiograma (ECG):** não apresenta alterações específicas de insuficiência cardíaca e em nada contribui para o diagnóstico dessa síndrome. Porém, é muito útil no diagnóstico de arritmias e auxilia no diagnóstico da cardiopatia de base. Nos casos críticos, a monitorização eletrocardiográfica contínua é essencial para detecção precoce de arritmias (Tabela 23.1 e 23.2).[11] A Tabela 23.3 apresenta um diagrama representativo da cianose.

Exames laboratoriais

- **Gasometria:** nos casos agudos ou muito graves, a gasometria arterial deve ser repetida sempre que necessário, pois a acidemia é um importante fator inotrópico negativo a ser corrigido. A PO_2, assim como a diferença alveolocapilar, pode estar alterada pelo edema pulmonar. Nos casos mais graves, pode haver retenção de CO_2. A hipoxemia pode ser monitorada pela gasometria, mas a monitorização contínua da oximetria permite-nos acompanhar bem sua evolução e ajustar o aporte de oxigênio para garantir uma saturação de oxigênio sanguíneo acima de 92% em crianças não cardiopatas e acima de 80% nas cardiopatas.
- **Hemograma, albumina sérica, ureia e creatinina:** são importantes para detectar fatores complicadores da insuficiência cardíaca.

■ TRATAMENTO NÃO MEDICAMENTOSO

1. Afastar os fatores causais, agravantes e precipitantes potencialmente removíveis (Tabela 23.4).

Capítulo 23 | Insuficiência Cardíaca Pré e Pós-operatória em Cardiopatia Congênita   **293**

Tabela 23.1 Cardiopatias congênitas acianogênicas obstrutivas principais, com e sem compensação cardíaca, correlacionada a dados de exteriorização clínica, ECG e RX de tórax.

| | Manutenção do fluxo anterógrado | | | | | |
| | Sim | | | Não | | |
	Clínica	ECG	RX tórax TVP/AC	Clínica	ECG	RX tórax TVP/AC
Estenose pulmonar	Sopro	Normal/SVD	Normal Normal	ICD Cianose	SVD	Diminuída/ NI-aumentada
Estenose aórtica	"	Normal/SVE	Normal Normal	ICE	SBV/SVD-EE	NI-congestão/ aumentada
Estenose mitral	"	Normal SAE/SVD	Normal Normal	ICC	SVD SAE	Congestão/ normal

Fonte: Pediatria Moderna Jul/Ago V 47 N 4.

Tabela 23.2 Cardiopatias congênitas acianogênicas principais com desvio de sangue da esquerda à direita e graus variados de fluxo pulmonar, correlacionadas a dados de exteriorização clínica, ECG e RX de tórax.

| | Fluxo pulmonar aumentado | | | | | |
| | Discreto | | | Moderado/acentuado | | |
	Clínica	ECG	RX tórax AC	Clínica	ECG	RX tórax AC
Comunicação interatrial	Sopro	NI/SVD	NI/aumentada discreta	ICD	SVD	Aumentada
Comunicação interventricular	Sopro	NI/SVE	NI/aumentada discreta	ICC	SBV/SVD	Aumentada
Defeito parcial do septo AV	Sopro	NI/SBV	NI/aumentada discreta	ICC	SBV	Aumentada
Defeito total do septo AV	Sopro	SBV	Aumentada	ICC	SBV/SVD	Aumentada
Canal arterial	Sopro	NI/SVE	NI/aumentada discreta	ICC	SVE/SBV	Aumentada

Fonte: Pediatria Moderna Jul/Ago V 47 N 4.

Tabela 23.3 Diagrama representativo da cianose (anomalias – clínica – ECG e RX tórax).

Fluxo pulmonar dependente do canal arterial
Shunt **D → E**
AP – EPV – AT – T4F – Outras + EP – Ebstein
Shunt **D ← E**
TGA
Características: Sopro cardíaco: discreto ou ausente (inexpressivo), exceto na anomalia de Ebstein;
Ruídos cardíacos, especialmente o 2º: hiperfonéticos (TF, TGA), hipofonéticos (AP, EPV, AT, Ebstein);
ECG: SVD (EPV,TF,TGA), SVE (AP,AT); **RX Tórax:** área cardíaca próxima do normal, exceto no Ebstein;
Forma ovalada (TGA), em bota (TF).

Abreviaturas: AC: Área Cardíaca; ICC: Insuficiência Cardíaca Congestiva; ICD: Insuficiência Cardíaca Direita; ICE: Insuficiência Cardíaca Esquerda; NI: Normal; SAE: Sobrecarga Atrial Esquerda; SBV: Sobrecarga Biventricular; SVD: Sobrecarga Ventricular Direita; SVE: Sobrecarga Ventricular Esquerda; TVP: Trama Vascular Pulmonar.

Fonte: Pediatria Moderna Jul/Ago V 47 N 4.

Seção 5 | Complicações Relacionadas às Cardiopatias Congênitas, Seus Manejos...

Tabela 23.4 Fatores precipitantes ou agravantes de insuficiência cardíaca.			
Anemia	Drogas depressoras do miocárdio	Hipotireoidismo	Hipoglicemia
Hipertensão	Desobediência e descontinuidade do tratamento	Hipovolemia	Hipocalcemia
Hipervolemia	Intoxicação digitálica	Arritmias	Hipomagnesemia
Hipertireoidismo	Sepse ou infecções localizadas	Broncoespasmo	Desnutrição
Febre	Insuficiência renal	Hipóxia	Deficiência de carnitina
Exercícios	Distúrbios respiratórios	Acidose	Beribéri Hipofosfatemia

2. Pacientes graves, hemodinamicamente instáveis, com sinais de choque ou iminência de edema agudo devem ser tratados em Unidade de Terapia Intensiva (UTI). Casos graves devem permanecer monitorizados, com acesso venoso central para possível monitorização de PVC.

3. O repouso deve ser restrito ao leito para os pacientes com miocardiopatias agudas graves e na febre reumática aguda. Também deve ser respeitado nos pacientes com dispneia importante em repouso. Nesses casos, a cabeceira elevada dá mais conforto e melhora a ventilação.

4. A restrição hídrica não precisa ser usada como rotina, mas pode ser útil nos casos mais graves, em paciente com hiponatremia associada à congestão e nos casos associados à insuficiência renal.

5. A restrição de sódio é importante nos casos moderados ou graves, mas não deve ser tão agressiva que prejudique a aceitação da dieta.

Casos com disfunção respiratória por congestão pulmonar grave ou complicações associadas exigem oxigenioterapia suficiente para manter a oximetria desejada para a patologia de base. É importante lembrar que, nos casos de cardiopatia congênita cianótica, a oxigenioterapia raramente estará indicada e, quando necessária, não deverá ter a oximetria como parâmetro de ajuste. Casos com choque ou edema agudo exigirão intubação e ventilação assistida.[2,6,7,10]

■ TRATAMENTO MEDICAMENTOSO

É muito importante que as escolhas das ações terapêuticas sejam individualizadas, segundo uma avaliação clínica objetiva sobre o estado da pré-carga (volemia), nível de contratilidade e pós-carga, função diastólica e o débito cardíaco resultante dessas variáveis. A determinação da etiologia da ICC e a ecocardiografia são de grande valor nessa avaliação. A importância relativa de cada tipo de droga (inotrópicos, diuréticos ou vasodilatadores) dependerá dessa avaliação.

A situação de cada uma dessas variáveis depende da doença verificada e, dentro de uma mesma doença, varia ao longo do tempo, com a evolução, o que exige reavaliações periódicas para ajustes terapêuticos. (Tabela 23.5)

A insuficiência cardíaca não deve ser abordada de forma mecânica, usando digital, diuréticos e vasodilatadores nas mesmas doses, pois se trata de uma síndrome complexa com múltiplas formas de apresentação. Em muitos casos, a ação terapêutica mais importante é o controle de fatores precipitantes ou agravantes (acidose, hipoxemia, broncoespasmo, infecções, a anemia, controlar a hipertensão, nutrir bem o paciente etc.).[11]

Quanto às ações relacionadas ao estado da pré-carga e pós-carga e contratilidade, correspondem a uma ação terapêutica no tratamento da ICC.

Aumento da pré-carga:

- Retirar diuréticos;

Capítulo 23 | Insuficiência Cardíaca Pré e Pós-operatória em Cardiopatia Congênita

Tabela 23.5 Tratamento farmacológico de ICC na criança.

Classe de recomendações	Indicações	Nível de evidências
Classe I	Para pacientes com disfunção sistólica assintomática.	
	• Inibidores da ECA	B
Classe I	Para pacientes com disfunção ventricular sintomática.	
	• Diuréticos, se há retenção hídrica	C
	• Inibidores da ECA	B
	• Betabloqueadores, se estáveis, exceto se houver contraindicação	B
	• Digoxina para sintomas	C
Classe II a	Espironolactona, se classe IV recente ou atual com função renal preservada e potássio normal.	B
	BRA, naqueles já em uso de digoxina, diurético, betabloqueador e que não toleram IECA.	B
	Anticoagulação na presença de FA ou evento tromboembólico prévio.	B
Classe III	Inotrópico EV intermitente em longo prazo.	C
	BRA em lugar de IECA em pacientes que toleram ou que não tenham experimentado IECA.	C
	Bloqueadores de canal de cálcio.	B

Siglas: IECA: inibidor de enzima de conversão da angiotensina; BRA: bloqueador do receptor de angiotensina.

Fonte: Pediatria Moderna Jul/Ago V 47 N 4.

- Reparações cirúrgicas;
- Aumentar aporte hídrico.

Redução da pré-carga:
- Diuréticos;
- Restrição de sódio e hídrica;
- Venodilatadores.

Reduzir a pós-carga:
- Vasodilatadores.

Aumentar a contratilidade (ações inotrópicas):

- Corrigir acidose e distúrbios hidroeletrolíticos;
- Digitálicos;
- Dobutamina/dopamina;
- Outras drogas inotrópicas.

Digitálicos

Útil em quase todos os casos de ICC, particularmente nos casos por sobrecarga de pressão e de volume. Os digitálicos não devem ser usados nos pacientes com disfunção diastólica com fração de ejeção preservada. Também não devem ser usados nos pacientes com estenose subvalvar do tipo muscular. Na insuficiência cardíaca direita, os digitálicos não apresentam efeitos significativos. Nos casos agudos e graves ou na agudização da ICC crônica, o uso do digital tem sido substituído com vantagens pela infusão contínua de dobutamina. Entre os digitálicos, a digoxina é a droga de escolha em pediatria. Tem boa absorção oral, pico sérico em 1 a 3 horas, meia-vida de aproximadamente de 30 horas e eliminação predominantemente renal. A digitalização deve ser feita em três doses: metade da dose total é administrada no início (hora zero), um quarto da dose oito horas depois (hora 8) e o quarto restante na hora 16. É prudente examinar o paciente entre cada dose, principalmente antes da última dose (hora 16), à procura de sinais de intoxicação digitálica (principalmente náusea, vômitos, diarreia, cefaleia, extrassístoles e bradiarritmias) ou de evidências de que já ocorreu ação digitálica eficiente (sobretudo queda da frequência cardíaca, da frequência respiratória, redução da hepatomegalia e melhora da amplitude dos pulsos). Nos casos mais leves, quando é possível esperar alguns dias pelo efeito da droga, é preferível iniciar com a dose de manutenção, evitando-se os riscos de intoxicação durante a digitalização. A dose de manutenção habitual é de 10 mg/kg/dia dividida em duas doses diárias. Quando se usa a preparação de digoxina elixir pediátrico, que tem 50 mg/mL, essa dose em mililitros (mL) do elixir corresponde ao peso da criança dividido por 10 a cada 12 horas. Essa dose de 10 mg/kg/dia pode ser excessiva para crianças com mais de 15 kg. Escolares e adolescentes geralmente exigem meio comprimido (0,125 mg) uma a duas vezes ao dia. O nível sérico normal é de 1 a 4 ng/mL (nanogramas/mL) para lactentes e de 1 a 2 ng/mL para crianças maiores. Valores maiores que esses geralmente não melhoram a resposta hemodinâmica e aumentam os riscos de efeitos adversos.

Aminas em infusão contínua

Nos casos de insuficiência cardíaca muito grave ou de falência cardíaca aguda com diminuição crítica do débito cardíaco, com ou sem choque cardiogênico, é necessário o uso de drogas inotrópicas mais potentes, como a dobutamina, a dopamina ou ambas. Mais raramente, no choque cardiogênico com hipotensão grave, pode estar indicado o uso de infusão contínua de adrenalina ou noradrenalina, pelo seu efeito pressórico mais potente. A dobutamina é a droga inotrópica por excelência na disfunção circulatória do choque cardiogênico, que frequentemente determina melhora da hipotensão sem o efeito vasoconstritor da dopamina e adrenalina, que

poderia comprometer ainda mais a perfusão tissular. A dose inicial habitual de dobutamina é de 2,5 a 5 µg/kg/minuto, que é aumentada progressivamente até se obter o efeito desejado ou atingir a dose máxima de 20 mg/kg/minuto. A droga aumenta o débito cardíaco e reduz a resistência vascular pulmonar e sistêmica. A pressão arterial e a frequência cardíaca são menos afetadas com a dobutamina que com a dopamina.

Inibidores da fosfodiesterase

É uma alternativa de tratamento por curto prazo para os casos muito graves e refratários de ICC, que não respondem às aminas em infusão contínua. Essas drogas são mais utilizadas no pós-operatório de cirurgia cardiovascular com baixo débito e nos casos de miocardiopatia dilatada gravíssima. A milrinona, a droga de escolha desse grupo, tem efeito inotrópico e efeito vasodilatador direto. Assim, do ponto de vista hemodinâmico, funciona como se fosse uma associação de dobutamina com nitroprussiato. A milrinona (Primacor: frasco-ampola de 20 mL com 1 mg/mL) é a droga inibidora da fosfodiesterase de escolha atualmente. É mais potente e acarreta menos efeitos adversos que a milrinona. A resposta hemodinâmica pode ser notada após 10 a 15 minutos. A infusão contínua da milrinona, de 0,5 a 0,75 mg/kg/minuto (máximo de 1,13 mg/kg/dia), deve ser precedida de um bolo de 50 a 75 mg/kg em 10 minutos. Alguns autores preferem fazer dois ou três bolos menores de 25 mg/kg/minuto com intervalos de 30 a 60 minutos antes de iniciar a infusão contínua. Também se preconiza bolos adicionais de 25 mg/kg/minuto cada vez que se for aumentar a infusão contínua em 0,25 mg/kg/minuto.

Diuréticos

O objetivo do uso de diurético deve ser reduzir a pré-carga até um nível ótimo, que permita um débito cardíaco adequado, com o mínimo possível de sintomas congestivos. Nos casos mais graves, pode ser necessário usar uma associação de diuréticos em doses altas, mas é essencial evitar a redução exagerada da volemia e da pré-carga pelo uso exagerado e inadvertido (na dose ou na duração) de diuréticos, pois a hipovolemia leva a uma

Capítulo 23 | Insuficiência Cardíaca Pré e Pós-operatória em Cardiopatia Congênita

baixa pressão de enchimento dos ventrículos que reduzirá ainda mais o débito cardíaco, piorando a situação hemodinâmica. Isso significa que é fundamental reavaliar frequentemente a necessidade do uso de diurético e sua dose. Isso se faz pela análise dos sinais de congestão pulmonar (taquidispneia, edema pulmonar) e sistêmica (hepatomegalia, ingurgitamento jugular e edema), e, inversamente, os de hipovolemia e desidratação.

Vasodilatadores

A vasoconstrição que ocorre na ICC (ação adrenérgica, o sistema renina-angiotensina e o sistema arginina-vasopressina) visa manter a pressão sanguínea apesar da queda do débito cardíaco e, nos casos mais graves, promover a redistribuição do fluxo sanguíneo para órgãos mais nobres (coração e sistema nervoso central). Entretanto, ao aumentar a pós-carga, a vasoconstrição passa a prejudicar o desempenho cardíaco. Assim, a redução da pós-carga com o uso de vasodilatadores é uma opção terapêutica valiosa em boa parte dos casos de ICC. O uso de vasodilatador deve ser tentado sempre de forma criteriosa e crítica, pois nem sempre terá o efeito hemodinâmico esperado. Os resultados são melhores nas miocardiopatias, nos grandes *shunts* esquerdo-direita (CIV, CIA, PCA etc.) e na insuficiência cardíaca associada à hipertensão. Também são úteis nas insuficiências valvar mitral ou aórtica, isoladas ou associadas. Não devem ser usados em situações de baixo débito devido a estenoses valvares. Clinicamente, uma resposta favorável a um vasodilatador se caracteriza pela melhora da perfusão capilar periférica e da tolerância a esforços, sem aumento significativo da frequência cardíaca e sem queda significativa da pressão arterial. Essa combinação nos dá a certeza de que o débito cardíaco aumentou com o uso do vasodilatador. Ao contrário, deve se presumir que houve queda do débito cardíaco quando houver queda da pressão arterial e taquicardia, mesmo que se note alguma melhora da perfusão periférica. Os inibidores da enzima conversora de angiotensina I em angiotensina II, como o captopril e o enalapril, são considerados atualmente os vasodilatadores de escolha, para uso oral, na insuficiência cardíaca. Além de melhorar o débito cardía-

co por redução da resistência periférica, essas drogas diminuem os sintomas congestivos por venodilatação e reduzem a retenção hídrica induzida pela aldosterona. Essa última ação geralmente permite reduzir as doses de diurético e determina a suspensão da suplementação de potássio e da espironolactona para evitar a hiperpotassemia. Frequentemente a droga melhora a função renal e a diurese. Também ajuda a correção da hiponatremia dilucional, comum na ICC grave, evitando, em alguns casos, a necessidade de restrição hídrica. Hipotensão importante pode ocorrer no início do tratamento, sobretudo se existe hipovolemia e/ou hiponatremia. Para evitar esse efeito, recomenda-se iniciar com doses baixas e controlar a pressão arterial (a cada 1 a 2 horas) nas primeiras horas. Nos recém-nascidos, a dose inicial deve ser ainda menor. As doses devem ser aumentadas gradativamente até se obter o efeito desejado ou atingir a dose máxima proposta. Os outros vasodilatadores úteis no tratamento da ICC são o nitroprussiato (nas emergências e em tratamento intensivo), a hidralazina, o minoxidil e o prazosin e, nos casos associados à hipertensão grave, a nifedipina.[11-14]

■ DIVISÃO DAS CARDIOPATIAS EM RELAÇÃO ÀS CARACTERÍSTICAS CLÍNICAS

As cardiopatias congênitas, como referidas anteriormente, além de apresentarem diferenciações anatômicas, podem ser divididas de acordo com as características clínicas que apresentarem, seja cianose, insuficiência cardíaca ou sopro cardíaco. Essa divisão tende a auxiliar na orientação diagnóstica, quando realizada a análise adequada de cada um desses sintomas.

As cardiopatias que apresentam cianose acentuada, normalmente com fluxo pulmonar dependente de canal arterial, com desvio de sangue da direita para esquerda, são representadas pela Atresia Pulmonar (AP), Atresia Tricúspide (AT), Estenose Pulmonar Valvar (EPV), Tetralogia de Fallot (T4F) e, por outras cardiopatias congênitas que se associam a estenose pulmonar, incluindo as complexas. A transposição das grandes artérias está incluída nesse grupo, mas com desvio de sangue bidirecional.

Somando-se cianose, avaliação clínica e exames complementares usuais, como eletrocardiograma (ECG) e radiografia de tórax (RX de tórax), podemos verificar que essas anomalias cianogênicas se comportam de maneira semelhante, porém, serão os sinais e sintomas diferenciais que irão definir o diagnóstico específico de cada cardiopatia. O conjunto desses achados clínicos funciona como orientador antes da conclusão fornecida por meio de ecocardiografia (ECO).

As cardiopatias que se expressam com quadro de Insuficiência Cardíaca Congestiva (ICC) se diferenciam do ponto de vista patogênico em três grupos.

O primeiro grupo contempla as que dependem da persistência da hipertensão pulmonar, como na anomalia de Ebstein e na agenesia da valva pulmonar, apresentando exteriorização clínica nas primeiras horas de vida. Nesses, a ausculta cardíaca apresenta sopro cardíaco intenso, sinais de hipóxia, cardiomegalia e sobrecarga elétrica das cavidades direitas.

O segundo grupo contempla as cardiopatias cujo fluxo sistêmico depende do canal arterial: são as cardiopatias obstrutivas do coração esquerdo, sendo coarctação da aorta (CoAo), interrupção do arco aórtico (IAAo), estenose aórtica (EAo), Estenose Mitral (EM) e hipoplasia do coração esquerdo (SHCE), com exteriorização clínica na primeira semana de vida. Nessas, o sopro cardíaco não é expressivo, mas na palpação adequada dos pulsos periféricos é possível diagnosticarmos a CoAo e IAAo, quando verificamos o contraste da intensidade dos pulsos entre membros superiores (mais intensos) e os inferiores (menos intensos). Na SHCE, os pulsos são mais palpáveis em membros inferiores, graças ao fluxo reverso da artéria pulmonar para a aorta descendente pelo canal arterial, e na EAo, todos os pulsos se encontram diminuídos, dado o baixo débito de sangue a partir do ventrículo esquerdo. Em todas essas anomalias, há sobrecarga do ventrículo direito observada no ECG, como resultado da hipertensão arterial pulmonar retrógrada, e ao RX de tórax verificamos presença de cardiomegalia.

O terceiro grupo inclui as cardiopatias que dependem da regressão da hipertensão pulmonar em anomalias com desvio de fluxo de sangue, como a Comunicação Interventricular (CIV), Persistência do Canal Arterial (PCA) e o defeito do septo atrioventricular (DSAV), dentre as acianogênicas; dentre as cianogênicas, a Transposição das Grandes Artérias (TGA), o Tronco Arterial Comum (TAC), a Drenagem Anômala Total das Veias Pulmonares (DATVP) e o Ventrículo Único (VU). Nessas, o sopro cardíaco se torna o elemento diagnóstico diferencial, dada sua maior intensidade (Figura 23.5, Tabelas 23.6 e 23.7).[1,5,11,12]

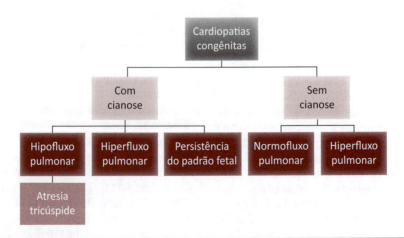

Figura 23.5 Classificação das cardiopatias quanto à cianose e ao fluxo de sangue.

Capítulo 23 | Insuficiência Cardíaca Pré e Pós-operatória em Cardiopatia Congênita — **299**

Tabela 23.6 Cardiopatias congênitas cianogênicas principais, com hipofluxo pulmonar, correlacionadas a dados de exteriorização clínica, de ECG e de RX de tórax.

	Anomalia	Clínica	ECG	RX Tórax AC nl
Obstrução	Atresia tricúspide	Cianose	SVE-SAD/BDAS	> VE
	Tetralogia de Fallot	Cianose	SVD	> VD
	Atresia pulmonar + CIV	Cianose	SVD	> VD
	Atresia pulmonar – I	Cianose	SVE	> VE
	Atresia pulmonar – II	Cianose/ICD	SVD/SBV	> VD-VE
	Estenose pulmonar	Cianose/ICD	SVD	> VD-AD
Regurgitação	Ebstein	Cianose/ICD	SVD-BCRD	> AD-VD
	Agenesia pulmonar	Cianose/ICD	SVD	> VD
				> TVP hilar

Tabela 23.7 Cardiopatias congênitas cianogênicas principais, com hiperfluxo pulmonar, correlacionadas a dados de exteriorização clínica de ECG e de RX de tórax.

Anomalia	Clínica	ECG	RX Tórax TVP aumentada
Transposição das grandes artérias	Cianose/ICC	SVD-SBV	Forame oval
Tronco arterial	ICC	SBV	> VD-VE
Drenagem anômala/veias pulmonares	ICC	SVD	> AD-VD-veias sistêmicas. Forma em 8
Ventrículo único	ICC	SVD-E-I	> VD-VE
Hipoplasia do coração esquerdo	ICC/BD	SVD	> AD-VD
Atresia tricúspide	ICC	SVE	> VE
Atresia mitral	ICC	SVD	> VD

Abreviaturas: AC: Área Cardíaca, AD: Átrio Direito, BCRD: Bloqueio Completo do Ramo Direito, BDAS: Bloqueio Divisional Anterossuperior do Ramo Esquerdo, CIV: Comunicação Interventricular, ICD: Insuficiência Cardíaca Direita, SAD: Sobrecarga Atrial Direita, SBV: Sobrecarga Biventricular, SVD: Sobrecarga Ventricular Direita, SVE: Sobrecarga Ventricular Esquerda, TVP: Trama Vascular Pulmonar, VD: Ventrículo Direito, VE: Ventrículo Esquerdo.
Fonte: Pediatria Moderna Jul/Ago V 47 N 4.

ICC EM CARDIOPATAS CONGÊNITOS E INDICAÇÃO CIRÚRGICA[1,7,10,15]

A insuficiência cardíaca em crianças ocorre basicamente por:

1. Defeitos cardíacos congênitos que levam à sobrecarga pressórica ou volumétrica na presença ou ausência de cianose;
2. Cardiomiopatias congênitas ou adquiridas por erros inatos do metabolismo, distrofias musculares, infecções, drogas, toxinas e doença de Kawasaki; e
3. Disfunção miocárdica após correção de defeitos cardíacos. Suas manifestações variam com a idade. Os sintomas mais comuns são:
   - **Em RN e lactentes:** taquipneia, taquicardia e dispneia às mamadas;
   - **Em crianças maiores:** fadiga e intolerância ao exercício;
   - **Em adolescentes:** são similares aos dos adultos.

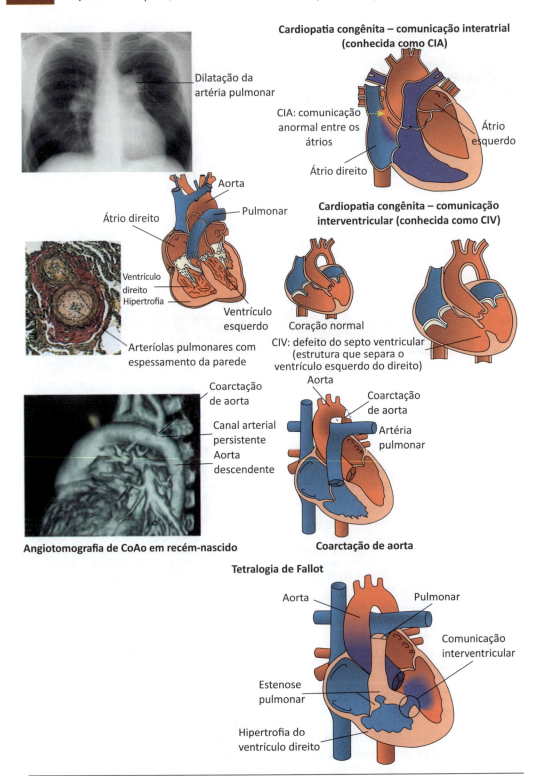

Figura 23.6 Diferenciação anatômica de algumas cardiopatias.

Fonte: Banco de imagens da *Mayo Foundation for Medical Education and Research*.

Capítulo 23 | Insuficiência Cardíaca Pré e Pós-operatória em Cardiopatia Congênita

Seu tratamento pode ser a correção do defeito cardíaco congênito, com o uso ou não de drogas para otimizar o quadro clínico antes da cirurgia. Faz-se uso prolongado de medicação anticongestiva em pacientes com defeitos cardíacos com tendência a fechamento espontâneo. As drogas utilizadas são digitálicos, diuréticos, inibidores da enzima conversora de angiotensina e os betabloqueadores.

Estudos sobre eficácia das drogas mostram que a digoxina tem efeito benéfico modesto em crianças e os betabloqueadores melhoram a função ventricular. Há poucos estudos sobre a eficácia dos diuréticos e sobre os benefícios dos inibidores de angiotensina em crianças, principalmente se os inibidores possuem efeitos similares aos dos adultos e se apresentam efeitos no desenvolvimento da criança em longo prazo. O transplante cardíaco tem sido indicado como tratamento principalmente para o estágio D de insuficiência cardíaca. A Tabela 23.8 apresenta um diagrama representativo da ICC: patogenia e tipos de cardiopatias – clínica, ECG e RX tórax.

A indicação para a correção cirúrgica na maioria das cardiopatias congênitas se tornou rotineira e quase sistemática, logo após a definição diagnóstica, em face dos indiscutíveis avanços de atuação da cardiologia pediátrica, em especial no cirúrgico. Essa conduta visa a melhor terapêutica e cuidados durante o ato cirúrgico e no pós-operatório, a fim de adequar cada vez mais os fluxos pulmonar e sistêmico. O clínico tem a importante função de posicionar-se quanto à época oportuna da indicação, a qual deve ser precoce, prevenindo a possibilidade, mesmo que não iminente, do aparecimento de quaisquer fatores adquiridos que venham a comprometer os resultados cirúrgicos desejados.[13,14,16]

Foi através dessa avaliação e decisão mais precoces que se obteve a cura de anomalias anteriormente temidas, como a transposição das grandes artérias e a drenagem anômala total das veias pulmonares, dentre as cardiopatias cianogênicas, ao lado das cardiopatias acianogênicas simples, como a comunicação interatrial, comunicação interventricular e persistência do canal arterial. Essas correções precoces provam a necessidade da eliminação dos fatores adversos anatômicos e funcionais, adquiridos com o tempo. Com base nesses aspectos, se tem orientado para a correção programada da hipoplasia do coração esquerdo, já nas primeiras horas de vida, antes do aparecimento dos sinais

Tabela 23.8 Diagrama representativo da ICC: patogenia e tipos de cardiopatias – clínica, ECG e RX tórax.	
Primeiras horas de vida	**Clínica-ECG-RX tórax**
(QP Dependente da continuidade da HP)	
Ebstein – Agenesia Valvar Pulmonar Exteriorização súbita grave	Sopro intenso (hipóxia) SVD-SAD/Cardiomegalia
(QS dependente do canal arterial)	
CoAo – IAAo – EAo – EM – HCE Exteriorização gradual nas primeiras semanas	Sopro discreto (pulsos contrastantes) SVD/Cardiomegalia
a. (QP dependente da diminuição da HP)	
CIV – DSAV – PCA – TGA – TA – DATVP – VU	Sopro intenso (diagnóstico) SBV-SVD/Cardiomegalia
b. (Isquemia miocárdica)	
Origem anômala da ACE das AP's	Sem sopro (miocardiopata) SVE-alt ST-T/Cardiomegalia

Abreviatura: QP: fluxo pulmonar; QS: fluxo sanguíneo; ACE: Artéria Coronária Esquerda.

Fonte: Pediatria Moderna Jul/Ago V 47 N 4.

de baixo débito cardíaco ou de insuficiência cardíaca, em face do valioso diagnóstico ecocardiográfico estabelecido no período pré-natal. O mesmo raciocínio se aplica às outras anomalias cianogênicas que descompensam muito precocemente na vida e se beneficiam do tratamento programado antes do aparecimento de sinais de insuficiência cardíaca e/ou de hipoxemia, os quais alteram a perspectiva quando operados mais tardiamente. Essas cardiopatias são representadas principalmente pela transposição das grandes artérias, tronco arterial comum, ventrículo único e cardiopatias acianogênicas mais complicadas, como a coarctação grave da aorta, interrupção do arco aórtico associado à comunicação interventricular, estenose aórtica e pulmonar críticas, dentre outras.

■ CUIDADOS DE ENFERMAGEM E PARTICIPAÇÃO DA FAMÍLIA[17-20]

A criança portadora de cardiopatia congênita apresenta características fisiológicas próprias da afecção; na maioria das vezes, é afetada cronicamente, submetendo-se no decorrer da vida a inúmeros períodos de internação, procedimentos e, muitas vezes, cirurgias. Em virtude de todo esse processo, a assistência dispensada pelos profissionais da enfermagem deve atender não só as demandas de cuidados assistenciais voltados a sinais e sintomas da doença, mas também a demanda da criança e da família em suas necessidades como ser humano.

No caso das crianças cuja cardiopatia de base evolui com quadro de ICC, torna-se primordial o acompanhamento e controle rigoroso de sinais vitais e balanço hídrico, que são os dois parâmetros de maior alerta para equipe.

Quando a criança necessita de cuidados de terapia intensiva, o monitoramento de frequência cardíaca, respiratória e saturação de oxigênio, bem como o controle rigoroso da entrada hídrica e de diurese e perdas, constituem preocupações constantes, especialmente por estarem, em sua maioria, em uso de medicamentos intravenosos, como vimos anteriormente, que interferem diretamente nesses parâmetros. Estar alerta às mínimas modificações hemodinâmicas constitui fator importante no equilíbrio da condição clínica da criança, portanto a equipe de enfermagem, que está à beira do leito, torna-se peça fundamental na eficácia da dinâmica do tratamento. Com isso em vista, é essencial que essa equipe esteja em processo constante de aprendizado e aprimoramento, tornando-se cada vez mais capacitada a não só identificar os problemas, mas preveni-los quando possível.

A criança que está na unidade de internação pediátrica presumidamente já está fora de risco iminente, porém, devido a sua tendência ao desequilíbrio e retorno ao estado de ICC, continua sendo alvo de controle rigoroso, tanto dos sinais vitais quanto da ingesta hídrica e da diurese. Associado a isso, temos a importante tarefa de educar a família quanto à forma adequada e necessária dos cuidados a serem dados quando a criança estiver em casa, isto é, a partir do momento que a criança sai da UTI e vai para a unidade de internação pediátrica, precisamos começar a preparar a criança e a sua família para a alta para casa, o que por vezes se constitui um grande desafio. Temos que garantir que as informações dadas pela equipe médica sejam entendidas corretamente, e garantir que, na prática, eles estejam aptos e seguros em relação aos cuidados gerais e, principalmente, em relação às medicações a serem administradas, desde sua aquisição, dose, diluição (se necessário), administração e efeitos esperados e também indesejados, mas passíveis de ocorrer, até as formas de resolver situações-problema que eventualmente ocorram (por exemplo, a criança vomitar a medicação), para que possamos liberá-los para casa com o mínimo de dúvidas possível. Deixar um canal aberto, para comunicação e retirada de dúvidas, como um telefone de contato, alguém como referência, ajuda na diminuição da ansiedade da família diante da sensação de insegurança que se gera no momento da alta, bem como, por vezes, evita a reinternação precoce por descontinuidade do tratamento.

Diminuir os efeitos negativos da hospitalização também é papel fundamental da enfermagem. Criar um ambiente seguro, onde mesmo internada a criança possa brincar, desviar a atenção das ansiedades a sua volta, buscar criar um vínculo de confiança entre paciente-família e equipe de enferma-

Capítulo 23 | Insuficiência Cardíaca Pré e Pós-operatória em Cardiopatia Congênita

gem, buscando estabelecer uma parceria no cuidado, gera respeito e conforto, sendo de valiosa ajuda na aderência ao tratamento. É necessário que a enfermagem aperfeiçoe, cada vez mais, propostas de assistência para atender melhor a esse desafio.

A situação de estresse e dor, crescimento e desenvolvimento, a compreensão da vivência familiar diante do adoecimento do filho, os instrumentos utilizados para propor o cuidado, a sistematização do cuidado de enfermagem e a atuação do enfermeiro na cardiologia pediátrica devem ser vistos com muita seriedade, para minimizar erros, desatenções ou mesmo desentendimentos frente

aos objetivos da equipe de cuidado em relação à criança e à família.

Baseando-se na SAE, relacionando a meta do cuidado planejado e esperado, podemos levantar os diagnósticos mais comuns e algumas ações e prescrições de enfermagem que relacionamos a essas crianças e familiares, conforme exemplo do Quadro 23.1 seguinte:

Atentar-se às variações clássicas relacionadas à ICC no cardiopata congênito e intervir de forma objetiva e eficiente, desde a administração da medicação prescrita, no horário determinado e na diluição prevista, até o controle de sinais vitais e rigoroso balanço hídrico, é tão importante quanto estabele-

Quadro 23.1 Avaliando a criança cardiopata com ICC.

Diagnóstico de enfermagem	Características	Meta terapêutica	Prescrição de enfermagem	Cuidados de enfermagem
Débito cardíaco diminuído	Pulsos periféricos diminuídos; oligúria; alteração de PA; alteração de ECG; alteração de FC; estase jugular/hepática.	Estabelecer parâmetros de sinais vitais adequados ao paciente, para que sejam monitorizados pela equipe, de forma rigorosa; garantir a compreensão dos pais/responsáveis quanto às informações essenciais ao cuidado.	• Verificar PA de __/__h, comunicar se PA maior que ___mmHg ou menor que ___mmHg; • Verificar FC de __/__h. • Comunicar se maior que __bpm ou menor que __bpm.	Atentar ao aparecimento de edemas, principalmente palpebral nas crianças menores; manter pais informados e participantes; observar mudanças de humor ou atitudes da criança, que possam levar à suspeita de descompensação.
Desobstrução ineficaz de vias aéreas	Agitação; ortopneia; dispneia; cianose; mudança de ritmo respiratório.	Vias aéreas desobstruídas; ausculta pulmonar com murmúrios vesiculares limpos; melhor troca gasosa.	• Aspirar VVAASS de __/__h ou se apresentar secreção; • Manter cabeceira elevada de 30° a 45°; manter cabeça e pescoço posicionados para liberar via aérea.	Observar e atuar frente a qualquer esforço respiratório que a criança apresente, facilitando a fluidificação e desobstrução de vias aéreas. Orientar a importância disso aos pais/responsáveis.

(Continua)

Quadro 23.1 Avaliando a criança cardiopata com ICC. *(Continuação)*

Diagnóstico de enfermagem	Características	Meta terapêutica	Prescrição de enfermagem	Cuidados de enfermagem
Risco de perfusão renal ineficaz	Hipóxia, hipertensão, hipovolemia, efeitos secundários ao tratamento (medicamentoso).	Balanço hídrico adequado; peso estável e no valor esperado; manter estabilidade hemodinâmica.	• Anotar ingesta hídrica em folha de controles; controle rigoroso de diurese (SVD, peso de fraldas); anotar volume das infusões EV; • Pesar uma vez ao dia, pela manhã (sempre no mesmo horário, preferencialmente).	Orientar pais/responsáveis quanto à importância da ingesta hídrica conforme prescrição; orientá-los da necessidade de pesar as fraldas na ausência de SVD; avaliar com rigor sinais de edema.
Risco de perfusão tissular cerebral ineficaz	Hipertensão, terapia tromboembolítica, FA, EM, endocardite, MCP dilatada.	Sinais neurológicos adequados à idade; sem dor; PA em níveis adequados para manter a perfusão cerebral.	• Verificar e comunicar alteração de comportamento; registrar controle de dor de __/__h. • Reavaliar dor conforme protocolo institucional.	Solicitar atenção dos pais a comunicar qualquer alteração percebida de comportamento; avaliar e reavaliar sinais de dor, conforme protocolo; promover ambiente confortável e calmo, dentro do possível.
Risco de perfusão tissular cardíaca diminuída	Hipóxia, hipoxemia, cirurgia cardíaca, hipertensão.	Ausência de dor ou desconforto; estabilidade hemodinâmica.	• Avaliar dor conforme protocolo; • Manter decúbito a 30°; manter ambiente calmo; controlar SSVV de __/__h.	Observar sinais de baixo débito cardíaco (perfusão periférica ruim, extremidades frias, pulsos diminuídos, oligúria...)
Intolerância à atividade	Alteração de ECG (isquemia); dispneia aos esforços.	Manter parâmetros vitais dentro da normalidade.	• Manter repouso no leito; realizar banho com auxílio; manter decúbito elevado de 30° a 45°; controlar SSVV.	Observar sinais de cansaço aos esforços; orientar repouso; orientar pais/responsáveis quanto à necessidade de evitar movimentação excessiva; oferecer meios criativos de distração à criança, que não requeiram esforço físico.

cer com os pais/responsáveis uma relação de confiança e parceria, pois somente esforço de ambas as partes, equipe multidisciplinar e familiares, conseguimos, efetivamente, alcançar o resultado que esperamos frente a uma patologia como o ICC, que descompensa levando ao risco de morte, mas que também pode cronificar, levando à diminuição significativa e constante da qualidade de vida da criança.

■ REFERÊNCIAS BIBLIOGRÁFICAS

1. Santana MV. Cardiopatias congênitas no recém nascido: diagnóstico e tratamento. 2 ed. São Paulo: Atheneu; 2005.
2. Oliveira RG. Insuficiência cardíaca. In: Pediatria Ambulatorial. 3 ed. Belo Horizonte: Coopmed; 1998. p.642-50.
3. Guyton AC, Hall JE. Tratado de fisiologia médica. 12 ed. Rio de Janeiro: Elsevier; 2011. p.130-2, 193-200.
4. Libby PB, Zipes DP. Braunwald - Tratado de doenças cardiovasculares. 8 ed. Philadelphia: Saunders/Elsevier; 2010. p.1563-6.
5. Emmanouilides GC, Allen HD, Riemenschneider TA, et al. Moss e Adams - Doenças do Coração na criança e no adolescente (incluindo Feto e Adulto Jovem). Rio de Janeiro: Medsi; 2000.
6. Talner NS. Heart failure. In: Moss & Adams - Heart disease in infants, children and adolescents. 5th ed. Baltimore: Williams & Wilkins; 1995. p.1746-73.
7. O'Laughlin MP. Congestive heart failure in children. Pediatr Clin North Am 1999;46(2):263-73. Review.
8. Olinto FC. Insuficiência cardíaca na infância. In: Lima AJ. Pediatria essencial. 5 ed. São Paulo: Atheneu; 1998. p.530-7.

9. Silverthorn DU. Fisiologia humana: uma abordagem integrada. 5 ed. Porto Alegre: Artmed; 2010.
10. Vilela AL. (Internet). Sistema Cardiovascular. Disponível em: http://www.afh.bio.br/cardio/Cardio1.asp. (Acesso em fev. 2014)
11. Pruitt AW. Congestive heart failure. In: Behrman RE, Kliegman RM, Arvin AM. In: Nelson textbook of pediatrics. 15th ed. Philadelphia: W.B. Saunders; 1996.
12. Lippincott WW. Interpretação do ECG: Rio de Janeiro: Guanabara Koogan; 2009.
13. Moura MR. Emergências em cardiologia pediátrica. In: Macruz R, Nitcowsky R. Cardiologia pediátrica. Sarvier: São Paulo; 1983. p. 657- 74.
14. Oliveira RA, Graciano RN. Emergências na insuficiência cardíaca na criança. In: Pires MT. Manual de urgências em cardiologia. Rio de Janeiro: Medsi; 1992. p.477-95.
15. Ribas SC, Silva ZB. Hipertensão arterial em adulto jovem. In: Tratados de Enfermagem. Centro de Estudos e Pesquisas em Enfermagem da Universidade Bandeirante de São Paulo. São Paulo: Demais; 2005. p. 81-84.
16. Bond EF. Anatomia e fisiologia cardíaca. In: Woods SL, Froelicher ES, Motzer AS. Enfermagem em cardiologia. 4 ed. Barueri (SP): Manole; 2005.
17. Figueiredo MA, Viana DL. Tratado prático de enfermagem. Rio de Janeiro: Yendis; 2006. p.39-47.
18. Rodrigues AB, Silva MR, Oliveira PP, et al. O Guia da enfermagem: fundamentos para assistência. São Paulo: Iátria; 2008.
19. Bare BG, Smeltzer SC. Brunner & Suddarth - Tratado de enfermagem médico-cirúrgica. 10 ed. Rio de Janeiro: Guanabara Koogan; 2005.

capítulo 24

André Santos Alves de Araujo

Abordagem e Cuidados no Quilotórax

■ INTRODUÇÃO

Quilotórax é definido como a presença de linfa em espaço pleural, resultado tanto da obstrução, ou dificuldade de escoamento do quilo, quanto da laceração do ducto torácico ou de um dos seus principais afluentes. O quilotórax tem várias causas, como malignidade, trauma, trombose venosa profunda, sarcoidose e insuficiência cardíaca congestiva, incluindo origem idiopática.[1] O termo quilo refere-se à característica leitosa da linfa, devido ao seu conteúdo rico em lipídios.[2]

O aumento da prevalência de quilotórax pós-operatório de 1% para 2,5% a 4,7% tem sido atribuído ao aumento da complexidade da cirurgia realizada e possivelmente à reintrodução mais precoce da alimentação no pós-operatório.[3] Esse tipo de lesão tem sido descrita principalmente nos procedimentos cirúrgicos realizados no estreito torácico superior esquerdo e em procedimentos diagnósticos, como a arteriografia translombar e a cateterização venosa central à esquerda.[4]

Anatomia do ducto torácico

No seu padrão mais frequente, o ducto torácico origina-se na cisterna do quilo, estrutura abdominal que drena os vasos linfáticos das extremidades inferiores, pelve e intestino, sendo a principal via de escoamento de gordura alimentar absorvida nos intestinos. O ducto torácico entra no tórax através do hiato aórtico em direção ao lado direito, em posição retroaórtica, situando-se entre a veia ázigos e a aorta, na porção inferior do tórax, logo atrás do esôfago. Ascende pelo mediastino posterior, cruzando lateralmente para o lado esquerdo no nível de T4, correndo atrás do arco aórtico, do lado esquerdo do esôfago e, mais superiormente, atrás da artéria subclávia esquerda. Após sua entrada no pescoço, ele curva-se anteriormente, na borda do músculo escaleno anterior, e anastomosa-se na junção das veias jugular interna e subclávia esquerdas. Ao longo desse trajeto, existe uma rede de anastomoses linfático-venosas que formam vias colaterais, permitindo a ligação do ducto torácico ao sistema venoso em vários pontos. Embriologicamente, o ducto torácico é uma estrutura bilateral, contudo, são possíveis muitas variações anatômicas.[5]

Composição do quilo

A linfa do ducto torácico é uma mistura do fluido linfático originado no intestino, fígado, pulmão, parede abdominal e extremidades inferiores. Possui aspecto límpido durante o jejum e leitoso após as refeições. A gordura que está contida no quilo é que dá o seu aspecto leitoso característico, sendo seu principal componente, com concentração de 0,4 a 0,6 g/dL, incluindo ácidos graxos livres, esfingomielina, fosfolípides e colesterol. Cerca de 70% da gordura absorvida pelo sistema linfático intestinal é levada à circulação venosa pelo ducto torácico. Devido à presença de ácidos graxos e lecitina, o quilo é estéril, tornando o empiema do quilotórax uma entidade rara. A concentração de proteína total da linfa do ducto torácico apresenta aproximadamente a metade da encontrada no plasma. A glicose no quilo varia de 40 a 200 mg/dL, e a composição de eletrólitos é similar à encontrada no plasma. As principais células presentes são os linfócitos de 400 a 6.000 células/mm³, que se originam de vasos linfáticos periféricos e órgãos linfáticos, sendo transportados de volta ao sistema vascular pelo ducto torácico. Ainda fazem parte da composição do quilo várias outras substâncias, como vitaminas; anticorpos; e enzimas como lipase, fosfatase alcalina, transaminases e ureia.[2] A drenagem prolongada do quilotórax pode levar a depleção nutricional, distúrbios ele-

Seção 5 | Complicações Relacionadas às Cardiopatias Congênitas, Seus Manejos...

trolíticos, hipolipidemia e linfocitopenia com imunodeficiência.[6] A Tabela 24.1 apresenta as principais causas de quilotórax.

Quadro clínico

A apresentação inicial do quilotórax é lenta e silenciosa, porém, em casos de rápido acúmulo, pode ocorrer taquicardia, taquipneia e hipotensão. Em casos de quilotórax por cirurgia ou trauma, existe geralmente um período de latência de dois a 10 dias antes de a clínica se tornar evidente, devido à restrição dietética oferecida aos pacientes graves e/ou cirúrgicos, que reduz, portanto, o fluxo linfá-

Tabela 24.1 Principais causas de quilotórax.	
Congênitas	Atresia do ducto torácico
	Fístula congênita do ducto torácico
	Trauma no parto
	Linfangiectasia
	Linfangiomatose
Traumáticas	Trauma fechado
	Trauma penetrante
	Trauma cirúrgico cervical
	Excisão de linfonodos
	Dissecção radical do pescoço
	Trauma cirúrgico torácico
	Ligadura de ducto torácico persistente
	Correção de coarctação de aorta
	Esofagectomia
	Ressecção de aneurisma de aorta torácica
	Ressecção de tumor mediastinal
	Pneumonectomia esquerda
	Cirurgias de artéria subclávia esquerda
	Simpatectomia
Trauma cirúrgico abdominal	Dissecção radical de linfonodos
Procedimentos diagnósticos	Arteriografia lombar
	Cateterização de câmaras cardíacas esquerdas
Clínicas	Neoplasias benignas
	Neoplasias malignas
	Linfoproliferativas
	Neoplasia pulmonar
	Neoplasia gástrica
	Neoplasia esofágica
Infecções	Linfadenite tuberculosa
	Mediastinite inespecífica
	Linfangite ascendente
	Filariose
Miscelânea	Aneurisma de aorta
	Trombose venosa
	Pancreatite
	Sarcoidose
	Cirrose hepática
	Espontânea

Fonte: Adaptada de Vaz, 2006.

tico do ducto torácico.[2] A desnutrição e imunossupressão em casos crônicos ocorrem pela perda de proteína, gordura (quilomícrons), vitaminas, eletrólitos, imunoglobulinas e linfócitos T, presentes no quilo.[7]

Diagnóstico

A presença de líquido de aspecto leitoso obtido na toracocentese, com dosagem de triglicérides no líquido pleural maior que 110 mg/dL, confirma a presença de quilotórax. Exames radiológicos podem ajudar no diagnóstico, como a tomografia computadorizada, que é um bom método para se avaliar a presença de doença mediastinal; deve ser realizada em todo paciente quando houver dúvida no diagnóstico etiológico do quilotórax. A linfocintilografia pode ser útil na identificação de ascite quilosa e na confirmação de quilotórax, preferencialmente naqueles pacientes com níveis de triglicérides no líquido pleural ente 50 e 110 mg/dL, que geram maior dúvida acerca da existência de quilotórax.[2]

Tratamento

O tratamento inicial consiste em drenagem pleural, permitindo expansão pulmonar; a drenagem em selo de água permite ainda que seja controlado o débito diário da fístula do ducto torácico, facilitando o controle das perdas hidroeletrolíticas. São estabelecidas estratégias dietéticas para diminuir a linforreia, geralmente uma dieta pobre em gorduras com triglicerídeos de cadeia média ou jejum prolongado e nutrição parenteral, essa última mais utilizada em caso de insucesso para reduzir a fístula quilosa.[2,7,8] Ultimamente, o octreotide (um análogo sintético da somatostatina) tem sido usado no tratamento conservador do quilotórax, ainda com pouco relato na literatura mundial. Sua ação baseia-se em inibir a secreção de alguns hormônios hipofisários e gastrintestinais, aumentando a resistência arteriolar esplâncnica, diminuindo o fluxo gastrintestinal e, por consequência, o fluxo linfático;[4,9] os seus efeitos colaterais estão relacionados à diminuição da motilidade e secreção gastrintestinal, levando a diarreia, má absorção, náuseas e flatulência.[10]

Existem divergências no tratamento cirúrgico do quilotórax sobre qual seria o melhor momento para intervenção, ficando essa geralmente para resultado negativo no tratamento conservador por mais de 15 dias.[2,4] Diversas técnicas cirúrgicas têm sido empregadas, tais como pleurodese, *shunt* pleuroperitoneal, *shunt* entre a cavidade pleural e a veia subclávia, anastomose entre o ducto torácico e a veia ázigos e ligadura do ducto torácico, sendo essa última realizada com maior frequência (Figura 24.1).[6]

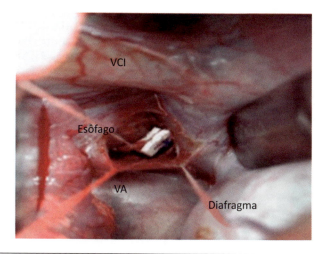

Figura 24.1 Ligadura do ducto torácico. Ducto torácico dissecado e ligado com *pledgets* de teflon em localização supradiafragmática. VA: veia ázigos; e VCI: veia cava inferior.

Assistência de enfermagem no quilotórax

- Avaliar padrão respiratório e presença de dor.[11]
- Educar os pais da criança quanto aos cuidados com o dreno de tórax e o suporte nutricional proposto.
- Realizar curativo diário na inserção do dreno e manter fixado com "meso".[12]
- Anotar rigorosamente qual o volume drenado, utilizando fita adesiva junto à escala do frasco.[12]
- Registrar o aspecto do líquido drenado, exemplo: amarelo citrino, hemático, purulento, quiloso.[12]
- Observar e anotar se existe oscilação do líquido e/ou borbulhamento.[11]
- Manter o frasco de drenagem no nível inferior ao tórax do paciente.[13]
- Mobilizar a criança sempre que possível para facilitar a drenagem.[13]
- Transportar o doente com o frasco de drenagem abaixo do nível do tórax para impedir o refluxo do líquido.[13]
- Pinçar o dreno sempre que necessário; elevá-lo acima do tórax do paciente, durante mobilização, transporte e troca do frasco.[13]
- Trocar o frasco de selo de água a cada 24 horas, manter o tubo inserido 2 cm no líquido (água destilada ou soro fisiológico estéril).[12]

■ REFERÊNCIAS BIBLIOGRÁFICAS

1. Pego-Fernandes PM, Nascimbem MB, Ranzani OT, et al. Video-assisted thoracoscopy as an option in the surgical treatment of chylothorax after cardiac surgery in children. J Bras Pneumol 2011;37 (1):28-3.

2. Vaz MA, Fernandes PP. Quilotórax. J Bras Pneumol 2006;32(Supll 4): S197-S203.
3. Chan SY, Lau W, Wong WH, et al. Chylothorax in children after congenital heart surgery. Ann Thorac Surg 2006;82(5):1650-6.
4. Pessotti CF, Jatene IB, Buononato PE, et al. Uso do octreotide no tratamento do quilotórax e quiloperitôneo. Arq Bras Cardiol 2011; 97(2):e33-e36.
5. Nair SK, Petko M, Hayward MP. Aetiology and management of chylothorax in adults. Eur J Cardiothorac Surg 2007;32(2):362-9.
6. Pego-Fernandes PM, Nascimbem MB, Ranzani OT, et al. Videotoracoscopia como uma opção no tratamento cirúrgico do quilotórax após cirurgia cardíaca pediátrica. J Bras Pneumol 2011;37(1):28-3.
7. Solís-Torres J, Méndez-Jiménez E. Quilotórax posterior a trauma. Acta Méd Costarric 2014;56(3):25-32.
8. Chan HE, Russell JL, Williams W, et al. Postoperative chylothorax after cardiothoracic surgery in children. Ann Thorac Surg 2005;80(5): 1864-70.
9. Ochando MS, Villodre PL, Seguí MJ. Soporte nutricional y tratamiento con octreótido del quilotórax. Nutr Hosp 2010;25(1):113-9.
10. Lima S, Rossi R, Anjos R. Somatostatina: nova opção terapêutica no tratamento do quilotórax. Acta Pediatr Port 2003;34(1):47-9.
11. Gonçalves CC. Avaliação do sistema respiratório em terapia intensiva. In: Enfermagem em unidade de terapia intensiva. São Paulo: Martinari; 2010.
12. Cipriano FG, Dessote LU. Drenagem Pleural. Medicina (Ribeirão Preto) 2011;44(1):70-8.
13. Lúcio VV, Araújo AP. Assistência de enfermagem na drenagem torácica: revisão de literatura. UNOPAR Cient Ciênc Biol Saúde 2011;13 (n° especial):307-14.

capítulo 25

Priscila Fernanda da Silva

Sepse Grave

■ INTRODUÇÃO

Os tantos avanços tecnológicos na Medicina, como as cirurgias cardiotorácicas, a circulação extracorpórea (CEC) e o aprimoramento nos cuidados assistenciais no pós-operatório, têm contribuído muito com o aumento nas taxas de sobrevivência em bebês e crianças com cardiopatias congênitas.

Porém, o tempo prolongado de internação, principalmente em Unidades de Terapia Intensiva (UTI); a necessidade da utilização de dispositivos invasivos, como cateteres intravasculares, canulações e sondas; e o uso muitas vezes indiscriminado de antimicrobianos podem acarretar o surgimento de infecções, podendo evoluir para sepse e sepse grave, se não identificadas precocemente e se estratégias terapêuticas não forem adotadas a tempo.

O ônus da sepse é significativamente alto, com alta prevalência mundial e elevada taxa de morbidade e mortalidade, além dos custos anuais.

A sepse é um problema mundial, do qual milhões de pessoas morrem todos os anos, conforme dados estatísticos da Organização Mundial da Saúde (OMS) e do Centro Nacional para Estatística de Saúde (NCHS) do Controle e Prevenção de Doenças (CDC).

Segundo a OMS, anualmente nascem 130 milhões de crianças, e dessas, cerca de 4 milhões morrem, sendo infecção a causa em 36% desses óbitos.[1] Já os relatórios de dados estatísticos do CDC mostram taxas ainda mais alarmantes, em que a sepse ocupou a décima maior causa de morte nos Estados Unidos em 2007,[2,3] bem como no Brasil; podemos ter um cenário ainda mais desastroso, devido à ausência de dados oficiais sobre a prevalência de sepse.

Estudo realizado nos Estados Unidos em 2001 revelou que sepse grave é a responsável por mais de 215.000 mortes anuais, a partir de uma população total de 750.000 pacientes, com taxa média de mortalidade de aproximadamente 29% e custos anuais de 16,7 bilhões de dólares.[3-5]

Esses dados podem ser ainda mais elevados, dependendo das condições de saúde do país e dos recursos para os cuidados prestados aos pacientes criticamente enfermos. Pensando que a sepse muitas vezes é decorrente da complicação de outras patologias infecciosas, como infecção materna, diarreia, malária, doenças respiratórias, entre outras, atingindo principalmente crianças menores de 5 anos, podemos considerar a sepse a principal vilã na mortalidade infantil em todo o mundo.[2]

Ainda são bastante restritos os estudos de sepse voltados somente às crianças com cardiopatia congênita. Nos Estados Unidos, há entre 20.000 a 42.000 casos de sepse grave ao ano, e metade desses casos ocorre em crianças com doença de base, como o câncer e as cardiopatias congênitas.[2]

Geralmente, os estudos apresentam dados de mortalidade de sepse decorrente de intervenções durante a hospitalização da criança, devido ao uso de dispositivos invasivos e o tempo prolongado de internação. Dessa forma, desenvolvem sepse secundária relacionada à assistência à saúde, como a Infecção de Corrente Sanguínea (ICS) relacionada a cateter vascular, Infecção do Trato Urinário (ITU) associada ao cateter vesical de demora, Pneumonia associada ao uso de ventilador mecânico (PAV), Infecção do Sítio Cirúrgico (ISC) ou mesmo infecções gastrintestinais, como a enterocolite.[2]

Estudos recentes indicam ainda que novos casos de sepse irão acometer entre 77 e 240 por 100.000 habitantes a cada ano. Assim, é esperado um aumento na incidência de sepse em 1,5% ao ano, resultando em um adicional de 1 milhão de casos por ano até 2020.[2,6]

Seção 5 | Complicações Relacionadas às Cardiopatias Congênitas, Seus Manejos...

Infelizmente, os estudos voltados somente à população pediátrica ainda são bastante escassos, e a literatura científica é ainda limitada e pouco explorada.

■ DEFINIÇÃO

Dr. Roger Bone (1941-1997), o pioneiro em identificar e reconhecer a sepse, sendo denominada inicialmente como síndrome *séptica* em 1989, contribuiu com seus conhecimentos e orientações junto à *American Col-lege of Chest Physicians* e à *Society of Critical Care Medicine* (ACCP/SCCM), em agosto de 1991, em Chicago, para o desenvolvimento da Conferência de Consenso de Sepse.[2,3,4,7] O objetivo dessa Conferência era facilitar a identificação do diagnóstico de sepse, estabelecendo critérios de classificação para Síndrome da Resposta Inflamatória Sistêmica (SIRS), infecção, sepse, sepse grave, choque séptico e falência de múltiplos órgãos.

A Tabela 25.1 apresenta a classificação dos termos definidos na Conferência.[2,3,8]

Tabela 25.1 Classificação dos termos.	
Terminologia	**Definição clínica**
SIRS (Síndrome da Resposta Inflamatória Sistêmica)	Resposta do organismo a um insulto variado (trauma, pancreatite, grande queimado, infecção sistêmica). Qualquer reação inflamatória secundária a uma agressão infecciosa ou não. A SIRS pode estar presente sem o desenvolvimento da sepse. Presença de pelo menos dois dos critérios seguintes: 1. **Febre:** temperatura corporal > 38 °C ou hipotermia, temperatura corporal < 36°C. 2. **Taquicardia:** frequência cardíaca > 90 bpm. 3. **Taquipneia:** frequência respiratória > 20 rpm ou $PaCO_2$ < 32 mmHg. 4. **Leucocitose:** leucócitos > 12.000 cels./mm³ ou leucopenia < 4.000 cels./mm³ ou a presença de mais de 10% de formas jovens (bastões).
Infecção	Suspeita ou confirmação de qualquer agente patogênico relacionado à presença de agente agressor em uma localização (tecido, cavidade ou fluido corporal) normalmente estéril.
Sepse	Quando a Síndrome da Resposta Inflamatória Sistêmica (SIRS) é decorrente de um processo infeccioso comprovado. Junção da SIRS + infecção.
Sepse grave	Quando a sepse está associada às manifestações de hipoperfusão tecidual e duas ou mais disfunções orgânicas. Sem indicação de agentes vasopressores. Junção de sepse + disfunção orgânica. Pode ocorrer acidose láctica, oligúria, alteração do nível de consciência ou hipotensão arterial sistólica (pressão sistólica abaixo de 90 mmHg).
Choque séptico	Quando a hipotensão ou hipoperfusão induzida pela sepse é refratária à reanimação volêmica adequada. Há indicação de administração de agentes vasopressores. Hipotensão arterial sistólica (pressão sistólica abaixo de 90 mmHg), pressão arterial média (PAM) < 60 mmHg.
Síndrome de Disfunção de Múltiplos Órgãos (SDMO)	Alteração na função orgânica de forma que a homeostasia não possa ser mantida sem intervenção terapêutica. Pode variar desde disfunção leve até falência total do órgão. Geralmente são utilizados parâmetros de seis órgãos-chave: pulmonar, cardiovascular, renal, hepático, neurológico e coagulação.

Apesar da elaboração e definição dos critérios estabelecidos na Conferência de Consenso para maior precisão dos diagnósticos, ainda persistiam muitas controvérsias quanto ao modelo proposto. Os critérios para a resposta inflamatória eram muito sensíveis, agrupando os mesmos sinais clínicos (febre, taquicardia, taquipneia) como fatores de risco para pacientes com diferentes tipos de patologias, não correspondendo necessariamente a um quadro infeccioso ou séptico.[3,9]

Houve ainda o agravante de os critérios terem sido elaborados para pacientes adultos e não contemplarem alguns fatores importantes para os pacientes pediátricos, como variáveis fisiológicas e laboratoriais existentes nas várias fases de desenvolvimento da população pediátrica, persistindo a dificuldade na categorização e padronização diagnóstica. Foram também abolidos dois termos largamente utilizados na prática clínica, como a *septicemia* e a *síndrome séptica*, pois ambos eram utilizados em uma grande gama de processos inflamatórios, resultando em dificuldades de interpretação.[8]

Assim, em 2002, foi realizada uma Conferência Internacional de Consenso sobre Sepse Pediátrica, com diversos especialistas no assunto, provenientes de vários países (Canadá, França, Holanda, Reino Unido e Estados Unidos), a fim de modificar as definições consensuais na fase adulta sobre infecção, sepse, sepse grave, choque séptico e disfunção de órgãos para crianças.[2,9]

As principais mudanças discutidas na Conferência do Consenso sobre Sepse Pediátrica com as novas definições de sepse e de valores da anormalidade para sinais vitais e laboratoriais adequados por idade estão respectivamente descritas nas Tabelas 25.2 e 25.3.[2,10]

Tabela 25.2 Classificação dos termos de sepse pediátrica.	
Terminologia	Definição clínica
SIRS (Síndrome da Resposta Inflamatória Sistêmica)	Há presença de pelo menos dois dos quatro seguintes critérios, um dos quais deve ser anormal de temperatura ou contagem de leucócitos: 1. A temperatura central > 38,5 °C ou < 36 °C (por via retal, oral ou através do cateter central). 2. Taquicardia: frequência cardíaca média > 2 desvios padrão (DP) para a idade, na ausência de dor, febre, terapia medicamentosa etc. ou elevação de outra forma persistente ao longo de um período de tempo de 30 minutos a 4h. 3. Bradicardia para crianças < 0 ano de idade: frequência cardíaca média < percentil 10 para a idade, na ausência de terapia medicamentosa ou a presença de cardiopatia congênita ou depressão de outra forma persistente ao longo de um período de tempo superior a 30 minutos. 4. Frequência respiratória: superior a 2 DP acima do normal para a idade ou a necessidade de ventilação mecânica (não relacionada à doença neuromuscular ou pela administração de anestesia geral). 5. Leucócitos: elevados ou em queda para idade (não relacionada à leucopenia induzida pela quimioterapia) ou > 10% de neutrófilos imaturos.
Infecção	Suspeita ou confirmação de qualquer agente patogênico relacionado à presença de agente agressor em uma localização (tecido, cavidade ou fluido corporal) normalmente estéril.
Sepse	Quando a Síndrome da Resposta Inflamatória Sistêmica (SIRS) é decorrente de um processo infeccioso comprovado. Junção da SIRS + infecção.

(Continua)

Seção 5 | Complicações Relacionadas às Cardiopatias Congênitas, Seus Manejos...

Tabela 25.2 Classificação dos termos de sepse pediátrica.	*(Continuação)*
Terminologia	Definição clínica
Sepse grave	Quando a sepse está associada às manifestações de hipoperfusão tecidual e duas ou mais disfunções orgânicas. Sem indicação de agentes vasopressores. Junção de sepse + disfunção orgânica.
Choque séptico	Sepse + disfunção cardiovascular.
Disfunção orgânica pediátrica	**Cardiovascular:** apesar da administração de fluidos intravenosos (*bolus*) ≥ 40 mL/kg em 1h: Hipotensão < percentil 5 para a idade ou PA sistólica < 2 DP abaixo do normal para a idade **OU** necessidade de drogas vasoativas para manutenção da PA na faixa normal (dopamina ≥ 05 mg/kg/min ou dobutamina, adrenalina, noradrenalina e vasopressina em qualquer dose). **OU** dois dos seguintes critérios: • Acidose metabólica inexplicável (déficit de base > 5,0 mEq/L). • Lactato arterial elevado a mais de duas vezes o limite superior normal. • Oligúria (débito urinário < 0,5 mL/kg/h). • Enchimento capilar prolongado > 5 segundos. • Variação entre temperatura central e periférica > 3 °C. **Respiratória:** um dos seguintes critérios: • PaO_2/FIO_2 < 300 na ausência de cardiopatia congênita cianótica ou doença pulmonar preexistente. • $PaCO_2$ > 65 ou 20 mmHg acima da linha de base do $PaCO_2$. • Necessidade de FIO_2 de 50% ou mais para manter a saturação ≥ 92%. • Necessidade não eletiva de ventilação mecânica (invasiva ou não invasiva). **Neurológica:** um dos seguintes critérios: • Escala de coma de Glasgow ≤ 11. • Alteração aguda do estado mental com queda de 3 pontos ou mais na escala de Glasgow. **Hematológica:** • Contagem de plaquetas < 80.000/mm³ ou um declínio de 50% no número de plaquetas de maior valor registrado nos últimos três dias (para pacientes oncológicos ou com hematologia crônica). • INR > 2. **Renal:** • Creatinina sérica maior ou igual a duas vezes o limite superior da normalidade para a idade ou o aumento de duas vezes na linha de base. **Hepática:** um dos seguintes critérios: • Bilirrubina total ≥ 4 mg/dL (não aplicável para recém-nascido). • ALT (Alanina aminotransferase) maior que duas vezes o limite superior do normal para a idade.

Capítulo 25 | Sepse Grave

Tabela 25.3 Sinais vitais e variáveis laboratoriais específicos por idade.

Idade	Taquicardia	Bradicardia	Frequência respiratória	Leucócitos	Pressão sistólica
0 dia-1 sem	> 180	< 100	> 50	> 34	< 65
1 sem-1 mês	> 180	< 100	> 40	> 19,5 ou < 05	< 75
1 mês-1 ano	> 180	< 90	> 34	> 17,5 ou <05	< 100
2-5 anos	> 140	NA	> 22	> 15,5 ou < 06	< 94
6-12 anos	> 130	NA	> 18	> 13,5 ou < 4,5	< 105
13-18 anos	> 110	NA	> 14	> 11 ou < 4,5	< 117

Fonte: Atualidades na sepse e choque séptico pediátrico. Rev Pediatria SOPERJ. 2012; 13(2): 77-89.

Uma das principais adaptações na Conferência do Consenso Pediátrico foi com relação à definição de SIRS, na qual tanto os critérios de temperatura (febre ou hipotermia), frequência cardíaca e frequência respiratória quanto a contagem dos glóbulos brancos e dos leucócitos devem ser avaliados.

Foram também discutidas novas tendências promissoras para o estadiamento da sepse, como o sistema **PIRO** (do inglês P: "*predisposition*", predisposição; I: "*infection*", infecção; R: "*Inflamatory response*", resposta inflamatória; O: "*Organ disfunction*", disfunção orgânica).[2,3] Esse sistema foi modelado seguindo o sistema de estadiamento para o câncer, o TNM (extensão do tumor primário (T); quantidade de linfonodos comprometidos (N); presença de metástases (M).[11] O sistema PIRO consiste em categorizar os pacientes quanto aos fatores predisponentes, resposta ao insulto agressor e consequente grau de disfunção orgânica, tornando a estratificação mais direcionada para a resposta inflamatória desencadeada pelo hospedeiro e disfunções orgânicas secundárias, sendo capaz de discriminar a morbidade proveniente da infecção daquela originada pela resposta gerada pelo próprio hospedeiro ao agente agressor.[3]

A Tabela 25.4 mostra o sistema PIRO com os fatores que podem aumentar o risco e a gravidade para a sepse.[2]

Tabela 25.4 Sistema PIRO para sepse.

P Predisposição	I Infecção	R Resposta inflamatória	O Disfunção orgânica
• Idade • Sexo • Estado nutricional • Doenças crônicas • Comorbidades • Gravidade da doença de base • Fatores genéticos • Polimorfismo genético	• Tipo de patógeno • Padrões de suscetibilidade • Virulência • Carga bacteriana • Local da infecção	• Resposta imunológica • Perfil dos biomarcadores • Perfil da expressão genética • Apresentação clínica	• Síndrome da Angústia Respiratória Aguda (SARA) • Choque • Insuficiência Renal Aguda • Insuficiência Hepática • Síndrome da disfunção de múltiplos órgãos

Fonte: *Sepsis in the Pediatric Cardiac Intensive Care Unit. World J Pediatr Congenit Heart Surg.* 2011; 2 (3): 393-399.

O sistema de estadiamento PIRO possui uma estrutura conceitual com atributos bastante favoráveis para a compreensão da sepse. Espera-se que, ao definir o processo séptico por meio de uma análise detalhada de cada parte de seus componentes, o desenvolvimento da sepse seja mais compreendido pelos profissionais, podendo contribuir para uma melhor intervenção terapêutica em um futuro próximo. Ressaltam-se ainda a necessidade de o sistema PIRO ser testado diretamente, tanto no laboratório de pesquisa como em projetos de ensaios clínicos para determinar o valor prático e a relevância clínica desse novo sistema conceitual.[2,4,12]

■ FISIOPATOLOGIA

A sepse representa uma coleção de respostas fisiológicas frente a um agente agressor. É o resultado de uma complexa interação entre o microrganismo infectante e a resposta imune, pró-inflamatória e pró-coagulante do hospedeiro.[4,13]

A progressão da sepse ocorre quando o hospedeiro não consegue conter a infecção primária por resistência à fagocitose, a antibióticos e presença de superantígenos.[14]

A inflamação é uma resposta normal do hospedeiro contra agentes infecciosos. Tanto a sepse como a SIRS são caracterizadas pela produção excessiva de mediadores inflamatórios e pela excessiva ativação de células inflamatórias. A principal consequência dessa resposta inflamatória é o comprometimento de muitos órgãos e o quadro de choque com evolução para a Síndrome da Insuficiência de Múltiplos Órgãos (SDMO).[4,8]

Quando ocorre a infecção, a primeira linha de defesa do hospedeiro é realizada por células fagocitárias (macrófagos, monócitos e granulócitos polimorfonucleares) e pela via alternativa do complemento, agindo de maneira não específica. Logo após, as imunoglobulinas e as células imunocompetentes iniciam uma resposta imune específica.[8]

Os principais ativadores dessa resposta do hospedeiro são as endotoxinas dos microrganismo Gram-negativos, especialmente o lipídio A; e o ácido teicoico dos microrganismo Gram-positivos. Desencadeia-se então a cascata inflamatória, sendo liberado o Fator de Necrose Tumoral alfa (TNF$\propto$) e a Interleucina-1 (IL-1), que estimulam a resposta celular, liberando os mediadores secundários, levando a quimiotaxia e ativação de granulócitos. Os mediadores secundários reativam as células fagocitárias e a cascata inflamatória, formando um ciclo vicioso inflamatório.[8]

As endotoxinas causam a liberação de citocinas, enquanto os microrganismos presentes no foco de infecção são fagocitados, causando um aumento do consumo de oxigênio pelos macrófagos e a produção de radicais livres de oxigênio (superóxidos, peroxidases etc.), juntamente com proteases e hidrolases.

Quando a ativação dos macrófagos torna-se descontrolada, essas células contribuem para o desenvolvimento de uma reação inflamatória generalizada. Os macrófagos ativados secretam muitos mediadores inflamatórios, além de produzirem sequencialmente TNF$\propto$, IL-1, IL-6 e IL-8.[4,8]

Existe uma distinção entre os efeitos locais das citocinas e as consequências de seus altos níveis na circulação sistêmica. Os efeitos locais envolvem o recrutamento de células fagocitárias, essencial para a eliminação dos microrganismos, enquanto os efeitos sistêmicos causam danos ao hospedeiro. Isso é particularmente verdadeiro para o TNF$\propto$, que parece ser o principal mediador no choque séptico.[8,13]

Na sepse ocorrem alterações do metabolismo celular que afetam o metabolismo lipídico, dos carboidratos e das proteínas. A oferta inadequada de oxigênio aos tecidos em decorrência da queda do fluxo sanguíneo nos capilares e da redução do débito cardíaco contribui para o aumento do metabolismo anaeróbico e a hiperlactatemia.[8]

O sistema imunológico de uma criança é consideravelmente diferente do adulto.[14] Os recém-nascidos são altamente suscetíveis às doenças infecciosas, devido a seu sistema imunológico imaturo e barreira cutânea pouco desenvolvida. A imunidade inata está comprometida e resulta em diminuição da produção de citocinas pró-inflamatórias, particularmente interleucina IL-1, TNF$\propto$, interferon-γ e IL-12.[15] As crianças abaixo de 2 anos de idade possuem maior suscetibilidade à infecção viral grave, devido à diminuição de replicação viral causada pela menor produção de interferon-γ.[14]

As defesas humorais deficientes do recém-nascido desempenham um papel significativo na patogênese da sepse neonatal. O recém-nascido não recebe as imunoglobulinas (Ig) das classes IgA e IgM na vida fetal, sendo que a classe de IgM é feita de anticorpos específicos contra as bactérias gram-negativas. Dessa forma, o recém-nascido não possui uma boa proteção humoral contra infecção de organismos entéricos.[15]

A competência imunológica completa não é verdadeiramente alcançada até a adolescência.[14]

Os mecanismos precisos que levam à disfunção de órgãos na sepse não estão completamente elucidados. Independentemente das alterações na oferta de oxigênio e substratos, as células podem reagir à agressão séptica modificando seu comportamento, função e atividade. Os mecanismos responsáveis pela disfunção orgânica na sepse podem ser agrupados em sistêmicos e órgão-específicos.[13]

- **Mecanismos sistêmicos:** destacam-se as alterações na função vascular (produção excessiva de óxido nítrico, ativação dos canais de potássio e alterações nos níveis de hormônios, como o cortisol e a vasopressina) e no metabolismo da glicose (estresse oxidativo, com grave dano à função mitocondrial, particularmente em células onde sua utilização é dependente de insulina).
- **Mecanismos órgão-específicos**: ainda estão na área das conjecturas. Por que uma infecção estimula uma resposta inflamatória sistêmica que afeta alguns órgãos e não outros? Alguns sistemas são rapidamente comprometidos, como o sistema cardiovascular e pulmonar.[13]

O sistema cardiovascular é um dos mais afetados pela resposta que ocorre na sepse grave e no choque séptico. Essa disfunção miocárdica é consequência de múltiplas alterações celulares, como o efeito das citocinas, óxido nítrico, lisozimas 6 e C, DNA e RNA bacterianos.[10,13]

Os pulmões também são envolvidos precocemente no processo inflamatório da sepse.

A lesão pulmonar aguda caracteriza-se por ativação dos neutrófilos, edema intersticial, perda do surfactante pulmonar e exsudato alveolar rico em fibrina.[13]

O cérebro é sensível à presença dos microrganismos e à inflamação através de diferentes mecanismos.[13]

O sistema hepático pode ser afetado diretamente e, assim como o cérebro e pulmões, pode afetar outros sistemas à distância. O fígado também está implicado na produção de proteínas de fase aguda. Os achados clínicos de disfunção hepática ocorrem tardiamente na sepse e, quando presentes, são indicativos de mau prognóstico.[13]

O rim é particularmente sensível à lesão induzida por citocinas. A produção local de óxido nítrico está aumentada, resultando em aumento do fluxo sanguíneo renal. A ativação da cascata da coagulação, com a subsequente deposição de fibrina, também pode estar implicada na disfunção renal induzida pela sepse.

O diagnóstico de infecção é importante para definir o tratamento e evitar a disfunção orgânica.[2,10,16]

■ QUADRO CLÍNICO

As manifestações clínicas da sepse decorrem do processo infeccioso primário, do processo inflamatório subjacente e das disfunções orgânicas instaladas ou em instalação.[8]

Os sinais clínicos podem ser semelhantes, porém o desenvolvimento clínico depende do agente infeccioso, do local afetado e do sistema imune do hospedeiro.[4,8]

O perfil hemodinâmico do choque séptico pediátrico é diferente do adulto, que cursa com débito cardíaco aumentado (DC↑) e resistência vascular sistêmica diminuída (RSV↓) em 90% dos casos é o principal determinante é o consumo de oxigênio (VO$_2$) e sua extração. O paciente adulto morre por disfunção vascular.[10]

Na criança, o choque pode ser: ↓DC/↑RVS (58%); ↑DC/↓RVS (20%); ↓DC/↓RVS (22%), o principal determinante do consumo é a oferta de O$_2$ (DO2). Isso explica o fato de o choque pediátrico ter melhor prognóstico, já que é possível a manipulação de DO2 e, portanto, o uso de inotrópicos é mais precoce em pediatria. O paciente pediátrico, por sua vez, morre por disfunção cardíaca.

Crianças apresentam pressão arterial (PA) proporcionalmente mais baixa que adultos e utilizam como forma compensatória aumento da RVS e da frequência cardíaca.[10]

Avaliar o risco para hipoglicemia, visto que crianças têm maior propensão ao desenvolvimento de hipoglicemia.

A oxigenação por membrana extracorpórea (ECMO) tem sido utilizada em choque séptico pediátrico, principalmente neonatal, entretanto tornam-se necessários mais estudos clínicos controlados para validação. Existem outras medidas de sucesso, como surfactante, óxido nítrico, HFVO e monitorização cardiorrespiratória avançada.[10]

No que diz respeito aos parâmetros laboratoriais disponíveis, achados clínicos e laboratoriais ainda vêm sendo analisados, a fim de definir, com maior precisão, o diagnóstico de sepse neonatal e pediátrica. A dosagem sérica de proteína C-Reativa (PCR) ou procalcitonina (PCT) é o melhor indicador, se acompanhada de adequada avaliação clínica. Atualmente, a dosagem da PCR, em função de seu elevado valor preditivo negativo, é utilizada, quando negativa, para afastar o diagnóstico de sepse, além de direcionar também a duração do tratamento com antibioticoterapia.[17]

Tratamento

O tratamento da sepse grave e do choque séptico sofreu significativas modificações na última década, graças às evidências de importantes estudos clínicos.[13] Corroborando com essa evolução, foi também desenvolvida uma campanha mundial, chamada *Surviving Sepsis Campaign* (Campanha Sobrevivendo à Sepse). Iniciada em 2002, houve uma colaboração conjunta da *Society of Critical Care Medicine* (Sociedade de Medicina de Cuidados Críticos) e da *European Society of Intensive Care Medicine* (Sociedade Europeia de Medicina Intensiva) com o objetivo de reduzir a mortalidade por sepse grave e choque séptico em todo o mundo. A campanha expandiu progressivamente, atingindo 10.000 hospitais participantes, melhorando o diagnóstico e o desenvolvimento das estratégias para melhorar o atendimento de pacientes sépticos.[18]

Para ser efetiva, a terapia farmacológica na sepse e SIRS deve mimetizar e compensar a defesa natural do organismo, com o objetivo de bloquear a resposta inflamatória tão logo quanto possível.[8]

A terapia antimicrobiana vai diferir de acordo com o local da infecção primária. A dificuldade na descoberta do sítio da infecção pode dificultar a terapia e possibilitar maior probabilidade de erro terapêutico. Vários trabalhos demonstraram que a escolha inicial inadequada do esquema antimicrobiano pode levar ao aumento significativo da taxa de mortalidade em pacientes sépticos, aumentando em até cinco vezes o risco de morte.[8,19]

Comumente, nas Unidades de Terapias Intensivas, em especial UTI neonatal, é iniciada a antibioticoterapia empírica para recém-nascidos com suspeita de sepse tardia. Entretanto, muitos desses pacientes não estão desenvolvendo a sepse e sim uma manifestação inespecífica que pode confundir o profissional. Quando são administrados antibióticos sem a real necessidade, há uma predisposição ao aumento na quantidade de germes multirresistentes, no custo hospitalar e na chance de efeitos adversos relacionados.[17]

Muitos trabalhos tentam correlacionar achados clínicos e laboratoriais com a presença de sepse comprovada. Até o momento, nenhum deles conseguiu definir os parâmetros mais adequados para o diagnóstico de certeza da sepse neonatal. Ainda temos o agravante de não termos exames laboratoriais e sinais clínicos com sensibilidade e valores preditivos negativos suficientemente altos para um diagnóstico de certeza. É importante ressaltar que, apesar dos avanços nos métodos de detecção microbiológicos, a causa de sepse permanece desconhecida em até 75% dos casos pediátricos.[17]

As intervenções terapêuticas passaram a ter um papel vital, com a instituição de condutas para o manejo dos pacientes com sepse grave e choque séptico, nas primeiras seis horas (feixe de ressuscitação inicial) e primeiras 24 horas do diagnóstico (pacote de manutenção).

Em 2002, foi publicado pelo *American College of Critical Care Medicine* um conjunto de "boas práticas clínicas" para a gestão dos recém-nascidos criticamente doentes e crianças com choque séptico. Embora essas diretrizes não tenham sido rigorosamente testadas em um ensaio clínico randomizado controlado, apresentaram resultados benéficos tanto na reanimação precoce como na reversão de choque em crianças gravemente doentes com choque séptico.

Essas diretrizes foram atualizadas em 2007, permanecendo o reconhecimento de uma maior probabilidade de que as crianças com choque séptico, comparadas com os adultos, proporcionalmente exigem maiores quantidades de fluidos, terapia vasodilatadora, hidrocortisona para insuficiência adrenal absoluta e ECMO para choque refratário.[10]

O estudo enfatizou o uso precoce de terapias específicas por idade, recomendando:[10,20]

1. Reposição volêmica na primeira hora e terapia inotrópica direcionada para taxas de frequência cardíaca limiar, pressão arterial normal e preenchimento capilar ≤ 2 segundos.
2. Unidade de Terapia Intensiva com suporte hemodinâmico direcionado para saturação venosa central > 70% e índice cardíaco 3,3 a 6,0 L/min/m.

Novas conclusões do *Surviving Sepsis Campaign* (SSC) de 2012 apresentam novos feixes de intervenção na sepse (Figura 25.1).[10]

No feixe de ressuscitação inicial (nas primeiras seis horas), deverá se coletar lactato e hemoculturas, administrar antibiótico na 1ª hora, controlar o foco infeccioso e fazer reposição volêmica agressiva precoce para os pacientes com hipotensão. No feixe de choque, os pacientes em hipotensão refratária devem receber vasopressores e otimização de PVC e SVO_2. Optou-se pela extinção do feixe de ressuscitação de 24 horas, sendo modificado pelo pacote de manutenção (24 horas), que inclui controle de glicemia, uso de baixas doses de corticoides (conforme protocolo de cada unidade) e manutenção de estratégia protetora pulmonar.

A resposta hemodinâmica ao choque séptico é um processo variável e dinâmico que requer avaliação e ajuste frequentes no tratamento. Crianças proporcionalmente necessitam de maior quantidade de fluidos, com volume de ressuscitação inicial de soro fisiológico de 40 a 60 mL/kg, podendo chegar até 200 mL/kg. Dependendo da situação hemodinâmica, a escolha da substância vasoativa é determinada principalmente pelo exame clínico e dos sinais vitais (PA).[10]

O suporte inotrópico deve ser sempre iniciado em caso de choque refratário a volume e pode ser associado a vasopressor ou vasodilatador, dependendo da modulação da RSV. Pacientes com baixo DC beneficiam-se do uso de inotrópico, como dobutamina.[2,10]

Apesar de novos estudos estarem sendo realizados, com metodologia confiável, ainda faltam estudos para melhor compreensão do choque pediátrico, principalmente em alguns

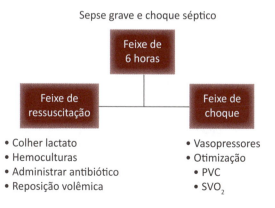

Figura 25.1 Feixes de intervenção na sepse.
Fonte: Atualidades na sepse e choque séptico pediátrico. *Rev Pediatria* SOPERJ. 2012; 13(2): 77-89.

pontos importantes, tais como: qual o impacto da Doença Cardíaca Congênita sobre o resultado de sepse; a necessidade urgente de melhores biomarcadores para estratificação de risco e monitoramento terapêutico nessa população; qual o impacto da doença coronariana e, em particular, os efeitos da circulação extracorpórea sobre o risco subsequente das Infecções Relacionadas à Assistência à Saúde (IRAS), como Infecções da Corrente Sanguínea relacionada a cateter vascular (ICS-CV), Pneumonia Associada à Ventilação (PAV), infecções do trato urinário associado à sondagem vesical de demora (ITU-SVD) e infecções do sítio cirúrgico (ISC).

O uso de biomarcadores ou perfil de expressão genética apropriado irá facilitar a seleção adequada na melhor terapia para as crianças com sepse.

A abordagem precoce, o suporte hemodinâmico rápido, a antibioticoterapia precoce ("terapia certa, no momento certo, no paciente certo") e a adesão ao pacote de ressuscitação de seis horas representam importantes pilares na abordagem da sepse grave e do choque séptico.[2,10]

As medidas terapêuticas baseiam-se na reposição volêmica, na antibioticoterapia, nas drogas vasoativas, nos corticoides, nas medidas de manutenção de viabilidade biológica aos sistemas e no suporte nutricional.[10]

■ CUIDADOS DE ENFERMAGEM

As estratégias de prevenção de IRAS devem compor uma tarefa a ser cumprida por todos os profissionais que atuam direta e indiretamente com o paciente.

O paciente hospitalizado, principalmente aqueles internados na UTI, necessitam ser monitorados diariamente através de programas de vigilância epidemiológica ativa e controle das IRAS.

Define-se vigilância epidemiológica como a coleta de dados diária, baseada em achados clínicos e microbiológicos dos pacientes internados, com tabulações, análises e posterior divulgação desses dados para os profissionais de saúde de determinada unidade – como as Unidades de Terapia Intensiva – ou para os funcionários de todo o hospital.[3]

Com o avanço tecnológico da Medicina, a assistência prestada à criança cirúrgica cardiopata tem se tornado cada vez mais sofisticada e complexa, oferecendo melhores condições de vida a esses pacientes, que não teriam essa oportunidade há cerca de algumas décadas.[3,21] Por outro lado, não podemos deixar de mencionar que existe o risco aumentado de infecção, visto que a circulação extracorpórea, provavelmente em combinação com o período de isquemia, reperfusão tissular, hipotermia e trauma cirúrgico, provoca um complexo, a resposta inflamatória sistêmica.[2,22] Esse estado inflamatório complexo causa um estado de imunossupressão transitória, podendo aumentar o risco de infecção nessas crianças.

Com o risco aumentado em adquirir infecção, devemos adotar medidas de controle padronizadas, associadas a uma assistência de enfermagem segura adotada pelos profissionais, para assim garantir o sucesso da prevenção de infecções à beira do leito.

Segundo Florence Nightingale (1859), "Pode parecer talvez um estranho princípio enunciar como primeiro dever de um hospital não causar mal ao paciente". Podemos entender que boas intenções podem ter consequências indesejáveis; para tanto, é dever de todo profissional adotar as estratégias de prevenção de infecções preconizadas, além de incorporar mudanças comportamentais durante as atividades rotineiras prestadas.

Existem algumas prioridades na prevenção das infecções. A cada sepse prevenida, a economia não é apenas financeira, mas principalmente com relação ao impacto do menor tempo de internação na UTI, menor uso de antimicrobiano, com menor impacto na resistência, além do menor risco de morte.[23]

Quatro categorias de IRAS associadas a dispositivos e procedimentos são o alvo para vários hospitais e equipes: infecções da corrente sanguínea relacionadas a cateter vascular, pneumonia associada à ventilação mecânica, infecções do trato urinário associadas à sondagem vesical de demora e infecções do sítio cirúrgico.[24]

A seguir, as principais estratégias de prevenção das infecções durante a assistência ao paciente.[24,25]

Prevenção das infecções da corrente sanguínea relacionadas ao cateter vascular central (ICS-CV)[23-25]

- Higienizar as mãos com água e sabão antisséptico (gluconato de clorexidina 2% ou PVPI 10%) ou preparação alcoólica antes da inserção ou manipulação do cateter.
- Utilizar barreira máxima no momento da inserção do cateter, incluindo uso de gorro, máscara, óculos de proteção, avental estéril de manga longa, luvas estéreis e campo estéril amplo para cobertura do paciente.
- Utilizar solução antisséptica à base de clorexidina para o preparo da pele do paciente acima de dois meses de idade.
- Examinar o sítio de inserção do cateter no mínimo diariamente.
- Realizar desinfecção dos conectores e conexões dos cateteres com álcool 70% antes de manipular o cateter.
- Utilizar luvas sempre que manusear os conectores.
- Usar cobertura com gaze estéril, filme transparente ou semipermeável estéril para cobrir a inserção do cateter.
- Após a inserção do cateter, manter cobertura com gaze estéril. Realizar a troca da cobertura com gaze no máximo em 48 horas, ou antes, se o curativo estiver sujo, solto ou úmido.
- Manter cobertura com gaze estéril em pacientes com discrasias sanguíneas, sangramento local, sudorese excessiva ou alergia à clorexidina.
- Usar curativo estéril impregnado com clorexidina para cateteres venosos centrais em pacientes maiores que dois meses de idade ou acima de 1.500 gramas.
- Trocar cobertura transparente estéril a cada sete dias ou conforme protocolo da instituição, ou antes, se suja, solta ou úmida.
- Manter os curativos limpos e secos. Troque os curativos sempre que sujos, soltos ou úmidos.
- Cobrir os cateteres durante o banho.
- Trocar o sistema de infusão não utilizado para hemoderivados ou lipídios a intervalos não maiores que 96 horas.
- Trocar o sistema de infusão em 24 horas, se infusão de sangue ou derivados ou solução lipídica.
- Questionar a equipe multidisciplinar quanto à necessidade diária do uso de cateter. Remova os cateteres não essenciais.
- Remover o cateter umbilical venoso em até 14 dias.
- Remover o cateter umbilical arterial a qualquer sinal ou sintoma de insuficiência vascular de membros inferiores ou trombose. Evitar mantê-lo por mais de cinco dias.
- Não trocar rotineiramente o cateter central com intervalos programados.
- As instituições devem discutir mecanismos para garantir que os processos de boas práticas sejam executados. O enfermeiro deve ter autonomia para suspender o procedimento eletivo caso não haja adesão às recomendações.
- Incentivar a criação e participação de um grupo de profissionais capacitados para compor um Grupo de Cateter.

Prevenção de pneumonia associada à ventilação mecânica (PAV)[24,26]

Existem diversas recomendações de estratégias preventivas de PAV descritas por importantes referências internacionais no assunto de prevenção das infecções, como o *Centers for Disease Control and Prevention* (CDC), o *Healthcare Infection Control Pratices Advisory Committee* (HICPAC), a *Society for Healthcare Epidemiology of America* (SHEA), além da *Infectious Diseases Society of America* (IDSA), porém a maioria das recomendações está bem estabelecida para pacientes adultos.[23] Assim, com o propósito de aprimorar essas recomendações, o *Institute Healthcare Improvement* (IHI) junto ao *Pediatric Affinity Group* lançou, recomendações e medidas preventivas, para pneumonia destinadas a pacientes neonatais e pediátricos.

- Higienizar as mãos com água e sabão antisséptico ou solução alcoólica antes e após manipulação dos dispositivos e equipamentos respiratórios.
- Utilizar sempre que possível método de ventilação não invasiva.

Seção 5 | Complicações Relacionadas às Cardiopatias Congênitas, Seus Manejos...

- Avaliar diariamente junto à equipe multidisciplinar a necessidade do uso do ventilador mecânico.
- Minimizar sempre que possível o tempo de utilização de ventilação mecânica.
- Garantir políticas seguras quanto às rotinas de reprocessamento de artigos respiratórios (desinfecção, esterilização e manutenção).
- Manter cabeceira elevada entre 15º e 30º.
- Evitar distensão gástrica.
- Se possível, programar a retirada do tubo (extubação). Evitar extubação acidental e reintubação subsequente.
- Optar por intubação orotraqueal ao invés de nasotraqueal.
- Apesar de não haver recomendações específicas na literatura sobre a periodicidade da higiene oral para crianças, o digluconato de clorexidina 0,12% tem sido extensivamente utilizado sob a forma de antisséptico oral, gel e/ou pasta de dentes, em diferentes concentrações.[26,27]
- Utilizar água estéril para umidificação do sistema.
- Manter o circuito do ventilador livre de condensado.
- Utilizar luvas de procedimento para remover o condensado.
- Realizar a troca do circuito do ventilador e do dispositivo de aspiração de secreção (sistema fechado) somente quando estiver visivelmente sujo ou com mau funcionamento.

A prática das medidas preventivas para PAV na população neonatal e pediátrica ainda carecem de evidências científicas. Algumas recomendações já bem estabelecidas para pacientes adultos ainda requerem consenso na aplicação de crianças hospitalizadas.

Prevenção de infecções do trato urinário associadas à sondagem vesical de demora (ITU-SVD)[24]

- Higienizar as mãos com água e sabão antisséptico ou solução alcoólica imediatamente antes da cateterização e antes e depois de qualquer manipulação do cateter ou sistema de drenagem.

- Garantir que somente pessoal treinado e específico faça a inserção dos dispositivos urinários. Profissionais habilitados: enfermeiros e médicos (Resolução n. 450/2013).[28]
- Inserir o cateter urinário com técnica asséptica e materiais estéreis.
- Técnica asséptica para inserção.
- Avaliar alternativas à sondagem vesical. Considere outros métodos de manejo, incluindo o condom (*uripen*®) ou cateterização intermitente, quando apropriado.
- Utilizar o cateter de menor calibre possível, apropriado para drenagem adequada.
- Após a introdução do cateter, fixar o cateter para evitar movimento e tração uretral.
- A limpeza do meato urinário com soluções antissépticas é desnecessária.
- Manter o sistema de drenagem continuamente fechado e estéril.
- Não desconectar a sonda vesical e o sistema de drenagem, exceto nas irrigações vesicais.
- Quando houver quebra na técnica asséptica, desconexão ou vazamento, substituir o sistema de drenagem com técnica asséptica.
- Realizar higiene da região perineal e do meato urinário no mínimo uma vez ao dia, com água e sabão neutro.
- Manter a bolsa coletora sempre abaixo do nível da bexiga.
- Esvaziar o saco coletor regularmente, usando um recipiente individualizado para cada paciente e evitar que a extremidade do dispositivo de saída de urina toque as paredes do recipiente de coleta.
- Para coletar urina, utilizar seringa estéril apropriada e realizar desinfecção do local de coleta com álcool 70%.
- Manter o fluxo de urina desobstruído.
- Não trocar rotineiramente o cateter com intervalos programados.

Prevenção de infecções do sítio cirúrgico (ISC)[24]

- Administrar profilaxia antimicrobiana intravenosa dentro de uma hora antes da incisão ou em conformidade com normas baseadas em evidências e diretrizes.

- Não remover os pelos do sítio cirúrgico, salvo se a presença do pelo for interferir na cirurgia. Não usar lâminas.
- Controlar os níveis de glicemia durante o período pós-operatório imediato para pacientes submetidos à cirurgia cardíaca.
- Higienizar as mãos com água e sabão antisséptico ou solução alcoólica antes e depois de qualquer manipulação do curativo.
- Cobrir a incisão cirúrgica, caso esteja descoberta, ao realizar procedimento de aspiração endotraqueal.
- Realizar curativo da incisão cirúrgica com técnica asséptica.
- Cobrir a incisão cirúrgica durante o banho.
- Manter curativo limpo e seco. Caso apresentar sujidade excessiva, comunicar a equipe médica para autorização de troca do curativo.
- Manter curativo ocluído conforme protocolo institucional.

Participação da família

O ambiente hospitalar é um local que deve ser limitado quanto ao número excessivo de visitas, especialmente em uma UTI.

O número de profissionais atuantes no setor, somado aos demais profissionais que estão realizando exames laboratoriais e de imagem (radiografia, ultrassonografia, ecocardiograma etc.) à beira do leito e o grau de gravidade dos pacientes internados, geralmente submetidos a vários aparelhos, com o uso de dispositivos invasivos, torna os pacientes mais suscetíveis ao acometimento de infecções.

Essa intensa rotina diária torna-se habitual aos profissionais de saúde, porém proporciona uma terrível sensação aos pais e familiares, que assistem a todas as tarefas sendo realizadas nos *pequenos pacientes,* causando-lhes muitas vezes um sentimento de impotência. Muitos temem o fato de seus filhos serem vítimas das infecções.

O enfermeiro controlador de infecção deve participar ativamente da rotina do setor, com visitas diárias aos pacientes, avaliando o uso dos dispositivos invasivos, bem como oferecendo orientações e esclarecimentos tanto à equipe de profissionais quanto à família.

A família deve ser parte integrante da assistência prestada à criança durante todo o processo de internação. O enfermeiro controlador de infecção deve esclarecer dúvidas relacionadas à prevenção de infecção e estimular a higienização das mãos na família e na equipe, além de desenvolver autonomia nos familiares, tornando-os capazes de cobrar e, assim, garantir o cumprimento de uma assistência limpa e segura.

Quando a criança receber alta hospitalar, a família deverá estar preparada para dar continuidade ao processo de cuidados, sendo informada e educada sobre a higiene das mãos, higiene pessoal, cuidados básicos com a incisão cirúrgica e com possível uso de dispositivo invasivo (sonda ou cateteres), incluindo a limpeza do ambiente em sua residência.

O desafio da prevenção de infecção deve ser garantido desde o momento da internação até a alta hospitalar, envolvendo a família e o paciente no cuidado, atribuindo-lhe conhecimento, e a responsabilidade deve ser compartilhada entre equipe e família.[29]

■ REFERÊNCIAS BIBLIOGRÁFICAS

1. Silveira RC, Giacomini C, Procianoy RS. Sepse e choque séptico no período neonatal: atualização e revisão de conceitos. Rev Bras Ter Intensiva 2010;22(3):280-90.
2. Wheeler DS, Jeffries HE, Zimmerman JJ, et al. Sepsis in the pediatric cardiac intensive care unit. World J Pediatr Congenit Heart Surg 2011; 2(3):393-9.
3. Matos GF, Victorino JA. Critérios para o diagnóstico de sepse, sepse grave e choque séptico. Rev Bras Ter Intens 2004;16(2): 102-4.
4. Daniels R, Nutbeam T. ABC series: ABC of Sepsis. New York: Wiley Blackwell; 2010.
5. Angus DC, Linde-Zwirble WT, Lidicker J, et al. Epidemiology of severe sepsis in the United States: analysis of incidence, outcome, and associated costs of care. Crit Care Med 2001;29(7):1303-10.
6. Silva E, Pinheiro C, Michels Júnior V. Epidemiologia. Rev Bras Ter Intensiva 2004;16(2):97-101.
7. Balk RC. Roger C. MD. and the evolving paradigms of sepsis. Contrib Microbiol 2011;17:1-11.

8. Pereira Júnior GA, Marson F, Abeid M, et al. Fisiopatologia da sepse e suas implicações terapêuticas. Med Intens Ribeirão Preto 1998;31: 349-62.

9. Goldstein B, Giroir B, Randolph A. International pediatric sepsis consensus conference: definitions for sepsis and organ dysfunction in pediatrics. Pediatr Crit Care Med 2005;6(1):2-8.

10. Gonin ML. Atualidades na sepse e choque séptico pediátrico. Rev Pediatria SOPERJ 2012;13(2):77-89.

11. INCA - Instituto Nacional de Câncer José Alencar Gomes da Silva. Estadiamento do câncer. Disponível em: http://www1.inca.gov.br/ conteudo_view.asp?ID=54. (Acesso em 20 nov. 2014)

12. Opal SM. Concept of PIRO as a new conceptual framework to understand sepsis. Pediatr Crit Care Med 2005;6(3):55-60.

13. Henkin CS, Coelho JC, Paganella MC, et al. Sepse: uma visão atual. Sci Med 2009;19(3):135-45.

14. Randolph AG, McCullo RJ. Pediatric sepsis: Important considerations for diagnosing and managing severe infections in infants, children, and adolescents. Virulence 2014;5(1):179-89.

15. Satar M, Özlü F. Neonatal sepsis: a continuing disease burden. Turk J Pediatr 2012;54(5):449-57.

16. Barbosa AP, Pinheiro C, Rigato O, et al. Critérios para diagnóstico e monitorização da resposta inflamatória. Rev Bras Ter Intensiva 2004; 16(2):105-8.

17. Meireles LA, Vieira AA, Costa CR. Avaliação do diagnóstico da sepse neonatal: uso de parâmetros laboratoriais e clínicos como fatores diagnósticos. Rev Esc Enferm USP 2011;45(1):33-9.

18. Dellinger RP, Levy MM, Carlet JM, et al. Surviving sepsis campaign. Society of Critical Care Medicine. Crit Care Med 2008;36(1):296-327.

19. Marra AR, Silva OB, Wey SB. Controle do foco: diagnóstico e tratamento. Rev Bras Ter Intens 2004;16(2):109-13.

20. Carcillo JA, Fields AI. Parâmetros de prática clínica para suporte hemodinâmico a pacientes pediátricos e neonatais em choque séptico. J Pediatr (Rio J.) 2002;78(6):449-66.

21. Souza MH, Elias DO. Fundamentos da circulação extracorpórea. 2 ed. Rio de Janeiro: Alfa Rio; 2006. p.1-32.

22. Moura HV, Pomerantzeff PM, Gomes WJ. Síndrome da resposta inflamatória sistêmica na circulação extracorpórea: papel das interleucinas. Rev Bras Cir Cardiovasc 2001;16(4):376-87.

23. Brasil. Agência Nacional de Vigilância Sanitária. Infecção de corrente sanguínea. Orientações para prevenção de infecção primária de corrente sanguínea unidade de investigação e prevenção das infecções e dos efeitos adversos. Gerência Geral de Tecnologia em Serviços. 2010. Disponível em: http://portal.anvisa.gov.br/wps/wcm/connect/ef02c3004a04c83ca0fda9aa19e2217c/manual+Final+preven%C3%A7%C3%A3o+de+infec%C3%A7%C3%A3o+da+corrente.pdf?MOD=AJPERES (Acesso em 20 nov 2014)

24. Associação Paulista de Epidemiologia e Controle de Infecção Relacionada à Assistência à Saúde. Um Compêndio de Estratégias para a Prevenção de Infecções Relacionadas à Assistência à Saúde em Hospitais de Cuidados Agudos. Rio de Janeiro: Office 2008. 29: 901-994.

25. Richtmann R. Cateter vascular central e periférico. Diagnóstico e prevenção de infecção relacionada à assistência à saúde em Neonatologia (IRAS). 2 ed. São Paulo: APECIH; 2011. p.157-66.

26. Baltieri SR. Broncopneumonia. Diagnóstico e prevenção de infecção relacionada à assistência à saúde em Neonatologia (IRAS). 2 ed. São Paulo: APECIH; 2011. p.175-8.

27. Kusahara DM, Pedreira ML, Peterlini MA. Protocolo para higiene oral de crianças submetidas à ventilação pulmonar mecânica. Rev Soc Bras Enferm Ped 2008;8(1):37-44.

28. Brasil. RE n°450, de 2013. http://portal.coren-sp.gov.br/node/39043.

29. Longtin Y, Sax H, Leape LL, et al. Patient participation: current knowledge and applicability to patient safety. Mayo Clinic Proc 2010; 85(1):53-62.

capítulo **26**

Samara de Campos Braga

Insuficiência Renal Aguda e Indicações de Diálise

■ INTRODUÇÃO

A lesão renal aguda (LRA) é geralmente definida como a perda súbita da capacidade dos rins de regular a homeostasia de fluidos e eletrólitos. As condições principais em pacientes pediátricos que conduzem à LRA incluem doença cardíaca, sepse e transplante de medula óssea. É uma complicação diagnosticada em pacientes submetidos à cirurgia cardíaca, que ocorre em até 9% das crianças submetidas a esse tipo de intervenção.[1,2,3]

No pós-operatório de cirurgia cardíaca, a LRA é complicação grave que causa aumento da morbimortalidade, apesar das alterações significativas nas condutas intra e pós-operatórias e incremento da tecnologia na circulação extracorpórea (CEC).

Na maioria dos casos, acompanha-se de oligoanúria e está relacionada à presença de insuficiência cardíaca de baixo débito, gerando injúria isquêmica ao rim por perfusão inadequada. Outro processo que contribui para a LRA é a intensa resposta inflamatória sistêmica que ocorre especialmente em crianças que necessitam de CEC, interferindo na filtração glomerular.

O primeiro estudo a descrever a incidência de LRA, sua gravidade, seus fatores de risco e seus efeitos prognósticos utilizando pRIFLE em pós-operatório de cirurgia cardíaca pediátrica foi o de Zappetelli *et al.*, em 2009, e os demais estudos foram publicados por Romão *et al.*, Skippen *et al.*, Nogueira *et al.*, respectivamente em 2005 e 2007.

A terapêutica para essa complicação inclui, além de restrição severa de líquidos e uso de drogas diuréticas, a remoção de fluidos através de diálise e/ou ultrafiltração.[1,2,4]

■ DEFINIÇÃO E CLASSIFICAÇÃO

O comprometimento da função renal com diminuição brusca de sua capacidade de filtração glomerular caracteriza a síndrome de lesão renal aguda, anteriormente chamada de insuficiência renal aguda.[5]

A LRA caracteriza-se pela redução súbita da função renal que se mantém por períodos variáveis, resultando na inabilidade dos rins em exercer suas funções básicas de excreção e manutenção da homeostase hidroeletrolítica do organismo, podendo ser acompanhada ou não da diminuição da diurese.[6,7]

Habitualmente, a LRA pode ser dividida em pré-renal, que está relacionada à diminuição do fluxo sanguíneo renal (FSR) pelo inadequado débito cardíaco ou volume intravascular; doença renal intrínseca, gerada a partir de um insulto ao parênquima renal, que inclui distúrbios vasculares, tubulares, glomerulares; e pós-renal, decorrente de algum grau de obstrução do trato urinário em rim único ou em ambos os rins.[4,8]

Não existe consenso na literatura para melhor definição de lesão renal aguda. Diante desse contexto, a Iniciativa de Qualidade de Diálise Aguda (ADQI), grupo composto por nefrologistas e intensivistas, incluindo representação pediátrica, publicou, em 2004, critérios de LRA para adultos, denominados critérios de RIFLE (Risco de disfunção, Injúria ao rim, Falência da função renal, Perda da função renal e Estágio final da doença) (Tabela 26.1). Posteriormente, em trabalho prospectivo com 150 crianças criticamente enfermas, publicado em 2007 por Ackan-Arikan *et al.*,[9] foram elaborados critérios modificados de RIFLE para a população pediátrica (pRIFLE), cuja base está na redução do *clea-*

Tabela 26.1 Critérios pediátricos RIFLE modificados (pRIFLE).[9]

	Clearance de creatinina estimado	Débito urinário
Risco	eCCL redução de 25%	< 0,5 mL/(kg/h) por 8h
Lesão	eCCL diminuição de 50%	< 0,5 mL/(kg/h) por 16h
Falência	eCCL diminuição de 75% ou eCCL < 35 mL/min/1,73 m²	< 0,5 mL/(kg/h) por 24h ou anúria por 12h
Perda	Falência persistente > 4 semanas	
Estágio final	Estágio final de doença renal (falência persistente > 3 meses)	

rance de creatinina estimado, considerando o débito urinário baseado no peso corporal.[7]

O comprometimento da função renal após cirurgia cardíaca possui duas formas de apresentação clínica, classificadas em LRA tipo I (ocorre no pós-operatório imediato e é caracterizada por insuficiência cardíaca decorrente da disfunção aguda do miocárdio, frequentemente com baixo débito cardíaco, oligúria e balanço hídrico muito positivo) e tipo II (geralmente ocorre uma semana após intervenção cirúrgica). Os fatores desencadeantes são: infecções, sepse, uso de drogas nefrotóxicas, disfunção de múltiplos órgãos e sistemas.[4,7,10]

■ FISIOPATOLOGIA

O pós-operatório de cirurgia cardíaca para malformações cardíacas em crianças pode estar associado à falência circulatória sistêmica e, consequentemente, à LRA.

A LRA nesses pacientes tem sua etiologia geralmente de caráter multifatorial, e suas manifestações mais frequentes são: a falência aguda cardíaca, a redução da diurese, elevação dos níveis de ureia e creatinina séricas, e um balanço hídrico muito positivo, decorrentes, na maioria das vezes, pela diminuição do fluxo sanguíneo renal (FSR) pelo inadequado débito cardíaco ou volume intravascular. As causas pré-renais são, frequentemente, reversíveis se tratadas precocemente. Idealmente, as situações que levam à LRA pré-renal devem ser antecipadas, e os fatores de precipitantes, corrigidos antes do desenvolvimento de vasoconstrição renal intensa e dano orgânico.

Nos pacientes em pós-operatório de cirurgia cardíaca, na qual há incidência de LRA, torna-se importante a identificação de fatores de risco, que podem ser: idade, uso de circulação extracorpórea (CEC), complexidade da doença cardíaca e da cirurgia, baixo débito cardíaco no pós-operatório, uso de drogas vasoativas, uso de ventilação mecânica, administração de drogas nefrotóxicas e a presença de infecção ou sepse.

Com relação à idade, estudos têm demonstrado que os pacientes com LRA em pós-operatório de cirurgia cardíaca são mais novos e apresentam peso mais baixo.[8,11,12] Recém-nascidos e lactentes apresentam características fisiológicas que lhes conferem risco epitelial para o desenvolvimento de nefropatia, principalmente de ordem vasomotora. Sabe-se que em crianças menores de 1 ano há baixo fluxo sanguíneo renal (FSR), o qual representa uma fração do débito cardíaco significativamente menor do que em adultos e crianças maiores, além de uma resistência renovascular alta. Após o nascimento, a perda do fluxo sanguíneo placentário é seguida de aumento progressivo do FSR e da fração do débito cardíaco. Ajustes fisiológicos permitirão que níveis de adulto sejam atingidos por volta dos 2 anos de idade.[13,14] Todos esses fatores são responsáveis pela alta dependência dos rins dessas crianças ao sistema renina-angiotensina e, consequentemente, pela maior sensibilidade às situações de hipotensão e isquemia.[13]

No uso da circulação extracorpórea (CEC), fisiologicamente os tecidos são per-

Capítulo 26 | Insuficiência Renal Aguda e Indicações de Diálise

fundidos por uma pressão criada pelo fluxo pulsátil. Durante a CEC, o fluxo sanguíneo gerado é contínuo, não pulsátil, o que altera a resistência arterial e resulta em diminuição da pressão de perfusão, deixando as células tubulares renais vulneráveis à isquemia.[8] Sabe-se ainda que as crianças submetidas à CEC desenvolvem Síndrome Da Resposta Inflamatória Sistêmica (SRIS), que é ativada pela exposição do sangue nas superfícies não endotelizadas; também há ativação de macrófagos, neutrófilos e plaquetas, e liberação de citocinas, provocando lesão endotelial que leva à inflamação do interstício renal, o que aumenta o risco de LRA.[15,16] O maior tempo de CEC foi descrito como fator de risco nas análises multivariadas nas diferentes avaliações para LRA.[8,17,18] Quando o tempo de CEC é superior a duas horas, o risco para diálise é cinco vezes maior.[19] Entretanto, deve ser considerado que o maior tempo de CEC também implica em uma maior probabilidade de alterações hemodinâmicas, devido ao maior tempo de exposição, maior necessidade de drogas vasoativas e anestésicas, lesão endotelial e hemólise com acúmulo de restos celulares nos túbulos renais.[2]

■ QUADRO CLÍNICO E DIAGNÓSTICO

Os sinais e sintomas da LRA são, na maioria das vezes, bastante inespecíficos.[6] A história clínica é importante para estabelecer a causa subjacente (hipovolemia, drogas, contrastes, sepse e doença cardíaca de base), os fatores de risco (idade, tipo de cirurgia cardíaca e uso ou não de CEC) e a gravidade da LRA.

O exame físico, através dos sinais e sintomas da LRA, depende da causa e do grau de comprometimento da função renal. A observação de sinais de hipovolemia e hipotensão arterial, bem como os sinais associados com a etiologia, ajudam no diagnóstico.

Os principais achados do exame físico incluem presença de edema, modificação da diurese e outras manifestações de hipervolemia. Com a progressão da doença, ficam mais evidentes os sintomas ligados a acidose metabólica, distúrbios hidroeletrolíticos e uremia.

O débito urinário pode estar diminuído, normal ou elevado. O desenvolvimento da oligoanúria, embora seja um alerta para a possibilidade de LRA, nem sempre ocorre. Os distúrbios hidroeletrolíticos mais comuns são hipercalemia, hiperfosfatemia, hipocalemia e hiponatremia. A acidose metabólica é praticamente constante nos pacientes com LRA devido à retenção de ânions ácidos pelo rim.

O diagnóstico da LRA deve ser fundamentado com base em dados de anamnese, exame físico e achados laboratoriais. Recomenda-se monitorização diária da função renal, exames de imagem e monitorização hemodinâmica.

Em situações de hipervolemia e/ou de instabilidade hemodinâmica, a ausência de resposta clínica à utilização de diuréticos, medicações inotrópicas e vasodilatadores na LRA já indica instalação de adequação hidroeletrolítica individualizada e urgência de método dialítico, podendo, conforme a situação, tratar-se do primeiro procedimento a ser realizado ao lado de medidas intensivas.

A avaliação laboratorial inicial de um paciente com suspeita de LRA deve acessar o equilíbrio hidroeletrolítico (eletrólitos séricos e glicemia), homeostase acidobásica (gasometria e ânion-*gap*), presença e grau de uremia (ureia e creatinina séricas) e análise hematológica para diagnosticar anemia, hemólise e trombocitopenia.

Tratamento

Com base nos mecanismos fisiopatológicos envolvidos na gênese da LRA no pós-operatório de cirurgia cardíaca, as condutas terapêuticas devem ser baseadas no tripé: estabilização hemodinâmica e cardíaca para reversão de doenças associadas e prevenção de agravos; tratamento precoce e agressivo ao primeiro sinal de disfunção renal e manutenção da homeostase.

A manutenção da homeostase deve incluir as medidas de suporte às necessidades do paciente. Pode-se usar tanto o manejo clínico quanto as terapias de substituição renal (TSR), que incluem as técnicas-padrão de diálise e as terapias contínuas. Quando o manuseio clínico-medicamentoso (conservador) não consegue reverter tais manifestações, a indicação dialítica se impõe.

Tratamento conservador

Consiste em medidas clínicas com estabilização hemodinâmica e reversão das causas associadas, tendo como prioridade a reversão do edema intersticial e obtenção de balanço hídrico negativo, além de identificar situações de hemólise como o tempo de circulação extracorpórea (CEC) prolongada.

O tratamento convencional nas situações de hipervolemia no pós-operatório inclui restrição hídrica concomitantemente ao combate à síndrome de baixo débito, a qual ocorre com frequência em pacientes pediátricos no pós-operatório de cirurgia cardíaca,[20] e a prevenção de agravos por meio de tratamento farmacológico (com inotrópicos, vasopressores, vasodilatadores e diuréticos) sempre que necessário.

O tratamento precoce e agressivo é fundamental para minimizar o dano funcional e auxiliar na reversão do dano renal. Assim, a avaliação laboratorial regular torna-se necessária para o diagnóstico precoce da LRA e deve incluir dosagens séricas de ureia, creatinina, eletrólitos, gasometria, hemograma e urinálise, além de exames de imagem, como a ultrassonografia.

Terapia de Substituição Renal (TSR) e indicações

O principal objetivo da diálise é corrigir e manter as homeostases hidroeletrolítica e acidobásica, além de remover toxinas endógenas até que a função renal retorne ao normal.[6] A indicação precoce da TSR pode ter impacto positivo no prognóstico do paciente, sendo desejável seu início antes de complicações decorrentes da LRA.

As indicações de terapia dialítica não são absolutas e devem considerar uma série de fatores, incluindo a apresentação clínica (rapidez de início e gravidade), dados bioquímicos, idade da criança e ausência de resposta ao tratamento conservador. No entanto, pode-se seguir alguns critérios:[21,22]

- Anúria ou oligoanúria não obstrutiva (volume urinário insuficiente para as necessidades de fluido da criança);

- Hipervolemia clinicamente significante (refratária à restrição de fluidos e diuréticos);
- Hipercalemia (K > 6,5 mEq/L) não responsiva à abordagem clínica inicial ou associada a alterações no eletrocardiograma (ECG);
- Acidemia grave, com acidose metabólica grave (pH < 7,1) não responsiva a tratamento clínico (administração de bicarbonato);
- Complicações urêmicas;
- Distúrbios graves de natremia (Na > 160 ou < 115) não responsiva a tratamento clínico;
- Intoxicações por drogas dialisáveis;
- Erros inatos do metabolismo;
- Melhora do aporte nutricional;
- Sepse/Síndrome da Resposta Inflamatória Sistêmica (SRIS);
- Suporte para oxigenação de membrana extracorpórea (ECMO);
- Transplante de medula óssea;
- *Bypass* cardiopulmonar.

A escolha do método de diálise no manuseio de um paciente é influenciada pelos objetivos da diálise, pelas vantagens e desvantagens únicas de cada método, pelos recursos da instituição e pela experiência do médico, enfermeiro e equipe de enfermagem.

Diálise Peritoneal (DP)

É uma modalidade efetiva para o manuseio de crianças com LRA. Utiliza o peritônio como membrana semipermeável, que recobre a parede abdominal (peritônio parietal) e órgãos viscerais da cavidade abdominal (peritônio visceral). Em lactentes e recém-nascidos, a superfície da membrana peritoneal é duas vezes a sua superfície corporal.

O processo de transporte de água e solutos ocorre por meio de mecanismos de difusão e ultrafiltração. A elevada concentração de glicose, presente nas soluções de diálise peritoneal, é responsável pelo processo de ultrafiltração na técnica de diálise peritoneal. O ciclo de DP consiste na infusão de solução de diálise na cavidade peritoneal com períodos variáveis de permanência.

O uso de diálise peritoneal em crianças em pós-operatório de cirurgia cardíaca tem se mostrado um método efetivo e seguro, de fácil instalação e que não exige nem infraestrutura especial nem pessoal de enfermagem com treinamento específico e complexo (nada diferente do que existe em qualquer unidade de terapia intensiva). Desse modo, considera-se a DP como primeira opção de escolha em crianças.

Na maioria dos casos utiliza-se um cateter flexível (tipo Tenckhoff) implantado cirurgicamente ou na própria Unidade de Terapia Intensiva (UTI), quando necessário, devido a sua maior durabilidade, melhor funcionamento e menor risco de hematomas e infecção. Nunca se esquecer de realizar RX de abdome para verificar o posicionamento do cateter antes de iniciar o procedimento.

As contraindicações absolutas são cirurgias abdominais recentes, fístulas pleuroperitoneais e peritonite, e as relativas são massas abdominais significativas, íleo adinâmico e derivação ventriculo-peritoneal.

Na DP, utiliza-se o sistema manual ("aranha") ou com cicladora (automatizado), sempre mantendo o sistema fechado. Sempre avaliar a pressão abdominal durante a DP, pelo menos de 6/6 h, mantendo menor que 10 cmH$_2$O. Durante a realização da DP, deve-se monitorizar a concentração sérica de potássio e, se necessário, adicionar à solução de diálise. O balanço de entrada e saída do líquido deve ser rigoroso, devido ao risco de balanço positivo de água.

As principais complicações não infecciosas de diálise peritoneal estão relacionadas à "falência" da membrana peritoneal, devido ao aumento da pressão hidrostática intraperitoneal ocasionada pela infusão de diálise na cavidade peritoneal, à sobrecarga de volume devido à diminuição da eficiência do método em promover ultrafiltração e às alterações secundárias, principalmente à absorção de glicose presente em grande quantidade na solução de DP.[6]

As complicações infecciosas referem-se à infecção do óstio de saída do cateter, infecção do túnel subcutâneo e peritonite. A infecção do óstio de saída é caracterizada pela presença de drenagem purulenta a partir do óstio e por eritema em volta do óstio. A infecção do túnel subcutâneo é pouco frequente, caracterizando-se por dor e rubor ao longo do trajeto subcutâneo do cateter. A peritonite é uma complicação que se apresenta por dor abdominal e presença de efluente turvo.

A simplicidade da Diálise Peritoneal (DP) opõe-se à complexidade das técnicas de depuração extracorpórea em crianças, que requerem pessoal altamente especializado e treinado, além do emprego de materiais e equipamentos de alto custo.

Terapia de Substituição Renal Contínua (CRRT)

A terapia de substituição renal contínua está definida como qualquer terapia extracorpórea de purificação do sangue destinada a substituir uma função renal ao longo de um largo período de tempo e com aplicação, real ou planeada, ao longo de 24 horas.[23] É uma técnica que envolve métodos sanguíneos venovenosos ou arteriovenosos, com fluxos lentos, utilizada em pacientes hemodinamicamente lábeis. O funcionamento contínuo permite uma remoção lenta de fluidos e solutos, promovendo a estabilidade do paciente.

A máquina de CRRT é normalmente operada num ambiente de cuidados intensivos por enfermeiro, sob orientação de um médico intensivista, nefrologista ou ambos. É necessário um hemofiltro e um acesso vascular para diálise. O tratamento envolve a circulação de sangue fora do corpo através de um circuito extracorpóreo (hemofiltro), que realiza a limpeza do sangue e remoção de fluidos. O fluxo sanguíneo para o hemofiltro é obtido pelo acesso vascular, e o sangue é devolvido através desse acesso. É normalmente necessária a utilização de um anticoagulante para evitar a formação de coágulos no circuito extracorpóreo. O processo envolve a passagem contínua e lenta de uma solução de diálise no compartimento do dialisato do filtro em sentido contracorrente ao fluxo sanguíneo.

Os modos de terapia consistem em: Ultrafiltração contínua lenta (SCUF) – utilizada para remoção de excesso de fluidos corporais; Hemofiltração venovenosa contínua (CVVH) – remove excesso de fluidos e toxinas de peso molecular relativamente alto, através do "arraste do solvente"; Hemodiálise venovenosa contínua (CVVHD) – utilizada para remover fluidos e toxinas, mas limitada apenas a moléculas mais pequenas, por difusão; Hemodiafiltração venovenosa contínua (CVVHDF) – combina a hemofiltração e a hemodiálise. Utiliza-se com mais frequência em UTI Neonatal e Pediátrica o modo de Hemodiafiltração (CVVHDF).

As principais indicações são para pacientes hipervolêmicos, hemodinamicamente instáveis, urêmicos, sépticos, hipercatabólicos e hipercalêmicos graves.

Um cateter venoso duplo-lúmen adequado é fundamental para a instituição da terapia. O tamanho do cateter deve basear-se na idade e peso do paciente (varia de 7 Fr até 12 Fr). O local de inserção preferencial do cateter é na veia jugular interna direita seguido da esquerda. O acesso femoral apresenta um risco maior de trombose e infecção, além de requerer o uso de sedação constante, devido à movimentação do paciente. Evita-se acesso subclávio pelo alto índice de complicações agudas (pneumotórax e punção arterial) e crônicas (estenose, o que pode dificultar a colocação de acesso permanente).

A escolha do circuito extracorpóreo adequado deve considerar o volume de *priming* para preencher esse circuito. De modo a evitar complicações, o volume extracorpóreo do circuito deve ser menor que 10% do volume de sangue total do paciente. Quando o volume ultrapassa esse limite, é recomendado o *priming* com sangue ou albumina.

A anticoagulação é comumente utilizada para evitar a formação de coágulos no filtro, aumentando a sobrevida do circuito extracorpóreo. Os anticoagulantes mais utilizados são a heparina e a solução de citrato trissódico a 4%. Alguns dos passos na cascata de coagulação exigem a presença de cálcio plasmático, que é um fator que pode ser alterado para alcançar uma anticoagulação adequada no circuito/hemofiltro durante a terapia de substituição renal. O uso da heparina contínua promove uma anticoagulação sistêmica, o que pode provocar uma hemorragia no paciente. O citrato produz uma anticoagulação regional do circuito extracorpóreo e atua através da associação (quelação) com cálcio (ionizável) livre. Por esse motivo, para evitar hipocalcemia no paciente, o cálcio é injetado novamente no sangue através de uma via ex-clusiva em cateter venoso central (CVC), e, quando não for possível, na linha venosa do circuito. O citrato é metabolizado no fígado e está contraindicado em pacientes que apresentem insuficiência hepática. Na utilização do citrato, monitoriza-se o cálcio iônico do paciente e do cálcio iônico do circuito, a fim de ajustar e manter adequada a infusão de cálcio para o paciente e do citrato para o circuito.

A hipotermia é uma complicação frequente na terapia contínua visto que a razão "área superficial do corpo/tamanho do corpo" relativamente maior nas crianças (comparada com os adultos) está associada a uma perda de calor mais significativa. Dessa forma, o aquecimento do circuito extracorpóreo (aquecedores específicos para a linha de retorno do circuito) e/ou uso de manta térmica é essencial para manter a temperatura da criança.

Terapia de substituição renal durante a ECMO

É comum ter pacientes com disfunção renal e sobrecarga de volume em uso de ECMO, e com grande frequência eles não respondem à terapia diurética.

A ECMO, por suas características próprias, oferece meios de introduzir métodos adicionais, como os métodos de substituição das funções renais, seja pelo emprego da ultrafiltração, seja pelo uso da hemodiálise ou por uma combinação de ambos.

Esse grupo especial de pacientes será melhor discutido em outro capítulo.

Intervenções de enfermagem na UTI neonatal e pediátrica

A terapia de substituição renal (TSR) é o tratamento mais empregado quando há perda da função renal em UTI. No início, o tratamento dialítico era um procedimento realizado pela equipe médica. No decorrer dos anos, o enfermeiro e sua equipe passaram a participar ativamente do tratamento dialítico, sendo responsáveis por toda parte técnica e de relação do paciente/família com o meio ambiente.[24,25] Hoje, quem realiza quase exclusivamente os procedimentos dialíticos é o enfermeiro e sua equipe.[26] Portanto, fica evidenciada a importância da qualificação e do

Capítulo 26 | Insuficiência Renal Aguda e Indicações de Diálise

conhecimento que os profissionais da área de enfermagem devem possuir para atuar frente a possíveis complicações desencadeadas por essa forma de tratamento, além da importância de planejar os seus cuidados.[27]

No entanto, o paciente em tratamento conservador deve ser acompanhado e monitorizado.

Tratamento conservador

Consiste no controle de exames laboratoriais e balanço hídrico do paciente:

- Monitorização dos sinais vitais;
- Controle de peso diário;
- Restrição hídrica;
- Balanço hídrico a cada 6 horas;
- Controle de exames laboratoriais e de imagem;
- Orientação dos pacientes e/ou familiares.

Diálise Peritoneal (DP)

Consiste na manipulação do sistema (aranha ou cicladora), controle hemodinâmico, anotação adequada e assistência ao paciente e/ou família.

- Sempre identificar o paciente antes de iniciar o procedimento;
- Identificar-se ao paciente e/ou familiar e explicar o procedimento a ser realizado;
- Utilizar EPI (Equipamentos de Proteção Individual);
- Realizar a lavagem de mãos antes e depois de manipular o cateter e o paciente;
- Controle de peso diário;
- Controlar o volume da solução de diálise a ser infundida, tempo de permanência e o volume de drenagem em impresso próprio de h/h ou segundo protocolo institucional;
- Avaliar a necessidade de aquecimento da solução dialítica, conforme a temperatura corporal do paciente;
- Examinar o local de inserção do cateter em busca de sinais de sangramento ou infecção;
- Realizar o curativo do cateter de Tenckhoff, segundo protocolo institucional, mantendo-o sempre fixo à pele a fim de evitar extrusão do *cuff* e trauma no pertuíto;
- Trocar o curativo do cateter sempre que sujo e/ou molhado;
- Manter o controle glicêmico, realizando dextros ou através de exames laboratoriais, segundo rotina institucional;
- Realizar o controle da pressão intra--abdominal (PIA) a cada 6 horas;
- Anotar o aspecto do volume drenado;
- Anotar característica e frequência das evacuações;
- Avaliar o padrão respiratório antes e durante a terapia dialítica;
- Realizar o controle de exames laboratoriais, como gasometria, eletrólitos, ureia e creatinina, segundo protocolo institucional;
- Sempre manipular e preparar a solução dialítica com técnica asséptica;
- Sempre realizar dupla checagem no preparo e instalação da solução de diálise que contenha medicamento de alta vigilância;
- Certificar-se no RX do posicionamento adequado do cateter de Tenckhoff;
- Manter o sistema de diálise fechada para evitar infecção;
- Realizar balanço hídrico a cada 6 horas.

Terapia de Substituição Renal (TSR) contínua

- Identificar adequadamente o paciente;
- Identificar-se ao paciente e/ou família e explicar o procedimento a ser realizado, as restrições e cuidados de enfermagem necessários;
- Avaliar se o equipamento está adequado e liberado para uso;
- Lavar as mãos e utilizar EPI;
- Controlar o peso do paciente;
- Avaliar se o cateter para diálise está adequado e bem posicionado;
- Sempre manipular o cateter de hemodiálise com máscara descartável e luva estéril;
- Testar o cateter antes de preparar o circuito ou iniciar o tratamento. Certificar que ambas as vias estão funcionantes (com boa infusão e refluxo). Sempre remover primeiramente a solução de

heparina (ou outra solução de preenchimento do cateter, conforme protocolo institucional) para depois testar o fluxo sanguíneo da via;

- Manipular e preparar as soluções de diálise e reposição com técnica asséptica;
- Realizar dupla checagem no preparo e instalação de soluções de diálise contendo medicamentos de alta vigilância;
- Examinar o local de inserção do cateter em busca de sinais de sangramento ou infecção;
- Realizar o curativo do cateter, segundo protocolo institucional;
- Realizar o preparo da máquina e circuito extracorpóreo, segundo orientações do fabricante;
- Atentar-se ao peso do paciente e volume do circuito a ser instalado, devido ao volume do *priming*. Caso o volume do *priming* ultrapasse 10% do volume sanguíneo do paciente, o mesmo deve ser realizado com sangue e albumina;
- Monitorar a pressão arterial e frequência cardíaca em intervalos curtos no início do tratamento e utilizar drogas vasoativas, caso haja necessidade;
- Utilizar impresso próprio para controle de volumes e balanço hídrico da terapia dialítica de h/h;
- Monitorar as pressões do circuito extracorpóreo durante toda a terapia em impresso próprio;
- Controlar e certificar-se dos volumes da solução dialítica e de reposição, o volume drenado (efluente) e ultrafiltrado, assim como fluxo sanguíneo e tipo de terapia instituída, segundo prescrição médica;
- Monitorar regularmente o funcionamento dos equipamentos: manter alarmes regulados e ativos; evitar dobras nas extensões e vazamentos nas conexões; avaliar a presença de coágulos;
- Controlar rigorosamente a infusão de anticoagulantes e de infusão de cálcio endovenoso, de acordo com a prescrição médica;
- Se houver a utilização de citrato como anticoagulante, deve-se infundir a solução de cálcio em CVC (via exclusiva). Caso não seja possível um acesso central

exclusivo, pode infundi-lo na via venosa do circuito (linha de retorno);
- Monitorizar o cálcio iônico do paciente (para acerto da infusão do cloreto de cálcio/gluconato) e o cálcio iônico do circuito (para acerto de infusão de citrato);
- Realizar controles eletrolíticos e acidobásicos, de acordo com as condições clínicas e o protocolo da instituição;
- Manter o paciente aquecido com manta térmica ou manter a via de retorno aquecida com aquecedor específico acoplado à máquina de diálise;
- Manter o paciente em repouso, e a cabeceira, elevada;
- Promover cuidados de alívio de pressões em proeminências ósseas;
- Ao término da terapia ou troca do circuito, a devolução do sangue deverá ser conforme orientação médica, principalmente em crianças de baixo peso;
- Sempre utilizar anticoagulante no cateter ao término do tratamento.

■ REFERÊNCIAS BIBLIOGRÁFICAS

1. Romão JE Jr. A evolução da IRA associada à cirurgia cardíaca em lactentes. Arq Bras Cardiol 2000;75(4): 313-17.
2. Taniguchi FP, Oliveira PM, Martins AS. Insuficiência renal aguda no pós-operatório de cirurgia cardíaca. J Bras Nefrol 2007;29(4):258-63.
3. Rigden S, Barratt T, Dillon M, et al. Acute renal failure complicating cardiopulmonary bypass surgery. Arch Dis Child 1982;57(6):425-3.
4. Freire KM, Bresolin NL, Farah ACF, et al. Lesão renal aguda em crianças: incidência e fatores prognósticos em pacientes gravemente enfermos. Rev Bras Ter Intens 2010;22(2):166-74.
5. Bellomo R, Ronco C, Kellum JAet al. Acute renal failure: definition, outcome measures, animal models, fluid therapy and information tecknology needs: the Second International Consensus Conference of the Acute Dialysis Initiative (ADQI) Group. Crit Care 2004;8(4):204-12.
6. Toporovski J, Mello VR, Martini DF, et al. Nefrologia pediátrica. 2 ed. Rio de Janeiro: Guanabara Koogan; 2006. p.220-36, 589-617.

Capítulo 26 | Insuficiência Renal Aguda e Indicações de Diálise

7. Cruz J, Cruz HM, Kirsztajn GM, et al. Atualidades em nefrologia. São Paulo: Sarvier; 2012. p.439-49, 602-5.

8. Zappitelli M, Bernier BL, Saczkowski RS, et al. A small pos-operative rise in serum creatinine predicts acute kidney injury in children undergoing bypass. Crit Care Resuse 2009;76(8):885-92.

9. Akcan- Arican A, Zappitelli M, Loftis LL, et al. Modified RIFLE criteria in critically ill children with acute kidney injury. Kidney Int 2007;71(10):1028-35.

10. Bellomo R, Ronco C. The kidney in heart failure. Kidney Int 1998;53(Suppl 66):S58-61.

11. Nogueira EC, Abensur H, Noronha IL, et al. Insuficiência renal aguda após cirurgia cardíaca de crianças lactentes. J Bras Nefrol 2007;29 (3):120-5.

12. Pedersen KR, Hjortdal VE, Christensen S, et al. Clinical outcome in children with acute renal failure treated with peritoneal dialysis after surgery for congenital heart desease. Kidney Int Suppl 2008;(108): S81-6.

13. Skippen PW, Krahn GE. Acute renal failure in children undergoing cardiopulmonar by--pass. Crit Care Resusc 2005;7(4):286-91.

14. Asimakopoulos G. Systemic inflammation and cardiac surgery: an update. Perfusion 2001;16(5):353-60.

15. Varan B, Tokel K, Mercan S, et al. Systemic inflammatory response related to cardiopulmonary bypass and its modification by methylprednisolone: high dose versus low dose. Pediatr Cardiol 2002;23(4): 437-41.

16. David PR, Faria F Jr. Cuidados imediatos no pós-operatório de cirurgia cardíaca. J Pediatr (Rio J) 2003;79(Suppl 2):S213-22.

17. Székely A, Sápi E, Breuer T, et al. Aprotinin and renal dysfunction after pediatric cardiac surgery. Paediatr Anaesth. 2008;18(2):151-9.

18. Sethi SK, Goyal D, Yadaw DK, et al. predictors of acute kidney injury pos-cardiopulmonary bypass in children. Clin Exp Nephrol 2011;15(4): 529-34.

19. Gaudino M, Luciani N, Giungi S, et al. Different profiles of patients who require dialysis after cardiac surgery. Ann Thorac Surg 2005;79 (3):825-9.

20. Eding DM, Lindsey RJ, Metz CJ, et al. Innovative techniques to decrease blood exposure and minimize interruptions in pediatric continuous renal replacement therapy. Crit Care Nurse 2011;31:64-71.

21. Bock KR. Renal replacement therapy in pediatric critical care medicine. Crit Care Nurse 2011;31(1):64-71.

22. Symons JM, Chua AN, Somers MJ, et al. Demographic characteristics of pediatric continuous renal replacement therapy: a report of the prospective pediatric continuous renal replacement therapy registry SL. Clin J Am Soc Nefrol 2007;2(4):732-8.

23. Bellomo R, Ronco C, Mehta RL. Technique of continuous renal replacement therapy. Nomenclature for continuous renal replacement therapies. Am J Kidney Dis 1996;28(5 Suppl 3):S2-7.

24. Silva GL, Thomé EG. Complicações do procedimento hemodialítico em pacientes com IRA: intervenções de enfermagem. Rev Gaúcha Enferm 2009;30(1):33-9.

25. Souza P, Scatolin BE, Ferreira DL, et al. Arq Ciênc Saúde 2008; 15(4):163-9.

26. Yu L, Abensur H, Barros EJG, et al. Insuficiência renal aguda: a diretriz da Sociedade Brasileira de Nefrologia. J Bras Nefrol 2007;24(1): 37-9..

27. Nascimento CD, Marques IR. Intervenções de enfermagem nas complicações mais frequentes durante a sessão de hemodiálise: revisão de literatura. Rev Bras Enferm 2005;58(6):719-22.

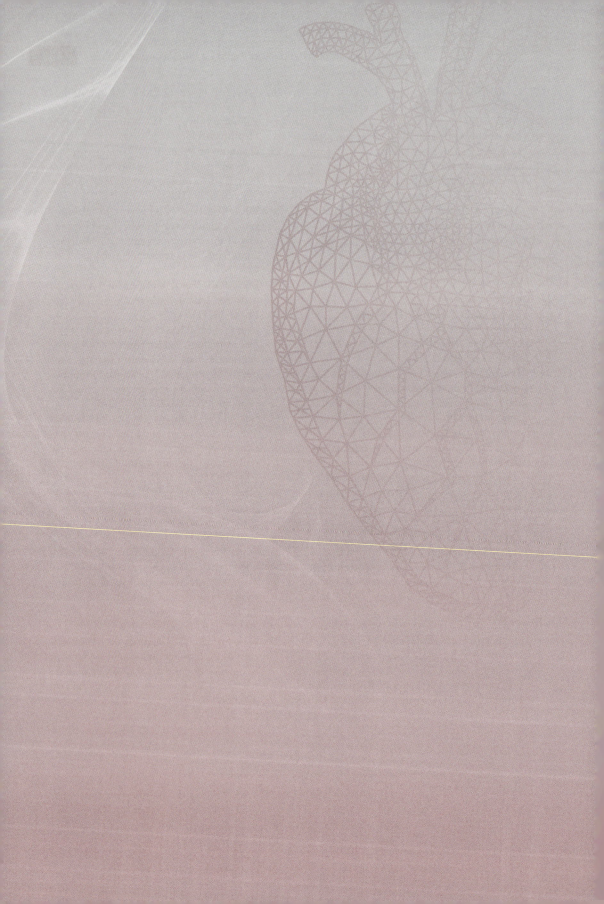

capítulo 27

Erica de Oliveira Paes

ECMO (*Extracorporeal Membrane Oxigenation*) na Unidade de Terapia Intensiva

■ INTRODUÇÃO

A Membrana de Oxigenação Extracorpórea (ECMO) é um dispositivo de suporte cardiopulmonar indicado quando há falência cardíaca e/ou respiratória aguda e reversível, que não responderam aos tratamentos clínicos convencionais.

Através da cânula venosa da ECMO, o sangue venoso é drenado para o circuito e bombeado por uma bomba centrífuga, sendo direcionado para uma membrana de oxigenação artificial, a qual tem a função de remover o gás carbônico (CO_2) e oxigenar o sangue, que retornará aquecido ao sistema arterial ou venoso (Figura 27.1).

A assistência circulatória é uma terapia de suporte cardíaco e/ou pulmonar temporária, em que o paciente será poupado da utilização de parâmetros ventilatórios altos e agressivos, os quais podem lesar os pulmões, e do uso de altas doses de drogas vasoativas que aumentam o consumo do miocárdio, possibilitando que os órgãos envolvidos fiquem em repouso e que posteriormente recuperem sua função ventilatória e/ou circulatória.

O suporte é fornecido através de um fluxo de sangue impulsionado por uma bomba, cuja velocidade é determinada por rotações por minuto (RPMs). As RPMs são constantes, podem ser ajustadas e são diretamente proporcionais ao fluxo de sangue gerado; elas podem ser aumentadas gradativamente até atingir o débito desejado.

■ TIPOS DE ASSISTÊNCIA

A ECMO é segmentada em três tipos:

- Venoarterial;
- Venovenosa;
- Arteriovenosa.

Venoarterial (VA)

Na ECMO **venoarterial**, o sangue é retirado de um circuito venoso, direcionado para

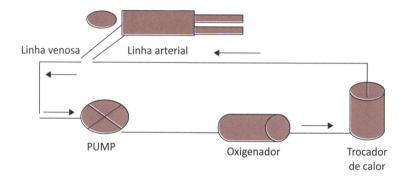

Figura 27.1 Circuito ECMO (*Extracorporeal Membrane Oxigenation*).[1]

a bomba centrífuga e para o oxigenador de membrana, e a seguir devolvido na circulação arterial impulsionado e oxigenado. Esse tipo de assistência oferece suporte cardíaco e pulmonar (Figura 27.2).

A finalidade da utilização da assistência circulatória é a estabilização do paciente durante o período de recuperação da função ventricular. Permite a redução de doses elevadas de drogas vasoativas que aumentam o consumo miocárdico. Portanto, pacientes em suporte circulatório adequado não necessitam de suporte inotrópico ou vasopressor adicional, pois a ECMO supre a necessidade do débito cardíaco, e os órgãos em disfunção permanecerão em repouso durante o suporte circulatório.

O débito sistêmico do paciente depende do débito cardíaco nativo e do suporte fornecido pela assistência. O fluxo de sangue proveniente do retorno venoso pulmonar que vai em direção às cavidades cardíacas esquerdas e aorta irá perfundir as coronárias.

Venovenosa (VV)

Na ECMO **venovenosa**, o sangue é retirado do circuito venoso e direcionado para a bomba centrífuga e para o oxigenador de membrana, e devolvido na circulação venosa. O sangue já oxigenado devolvido na circulação venosa será direcionado para as cavidades cardíacas direitas e encaminhado para a circulação pulmonar. Portanto, esse processo permite suporte pulmonar, mas dependerá da função cardíaca preservada do paciente para manutenção do débito cardíaco. A perfusão das artérias coronárias e o débito sistêmico do paciente dependem do débito cardíaco nativo.[1,3]

Os pacientes em ECMO VV apresentam uma melhora da função cardíaca, pois o sangue que retorna ao lado direito do coração está com maior concentração de oxigênio, e ao seguir para circulação pulmonar causa uma vasodilatação local, diminuindo a pós-carga do VD e melhora do débito cardíaco.

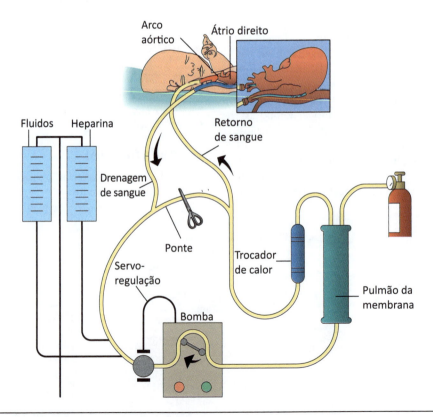

Figura 27.2 Diagrama ECMO venoarterial.[2]

Capítulo 27 | ECMO (*Extracorporeal Membrane Oxigenation*) na Unidade de Terapia... 337

Caso os pacientes com suporte pulmonar progridam para falência cardíaca, a ECMO VV será convertida para ECMO VA.

Uma diferença de conduta entre a redução dos parâmetros ventilatórios entre a ECMO VA e ECMO VV é que na VA podem ser reduzidos rapidamente para parâmetros ventilatórios de "descanso" reduzindo o risco de lesão pulmonar induzida pela ventilação mecânica. Pacientes em assistência venovenosa podem necessitar de redução mais lenta dos parâmetros de ventilação.

Arteriovenosa (AV)

Através do gradiente de pressão do paciente, ele promove a remoção de CO_2 através de um dispositivo.

Indicações

A indicação da ECMO é discutida pela equipe multidisciplinar. O momento certo da indicação não pode ser ultrapassado, e os critérios de indicação estabelecidos devem ser seguidos, mas não são absolutos e sempre devem ser avaliados.

Falência respiratória

Na falência respiratória aguda, a criança é submetida a parâmetros ventilatórios elevados e altas concentrações de oxigênio, por tempo indeterminado, e tal situação proporciona lesões pulmonares graves e que podem ser irreversíveis.

A indicação de ECMO será relevante, quando tratamento prévio foi realizado e não foi obtido sucesso, como: recrutamento alveolar, óxido nítrico e ventilação de alta frequência.

As patologias que podem indicar a ECMO são:[1]

- Síndrome de Desconforto Respiratório Agudo (SDRA): são as pneumonites e pneumonias virais e bacterianas;
- Hipertensão Pulmonar por Persistência do Padrão Fetal (HPPPF);
- Hérnia Diafragmática Congênita (HDC) com hipoplasia pulmonar grave;
- Síndrome de Aspiração de Mecônio (SAM);
- Síndrome do Desconforto Respiratório (SDR);
- Membrana Hialina (MH).

Critérios de inclusão para ECMO respiratória no período neonatal:[1]

- Idade gestacional > 34 semanas;
- Peso > 2 kg;
- Ventilação pulmonar mecânica < 14 dias;
- Lesão pulmonar aguda reversível.

Falência cardíaca

A falência cardíaca é uma consequência derivada de diversas etiologias (cardiopatias congênitas, infarto agudo do miocárdio, miocardite e miocardiopatia). É essencial a identificação desse quadro para que o início da assistência seja o mais precoce possível e a função cardíaca seja recuperada. A assistência circulatória é indicada com maior frequência nas unidades de terapia intensiva cardiopediátricas durante o período pós-operatório.[4]

Indicações de ECMO VA:[1]

- Falência cardíaca transitória pós-cardiotomia com dificuldade de saída de circulação extracorpórea (CEC);
- Choque cardiogênico com instabilidade hemodinâmica grave no período pré ou pós-operatório, evitando o uso de altas doses de drogas vasoativas, possibilitando nesse momento a recuperação do quadro ou o diagnóstico da causa da instabilidade;
- Ponte para transplante cardíaco em casos de cardiomiopatias de diferentes etiologias na vigência de choque cardiogênico refratário;
- Deterioração clínica progressiva;
- Utilização de doses crescentes de drogas vasoativas sem sinais de melhora clínica e laboratorial no período pré ou pós-operatório;
- Lactato elevado e acidose metabólica persistente;
- Ecocardiograma com disfunção grave e/ou lesão residual tratável;
- Parada cardíaca por qualquer causa, sem reversão após 20 minutos do início das manobras de reanimação;
- Para estabilização clínica, para estudo hemodinâmico diagnóstico ou terapêutico;
- Hipertensão pulmonar refratária;
- Miocardite e miocardiopatias como ponte para recuperação;

- Ponte para utilização de dispositivos de assistência ventricular mecânica de longa permanência.

CONTRAINDICAÇÕES

A contraindicação da ECMO exige alguns critérios, mas sempre cada caso deve ser individualizado e discutido pela equipe multiprofissional envolvida.

Um ponto relevante para contraindicação é a presença de lesões irreversíveis e que comprometem a sobrevida da criança.[1]

Deve-se considerar:

- Lesões anatômicas e estruturais irreversíveis que causam falência circulatória e não são tratáveis;
- Lesões neurológicas graves (hemorragia intracraniana intraparenquimatosa grave – grau IV);
- Contraindicação para transplante cardíaco;
- Cardiopatias de fisiologia univentricular deverão ser discutidas;
- Doença prévia, síndromes genéticas e/ou malformações congênitas associadas com mau prognóstico.

Como já referenciado, cada situação deve ser discutida individualmente, e os critérios de exclusão não são imperativos e devem ser estudados com cautela.

CRITÉRIOS PARA INTERRUPÇÃO DA ASSISTÊNCIA

Os critérios para interrupção da assistência também deverão ser individualizados e discutidos pela equipe multiprofissional:

- Quadros de hemorragia grave e refratária secundários à coagulopatia, sem possibilidade de estabilização clínica ou cirúrgica;
- Hemorragia intracraniana intraparenquimatosa grave (grau IV) é indicação absoluta para interrupção da assistência.[1]

COMPONENTES DA ECMO

A ECMO é composta por alguns itens, os quais irão promover a drenagem do sangue, seu bombeamento, oxigenação, aquecimento e retorno para a circulação sistêmica (Figura 27.3). Os principais componentes são:

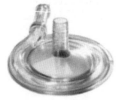

Rotaflow® bomba centrífuga Maquet

Drive rotaflow® bomba centrífuga Maquet

Quadrox-iD pediatric® Maquet

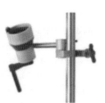

Back Up Manual® Maquet®

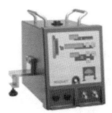

Unidade Aquecedora HU 35® Maquet

Figura 27.3 Componentes da ECMO.[5]

Capítulo 27 | ECMO (*Extracorporeal Membrane Oxigenation*) na Unidade de Terapia... **339**

- Cânulas (arterial e venosa);
- Conjunto de tubos;
- Bomba;
- Oxigenador;
- Trocador de calor;
- *Back up* manual.

Há outros componentes, os quais promovem monitorização e segurança para a assistência.

Cânulas

As veias e artérias para a canulação devem ser escolhidas com cautela, pois devem ser calibrosas. As cânulas arteriais apresentam um orifício na extremidade distal e são menores que as cânulas venosas, as quais apresentam múltiplos orifícios que facilitam a drenagem de sangue do paciente para o circuito.

A escolha inadequada do diâmetro da cânula para cada paciente pode aumentar a força de cisalhamento e o turbilhonamento do fluxo, promovendo hemólise. A drenagem será insuficiente para gerar fluxo adequado. O cirurgião determinará as cânulas baseado na superfície corpórea do indivíduo.

Tubos e conectores

A composição do conjunto de tubos é de cloreto de polivinila (PVC), e eles podem ser revestidos com substâncias biocompatíveis, as quais reduzem a aderência do sangue à superfície do circuito, diminuindo reações inflamatórias e trombose. O tamanho do circuito depende do peso do paciente; indivíduos com menos de 10 kg utilizam circuito ¼", e aqueles com mais de 10 kg, circuito ⅜".

Bomba centrífuga

A bomba tem um papel fundamental da assistência, ela é o "coração" do circuito; sua função é drenar o sangue do paciente e propulsioná-lo em direção ao oxigenador para, a seguir, devolvê-lo para a circulação.

Atualmente, uma das bombas mais utilizadas é a bomba centrífuga, cujo princípio é gerar um fluxo sanguíneo contínuo e não pulsátil; a velocidade do fluxo é determinada pelas RPMs. Esse tipo de bomba reduz a incidência de hemólise e trombose, pois ela tem somente um ponto de contato entre a bomba e o rotor, o qual é suspenso por um campo magnético.

Oxigenador

Os oxigenadores atualmente utilizados são compostos por uma membrana de polimetilpenteno, que consiste em duas câmaras: câmara de troca de calor e câmara de trocas gasosas.

Após ser impulsionado pela bomba, o sangue entra no oxigenador em uma pré-câmara, onde o ar será eliminado e a seguir encaminhado para a primeira câmara, onde poderá ser aquecido ou resfriado; ao entrar na segunda câmara, as trocas gasosas são realizadas: o CO_2 é eliminado e o sangue é oxigenado.

O oxigenador é conectado a uma rede de gás; o fluxo e a concentração dessa mistura influenciam nas trocas gasosas.

O FDA (*Food and Drug Administration*) recomenda a utilização do oxigenador por até 14 dias.

Sistema de troca de calor

A temperatura do sangue passa por grandes variações, pois entra em contato com uma superfície extracorpórea extensa, e a perda de calor é inevitável. O sistema de troca de calor permite o ajuste da temperatura corpórea, que é controlada através da temperatura da água, a qual é armazenada no interior do sistema.

Para os pacientes em ECMO, o objetivo é mantê-los normotérmicos; em casos de indicação de assistência pós-parada cardiorrespiratória, mantemos o paciente em hipotermia entre 24 e 48 horas.

Back up manual

É um dispositivo de segurança, que garante a continuidade da assistência em casos de falha de funcionamento da bomba, por problemas mecânicos ou elétricos. O *back up* manual – que deve estar posicionado em local de fácil acesso – e as RPMs determinadas serão atingidos manualmente, até que o problema seja resolvido.

Hemofiltro

O hemofiltro é conectado ao circuito da ECMO. Através dele, pode-se realizar hemofiltração removendo somente volume, ou ainda a hemodiafiltração (CVVHDF), removendo fluidos e solutos, pelos princípios de ultrafiltração e difusão através da infusão de solução de dialisado. A via de entrada do hemofiltro é acoplada ao pré-oxigenador.

Há também a possibilidade de associar à ECMO o circuito da Prismaflex®, conectando a via de acesso (linha vermelha) pré-oxigenador em pressão positiva, para minimizar o risco de entrada de ar, e a via de retorno (linha azul) pós-bomba, juntamente com a heparina. É necessário realizar a troca dos parâmetros da pressão de acesso da máquina para pressão positiva, devido ao local da conexão dessa via.

■ MEDIDAS DE PRESSÃO

No circuito da ECMO, algumas pressões são monitoradas. Elas fornecem valores que auxiliam na tomada de decisões durante a assistência. Sua verificação é feita em alguns pontos do circuito, sendo conectados transdutores de pressão e ligados a monitores específicos, ou podendo ser adaptados ao próprio monitor do paciente.

1. **Pressão de acesso** (pressão negativa): valores ideais -20 mmHg a -40 mmHg. Indica o retorno de sangue para o circuito e a potência de sucção da bomba. Sua alteração pode evidenciar hipovolemia, tamponamento cardíaco, pneumotórax hipertensivo, coágulos ou deslocamento da cânula;

2. **Pressão pré-oxigenador (pressão positiva):** < 300 mmHg, o valor não pode ultrapassar 750 mmHg; verifica a resistência do oxigenador;

3. **Pressão pós-oxigenador (pressão positiva):** < 300 mmHg, o valor não pode ultrapassar 750 mmHg; verifica a resistência do circuito.

4. **Gradiente de pressão transmembrana:** é a diferença entre os valores das pressões pré e pós-oxigenador, deve manter-se até 50 mmHg. Alterações do gradiente:

   a) Coágulos podem ser visíveis na membrana do oxigenador;

   b) Níveis altos de CO_2 na gasometria do oxigenador.

■ INSTALAÇÃO E MANEJO DA ASSISTÊNCIA CIRCULATÓRIA

Quando se decide o início da assistência circulatória, a canulação do paciente pode ser realizada em qualquer local onde haja materiais, equipamentos e equipe treinada, como: Centro Cirúrgico, Unidade de Terapia Intensiva (UTI), Hemodinâmica e Pronto-Socorro (PS).

O método e o local da canulação são de escolha do cirurgião. As cânulas podem ser introduzidas via percutânea – técnica de Seldinger, dissecção ou torácica (esternotomia recente). Os locais de eleição pelo cirurgião podem ser: cervical, femoral e torácica.

Para a realização do procedimento, é necessária a disponibilização do cirurgião cardiovascular treinado em canulação para suporte circulatório, do instrumentador cirúrgico, do perfusionista (realizará o preparo do circuito), do médico intensivista ou anestesista, da enfermeira intensivista, do técnico de enfermagem e do fisioterapeuta respiratório.

Todos os membros da equipe devem ser treinados e capacitados para a participação em todo o processo da assistência circulatória.

A partir do momento da decisão do início da assistência circulatória, o leito da UTI deve ser devidamente preparado e revisado. Equipes de apoio, como laboratório e banco de sangue, devem ser acionadas imediatamente após a decisão sobre o início da assistência circulatória.

A parte estrutural do leito, como tomadas, rede de energia, extensão de fios elétricos, válvulas de fluxo de gás e extensões para a conexão ao circuito, precisam ser revisadas e estar disponíveis para a chegada do paciente.

No momento do procedimento, o local deve ser restrito aos profissionais envolvidos, e todos os materiais de consumo e instrumentais deverão estar disponíveis para o cirurgião. Atenção sempre para fácil disponibilização do acesso venoso para a administração de medicamentos, volume e hemoderivados necessários durante o procedimento.

O sucesso da condução do paciente em ECMO depende do treinamento especializado da equipe multiprofissional; o manejo da assistência requer conhecimento e capacitação.

Um cirurgião cardíaco deve estar disponível para eventuais intervenções durante a assistência circulatória, como revisão de hemostasia, reposicionamento das cânulas, troca de componentes do circuito e troca de curativos.

■ POSICIONAMENTO

A segurança e evolução do paciente dependem do seu posicionamento adequado. Será mantido em posicionamento central e decúbito dorsal horizontal (DDH), com cabeceira elevada e um coxim infraescapular. Esses fatores em conjunto facilitam a drenagem do sangue pelas cânulas e a manutenção adequada do fluxo.

Há também a possibilidade de posicionar o paciente de maneira invertida na cama, com a finalidade de diminuir o tamanho do circuito e a distância entre as cânulas/circuito em relação à bomba.

As cânulas são fixadas ao paciente através do curativo com fita adesiva hipoalergênica, e o circuito é preso diretamente ao leito, para evitar o deslocamento. Deve-se vigiar continuamente as fixações, para garantir a segurança e evitar dobras dos tubos.

A manipulação mínima do paciente diminui o risco de deslocamento das cânulas. Havendo a necessidade de manipulações, como realização de RX, transporte e troca de curativos, a mobilização deve ser feita em bloco, tanto do paciente quanto das cânulas e circuito.

As medicações e drogas em infusão contínua deverão ser administradas preferencialmente nas vias de acesso venoso do paciente. Em casos com dificuldade de acesso venoso ou incompatibilidade, as medicações podem ser infundidas no circuito, mas deve-se evitar a infusão nas vias de acesso com pressão negativa, devido ao alto risco de entrada de ar no sistema (administrar preferencialmente na via pós-bomba e pré-oxigenador – pressão positiva, mas procedimento realizado pelo perfusionista).

■ SEDAÇÃO E ANALGESIA

Analgesia e sedação são essenciais para garantir o conforto do paciente, a estabilização do circuito e evitar o deslocamento das cânulas. Sedação inadequada pode causar variações no fluxo do circuito por aumento da resistência vascular sistêmica. Em alguns casos, a utilização de um bloqueador neuromuscular pode ser necessária.[6,7]

■ ANTICOAGULAÇÃO

Um dos pontos principais da assistência circulatória é a anticoagulação; o risco de trombose é grande pela alta exposição dos tecidos sanguíneos à superfície da ECMO. Para a manutenção adequada da assistência, busca-se encontrar o equilíbrio entre os fatores pró-trombóticos e hemorrágicos.

Trombose do circuito e/ou da membrana pode ocorrer durante a assistência, interferindo no seu desempenho; sendo assim, é necessário realizar a troca dos componentes afetados (Figura 27.4). A hemólise é outra

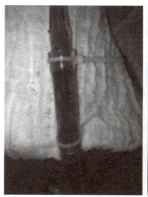 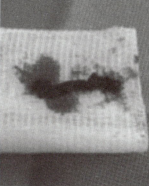 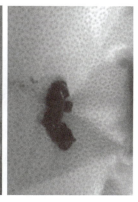

Figura 27.4 Coágulos presentes no circuito e conexões da ECMO.

Seção 5 | Complicações Relacionadas às Cardiopatias Congênitas, Seus Manejos...

possível complicação secundária à presença de trombos no circuito, e a hematúria pode ser a manifestação clínica inicial.

A anticoagulação é feita com heparinização plena, e o ajuste das doses é feito através das medidas do Tempo de Coagulação Ativado (TCA) e principalmente ajustando-se a relação do Tempo de Tromboplastina Parcial Ativada (TTPA). No momento da canulação, é realizada uma dose de ataque de heparina, e a infusão contínua é iniciada quando a relação do TTPA estiver abaixo de 3. A relação do TTPA é considerada um parâmetro mais específico e deverá ser mantido entre 2 e 3 vezes o valor de referência.

A infusão da heparina é realizada diretamente no circuito, pré-oxigenador, independentemente dos valores da relação do TTPA e sangramento; sua infusão nunca deve ser pausada devido ao alto risco de trombose do circuito. Caso necessário, será diminuída a uma dose mínima.

▪ REPOSIÇÃO DE HEMODERIVADOS

Devido ao intenso sangramento, a necessidade de reposição de hemoderivados é frequente, e essa prática desencadeia a ativação do sistema imunológico, podendo ocasionar reações transfusionais. O paciente em ECMO é também um potencial candidato ao transplante cardíaco. Para evitar e amenizar a sensibilização de anticorpos, utiliza-se hemoderivados filtrados e irradiados (concentrado de hemácias e plaquetas).

A Tabela 27.1 demonstra os valores ideais em que as células sanguíneas devem ser mantidas.

Tabela 27.1 Controle de células sanguíneas na assistência circulatória.[1]
Hematócrito > 35%
Plaquetas > 100.000
Fibrinogênio > 100
Antitrombina III > 60%

▪ BALANÇO HIDROELETROLÍTICO

A reposição volêmica inicial nesse tipo de paciente é frequente, até atingir o equilíbrio do paciente com a assistência circulatória. Hipernatremia é agravada pelas reposições de bicarbonato de sódio e solução fisiológica, sendo assim as medicações devem ser diluídas com água destilada.

Quedas do nível sérico de cálcio são evidenciadas devido à reposição frequente de hemoderivados, pois o citrato utilizado tem característica quelante, sendo assim sua reposição é realizada em doses elevadas.

A alcalose metabólica é frequentemente observada, justificada pela metabolização do citrato pelo fígado.

▪ TROCA DE CURATIVOS

O sangramento aumentado é uma característica peculiar dos pacientes em ECMO, devido à anticoagulação e às alterações dos fatores de coagulação. O sangramento e a formação de coágulos são evidenciados principalmente na inserção das cânulas e na região esternal pós-cirurgia cardíaca.

Nos pacientes com esterno aberto, há o risco de coleção sanguínea, observada pelo abaulamento do tecido sintético que oclui o local. Em muitas ocasiões, há a necessidade de limpeza cirúrgica e/ou revisão de hemostasia, realizada pelo cirurgião habilitado.

As trocas de curativo, após a oclusão esternal com o tecido sintético, podem ser realizadas pelo médico intensivista acompanhado da enfermeira, ambos habilitados para o procedimento.

O curativo pode ser levemente compressivo, realizado com técnica asséptica utilizando barreira total. As trocas podem ser feitas diariamente e nas primeiras 48 horas podem ser realizadas cerca de três vezes ao dia, devido ao grande volume de sangramento.

▪ EXAMES

O controle de exames é fundamental para nortear e traçar o plano da assistência circulatória. Nas primeiras 24 horas, a coleta de exames é frequente e, posteriormente, é espaçada devido à estabilização dos parâmetros laboratoriais.

Os exames a seguir são colhidos a cada 4 horas e posteriormente a cada 6 horas:

- Coagulograma;
- Sódio;
- Potássio;
- Cálcio iônico;
- TCA;
- Lactato, importante parâmetro que permite a avaliação da perfusão tecidual.

Os exames a seguir devem ser coletados uma vez ao dia:

- CKMB massa;
- Troponina;
- Albumina;
- Hemograma;
- Antitrombina III, realiza a ligação da molécula de heparina e garante a efetividade da anticoagulação;
- PCR;
- Hemocultura;
- Hemocultura do circuito da ECMO;
- Fósforo;
- Gasometria arterial do oxigenador para avaliação da eficácia do funcionamento do oxigenador.

Exames de imagem diários:

- Ecocardiograma (ECO), realizado no início da assistência ou em casos de descompensação aguda;
- Eletrocardiograma;
- Radiografia de tórax;
- Ultrassonografia transfontanela.

Em presença de crises convulsivas, deve-se solicitar eletroencefalograma.

Em alguns casos nos quais não há melhora da disfunção cardíaca, um estudo hemodinâmico pode ser realizado para investigar lesões residuais ou determinar novos planos terapêuticos.

■ DESMAME DA ASSISTÊNCIA CIRCULATÓRIA

A retirada da assistência é uma decisão que deve ser tomada em conjunto com a equipe multidisciplinar.

Para a saída da ECMO, deve haver uma programação. Pacientes em ECMO VA após 48 horas de assistência tem uma melhora do débito cardíaco, também com melhora de função cardíaca evidenciada pelo ECO e por parâmetros como lactato, saturação arterial e venosa, e parâmetros clínicos de monitorização como presença de curva de pulso e saturação arterial. A retirada é gradual com a redução lenta do fluxo de assistência para o paciente. Simultaneamente, ajustar parâmetros da ventilação pulmonar e iniciar o suporte inotrópico.

Na ECMO VV, o tempo de assistência é mais prolongado e a melhora é caracterizada pela queda da pCO_2 sem a necessidade de aumentar parâmetros ventilatórios ou do fluxo de gás do oxigenador, com melhora radiológica e trocas gasosas adequadas.

■ COMPLICAÇÕES

- **Hemorragia Intracraniana (HIC):** é uma das complicações mais graves nos pacientes em ECMO e pode ocorrer em aproximadamente 5% no período neonatal e menos frequentemente em pacientes mais velhos;
- **Hemólise:** graus variados de hemólise estão presentes em todos os pacientes em ECMO, e ela está relacionada com a interação entre o sangue e a superfície do circuito. Turbulência no fluxo de sangue do circuito e alterações bruscas de pressão oncótica podem contribuir com a lise celular;
- **Crises convulsivas:** alguns fatores contribuem para que a criança em ECMO apresente crises convulsivas, como: distúrbios metabólicos, hemorragia e lesões cerebrais (isquemia, hipóxia, infarto, distúrbios metabólicos, edema, infecção);
- **Hipertensão arterial:** ocorre frequentemente após o início da ECMO em consequência das alterações hemodinâmicas que ocorrem durante esse período de transição. A causa deve ser identificada e tratada precocemente;
- **Hipovolemia:** pode se manifestar com hipotensão, queda da pressão venosa central (PVC) e redução do fluxo do circuito sem alterar as rotações da bomba;
- **Infecção:** sepse pode ser uma causa da indicação de ECMO, mas é uma compli-

cação possível do paciente em assistência. A conexão do organismo com uma superfície externa por um longo período de tempo é o principal fator de risco para infecção.

- **Insuficiência renal:** a combinação de taxa inadequada de bomba de fluxo, baixo débito cardíaco e arterial média baixa pressão pode comprometer o fluxo sanguíneo renal. Além disso, o fluxo sanguíneo não pulsátil, como previsto em VA ECLS, pode alterar o fluxo sanguíneo renal e contribuir para a disfunção renal.[8]

Parada cardíaca

Na ECMO VA, a descompensação do paciente pode ser tratada através do ajuste do fluxo da assistência, uso de drogas vasoativas ou antiarrítmicas; desfibrilação e a correção agressiva de distúrbios eletrolíticos e hipovolemia pode ser necessária de acordo com a causa da descompensação. Entretanto, as manobras de reanimação com massagem cardíaca e ventilação com bolsa-valva-máscara não são necessárias porque o débito cardíaco é mantido pelo fluxo do circuito de assistência; já na ECMO VV, em que não há suporte circulatório, em caso de PCR as manobras de reanimação devem ser iniciadas.

■ ASSISTÊNCIA DE ENFERMAGEM

A assistência de enfermagem durante o suporte circulatório é definida pela caracterização do cuidado ao paciente em um de seus estados mais críticos, demonstrando que nesse momento há a necessidade de uma assistência completa.

Para que esse processo se torne possível, a equipe de enfermagem, um dos elementos fundamentais, precisa conhecer e entender a criticidade desse paciente e executar de forma inteligente e com conhecimento científico os cuidados estabelecidos.

O treinamento da equipe de enfermagem é indispensável, ressaltando que cada paciente é único, a evolução de cada um é variável e sua condição clínica pode apresentar alterações contínuas, necessitando de cuidados intensivos específicos e de alta expertise.

A associação do conhecimento, desenvolvimento e aplicação da SAE é essencial nesse momento para as crianças que estão em uso da ECMO. A estruturação de um protocolo assistencial repercute e influencia na evolução desse paciente.

A sistematização do cuidado envolve Planejamento, Avaliação e Intervenção, associados ao trabalho da equipe multidisciplinar, e têm a finalidade da melhora da assistência e o aumento da sobrevida nesses pacientes. A seguir, os cuidados que devem ser seguidos.

Controle dos sinais vitais

- Realizar controle de frequência cardíaca;
- Realizar controle de pressão arterial (PA); o ideal será a disponibilidade de pressão arterial invasiva, caso contrário, utilizar pressão não invasiva (a monitorização da pressão arterial invasiva sofre alterações, pois o fluxo da ECMO é contínuo, não havendo sístole e diástole, reduzindo o gradiente das pressões, com o registro somente da pressão arterial média, que será o parâmetro de referência: a curva de pressão geralmente é achatada ou desaparece por completo).

Na verificação de PA não invasiva, realizar adequação do manguito de pressão para o tamanho de cada criança. Largura da porção inflável: 40% da circunferência do braço à meia distância entre acrômio e olécrano. Comprimento da porção inflável: 80% a 100% da circunferência do membro.

Verificar PA a cada 15 minutos, espaçar o tempo da aferição de acordo com a estabilidade hemodinâmica da criança.

Rodiziar o posicionamento do manguito em cada membro a cada 2 horas ou menos conforme a integridade cutânea da criança.

A aferição da PA não invasiva talvez seja sem sucesso, pois a assistência circulatória tem um fluxo circulatório contínuo e não pulsátil, dificultando sua verificação.

- Realizar controle da frequência respiratória;
- Realizar controle de saturação arterial (a verificação da saturação depende de um fluxo pulsátil, como já referido anteriormente, a ECMO mantém um

fluxo contínuo, sendo assim a onda da saturação não apresentará curva; nesses casos, deverão ser registrados os valores da gasometria arterial);
- Realizar o rodízio de locais do sensor de saturação arterial a cada 2 horas ou mais vezes conforme a fragilidade cutânea da criança, para evitar lesões;
- Realizar controle de PVC (Pressão Venosa Central) de hora em hora;

Monitorização hemodinâmica é essencial para o controle dos sinais vitais do paciente, oferecendo dados que subsidiam a estabilidade ou não, permitindo intervenções para a recuperação e estabilidade hemodinâmica.

- Aferição de temperatura corpórea através de termômetro retal (Temperatura retal é considerada a temperatura corpórea mais fidedigna, certificando assim a temperatura desejada);
- Realizar mobilização de termômetro retal a cada 6 horas (prevenção de lesões);
- Ao mobilizar termômetro retal, sempre utilizar lubrificante gel em sua ponta;
- Manter temperatura retal entre 36 ºC a 36,5 ºC;
- Manter temperatura retal em 35 ºC por 48 horas, em casos de indicação de ECMO pós-parada cardíaca (a hipotermia proporciona a diminuição do consumo de oxigênio e metabolismo orgânico, um dos fatores mais importantes é a ação neuroprotetora).

Exame físico

- Avaliação de fontículo bregmático uma vez a cada 6 horas (avaliação de abaulamento ou depressão fonticular, indicando sangramento ou desidratação respectivamente);
- Realizar avaliação pupilar uma vez a cada 6 horas – reagentes ou não reagentes/midriáticas ou mióticas/isocóricas ou anisocóricas; (demonstra grau de sedação, grau de coma ou evidencia lesão cerebral).

A avaliação neurológica neste momento é de extrema importância; avaliação pupilar e de fontículos evidencia o surgimento de lesões neurológicas que podem impactar na evolução da assistência.

- Realizar ausculta cardíaca (abafamento de bulhas pode indicar tamponamento cardíaco);
- Realizar ausculta pulmonar e avaliar murmúrios vesiculares, identificar presença ou não de ruídos adventícios;
- Controle RX, verificando posicionamento das cânulas (Figura 27.5);
- Avaliar e observar distensão abdominal;
- Manter sonda nasogástrica (SNG) aberta para descompressão gástrica (para drenagem de estase gástrica e gases);
- Anotar a presença ou não de eliminações intestinais, avaliando seu aspecto;
- Avaliar preenchimento capilar e perfusão (proteção de extremidades, evitando lesões ocasionadas por isquemias);
- Manter enfaixamento em extremidades de membros superiores e inferiores com algodão hidrófilo e atadura ortopédica, deixando as extremidades dos pododáctilos visíveis;
- Avaliar extensão de edemas.

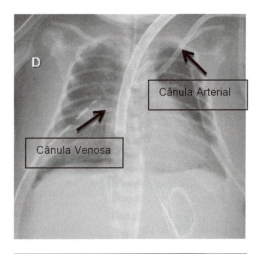

Figura 27.5 RX demonstrando posicionamento da cânula arterial e cânula venosa.

Higiene ocular e oral

- Realizar higiene ocular com SF0, 9% (promoção da higiene do epitélio ocular);
- Manter lubrificação ocular com lágrima artificial e pomada oftalmológica para

oclusão da pálpebra (proteção do epitélio ocular para prevenir úlcera de córnea);
- Lubrificar lábios com pomada à base de vitamina B5 (prevenção de lesões devido à fragilidade cutânea);
- Realizar higiene oral com água filtrada e gaze em crianças menores de 2 anos;
- Realizar higiene oral com enxaguatório bucal em crianças maiores de 2 anos (prevenção de lesões da mucosa oral, além de impedir o aumento desproporcional de colônias de microrganismos que já fazem parte da flora oral).

Vias aéreas

- Realizar aspiração de vias aéreas superiores e inferiores sempre que necessário (mobilização da secreção traqueal para diminuir o risco de infecção e comprometimento pulmonar);
- Observar e anotar aspecto e quantidade de secreção traqueal;
- Auxiliar na troca de fixação de cânula orotraqueal;
- Realizar a troca da fixação da COT em dias alternados ou quando necessário (prevenção de extubação acidental e instabilidade hemodinâmica e aumento desnecessário da sedação);
- Atenção e cuidado para não realizar manobras torácicas durante a execução do trabalho fisioterápico.

Drenos

- Controle rigoroso do débito de todos os drenos (mediastinal e pleurais); atenção quanto ao volume de drenagem;
- Intensificar ordenha de drenos a cada 30 minutos.

Débito urinário

- Controle rigoroso de débito urinário, avaliando sempre seu aspecto.

Balanço hídrico

- Realizar e controlar de forma rigorosa o balanço hídrico a cada 6 horas (após o início da assistência, os pacientes tendem a um estado de hipervolemia; devido à resposta inflamatória, há um extravasamento de líquido capilar e edema. Além desse fator, a necessidade de reposição volêmica, medicamentos e hemoderivados favorece essa hipervolemia. O controle do balanço hídrico é essencial, para manter equilíbrio adequado sobre o volume circulante entre a criança e a assistência circulatória).

Hidratação e prevenção de lesões de pele

- Realizar hidratação cutânea com creme hidratante (a hidratação favorece a recuperação e melhora da estrutura cutânea, prevenindo lesões ocasionadas por fragilidade do tecido, restrição e limitação de posicionamento);
- Manter curativo/adesivo de espuma de silicone suave em região occipital (utilização do curativo de espuma permite que haja proteção da pele para que a lesão não se instale devido à restrição de movimentação no leito).

Posicionamento: paciente e cânulas

- Manter posicionamento cefálico central;
- Manter decúbito a 30°;
- Manter coxim infraescapular;
- Verificar a fixação das cânulas – presas no leito (Figura 27.6);

Fixação das cânulas

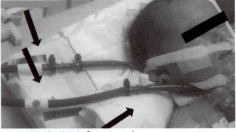

Coxim infraescapular

Figura 27.6 Fixação das cânulas do circuito da ECMO, presas ao leito.
Fonte: Acervo da autora.

Favorecimento da drenagem das cânulas e do sangue coletado na região esternal, prevenindo derrame pericárdico.

A criança poderá permanecer no berço em posição invertida, a região cefálica estará na região posterior do berço – o circuito será encurtado diminuindo o risco de trombose (Figura 27.7).

Curativos

- Observar qualquer sinal de abaulamento esternal (sinal de tamponamento cardíaco, acúmulo de sangue sob o curativo);
- Colocar placa de hidrocoloide extrafino em região zigomática para evitar lesões de pele devido à fixação orotraqueal;
- Colocar placa de silicone em região torácica e abdominal para evitar lesões de pele devido ao curativo do mediastino;
- Realizar troca de fixação de SNG diariamente e conforme necessidade;
- Rodiziar fixação de SVD em MMII, diariamente ou conforme necessidade;
- Manter curativo de silicone peri dispositivos invasivos (CVC, drenos);
- Realizar troca de curativos e fixações de cateteres, drenos, SNE/SNG e SVD.

Controle de sangramento

- Observar e comunicar qualquer sinal de sangramento: mediastino, nasal, traqueal, vesical, fezes, peri dispositivos – drenos e cateteres: necessidade de quantificação para um melhor controle do distúrbio de coagulação (Figura 27.8).

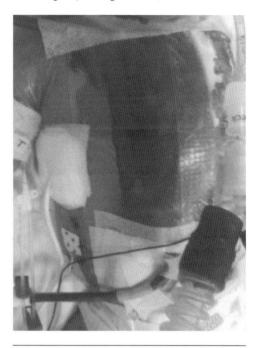

Figura 27.8 Sangramento esternal durante assistência circulatória.

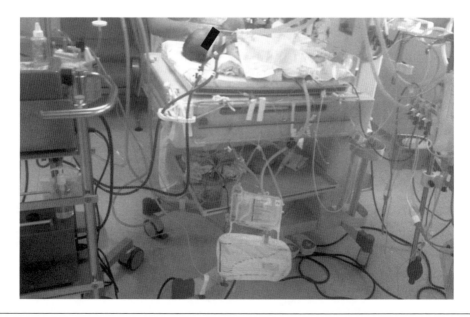

Figura 27.7 Posicionamento invertido do paciente no berço.

Sedação e analgesia

- Avaliação de escala de sedação, utilizando Escala Confort Behavior, propondo manejo e adequação de sedação e conforto para a criança.

  Através do uso da escala de sedação, é comprovada sua efetividade para que a conduta seja assertiva e promova conforto ao paciente.

  A sedação adequada também assegura o posicionamento das cânulas, evitando seu deslocamento e mantendo o fluxo da assistência.

- Avaliação da dor, escolha da escala adequada (evidencia o grau de analgesia e sua adequação).

Inspeção do circuito

É também responsabilidade da enfermeira ficar atenta aos componentes da ECMO. Durante a assistência circulatória, a vida útil do circuito é variável, e podemos decidir algumas estratégias dependendo das condições do circuito e do paciente.

É necessária a inspeção do circuito no início de cada turno, a qual é realizada sob visualização direta, com auxílio de uma fonte de luz externa (lanterna).

Inicia-se a verificação do circuito a partir da cânula venosa, seguindo-se todo o trajeto (incluindo a ponte, bomba, oxigenador e hemofiltro) até a cânula arterial em busca de coágulos, ar, integridade das conexões, fixação dos tubos no leito, posicionamento das cânulas, presença e fixação das abraçadeiras nas conexões, dobras, fissuras e rachaduras nos tubos, temperatura das linhas e diferença de coloração entre a linha venosa e arterial (Figura 27.9).[1]

Verifica-se também os seguintes itens.

Bomba centrífuga e *backup*

- Posição da bomba centrífuga;
- Posição do *drive* externo (*backup* manual), posicionado de maneira que esteja de fácil acesso para qualquer situação de emergência;
- Vibração ou barulho excessivo na bomba.

Console

- Verificar a leitura de rotação e fluxo no console;
- Carga da bateria;
- Conexões com a rede elétrica;
- Manter pinça Reynold no carro da ECMO (quatro unidades).

Oxigenador

- Presença de exsudato nos dispositivos de saída de gás e de ar;
- Presença de ar na porção superior do oxigenador;
- Presença de coágulos ou fibrina;
- Pressão pré-membrana < 300 mmHg;
- Gradiente transmembrana < 50 mmHg;
- Calibrar os transdutores de pressão;
- Observar os extensores dos transdutores de pressão; se houver presença de ar, e caso haja necessidade, preencher as linhas com solução salina, sempre eliminando o ar para o ambiente.

Trocador de calor

- Verificar a temperatura do circuito e do paciente.

Hemofiltro

- Checar o aspecto do líquido de saída do hemofiltrado;
- Verificar o volume do dialisato e remoção nas bombas de infusão.

Bomba de heparina

- Funcionamento da bomba de infusão.

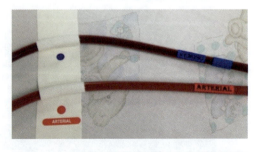

Figura 27.9 Diferença de coloração entre a linha venosa e arterial.

Fluxo de gás

- Verificar o fluxo de gás e a FiO_2.

Orientação familiar

- Orientação familiar, educando quanto às rotinas da unidade, mostrando a funcionalidade da ECMO, seu circuito e quais os objetivos;
- Oferecer suporte emocional, empatia e esperança para família;
- Propiciar ambiente calmo e seguro;
- Durante a visita familiar, sempre que possível, manter as cânulas e o esterno cobertos com roupa de cama;
- Oferecer e solicitar apoio psicológico;
- Manter a privacidade da criança durante sua recuperação e de sua família.

Nesse período, a orientação é essencial para a família, sobre o quadro clínico e sobre tudo que envolve a criança, como informações sobre os dispositivos que dão suporte vital. Esse tipo de envolvimento permite que esse momento torne-se o menos doloroso possível para a família e principalmente que ela esteja ciente da perspectiva e qual a evolução do quadro clínico da criança.

■ RESULTADOS

Os dados estatísticos da ELSO (*Extracorporeal Life Support Organization*), publicados em janeiro de 2015 – ECLS (*Extracorporeal Life Support*) *Registry Report – Annual International Registry* 2014, referentes aos centros internacionais associados, fragmentam os dados em pacientes neonatal, pediátrico e adulto; cada grupo está subdividido em ECMO respiratória, cardíaca e pós-parada cardiorrespiratória (Tabela 27.2).

Em 2014, 65.171 pacientes foram submetidos à assistência, e houve uma sobrevida global de 71%; 59% receberam alta hospitalar ou foram transferidos. Pacientes pediátricos têm melhor sobrevida quando comparados com a população adulta. Na faixa etária neonatal, a ECMO respiratória é a responsável pelos melhores resultados.[9]

Tabela 27.2 ECLS – Relatório de registro.					
	Total de pacientes	Sobrevida de ECMO		Sobrevida e alta hospitalar	
Neonatal					
Respiratório	27.728	23.358	84%	20.592	74%
Cardíaco	5.810	3.600	62%	2.389	41%
PCR	1.112	712	64%	449	40%
Pediatrico					
Respiratório	6.569	4.327	66%	3.760	57%
Cardíaco	7.314	4.825	66%	3.679	50%
PCR	2.370	1.313	55%	976	41%
Adulto					
Respiratório	7.008	4.587	65%	4.026	57%
Cardíaco	5.603	3.129	56%	2.294	41%
PCR	1.657	639	39%	471	28%
Total	**65.171**	**46.490**	**71%**	**38.636**	**59%**

Resumo internacional.[9]

■ REFERÊNCIAS BIBLIOGRÁFICAS

1. Lequier L. ECLS Manual stollery children's. 6th ed. Edmonton: Montreal; 2013.
2. ECMO Specialist Training Manual – ELSO. 3rd ed. Michigan: ELSO; 2011.
3. Fortenberry JD, Meier AH, Pettignano R, et al. Extracorporeal life support for posttraumatic acute respiratory distress syndrome at a children's medical center. J Pediatr Surg 2003;38(8):1221-26.
4. Ziomek S, Harrell JE, Fasules JW, et al. Extracorporeal membrane oxygenation for cardiac failure after congenital heart operation. Ann Thorac Surg 1992;54(5):861-7.
5. Sistemas de Soporte Vital Extracorpóreo. Maquet Disponível em: www.maquet.com/ productPage.aspx. (Acesso em 25 set. 2014)
6. Arnold JH, Truog RD, Orav EJ, et al. Tolerance and dependence in neonates sedated with fentanyl during extracorporeal membrane oxygenation. Anesthesiology 1990;73(6):1136-40.
7. German JC, Chalmers GS, Hirai J, et al. Comparison of non-pulsatile and pulsatile extracorporeal circulation on renal tissue perfusion. Chest 1972;61(1):65-9.
8. Geiduschek JM, Lynn AM, Bratton SL, et al. Morphine pharmacokinetics during continuous infusion of morphine sulfate for infants receiving extracorporeal membrane oxygenation. Crit Care Med 1997;25:360- 4.
9. Extracorporeal Life Support Organization. ECLS Registry Report International Summary. January 2015. Disponível em: www. elso.org/ Registry/Statistics.aspx. (Acesso em 10 fev.2015)

Seção 6

Integração Multidisciplinar no Cuidado ao Paciente Pediátrico Congênito

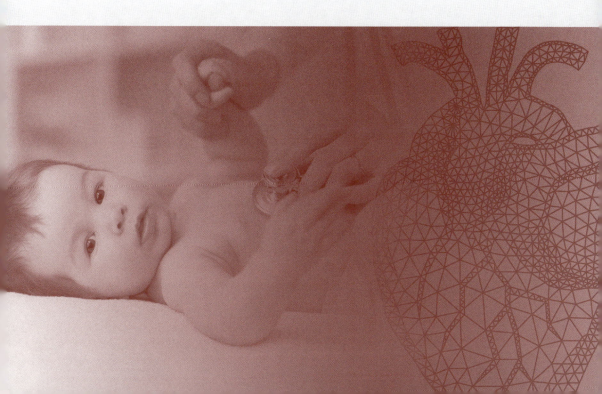

capítulo 28

Claudia Satiko Takemura Matsuba
Adriana da Silva Magalhães
Lillian de Carla Sant'Anna Macedo

Sistematização do Cuidado de Enfermagem na Terapia Nutricional Oral, Enteral e Parenteral

■ INTRODUÇÃO

A cardiopatia congênita é uma condição que pode expor a criança em risco de desnutrição e interferir no seu desenvolvimento pelo baixo aproveitamento dos nutrientes e aumento das necessidades calórico-proteicas decorrente da alteração anatômica e acometimento da função miocárdica.

A desnutrição nessa população é alta pela ingesta alimentar inadequada, consequente à taquipneia, fadiga, restrição hídrica e acidose, além da hipóxia celular e acometimento da musculatura respiratória, do processo de cicatrização e do sistema imunológico, com risco aumentado para infecções.[1]

As alterações cardíacas podem dificultar a alimentação nos primeiros dias de vida, tornando-se mais graves quando associadas ao refluxo gastroesofágico, aos distúrbios da sucção-deglutição, à diminuição da capacidade gástrica causada pela hepatomegalia e ao retardo de esvaziamento gástrico secundário ao baixo débito cardíaco.[2]

O tratamento cirúrgico pode ocorrer nos primeiros meses de vida devido à instabilidade hemodinâmica e repercussão com a hipertensão pulmonar, o estágio mais avançado da doença,[3] e no período pós-operatório, uma evolução com alto catabolismo pelo uso de suporte terapêutico e estresse metabólico.

O monitoramento do risco nutricional deve ser contínuo e desenvolvido por uma Equipe Multiprofissional de Terapia Nutricional (EMTN) e a Terapia Nutricional (TN) em inúmeras situações, coadjuvante no tratamento clínico, como também no período pós-operatório, após a estabilização hemodinâmica.

A aceitação da dieta por via oral deverá ser monitorada continuamente em virtude do alto gasto energético e limitação no volume de líquidos e, quando possível, associando-se à introdução de uma suplementação oral, como primeira opção.

A TN por meio de uma nutrição especializada, seja pela suplementação oral, Nutrição Enteral (NE) e/ou nutrição parenteral (NP), procura repor as reservas corporais, diminuir o déficit de caloria e as consequências negativas da desnutrição.

A atuação do enfermeiro é considerada de grande importância nessa terapia pelo fato de esse ser um dos profissionais que permanece o tempo todo ao lado do paciente, permitindo fornecer uma ampla variedade de informações que auxiliarão no planejamento de cuidados multiprofissional.[4]

A sistematização do cuidado de enfermagem na TN é uma estratégia essencial que deverá ser utilizada pelo enfermeiro a fim de detectar os riscos da má nutrição, minimizar complicações, garantir qualidade no cuidado e segurança nos processos assistenciais, e auxiliar na redução do tempo de internação hospitalar.

■ TERAPIA NUTRICIONAL – SUAS INDICAÇÕES E TIPOS

A identificação dos sinais iniciais de desnutrição e o início precoce da TN nas primeiras 12 a 48 horas da admissão devem ser considerados padrão-ouro, com objetivo de promover o ganho do peso, aumento da estatura e a preservação do funcionamento do trato gastrintestinal, prevenindo o risco de infecções por translocação bacteriana e aumento da desnutrição intra-hospitalar.[5]

Diante da variedade de fórmulas enterais e nutrição parenteral com suas indicações específicas, a assistência de enfermagem deve ser criteriosa pelos riscos de eventos adversos em todo o processo assistencial, considerando, dessa forma, terapêutica medicamentosa.

A TN é definida como um conjunto de procedimentos terapêuticos que visa manutenção ou recuperação do estado nutricional do paciente por meio da nutrição por via oral, enteral ou parenteral.[6,7]

Essa terapia deve ser considerada essencial no tratamento dos pacientes pediátricos, como na cardiopatia congênita, procurando reverter o estado de hipercatabolismo. No entanto, sua indicação poderá variar de acordo com o grau de desnutrição, o nível de catabolismo suficiente para garantir o crescimento e desenvolvimento e a condição clínica para progressão a fim de alcançar as necessidades calórico-proteicas.

A via oral é o método mais natural e desejável a pacientes com bom nível de consciência e possibilidade de uso do trato gastrintestinal. A nutrição oral especializada consiste na utilização de suplementos por via oral associada à alimentação diária para complementar e prevenir ou corrigir deficiências nutricionais.[8]

O enfermeiro pode estabelecer parâmetros com auxílio do fonoaudiólogo, quando houver dúvidas em relação à capacidade de alimentação do paciente, levando em consideração alguns sinais e sintomas de agravos que possam interferir no hábito alimentar.

A Terapia Nutricional Enteral (TNE) tem sido reconhecida em muitas publicações pela importância na administração de nutrientes, procurando preservar a mucosa intestinal e também a manutenção da homeostase e da imunidade.

A Resolução RDC n. 63 de 06/07/2000[6] define Nutrição Enteral (NE) como: "alimento para fins especiais, com a ingestão controlada de nutrientes, na forma isolada ou combinada, de composição química definida ou estimada, especialmente elaborada para o uso por sonda ou via oral, industrializada ou não, utilizada exclusiva ou parcialmente para substituir ou complementar a alimentação oral em pacientes desnutridos ou não, conforme suas necessidades nutricionais, em regime hospitalar, domiciliar ou ambulatorial, visando a síntese ou manutenção de tecidos, órgãos ou sistemas".

Segundo as diretrizes da ESPGHAN (*European Society for Paediatric Gastroenteroly, Hepatology and Nutrition*),[9] os critérios para indicação do início da TNE descritas na Tabela 28.1:

Tabela 28.1 Critérios para indicação da terapia nutricional enteral.

Ingestão oral insuficiente

- Incapacidade de ofertar ≥ 60%-80% dos requerimentos por > 10 dias
- Dispensar > 4-6h/dia para alimentar criança com paralisia cerebral

Desnutrição

- Inadequado crescimento ou ganho de peso por > 1 mês em criança < 2 anos
- Perda de peso ou não ganho de peso por > 3 meses em criança < 2 anos
- Queda < 2 percentis nas curvas de crescimento de peso/idade
- Prega cutânea tricipital < P5 para idade

As fórmulas enterais são subdivididas em poliméricas, constituídas de carboidratos, lipídios e proteínas intactas e indicadas para crianças com trato gastrintestinal preservado; e as oligoméricas, também denominadas de semielementares, que possuem nutrientes parcialmente digeridos (em geral, hidrolisado proteico e polímeros de glicose) e triglicérides de cadeia média e de cadeia longa cuja indicação será para crianças com doenças disabsortivas graves decorrentes de intolerância à proteína do leite de vaca, síndrome de má absorção por doença hepatobiliar ou em quadros de sepse em que há redução da superfície absortiva e aumento de permeabilidade do epitélio intestinal. As fórmulas elementares, compostas por aminoácidos livres, triglicérides de cadeia média e longa e maltodextrina são indicadas nas síndromes de má-absorção, alergias, desnutrição e outras doenças com comprometimento gastrintestinal ou na falta de resposta às fórmulas semielementares.[10]

Essas fórmulas podem ser divididas em:[11]

- **Fórmula de prematuro:** fórmula infantil para recém-nascido pré-termo.
- **Fórmula de transição:** fórmula de transição a partir do 10º mês de vida.
- **Fórmula especial:**
  - **Hipoalergênica:** fórmula infantil para lactentes de 0 a 12 meses com risco de manifestação alérgica.
  - **Fórmula acidificada:** fórmula para lactentes com risco de infecções gastrintestinais.
  - **Fórmula antirregurgitação:** fórmula infantil espessada para lactentes, com objetivos de prevenir episódios de regurgitação.
  - **Fórmula infantil à base de proteína de soja:** fórmula infantil para alergia ao leite de vaca, sem manifestações do trato gastrintestinal.
  - **Fórmula infantil hidrolisada:** fórmula infantil à base de proteínas extensamente hidrolisadas, com lactose, para crianças de 0 a 1 ano de vida, com alergia a proteínas intactas do leite, sem manifestações do trato gastrintestinal.
  - **Fórmula infantil extensamente hidrolisada:** fórmula à base de proteína da soja extensamente hidrolisada isenta de lactose, para crianças de 0 a 1 ano de vida, com alergia a proteínas intactas do leite de vaca e soja, com manifestações do trato gastrintestinal.
  - **Fórmula infantil isenta de lactose:** fórmula isenta de lactose para lactentes com intolerância à lactose.
  - **Fórmula infantil elementar:** fórmula infantil de aminoácidos para crianças com alergias alimentares ou distúrbios de digestão e absorção de nutrientes.

Nas situações em que a NE não é suficiente ou inadequada para atingir as necessidades calórico-proteicas, recomenda-se outro tipo de terapia conhecida como Nutrição Parenteral.

Segundo a Portaria n. 272 de 08/04/1998,[7] a Nutrição Parenteral (NP) é definida como uma solução ou emulsão administrada por via intravenosa, que fornece calorias, proteínas, eletrólitos, vitaminas, microminerais e água. Essa terapia é indicada em pacientes impossibilitados de utilizar o trato digestivo ou como suporte naqueles com gasto metabólico elevado, decorrente de doença/trauma ou em pacientes no pré-operatório que não estão conseguindo atingir o aporte calórico-proteico necessário.

Em pediatria, além das indicações usuais de NP (Tabela 28.2), ressalta-se também a necessidade de manutenção de aporte nutricional adequado com objetivo de promover um crescimento apropriado de órgãos e tecidos vitais, como o sistema ósseo, cardíaco e cerebral, que impactam diretamente na evolução das patologias causadoras da desnutrição.

Tabela 28.2 Indicações de terapia nutricional parenteral.

Congênitas
• Atresia de esôfago
• Atresias intestinais
• Gastroquise e onfalocele
Condições cirúrgicas
• Síndrome do intestino curto
• Íleo pós-operatório prolongado
• Fístula enterocutânea
Inflamatórios
• Doença de Crohn
• Colite ulcerativa
• Pancreatite
• Enterite pós-radiação
Alterações neuromusculares
• Pseudo-obstrução intestinal
• Doença de Hirschsprung aganglônica
Alterações respiratórias
• Síndrome do desconforto respiratório
• Fibrose cística
• Quilotórax
Estados hipercatabólicos
• Grande queimado
• Politraumatismo
• Sepse
Neoplasias malignas
Nutrição mista

Fonte: Modificada de Joffe A *et al.*, 2009.[12]

A NP é considerada uma solução bastante complexa por apresentar em sua composição mais de 50 insumos e nutrientes diferentes, permitindo uma classificação variada.

No que se refere às características utilizadas na liberação final da preparação, temos aquelas relacionadas à coloração da preparação: a NP poderá ser incolor (sem vitaminas) ou amarelada (com vitaminas); quanto à aparência, poderá ser leitosa (com lipídios) ou translúcida (sem lipídios); quanto à composição, poderá ser 3-em-1 (constituída de proteínas, carboidratos e lipídios) ou 2-em-1, composta por proteínas e carboidratos.[13]

A NP pode ser também dividida em NP periférica ou central, e essa distinção é baseada em alguns fatores como indicação da terapia nutricional, tempo estimado de utilização, acesso venoso, diagnóstico do paciente e, sobretudo, aporte glicídico (Tabela 28.3).

Tabela 28.3 Nutrição parenteral – tipos e indicações.

Nutrição parenteral periférica	Nutrição parenteral total
• Pacientes que não podem ingerir ou absorver nutrientes via oral ou enteral, por um curto período de tempo (estimado em < 2 semanas) • Incapacidade de acesso venoso central • Osmolaridade até 900 mOsm/kg	• Seus benefícios superam os riscos • Tempo de duração maior do que duas semanas • Acesso venoso periférico limitado • Grande necessidade calórica • Necessidade de restrição de fluidos • Osmolaridade > 900 mOsm/kg

Fonte: Modificada de ASPEN – *American Society of Parenteral and Enteral Nutrition* 2007.[14]

De acordo com sua forma de preparo, a NP pode também ser considerada manipulada ou industrializada.[13]

A NP manipulada é elaborada em centros comerciais de preparo e segue as recomendações da prescrição médica, tendo composição final da bolsa individualizada. Essa fórmula pode ser reclassificada em individualizada, quando prescrita formulação específica para cada paciente e de fórmulas-padrão, quando prescrita formulação padronizada para cada grupo de patologias, pacientes etc. Por tratar-se de solução individualizada, essa poderá ser infundida para populações de todas as faixas etárias, sendo que, após o preparo, essa solução deverá ser mantida à temperatura entre 2 ºC e 8 ºC.[7]

A NP industrializada ou pronta para uso é produzida e comercializada pela indústria farmacêutica em bolsas compartimentadas, que contêm, em sua maioria, aminoácidos, glicose, lipídios e eletrólitos. Sua validade pode estender-se até dois anos, desde que não homogeneizada, de acordo com o fabricante. Nessa formulação, não há individualização da prescrição pela composição pré-definida e não é permitida adição de suplementos vitamínicos, eletrólitos ou oligoelementos diretamente à bolsa. Conforme recomendações de alguns fabricantes, certas formulações permitem infusões em populações pediátricas a partir da faixa etária de 2 anos.[13]

Antes do início da TNE ou TNP, cabe destacar também a avaliação das condições clínicas do paciente, como a estabilidade hemodinâmica pela capacidade de perfundir os tecidos para permitir transporte de oxigênio, substratos e intermediários metabólicos, e capacidade de tolerar volume, proteínas, carboidratos e emulsão lipídica em doses necessárias.[15]

■ DISPOSITIVOS PARA ADMINISTRAÇÃO DA TERAPIA NUTRICIONAL EM PEDIATRIA

Alguns parâmetros podem ser utilizados procurando auxiliar na seleção dos dispositivos, como: a duração prevista da terapia, o risco de broncoaspiração, as limitações estruturais do trato digestório, o estado nutricional e o diagnóstico clínico, a disponibilidade do acesso cirúrgico ou endoscópico, o tipo da dieta enteral, a meta da terapia e a comodidade do paciente.[16,17]

Com objetivo de promover a otimização da terapia e uso adequado dos dispositivos, a Associação Norte-Americana de Nutrição Parenteral e Enteral – ASPEN recomenda a utilização do seguinte algoritmo (Figura 28.1):[18]

Capítulo 28 | Sistematização do Cuidado de Enfermagem na Terapia Nutricional Oral,...

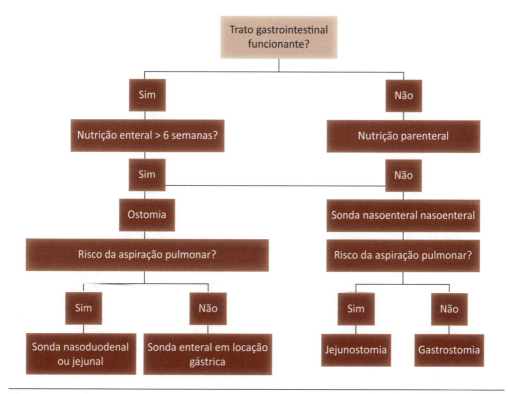

Figura 28.1 Algoritmo para seleção da via de acesso.

Nas situações em que o trato gastrintestinal encontra-se íntegro, são utilizados dispositivos que podem ser posicionados no estômago, duodeno ou jejuno, conforme as facilidades técnicas, indicações, rotinas de administração, vantagens e desvantagens.[18]

Graças aos avanços tecnológicos, os dispositivos de acesso para alimentação enteral pediátrica foram sendo modificados e atualmente compõem-se de silicone ou poliuretano, minimizando desconforto e procurando garantir conforto e segurança ao paciente.

Os calibres para sonda enteral podem variar de 6 a 10 French e comprimento de 50 a 115 cm; são constituídos de silicone ou poliuretano, com fio-guia e ponta de metal ou tungstênio; extremidade distal com orifícios e extremidade distal com uma, duas ou três vias para administração de dieta e medicamentos. As sondas de dupla via permitem melhor manipulação, podendo garantir segurança na administração e evitar "adaptações" (Figura 28.2).

A escolha do calibre da sonda em Pediatria é um grande desafio, pois não existe descrição clara nos rótulos dos produtos quanto à faixa etária ou peso da criança. No entanto, com frequência, na prática clínica utiliza-se o peso corpóreo como parâmetro em virtude da existência de crianças com baixo peso para a idade.

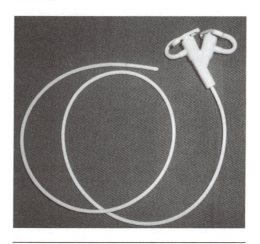

Figura 28.2 Sonda enteral pediátrica dupla.
Fonte: Arquivo do próprio autor.

A sonda de gastrostomia está indicada para uso prolongado da terapia nutricional enteral (acima de quatro semanas). Suas vantagens encontram-se no menor risco de perda acidental, quando comparada com sondas enterais; maior conforto ao paciente; melhora da autoestima; maior durabilidade da sonda; melhor custo-benefício e maior possibilidade de atingir aporte proteico--calórico. Suas desvantagens são risco de ulcerações, quando rotinas de enfermagem não forem implementadas preventivamente e quando for considerado procedimento invasivo.[19-21]

O comprimento para sonda de gastrostomia pode variar de 30 a 50 cm com calibres de 9 a 15 French, possuindo de 2 ou 3 vias e balonete insuflado com água destilada ou na forma de "chapéu". Existe também o anel de anteparo para fixação e demarcação externa, minimizando riscos de penetração do dispositivo pelo orifício.

As sondas de gastrostomia são denominadas como *Inicial*, introduzidas pela primeira vez, ou de *Reposição*, quando utilizadas com o pertuito (orifício) formado, podendo ser repassadas à beira do leito (Figura 28.3).

O procedimento para realização da gastrostomia poderá ser por Gastrostomia Endoscópica Percutânea (GEP), gastrostomia radiológica percutânea, cirúrgica aberta e laparoscópica.

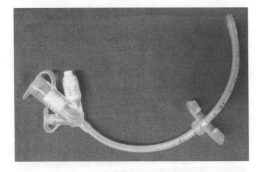

Figura 28.3 Sonda de gastrostomia tipo Reposição.
Fonte: Arquivo do próprio autor.

A sonda de gastrostomia de baixo perfil ou Button é indicada em pacientes de cuidado domiciliar e pediatria pela praticidade no manuseio, além de preservar a autoestima do paciente, pois o extensor da sonda para administração da dieta será utilizado somente nos horários programados, sendo possível sua desconexão temporária. Outro ponto de destaque é a indicação em pacientes com restrição de volume, utilizando-se de volume mínimo para lavagem do dispositivo com a desconexão desse extensor e a presença de uma válvula antirrefluxo (Figura 28.4).

O calibre do Button pode variar de 14 French a 20 French, e o comprimento pode variar de 0,8 a 4,5 cm. Por tratar-se de baixo perfil, nesse caso, a troca do dispositivo deverá ocorrer com auxílio de um medidor de estoma.

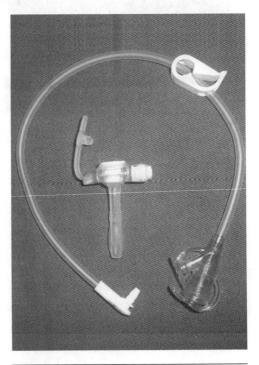

Figura 28.4 Sonda de gastrostomia de baixo perfil ou Button.
Fonte: Arquivo do próprio autor.

As sondas de jejunostomia apresentam calibres de 8 a 14 French e comprimento de 75 cm. O procedimento poderá ser realizado cirurgicamente ou por endoscopia; devido ao calibre, deve-se ter cautela quanto ao risco de complicação mecânica, como as obstruções (Figura 28.5).

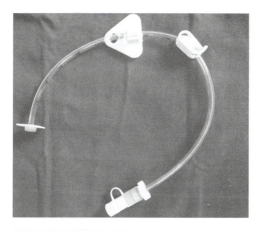

Figura 28.5 Sonda de jejunostomia.
Fonte: Arquivo do próprio autor.

■ DISPOSITIVOS PARA ADMINISTRAÇÃO DA TERAPIA NUTRICIONAL PARENTERAL

O sucesso da terapia nutricional parenteral dependerá da escolha da via de acesso venoso (periférico ou central), que será influenciada pela duração da terapia, idade do paciente (adulto ou criança), dos requerimentos nutricionais e da condição vascular do paciente.[19]

A indicação do cateter venoso para terapia nutricional parenteral será de acordo com a previsão da terapia e a condição clínica do paciente. Usualmente, o cateter venoso periférico é indicado quando há previsão de uso por até 15 dias, e o cateter venoso central, em período superior a esse.[19]

O cateter periférico é constituído de cloreto de polivinila (PVC), poliuretano ou teflon (politetrafluoretileno), sendo esse último menos trombogênico e menos inflamatório. Os dispositivos mais utilizados na pediatria são do tipo cateteres sobre agulha, consistindo de uma cânula com comprimento de 2,0 a 4,0 cm e calibres variando de 20 a 24 French; após a punção venosa, a agulha é retirada e descartada, mantendo-se um cateter flexível.

O local de punção para colocação do cateter periférico são veias superficiais dos membros superiores geralmente a basílica e a cefálica (braço ou antebraço), evitando-se áreas de flexão e extensão e do membro dominante, quando possível. Outras veias são utilizadas com menos frequência; as veias do couro cabeludo podem ser uma alternativa em recém-nascidos ou lactentes até os 9 meses por facilidade de acesso, e as veias do pé podem ser utilizadas nas crianças que ainda não adquiriram a capacidade de gatinhar ou andar.[22] Em pacientes pediátricos, não foi observada relação quanto ao tempo de permanência do cateter e ocorrência de complicações, devendo ser mantido até o término da terapia intravenosa ou quando forem observados sinais clínicos de complicações.[23]

O acesso venoso central permite a infusão de soluções diretamente na veia cava superior ou átrio direito com a diluição de soluções hiperosmolares, devido ao alto fluxo sanguíneo, com menor risco de flebite ou trombose.[19,24] Os cateteres centrais podem ser inscridos por meio de punção percutânea, por dissecção de veias e incisão cirúrgica, como nos cateteres semi/totalmente implantados, na veia subclávia, veia jugular interna e veia femural.[24]

A utilização de cateter central de inserção periférica (PICC) é uma das principais escolhas de via de acesso para Nutrição Parenteral (NP) em pediatria e neonatologia, pela sua segurança e permanência prolongada, permitindo administrar soluções de alta osmolaridade e facilidade de inserção.[25]

O PICC é um dispositivo constituído de silicone ou poliuretano, de único ou duplo lúmen, com calibres entre 1,9 e 5 French e comprimento de 20 a 60 cm. Sua indicação é para uso de curta ou longa permanência, estendendo-se por vários meses. Possui risco de mau posicionamento devido ao longo trajeto e acotovelamento. A punção percutânea é preferencialmente na região da fossa antecubital e na ponta localizada na veia cava superior, e as veias de escolha para canulação são a cefálica, a basílica ou a cubital média.[24,26]

O cateter venoso central não tunelizado ou cateter central de curta permanência é indicado por tempo inferior a 30 dias a pacientes hospitalizados. Esse dispositivo é constituído de poliuretano ou silicone, com único ou múltiplos lúmens, tendo comprimento de 10 a 30 cm e diâmetro de 4 a 20 French. A inserção desse cateter faz-se por punção venosa percutânea e fixação à pele, sendo recomendado veia subclávia como sítio preferencial ou veias jugular interna e femural.[26] A punção venosa guiada por ultrassom está associada a uma menor incidência de complicações e uma maior taxa de sucesso do que a punção venosa.[24]

O cateter venoso de longa permanência semi-implantado ou tunelizado (Broviac, Hickan e Groshong) é recomendado para pacientes oncológicos e/ou portadores de insuficiência renal (diálise programada por mais de 21 dias), permitindo coleta de amostras de sangue e administração de drogas, hemoderivados, NP, antimicrobianos e contraste, podendo permanecer por meses a anos.[19]

Recomendado em sua grande maioria para nutrição parenteral prolongada (maior que 1 mês) e/ou domiciliar, os cateteres semi-implantáveis com *cuff* de Dacron são ancorados no subcutâneo, o que permite a retirada dos pontos de sutura para fixação após 10 dias, ficando com túnel subcutâneo longo, que funciona como proteção contra a migração de bactérias da pele, uma vez que o *cuff* tem propriedades antibacterianas.[27]

O paciente em uso do cateter venoso totalmente implantado utilizará a NP nas situações de infusão cíclica e prolongada.[26]

O acesso ao vaso central ocorre por intermédio da punção de um reservatório implantado cirurgicamente sob a pele, e o mais conhecido é o do tipo *Port-a-cath*, necessitando punções com a agulha tipo Huber (modelo reto em ângulo de 90°), para penetração apropriada do reservatório.[26]

O cateter umbilical deve ser reservado para situações de emergência ou quando não houver outra opção de acesso, e sua substituição deve ser feita assim que possível. A infusão de NP por cateteres umbilicais está relacionada a maior número de complicações mecânicas e infecciosas, devendo ser utilizada em poucas situações e por curto período, em acesso arterial em até no máximo 5 dias, e no venoso, por no máximo 14 dias.[28]

■ SISTEMATIZAÇÃO DO CUIDADO DE ENFERMAGEM NA TERAPIA NUTRICIONAL

A terapia nutricional possui várias etapas e deverá ser desenvolvida por uma equipe multiprofissional. Os profissionais dessa equipe serão responsáveis pela realização da triagem nutricional, da avaliação nutricional, da elaboração e da implementação de um plano de cuidados sistematizado, do monitoramento da resposta à terapia e da reavaliação do plano de cuidados para finalização ou preparo para alta domiciliar (Figura 28.6).[29]

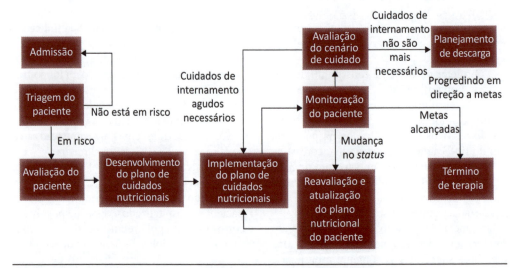

Figura 28.6 Processo de Cuidado Nutricional. *Standards for Specialized Nutrition Support: Adult Hospitalized Patients. Nutr Clin Practice* 2002.[29]

Capíulo 28 | Sistematização do Cuidado de Enfermagem na Terapia Nutricional Oral,...

O enfermeiro possui papel de destaque nessa equipe por estabelecer o contato inicial com o paciente e permanecer durante longos períodos ao seu lado em comparação aos demais profissionais da área multiprofissional.

A atuação desse profissional na terapia nutricional procura promover a otimização da oferta proteico-calórica, prevenção das doenças relacionadas às injúrias, minimização do sofrimento pelo diagnóstico e tratamento da resposta humana e proteção do indivíduo e familiar com potencial risco para alteração do estado nutricional.[30]

A assistência de enfermagem pode ser dividida em:

1. Triagem nutricional;
2. Acompanhamento do ganho energético--proteico e realização do balanço hídrico;
3. Cuidados de enfermagem à beira-leito;
4. Prevenção e manejo de complicações.

Triagem nutricional

A identificação das crianças em risco nutricional por meio de uma ferramenta procura favorecer o início precoce da TN, melhorando as perspectivas do preparo pré--operatório e recuperação no pós-operatório, além da redução dos custos de uma internação prolongada e maior qualidade de vida.

A triagem nutricional é uma recomendação mundial, sendo realizada por qualquer membro da equipe multiprofissional de terapia nutricional ou profissional da saúde previamente treinado para identificar sinais clínicos e sintomas de carências nutricionais em pacientes hospitalizados no período de até 72 horas da admissão.[31]

Atualmente existem várias ferramentas que permitem a identificação do risco de desnutrição pela avaliação conjunta de medidas antropométricas, presença de doença de base ou de alto risco, presença/ausência da perda de peso, ingestão alimentar e vômito e/ou diarreia, mas não há um consenso sobre o método ideal na admissão e durante o período de hospitalização.[32]

A ferramenta *Strong Kids* é reconhecida pela facilidade e rápida aplicação (em média cinco minutos), composta por itens que avaliam a presença de doença de alto risco ou cirurgia de grande porte prevista; a perda de massa muscular e adiposa, por meio da avaliação clínica subjetiva; a ingestão alimentar e perdas nutricionais (diminuição da ingestão alimentar, diarreia e vômito); e a perda ou nenhum ganho de peso (em crianças menores de 1 ano). Cada item contém uma determinada pontuação, fornecida quando a resposta à pergunta for positiva. A somatória desses pontos identifica o risco de desnutrição, além de guiar o aplicador sobre a intervenção e o acompanhamento necessários (Figura 28.7).[33]

Acompanhamento do ganho energético-proteico e o balanço hídrico

Após a avaliação do estado nutricional pelos profissionais da EMTN, será realizada uma estimativa a ser ofertada do aporte calórico e proteico, considerando-se as necessidades individuais e a condição clínica.

As crianças com cardiopatia congênita poderão apresentar taxa metabólica basal até 5 vezes maior quando em comparação com aquelas sem doença, sendo de 130 a 150 kcal/kg/dia no comprometimento cardíaco leve a moderado e de 175 kcal/kg/dia nas situações moderadas a graves.[2]

Nas situações de estresse metabólico, as recomendações para atingir as metas proteicas serão de 2,5 a 4,0 g/kg/dia em neonatos, de 2,5 a 3,0 g/kg/dia nos lactentes, de 2,0 g/kg/dia nas crianças de 2 a 10 anos e de 1,5 a 2,0 g/kg/dia nos adolescentes.[34]

Para a efetividade desse cálculo, é imprescindível que o balanço hídrico realizado pelos profissionais treinados da equipe de enfermagem seja fidedigno e registrado periodicamente nos formulários de controle, conforme protocolos institucionais.

Segundo a Resolução RDC n. 63 de 06/07/2000 e Portaria n. 272 de 08/04/1998,[6,7] o enfermeiro deverá avaliar e assegurar a instalação da NE e NP, observando os princípios de assepsia e a infusão do volume prescrito, através do controle rigoroso do gotejamento, de preferência com uso de bomba de infusão.

Nos pacientes criticamente enfermos e nas populações pediátricas, são utilizadas bombas de infusão, seja na nutrição enteral

Seção 6 | Integração Multidisciplinar no Cuidado ao Paciente Pediátrico Congênito

como na nutrição parenteral e controle do balanço hídrico parcial de entrada nos intervalos de 2, 3 ou 6 horas e balanço total das 24 horas, permitindo maior visualização entre o volume prescrito e o infundido.

A verificação entre o volume prescrito e infundido faz parte do protocolo de cuidados de enfermagem e permite acompanhar a administração exata do volume, assim como visualizar as pausas por procedimentos médicos ou

---

Strong kids
Ferramenta de rastreio de risco de desnutrição pediátrica

Aplicação recomendada

Uma vez por semana entre 1 mês e 18 anos

Classificação → Pontuação

Existe alguma patologia subajacente que contribua para o risco de desnutrição (ver lista), ou é esperada alguma cirurgia major?	Não	Sim → 2
O doente apresenta um estado nutricional deficitário, quando avaliado de forma subjectiva?	Não	Sim → 1
Estão presentes alguns dos seguintes itens? • Diarreia ($\geq$ 5 vezes por dia) e/ou vômitos (> 3 vezes por dia) • Redução da ingestão alimentar nos últimos dias • Intervenção nutricional prévia • Ingestão insuficiente devido a dor	Não	Sim → 1
Ocorreu perda de peso ou ausência de ganho de peso (crianças menores de um ano durante os últimos semanas-meses?)	Não	Sim → 1

Risco de desnutrição e necessidade de intervenção

8 scoore	Risco	Intervenção e *follow-up*
4 a 6 pontos	Elevado	Necessidade de especialista para diagnóstico completo, Intervenção e acompanhamento nutricional. Ponderar a prescrição desuporte nutricional enquanto se aguarda a confirmação do estado
1 a 8 pontos	Médio	Considerar uma intervenção nutricional. Monitorizar peso 2 vezes por semana e avaliar o risco nutricional semanalmente. Se necessário consultar um especialista para o diagnóstico completo
0 pontos	Baixo	Não é necessário intervenção nutricional. Monitorizar peso regularmente e avaliar o risco nutricional semanalmente (ou conforme o protocolo do hospital).

Doenças subajacentes que contribuem para o risco de desnutrição:

Anorexia nervosa	Doença hepátiva crônica
Queimados	Doença renal crônica
Displasia broncopulmonar (idade máxima 2 anos)	Pancreatite
Doença celíaca	Síndrome do intestino curto
Fibrose cística	Doença neuro-muscular
Dismaturidade ou prematuridade (idade corrigida 6 meses)	Doença metabólica
Doença cardíaca crônica	Trauma
Doença infecciosa (SIDA)	Deficiência mental
Doença inflamatória intestinal	Cirurgia electiva major
Cancro	Outra não especificada (classificada pelo médico)

Figura 28.7 Ferramenta de rastreio de risco de desnutrição pediátrica. Ferreira ACB. 2012.[35]

Capítulo 28 | Sistematização do Cuidado de Enfermagem na Terapia Nutricional Oral,... **363**

de enfermagem e auxiliar na detecção de erros de programação da bomba de infusão.

Os erros no controle do balanço hídrico podem fornecer dados imprecisos e interferir em inúmeras condutas, como na progressão do volume da respectiva terapia e retardar a evolução clínica da criança.

Cuidados de enfermagem à beira-leito

O enfermeiro deve elaborar um plano sistematizado no momento que antecede a oferta por via oral e durante o fornecimento, procurando corrigir deficiências e prevenir complicações.

Acompanhamento da alimentação pela via oral[36,37]

1. Período que antecede a oferta da dieta por via oral:
   a) Realizar anamnese do paciente, permitindo a obtenção de dados referentes às condições clínicas (dispneia, refluxo gastroesofágico, broncoaspiração, pneumonia aspirativa, uso de suporte terapêutico – uso prolongado de intubação orotraqueal, traqueostomia etc. – e consulta ao histórico de enfermagem em busca de informações como idade avançada, antecedentes pessoais (doenças neurológicas, cirurgias de boca, traumatismos);
   b) Examinar a criança, observando rebaixamento do nível de consciência, histórico de tosse, engasgos, sensação de estase de alimento e regurgitação nasal;
   c) Averiguar uso anterior de medicamentos que possam potencializar a disfagia, como os benzodiazepínicos, o haloperidol, os corticosteroides, dentre outros;
   d) Acompanhar aspecto, volume, textura e temperatura dos alimentos durante a oferta alimentar.
2. Período durante o fornecimento da dieta por via oral:
   a) Estimular mudanças no ambiente, criando um ambiente positivo para a alimentação. O tipo de ambiente, o aspecto e o cheiro do alimento podem estimular a aceitação;
   b) Posicionar corretamente a cabeceira da cama pode auxiliar na proteção da via aérea, proporcionando conforto durante a oferta alimentar;
   c) Observar uso adequado dos utensílios, pois alguns pacientes podem necessitar de adaptações ou mudanças nesses dispositivos;
   d) Acompanhar o padrão respiratório e a necessidade de aspiração das vias aéreas;
   e) Observar a aceitação alimentar e tempo gasto para ingestão;
   f) Verificar a aceitação alimentar, a consistência prescrita e o volume de aceitação;
   g) Registrar a ingestão alimentar durante o período de 24 horas, acompanhando a adequação nutricional juntamente com o profissional nutricionista.

Terapia nutricional enteral e terapia nutricional parenteral

A Resolução COFEN n. 0453 de 16/01/2014[8] descreve que a competência do enfermeiro na TN deverá ser de maior complexidade técnica, exigindo conhecimentos científicos e capacidade de tomar decisões imediatas. Essas atribuições incluem:

- Desenvolver e atualizar os protocolos relativos à atenção de enfermagem ao paciente em TN, pautados nessa norma, adequados às particularidades do serviço;
- Desenvolver ações de treinamento operacional e de educação permanente, de modo a garantir a capacitação e atualização da equipe de enfermagem que atua em TN;
- Responsabilizar-se pelas boas práticas na administração da NP e da NE;
- Responsabilizar-se pela prescrição, execução e avaliação da atenção de enfermagem ao paciente em TN, seja no âmbito hospitalar, ambulatorial ou domiciliar;
- Participar, como membro da EMTN, do processo de seleção, padronização, parecer técnico para licitação e aquisição de

equipamentos e materiais utilizados na administração e controle da TN.

Cuidados que precedem a instalação da NE e NP

Instalação da via de acesso

De acordo com as legislações vigentes, a passagem da nasoenteral é procedimento privativo de enfermeiros, não sendo permitido delegar a técnicos, auxiliares de enfermagem.[6]

Esse procedimento poderá ser realizado com técnica manual à beira-leito ou por método endoscópico.

Na passagem da sonda à beira-leito, deve-se posicionar a criança em decúbito elevado com o pescoço flexionado em direção ao peito. A medida da sonda deverá ser após a ponta em peso, considerando-se a ponta do nariz ao lóbulo da orelha correspondente à narina escolhida dirigindo-se ao apêndice xifoide do esterno e finalmente à cicatriz umbilical. Não são recomendadas soluções para facilitar a retirada do fio-guia da sonda, pelo risco de pneumonia, caso ocorra o posicionamento acidental da sonda.[16,20]

Na NP, o acesso venoso para infusão deve ser estabelecido sob supervisão médica ou de enfermeiro, por meio de técnica padronizada e conforme protocolo previamente estabelecido, sendo permitido ao enfermeiro proceder ou assegurar punção venosa periférica, incluindo a inserção periférica central (PICC).[7]

Reconhecimento das formas de administração[16,19,38]

Para efetiva administração da NE ou NP, é fundamental o reconhecimento dos métodos e das técnicas de controle, procurando garantir a segurança da terapia.

A nutrição enteral poderá ser administrada de forma contínua, intermitente ou cíclica.

- **Forma contínua:** administrada por meio de bombas de infusão durante o período de 24 horas, sem pausa noturna. Esse método é indicado a pacientes que não toleram o sistema intermitente, ou seja, grandes volumes em curtos intervalos de tempo, como nos pacientes gravemente enfermos ou naqueles com insulinoterapia contínua.

- **Forma intermitente:** ocorre em intervalos de 3 ou 4 horas, permitindo técnica de gotejamento manual (sistema *gota a gota* por meio de pinças-rolete dos equipos ou por bombas de infusão). É considerada a forma mais fisiológica, pode ser utilizada na fase de transição para via oral e permite menor limitação ao leito. A administração poderá ocorrer de 30 minutos a 1 hora (se sonda locada em posição gástrica) e de 1 a 2 horas, na locação pós-pilórica. Quando administrada sem auxílio de bombas de infusão, poderá ser menos imprecisa e necessitar maior atenção e demanda do tempo de enfermagem, além de expor ao risco de aspiração pelo gotejamento inadequado.

- **Forma cíclica:** esse método pode ser administrado no período noturno em que há transição da dieta enteral para via oral, procurando compensar o volume que não foi efetivamente aceito pela via oral ou nas situações em que em que haverá pausa noturna de 6 a 8 horas procurando simular o horário da alimentação habitual da dieta por via oral.

A nutrição parenteral poderá ser administrada na forma contínua ou cíclica, com uso de bombas de infusão em ambos os casos. Na forma contínua, o fluxo deverá ser constante, sem interrupção no período das 24 horas; e na cíclica, indicada para pacientes em tratamento domiciliar, com infusão no período de 12 a 18 horas.

Cuidados na instalação da nutrição enteral e nutrição parenteral[16,19,39]

No período que antecede a instalação da NE e da NP, recomenda-se:

- Verificar se a dieta enteral será administrada na forma contínua ou intermitente. Na nutrição parenteral, verificar se será por via central ou por via periférica, no caso de bolsas industrializadas.
- Verificar a disponibilidade dos materiais e equipamentos acessórios específicos como equipos, seringas, suporte para bolsa da dieta e bombas de infusão, e sua calibração.
- Checar o posicionamento da sonda enteral ou sonda de gastrostomia pelo nú-

Capíulo 28 | Sistematização do Cuidado de Enfermagem na Terapia Nutricional Oral,...

mero de demarcação em sua extensão ou comprimento, nas situações em que não houver numeração. Nos cateteres intravenosos, verificar a posição da ponta distal pela radiografia após sua passagem.

- Realizar checagem dos dados no momento do recebimento do frasco da NE/NP, verificando nome do paciente, número do leito, nome/composição e volume total da solução, data e horário de preparo, velocidade de administração, nome e número do Conselho Profissional do responsável técnico pelo processo. No caso de NP, deve-se observar a osmolaridade, o número sequencial de controle e condições de temperatura para sua conservação.
- Disponibilizar bombas infusoras para pacientes em uso de NE sistema contínuo, sondas em locação pós-pilórica ou de acordo com protocolo institucional, permitindo maior acurácia no tempo e volumes programados.
- Verificar se a bomba infusora encontra-se com a memória "zerada", considerando todas as informações contidas a partir da instalação do frasco.
- Utilizar via exclusiva para administração da NP e, em caso de necessidade excepcional de utilização do cateter para administração de qualquer outra solução injetável, essa só deverá ser feita após consenso da EMTN.
- Administrar a NE/NP em temperatura ambiente, controlando a vazão de acordo com a prescrição médica.
- Avaliar se a osmolaridade da fórmula de NP se encontra compatível com o tipo de cateter intravenoso.
- Realizar plano educacional para a criança, familiar e/ou cuidador, procurando minimizar a insegurança e o estresse da situação.
- Explicar para a criança e os pais o que será feito e por quê – utilizar o brinquedo terapêutico, jogos e histórias, procurando auxiliar no entendimento do procedimento.
- Permitir que a criança mantenha próximo a ela objetos que considera significativos; elogiar a postura da criança e reforçar os aspectos positivos demons-

trados por ela durante a realização do procedimento.

Cuidados durante a administração da nutrição enteral e nutrição parenteral[16,19,39]

São medidas necessárias para o cuidado/monitoramento dos acessos e dos dispositivos acessórios:

- Avaliar sistematicamente a posição da sonda/cateter em todas as situações em que houver manipulação do dispositivo, como durante a irrigação, a instalação da NE/NP, dentre outros.
- Avaliar, frequentemente, o local de fixação da sonda/cateter, observando sinais, como hiperemia ou lesão, ou extravasamento da solução, e realizar troca periódica da fixação, conforme protocolo institucional.
- Designar uma via exclusiva para administração da NP, se houver utilização de um cateter de múltiplo lúmen.
- Realizar a irrigação da sonda enteral em intervalos de 6 horas no sistema contínuo ou antes e após a administração da dieta, na forma intermitente (Tabela 28.4). No caso da NP, a irrigação ocorrerá nos intervalos da troca da bolsa, com solução fisiológica a 0,9%, conforme protocolo institucional, e o volume para irrigação do cateter será igual ao dobro do volume de preenchimento do cateter.
- Realizar troca dos materiais acessórios, como os equipos a cada novo frasco ou no vencimento da dieta enteral, conforme protocolo institucional.
- Promover troca de curativo perissonda de gastrostomia com gaze estéril e solução fisiológica a 0,9% diariamente e sempre que necessário;
- Monitorar as vias de administração da sonda de gastrostomia. Nas situações em que a sonda de gastrostomia apresentar balonete (*cuff*) numa das vias, esse não deverá ser manipulado. Essa via geralmente possui uma coloração diferenciada, sem tampa, semelhante a uma sonda de Foley. A manipulação indevida poderá provocar rompimento do balonete, com tracionamento e extravasamento da

dieta para fora da câmara gástrica, com risco de peritonite.

- Monitorar sinais de granuloma (hipergranulação), que ocorre quando há uma extensa resposta inflamatória em virtude da própria sonda, seu movimento ou grande quantidade de secreção local. Nesse caso, recomenda-se manter a pele limpa e seca ao redor da gastrostomia, utilizando placas de proteção e acionar a enfermeira da EMTN.
- Promover troca de curativo oclusivo para cateteres intravenosos não tunelizados, com almofada de gaze fixada por adesivo hipoalergênico ou filme transparente semi-impermeável – utilizar solução fisiológica a 0,9% para remoção de resíduos de sangue e antisséptico; trocar o curativo sempre que houver necessidade, na vigência de umidade ou sujidade; no caso de curativos com película transparente, a troca deve ser realizada a cada 5 a 7 dias, e, naqueles ocluídos com gaze, a cada 48 horas ou de acordo com o protocolo institucional.

São medidas necessárias para o monitoramento do paciente:

- Monitorar e avaliar diariamente condições gerais de pele (turgor, ressecamento), queda de cabelo, débito urinário e eliminação intestinal.
- Realizar monitoramento e registro de dados, como infusão da NE/NP, controle de peso corpóreo e balanço hídrico. Em muitas instituições hospitalares, os controles de balanço hídrico podem variar de duas em duas horas, como nas Unidades de Terapia Intensiva, e de seis em seis horas nos setores menos críticos;

Tabela 28.4 Protocolo de manutenção da perviedade do acesso enteral. Equipe Multidisciplinar de Terapia Nutricional – EMTN (Hospital do Coração/HCor).

	Sonda enteral 6 French (51 cm)	Sonda enteral 6 French (91 cm)	Sonda enteral 8 French
Antes e após a administração da dieta	2 mL de água filtrada	3 mL de água filtrada	5 mL de água filtrada
Entre a administração de medicamentos	1 mL de água filtrada	3 mL de água filtrada	5 mL de água filtrada
	Sonda de gastrostomia tipo *Maleco*	Sonda de gastrostomia Inicial 14 French (marca Kimberly & Clark)™	Sonda de gastrostomia Reposição 14 French (marca BARD)™
Antes e após a administração da dieta	3 mL de água filtrada	4 mL de água filtrada	5 mL de água filtrada
Entre a administração de medicamentos	2 mL de água filtrada	2 mL de água filtrada	5 mL de água filtrada
	Sonda de gastrostomia de baixo perfil (marca Kimberly & Clark)™	Sonda de gastrostomia 9 French (marca Fresenius™)	Sonda de gastrostomia 15 French (marca Fresenius™)
Antes e após a administração da dieta	6 mL de água filtrada	6 mL de água filtrada (considerando a extensão do perfusor)	10 mL de água filtrada (considerando a extensão do perfusor)
Entre a administração de medicamentos	3 mL de água filtrada	3 mL de água filtrada	10 mL de água filtrada

Capíulo 28 | Sistematização do Cuidado de Enfermagem na Terapia Nutricional Oral,...

o enfermeiro deve verificar diariamente o volume total infundido de acordo com o volume total prescrito da solução.

- Instituir rotina de verificação de peso corpóreo preferencialmente a cada 24 a 48 horas, quando se tratar de início da terapia ou em crianças desnutridas ou com alto risco de desnutrição.
- Acompanhar sistematicamente a data de passagem da sonda/cateter e a troca dos materiais acessórios no intuito de manter o controle de permanência, minimizando os riscos de infecção.
- Controlar a evolução da terapia, observando a tolerância por meio de controle glicêmico, alterações eletrolíticas, peso corpóreo e realização de exame físico diário.
- Acompanhar a evolução do aporte calórico-proteico, juntamente com a equipe médica e de nutrição, verificando se o volume prescrito foi administrado em doses plenas e analisando os motivos pelos quais os volumes recomendados não foram atingidos.
- Verificar a compreensão da criança e do familiar ou responsável legal quanto aos objetivos e à evolução da terapia.

- Prover apoio e informações à família por meio de guia ilustrativo sobre a respectiva terapia e visitas diárias, procurando estabelecer vínculo e maior aceitação da terapia.
- Garantir a distração da criança e meios para que ela descarregue a tensão e sinta alguma autonomia e domínio da situação.

Prevenção e manejo de complicações

O reconhecimento das possíveis complicações existentes na NE e NP pode tornar precoce o atendimento, reduzindo custos e taxas de morbimortalidade.

As complicações na administração da dieta enteral podem ser classificadas em: gastrintestinais, mecânicas, metabólicas, infecciosas, respiratórias e psicológicas,[11,40] conforme a Tabela 28.5.

Apesar de a Portaria nº 272 do Ministério da Saúde descrever sobre as boas práticas de prescrição, preparo e administração da NP, essa solução necessita de amplo monitoramento, pois não é isenta de complicações. Essas podem ser classificadas em mecânicas, infecciosas e metabólicas (Tabela 28.6).

Tabela 28.5 Complicações da NE e intervenções de enfermagem.

Complicação	Causas	Intervenção de enfermagem
Mecânicas		
Obstrução do acesso enteral	• Irrigação inadequada da sonda enteral.	• Cumprimento de rotinas para manutenção da patência do acesso enteral. • Irrigação da sonda antes e após a suspensão da administração da dieta.
	• Formação de composto insolúvel devido à interação droga-nutrientes ou alteração da estabilidade da fórmula enteral.	• Recomendação de substituição por medicamentos na apresentação líquida ou fórmula magistral, quando possível. • Irrigação da sonda entre a administração de medicamentos.
Obstrução do acesso enteral	• Diluição inadequada da fórmula enteral.	• Realização de movimentos uniformes e periódicos do frasco verificando sinais de aglutinação da fórmula.

(Continua)

Seção 6 | Integração Multidisciplinar no Cuidado ao Paciente Pediátrico Congênito

Tabela 28.5 Complicações da NE e intervenções de enfermagem. *(Continuação)*

Complicação	Causas	Intervenção de enfermagem
Obstrução do acesso enteral	• Viscosidade elevada da fórmula enteral.	• Verificação da viscosidade da dieta com o calibre da sonda enteral. No insucesso da desobstrução, retirar a sonda e repassar nova sonda.
Irritação nasofaríngea, nasolabial	• Uso prolongado de sondas de grosso calibre constituído de material não compatível, como a borracha ou vinil.	• Utilização de sondas de fino calibre, composto de materiais biocompatíveis, como silicone ou poliuretano.
	• Compressão da sonda enteral na fossa nasal.	• Reavaliação da fixação da sonda enteral evitando compressão nas narinas.
Sinusite aguda, rinite e colonização da cavidade oral por fungos ou bactérias	• Uso prolongado de sondas de grosso calibre constituído de material não compatível, como a borracha ou vinil.	• Utilização de sondas de fino calibre composto de materiais biocompatíveis, como silicone ou poliuretano. • Higienização da cavidade oral e nasal, estímulo ao gargarejo com antisséptico. • Avaliação para uso de sondas de gastrostomia ou jejunostomia.
	• Oclusão da sonda enteral nos seios da face.	• Passagem da sonda enteral por outra narina. • Avaliação para uso de sondas de gastrostomia ou jejunostomia.
Deslocamento da sonda enteral	• Tosse.	• Retirada da sonda e repassagem em outra narina.
	• Vômito.	• Repassagem de sonda enteral e verificação do posicionamento antes de iniciar a sua infusão.
	• Deslocamento da sonda de gastrostomia para o intestino delgado.	• Certificação da fixação da gastrostomia.
Irritação da pele e escoriação ao redor da ostomia	• Extravasamento de secreção gástrica ou intestinal ao redor do estoma.	• Utilização de curativo adequado de acordo com a rotina institucional. • Manutenção da fixação do botão da ostomia.
Gastrintestinais		
Complicação	Causas	Intervenção de enfermagem
Alto volume residual gástrico	• Esvaziamento gástrico lentificado.	• Verificação de resíduo gástrico a cada 6h. Na impossibilidade de verificação de resíduo gástrico, monitorar a circunferência abdominal e sinais de distensão abdominal e náuseas.

(Continua)

Capíulo 28 | Sistematização do Cuidado de Enfermagem na Terapia Nutricional Oral,... **369**

Tabela 28.5 Complicações da NE e intervenções de enfermagem. *(Continuação)*

Complicação	Causas	Intervenção de enfermagem
Alto volume residual gástrico	• Esvaziamento gástrico lentificado.	• Posicionamento da porção distal da sonda enteral no ligamento de Treitz. • Utilização de infusão contínua. • Utilização de medicamentos procinéticos.
	• Cabeceira do leito não elevada pelo menos a 30° durante e depois da infusão da TNE.	• Manutenção da cabeceira do leito elevada no mínimo a 30° durante a infusão da nutrição enteral e até 30 min após a infusão intermitente.
Náusea e vômitos	• Infusão rápida de fórmulas enterais.	• Administração da dieta enteral por meio de infusão contínua a baixa velocidade com aumento gradativo, considerando a tolerância do paciente.
Distensão abdominal, flatulência	• Infusão rápida de fórmulas enterais.	• Administração de fórmulas enterais de forma contínua, com baixa velocidade de infusão, com aumento gradativo quando tolerado.
	• Má-absorção de nutrientes.	• Utilização de fórmulas enterais compostas de nutrientes hidrolisados, evitando fórmulas cujas fontes possam promover má-absorção.
Esvaziamento gástrico lentificado	• Gastroparesia diabética.	• Checagem do resíduo gástrico antes de iniciar a infusão da nutrição enteral e a cada 6h para administração contínua ou antes de instalação da dieta no sistema intermitente, conforme protocolo institucional. • Utilização de infusão contínua. • Avaliação da prescrição e contato com farmacêutico sobre o uso de medicamentos que poderão afetar o esvaziamento gástrico. • Verificação do uso de procinéticos.
	• Medicamentos (anticolinérgicos, opiáceos, analgésicos).	• Avaliação do uso de medicamentos procinéticos que podem promover o estímulo da motilidade do trato gastrintestinal sem induzir o aumento do suco gástrico.
Obstipação	• Diminuição do peristaltismo.	• Utilização de dietas ricas em fibras. • Aumento no volume de hidratação, conforme orientação da EMTN.
	• Desidratação.	• Avaliação do balanço hídrico, suplementando quando possível. • Administração de água após a infusão da dieta enteral ou em intervalos programados, conforme orientação da EMTN.

(Continua)

Seção 6 | Integração Multidisciplinar no Cuidado ao Paciente Pediátrico Congênito

Tabela 28.5 Complicações da NE e intervenções de enfermagem. *(Continuação)*

Complicação	Causas	Intervenção de enfermagem
Diarreia	• Uso de medicamentos (por exemplo, antibióticos de amplo espectro).	• Uso de protocolos de antibioticoterapia específicos e monitorização diária. • Solicitação de avaliação clínica pelo Serviço de Controle de Infecção e Epidemiologia Hospitalar. • Solicitação de cultura de fezes, conforme prescrição médica. • Avaliação para possível substituição de antibióticos.
	• Infusão rápida da nutrição enteral *in bolus* ou intermitente.	• Uso de infusão contínua por bomba infusora, preferencialmente.
	• Contaminação microbiana.	• Recomendação de boas práticas de preparo, conservação e administração da fórmula enteral. • Utilização de equipamentos limpos, treinamento da equipe de enfermagem e nutrição quanto às técnicas de assepsia, estocagem adequada dos frascos da nutrição enteral.
	• Infusão de dieta enteral fria.	• Administração da fórmula enteral à temperatura ambiente.

Infecciosas		
Complicação	Causas	Intervenção de enfermagem
Gastroenterocolite	• Lavagem inadequada das mãos antes do preparo da fórmula enteral e antes da sua administração.	• Lavagem das mãos adequadamente antes do preparo da dieta enteral, durante a manipulação da fórmula enteral, inclusive dos materiais necessários para a sua administração.
	• Inadequada higienização dos equipamentos utilizados para o preparo da fórmula enteral.	• Controle adequado da higienização dos utensílios utilizados para a administração da fórmula enteral, incluindo-se a área de preparo. • Utilização de fórmulas enterais comerciais esterilizadas quando possível ou técnica asséptica durante seu preparo.
	• Uso prolongado do mesmo sistema de administração da TNE.	• Troca do sistema de administração da fórmula enteral (equipos, frascos) no máximo a cada 24h, ou de acordo com as recomendações do fabricante.

(Continua)

Capíulo 28 | Sistematização do Cuidado de Enfermagem na Terapia Nutricional Oral,... 371

Tabela 28.5 Complicações da NE e intervenções de enfermagem. *(Continuação)*

Complicação	Causas	Intervenção de enfermagem
Gastroenterocolite	• Contaminação da fórmula enteral por manipulação excessiva do sistema de administração e uso de fórmulas enterais com sistema aberto.	• Infusão de dieta enteral preferencialmente por meio do sistema fechado.
	• Manipulação por período prolongado de fórmula enteral a temperatura ambiente.	• Administração de dieta enteral num período máximo de 2h (considerando-se forma intermitente).
Metabólicas		
Complicação	Causas	Intervenção de enfermagem
Hiperglicemia	• Resistência à insulina (diabetes, trauma, sepse, uso de corticoides).	• Administração de insulina intravenosa, subcutânea e/ou hipoglicemiantes orais, conforme prescrição médica. • Monitorização diária de glicemia capilar, conforme recomendação médica.
Hipercapnia	• Hiper-alimentação.	• Manutenção do fornecimento de calorias e proteínas necessárias.
Alterações das funções hepáticas	• Sobrecarga calórica, substratos inapropriados e toxinas.	• Observação dos níveis das transaminases. • Utilização de fórmulas especializadas.
Respiratórias		
Complicação	Causas	Intervenção de enfermagem
Pneumonia aspirativa	• Posicionamento inadequado da sonda.	• Avaliação do posicionamento inicial da sonda pela verificação da tira de fixação da sonda, aspiração do resíduo gástrico e pela radiografia abdominal.
	• Posicionamento inapropriado do paciente.	• Manutenção do decúbito elevado (30°) ou sentado. • Realização da aspiração do resíduo gástrico antes de infundir cada dieta ou a cada 6 horas em pacientes adultos, de acordo com a rotina institucional.
	• Deslocamento da sonda enteral com migração para o esôfago.	• Verificação da localização da sonda enteral antes de iniciar a administração da dieta enteral e de medicamentos. Caso necessário, retirar a sonda enteral e repassá-la.
	• Obstrução do esôfago por sonda enteral de grosso calibre.	• Utilização de sondas de calibre menor para prevenir o comprometimento do esfíncter esofágico inferior.

(Continua)

Seção 6 | Integração Multidisciplinar no Cuidado ao Paciente Pediátrico Congênito

Tabela 28.5 Complicações da NE e intervenções de enfermagem. *(Continuação)*

Complicação	Causas	Intervenção de enfermagem
Pneumonia aspirativa	• Refluxo gastroesofágico, diminuição do reflexo de tosse.	• Quando possível, realizar a infusão da dieta enteral na porção duodenal ou jejunal.
	• Regurgitação do conteúdo gástrico (frequentemente ocorrendo com o esvaziamento gástrico lentificado).	• Monitorização do resíduo gástrico, conforme rotina institucional. • Uso de sonda nasogástrica para drenagem ou sonda nasogastrojejunal, nas situações em que houver opção por alimentação pós-pilórica e drenagem gástrica.
Psicológicas		
Complicação	Causas	Intervenção de enfermagem
Depressão, ansiedade, dependência Pouca cooperação com o tratamento Recusa das dietas enterais	• Falta de alimentação oral.	• Orientação ao paciente e seus familiares sobre a importância da terapia nutricional.
	• Horários fixos da administração da dieta.	• Elaboração de plano de apoio sistematizado com o serviço de psicologia, procurando alinhar todas as etapas da terapia.

Tabela 28.6 Complicações da NP e intervenções de enfermagem.[16,19,38]

Mecânicas		
	Causas	Intervenção de enfermagem
Pneumotórax	• Perfuração da veia acometendo a região pleural, formando coleções de ar ou sangue. • Sinais de alterações do padrão respiratório com dispneia, tosse, dor torácica às inspirações. • Ocorrência em cerca de 5% das punções em veia subclávia.	• Monitoramento das alterações do padrão respiratório. • Acompanhamento rigoroso do risco para instabilidade hemodinâmica. • Posicionamento adequado do paciente durante o procedimento. • Não instalar bolsa de NP antes da realização de radiografia torácica e verificação do posicionamento correto do cateter. • Ausculta por presença de murmúrios vesiculares. • Radiografia torácica imediata. • Drenagem pleural no 5º ou 6º espaço intercostal da linha axilar média.
Hemotórax	• Ocorre por perfuração de grandes vasos e lesão de paredes vasculares.	• Monitoramento das alterações do padrão respiratório. • Radiografia torácica. • Compressão prolongada no local para evitar formação de hematoma e promover hemostasia. • Curativo compressivo no local da punção. • Atenção quanto ao risco de grande hemotórax (dispneia, hipotensão e choque).

(Continua)

Capíulo 28 | Sistematização do Cuidado de Enfermagem na Terapia Nutricional Oral,...   373

Tabela 28.6 Complicações da NP e intervenções de enfermagem.[16,19,38]   *(Continuação)*

	Mecânicas	
	Causas	Intervenção de enfermagem
Embolia gasosa	• Ocorre por entrada de ar no sistema causando dor torácica, dispneia e desorientação. • Sinais de dor torácica, hipotensão arterial, taquipneia, cianose e desorientação.	• Preparo do paciente com rigoroso cuidado ocluindo as conexões para evitar entrada de ar. • Posição de Trendelemburg durante a inserção ou trocas do dispositivo. • Ausculta por presença de murmúrios vesiculares. • Radiografia torácica imediata.
Trombose venosa	• Frequentemente precipitada por introdução insuficiente de cateter que não atingiu a veia cava superior. As causas podem também ser relacionadas aos cateteres mais calibrosos, cateteres constituídos de materiais trombogênicos e tempo de permanência. • Sinais de cianose acompanhada de edema, enrijecimento ao longo do acesso intravenoso.	• Uso de cateteres de calibre menor e antitrombogênicos. • Manejo adequado dos cateteres de acordo com a osmolaridade da solução. • Correção da técnica de inserção. • Avaliação do uso de terapia anticoagulante para cateter de longa permanência.
Deslocamento do cateter	• Relacionado ao tracionamento do cateter, tendo como causa principal sua fixação inadequada. • Sinais de extravasamento, como dor, edema, calor, rubor e hiperemia no subcutâneo.	• Fixação correta do cateter. • Monitoramento do número na extensão do cateter. • Curativos semipermeáveis e transparentes. • Educação permanente de todos os profissionais da área multiprofissional envolvidos no cuidado. • Substituição do cateter. • Revisão da técnica de punção e sutura.
Entupimento do cateter	• Pode ocorrer por trombo, precipitação de lipídios ou minerais no cateter; calibre fino ou dobra do cateter; hipercoagulabilidade do paciente e baixa infusão da solução. A ausência de protocolos assistenciais para manutenção da perviedade também pode contribuir para a ocorrência.	• Verificar se não há dobra do cateter por meio de radiografia. • Uso da via exclusiva para administração da NP. • Manter cateter heparinizado, conforme rotina institucional. • Lavar o cateter com solução fisiológica em intervalos predeterminados. No caso da NP, irrigar o cateter entre as trocas das bolsas. • Seleção de materiais menos trombogênicos antes de proceder à introdução do cateter. • Uso de bombas infusoras para todas as soluções de NP. • Avaliação da possibilidade de troca do acesso; providenciar novo dispositivo, se todas as possíveis causas tenham sido verificadas. • Não aplicar pressão no cateter obstruído.

(Continua)

374 **Seção 6** | Integração Multidisciplinar no Cuidado ao Paciente Pediátrico Congênito

Tabela 28.6 Complicações da NP e intervenções de enfermagem.[16,19,38]　　　　　　　(Continuação)

Mecânicas	
Causas	**Intervenção de enfermagem**
Extravasamento de NP • Relacionados a problemas no próprio cateter como microfuro ou tracionamento da agulha de punção do cateter, permitindo que a solução extravase para o subcutâneo. • Sinais de extravasamento, como dor, edema, calor, rubor e hiperemia.	• Avaliação de sinais de dor, calor, rubor e edema local. • Verificação do sistema, observando refluxo de sangue, antes de qualquer infusão. • Orientação do paciente e família quanto aos sinais de dor, calor e rubor local. • Avaliação da possibilidade de troca do acesso; providenciar novo dispositivo, se todas as possíveis causas tenham sido verificadas.

Infecciosas	
Causas	**Intervenção de enfermagem**
Infecção do cateter • Relacionados ao sítio de inserção do cateter. • Sinais de dor, enrijecimento na inserção do cateter, presença de secreção purulenta.	• Observação diária do sítio de inserção e região ao redor, identificando sinais flogísticos, como hiperemia, dor ou desconforto, calor, presença de exsudato e suas características. • Lavagem das mãos em todas as situações que houver manipulação do cateter. • Avaliação do Serviço de Controle de Infecção Hospitalar seguindo as normas institucionais. Na prática clínica, verifica-se a recomendação para retirada do cateter e antibioticoterapia de acordo com o agente detectado após culturas coletadas.
• Relacionados à infecção do túnel.	• Monitoramento da presença de hiperemia com sensibilidade ao toque ou manipulação e endurecimento ao longo do cateter. • Avaliação do Serviço de Controle de Infecção Hospitalar seguindo as normas institucionais. Na prática clínica, verifica-se a recomendação para retirada do cateter e antibioticoterapia de acordo com o agente detectado após culturas coletadas.
• Relacionados à bacteremia. • Sinais flogísticos na inserção do cateter, tremores, calafrios, febre, náuseas e vômitos.	• Observação diária do sítio de inserção e região ao redor, identificando sinais flogísticos, como hiperemia, dor ou desconforto, calor, presença de exsudato e suas características. • Lavagem das mãos em todas as situações que houver manipulação do cateter.

(Continua)

Capíulo 28 | Sistematização do Cuidado de Enfermagem na Terapia Nutricional Oral,... 375

Tabela 28.6 Complicações da NP e intervenções de enfermagem.[16,19,38] (*Continuação*)

Infecciosas		
	Causas	**Intervenção de enfermagem**
Infecção do cateter		• Culturas do cateter e veia periférica, e introduzir antibioticoterapia sistêmica. Se as culturas forem positivas, central e periférica, o tratamento com antibiótico deverá ser mantido durante 10 dias. Se for positivo para fungos, o cateter necessitará ser retirado imediatamente. Essas condutas deverão ser seguidas de acordo com a normatização do Serviço de Controle de Infecção Hospitalar de cada instituição.
	• Relacionados à infecção do cateter. • Sinais de dor, enrijecimento na inserção do cateter, presença de secreção purulenta.	• Observação diária do sítio de inserção e região ao redor, identificando sinais flogísticos, como hiperemia, dor ou desconforto, calor, presença de exsudato e suas características. • Lavagem das mãos em todas as situações que houver manipulação do cateter. • O diagnóstico é confirmado por cultura quantitativa ou semiquantitativa, quando o cateter é retirado ou trocado por fio-guia.
Contaminação da fórmula	• Relacionados à qualificação dos fabricantes: área de preparo, área de armazenamento, dispensação/validação de processos/capacitação dos profissionais envolvidos no preparo. • Ocorrência em aproximadamente 4,9% das bolsas de NP.	• Contrato de controle de qualidade do fabricante. • Visita ao local de fabricação/preparo das fórmulas, se possível. • Suspensão imediata da infusão da fórmula, encaminhamento da fórmula ao fabricante com solicitação de laudo microbiológico.
Metabólicas		
	Causas	**Intervenção de enfermagem**
Coma hiperglicêmico	• Relacionadas à intolerância por glicose não tratada e infusão de grande volume de solução hipertônica.	• Monitoramento dos níveis de glicemia capilar por meio de dosagens laboratoriais ou dosagens instantâneas com aparelhos portáteis, com provas digitais espaçadas de 6 em 6h ou de 4 em 4h, conforme rotina institucional. • Interrupção da NP nas situações de hiperglicemia acima de 300 mg/dL. • Hidratação adequada e insulinoterapia, conforme protocolo institucional.

(*Continua*)

Seção 6 | Integração Multidisciplinar no Cuidado ao Paciente Pediátrico Congênito

Tabela 28.6 Complicações da NP e intervenções de enfermagem.[16,19,38] *(Continuação)*

Metabólicas		
	Causas	Intervenção de enfermagem
Hiperglicemia	• Relacionadas à resposta ao estresse: suspeita de infecção, trauma, diabetes, desnutrição por diminuição da utilização tecidual de glicose; pela oferta de solução hipertônica e quantidade de glicose na bolsa de NP, com risco de hiper-alimentação (> 25 cal/kg/dia) e uso de medicamentos que alterem o metabolismo da glicose, como corticosteroides, propofol, ciclosporina, vasopressores. • Ocorrência em até 20% dos pacientes.	• Monitoramento dos níveis de glicemia capilar por meio de dosagens laboratoriais ou dosagens instantâneas com aparelhos portáteis, com provas digitais espaçadas de 6 em 6 horas ou de 4 em 4h, conforme rotina institucional. • Limitação da infusão para 3 mg/kg/min, nos pacientes graves, e 5 mg/kg/dia nos pacientes estáveis (taxa limítrofe para oxidação plena pelo organismo). • Infusão inicial da NP com volumes menores permitindo a adaptação do paciente. • Atenção redobrada diante do uso de corticoides ou caso de diabetes. • Controle de temperatura, acompanhamento de leucograma e observação de possíveis sinais para infecção. • Prescrição de insulinoterapia, conforme protocolo institucional. • Uso de lipídios como substrato da NP.
Hipoglicemia	Pode ser de dois tipos: a) Hipoglicemia de *rebote,* causada pela retirada súbita de glicose hipertônica; b) Hipoglicemia induzida pela insulina intravenosa pelo uso de NP com insulina: • Relacionada à suspensão abrupta da oferta de glicose hipertônica; • Sinais de cefaleia occipital, sensação de frio, sede, taquicardia, parestesia, ansiedade, convulsão e coma. • A hipoglicemia pode surgir precocemente em 30 minutos ou nas primeiras 8 horas depois da suspensão da NP.	• Monitoramento dos níveis de glicemia capilar por meio de dosagens laboratoriais ou dosagens instantâneas com aparelhos portáteis, com provas digitais espaçadas de 6 em 6h ou de 4 em 4h, conforme rotina institucional. • Na prevenção da hipoglicemia durante desmame da NP contínua, reduzir gradativamente seu volume. Exemplo: reduzir a infusão em 50% durante 12h ou administrar solução glicosada a 10% de 50-100 mL no período de 8-12h. • Evitar uso associado de insulina ao frasco de NP, pois a oscilação de citocinas pró-inflamatórias em resposta ao ciclo hipo-hiperglicemia é deletéria ao prognóstico do paciente. • Administração em bolo de solução glicosada observando melhora dos sintomas, conforme protocolo institucional.
Hipercapnia	• Aumento da produção de VCO e do quociente respiratório, com consequente insuficiência respiratória.	• Evitar administração de glicose em quantidades acima de 3 mg/kg/min, nos pacientes graves e 5 mg/kg/min, nos pacientes estáveis ou infusão total acima de 1 kcal/kg/h. • Correção dos níveis de glicemia capilar. • Readequação da oferta calórica, preferindo oferta energética mista (carboidratos e lipídios).

(Continua)

Capítulo 28 | Sistematização do Cuidado de Enfermagem na Terapia Nutricional Oral,... 377

Tabela 28.6 Complicações da NP e intervenções de enfermagem.[16,19,38] *(Continuação)*

Metabólicas

	Causas	Intervenção de enfermagem
Deficiência de ácidos graxos	• Carência de administração de lipídios, como no caso da Nutrição Parenteral 2 em 1. • Sinais de pele áspera e descamativa, queda de cabelo, dificuldade para cicatrização de feridas, maior sensibilidade para infecções, hepatomegalia, ossos quebradiços e osteoporose, eczema de difícil controle, diminuição da pressão ocular.	• Utilização da NP incluindo lipídios em sua composição • Observação dos sinais e sintomas da deficiência de ácidos graxos. • Administração de quantidade mínima e lipídios de 2% a 4% do total de calorias infundidas para adultos e de 1% a 3% do total de calorias infundidas para criança.
Síndrome do roubo celular ou Síndrome da realimentação	• Desequilíbrio de líquidos, eletrólitos e vitaminas por TN desequilibrada ou excessiva em pacientes desnutridos graves ou em jejum prolongado. • Ocorrência nos casos de anorexia nervosa, desnutrição crônica, alcoolismo crônico e jejum prolongado.	• Avaliação e correção das alterações eletrolíticas antes de iniciar a TN. • Readequação da prescrição da TN. • Tratamento das principais consequências dessa síndrome, como hipofosfatemia, hipomagnesemia e hipocalemia, deficiência vitamínica e retenção hídrica.

Gastrintestinais

	Causas	Intervenção de enfermagem
Esteatose hepática	• Oferta excessiva de glicose, com redução da oxidação de ácidos graxos e acúmulo nos hepatócitos.	• Monitoramento dos níveis de glicemia capilar. • Reavaliação das necessidades energéticas e de proteína. • Ajuste da relação carboidratos/lipídios. • Diminuição da razão caloria/nitrogênio para próximo de 100:1. • Observação das medicações e estados mórbidos com efeito hepatotóxico. • Início da nutrição enteral, logo que possível. • Readequação da prescrição da TN. • Acompanhamento dos níveis de enzimas hepáticas.

■ GERENCIAMENTO DE RISCOS E EVENTOS ADVERSOS NA TN

Para efetiva administração da TN, deve-se utilizar um conjunto de ações que procurem minimizar riscos e eventos adversos, garantindo segurança e qualidade no cuidado aos pacientes e aos profissionais da equipe de enfermagem.

As principais recomendações para o gerenciamento da terapia nutricional seguem as diretrizes em Nutrição Parenteral e Enteral (DITEN) e a *American Society of Parenteral and Enteral Nutrition*.[19,41-44]

Dispositivos em terapia nutricional enteral

- A escolha do acesso enteral deve ser baseada na condição clínica do paciente, na previsão do tempo de uso da terapia e na avaliação dos riscos de complicações.
- As sondas naso e oroenterais são recomendadas por curto período de tempo, com duração prevista até 3 a 4 semanas.
- As sondas nasojejunais deverão ser utilizadas nas situações em que houver intolerância gástrica.
- As sondas de gastrostomias são recomendadas quando a TNE está prevista para exceder 3 a 4 semanas e não há risco de aspiração; nos casos de risco de aspiração, são recomendadas jejunostomias.
- Para a posição jejunal, a medida da sonda deve ser definida pela distância da ponta do nariz ao lóbulo da orelha até o apêndice xifoide, e se estender até a cicatriz umbilical.
- O posicionamento da sonda em posição gástrica ou jejunal deve ser confirmado por radiografia, antes de ser iniciada a administração da dieta enteral, e documentado em prontuário médico.
- As sondas enterais devem ser de poliuretano ou silicone, radiopacas e, preferencialmente, com conexão em Y. As sondas de cloreto de polivinila (PVC) de maior calibre não devem ser utilizadas para a terapia nutricional enteral.
- Protocolos deverão ser elaborados a fim de prevenir obstruções do acesso enteral.
- Protocolos devem ser elaborados para prevenir, diagnosticar, auxiliar e monitorar riscos de infecção causados por equipamentos e dispositivos utilizados para sua administração.
- A linha do acesso enteral deverá ser acompanhada desde o ponto de origem até a inserção.
- As sondas deverão possuir rotas diferentes da linha de acesso intravenoso, ou seja, padronizando direções, como linha intravenosa no sentido superior e linha enteral no sentido inferior.
- Os conectores para acesso enteral não deverão ser adquiridos se permitirem a conexão com *luer* da linha intravenosa.

- Recomenda-se padronizar seringas que não deverão permitir conexões nas linhas intravenosas.
- O acesso enteral deverá ser irrigado antes e após a administração de medicamentos, nos intervalos de acordo com os protocolos institucionais.
- O controle do tipo, a locação e a marcação externa da sonda deverão ser documentados no prontuário médico e exame de seguimento.
- Rótulos ou código por cores dos acessos enterais e conectores, bem como educação da equipe de saúde, deverão participar do processo institucional.

Dispositivos em terapia nutricional parenteral

- Recomenda-se via exclusiva para administração da NP e, em caso de necessidade excepcional da utilização do cateter para administração de qualquer outra solução injetável, essa deverá ser feita após consenso com a Equipe Multidisciplinar de Terapia Nutricional (EMTN).
- A subclávia é a via preferível de acesso venoso central. O procedimento de inserção deve ser realizado por médico treinado.
- Se houver utilização de um cateter de múltiplo lúmen, uma via deverá ser designada exclusivamente para administração da NP.
- A osmolaridade da fórmula de nutrição parenteral deverá ser compatível com o tipo de cateter intravenoso.
- Após a inserção do cateter central, é recomendada a radiografia de tórax para verificação da posição das pontas.
- Sempre que possível, é recomendada a passagem do cateter central sob fluoroscopia ou guiada por ultrassonografia.
- Para reduzir as complicações relacionadas à infecção, é recomendado que a passagem dos cateteres para uso em TNP seja realizada por pessoal treinado, em ambiente cirúrgico e com rigor asséptico (uso de gorro, máscara, luvas, avental e campos estéreis), denominado de "barreira máxima".

Capítulo 28 | Sistematização do Cuidado de Enfermagem na Terapia Nutricional Oral,... 379

- O álcool isopropril a 70%, o polivinil pirrolidônio iodo (PVPI) a 10% e o gliconato de clorexidina a 2% são as soluções antissépticas recomendadas para uso na passagem do cateter.
- O polivinil pirrolidônio iodo (PVPI) a 10% é recomendado no caso de alergia à clorexidina.
- O curativo dos cateteres deve ser oclusivo com almofada de gaze, fixada por adesivo hipoalergênico ou com filme transparente semi-impermeável.
- A troca do curativo dos cateteres deve ser realizada a cada 48h, ou mais frequentemente, se necessário. Em caso de uso de filme transparente, a troca pode ocorrer a cada 5 a 7 dias.
- Para manutenção de cateter de longa permanência temporariamente sem uso, pode ser usada uma solução com baixa dose de anticoagulante.
- O uso de antimicrobiano no cateter venoso central pode auxiliar na diminuição do risco de infecções.
- Protocolos devem ser elaborados para prevenir, diagnosticar, auxiliar e monitorar riscos de infecção causados por equipamentos e dispositivos utilizados para sua administração.
- Uso de bombas infusoras específicas para NP.
- A linha do cateter deverá ser acompanhada desde o ponto de origem até a inserção.
- Recomendar, sempre que possível, a passagem do cateter central sob fluoroscopia ou guiada por ultrassonografia.
- Os cateteres deverão possuir rotas diferentes da linha de acesso enteral, ou seja, padronizando direções, como linha intravenosa no sentido superior (sentido da cabeça do paciente) e linha enteral no sentido inferior (sentido dos pés do paciente).

Recomendações comuns para nutrição enteral e parenteral[16,38,39]

- Não adicionar medicamentos ao frasco da NE ou NP. A adição dessas soluções pode acarretar incompatibilidade droga-nutriente, potencializando riscos de contaminação da bolsa e até mesmo formação de trombo, como nos casos de NP. Se houver necessidade de uso concomitante de soluções, como vitaminas ou oligoelementos na NP, elas deverão ser preparadas à parte e administradas em outro acesso intravenoso ou em outra via. Promover limpeza e desinfecção periódica das bombas infusoras, conforme norma institucional, seguindo as recomendações do serviço de controle e infecção hospitalar. Na prática clínica, muitas instituições utilizam álcool a 70% com desinfecção recomendada uma vez a cada plantão de 6 horas.
- Verificar as condições de limpeza e funcionamento das bombas infusoras antes do início da sua utilização.
- Registrar as operações de limpeza, desinfecção, calibração e manutenção das bombas infusoras.
- Manter a bolsa e o equipo da NP distantes de fontes geradoras de calor.
- Exigir do fornecedor documento comprobatório do controle de qualidade da bolsa de NP.
- Promover educação permanente de todos os membros envolvidos, sejam da equipe médica, de enfermagem, de farmácia ou de nutrição.
- Estabelecer fluxo de monitoramento que envolva a avaliação da prescrição médica pelo farmacêutico e pelo enfermeiro e do tempo de entrega e disponibilização da solução ao enfermeiro para a administração final. Atualmente, em algumas instituições hospitalares, a instalação da bolsa de NP é realizada por dois enfermeiros, permitindo dupla checagem com anotação de data e hora da instalação/data e horário da validade/aspectos da bolsa;[43]
- Estabelecer gerenciamento de riscos por meio da implantação de indicadores de qualidade, acompanhamento e controle de perda de acesso intravenoso, volume de administração em tempo programado e taxa de permanência de acesso intravenoso.
- Não administrar a NP na presença de alguma anormalidade no aspecto da

solução. Nesse caso, o farmacêutico responsável por sua preparação deve ser contatado, e a bolsa, devolvida ao setor de farmácia; o enfermeiro deverá anotar a ocorrência em impresso próprio da instituição.

■ PLANEJAMENTO EDUCACIONAL NA TERAPIA NUTRICIONAL

Nas últimas décadas, tem se observado uma necessidade de contenção de custos, com redução no tempo de permanência hospitalar, principalmente dos pacientes de alto nível de complexidade assistencial, causando um impacto no cuidado domiciliar com altas taxas de readmissão.[45]

A alta hospitalar pode promover um sentimento de alívio ao paciente e à família, mas também, em algumas situações, medo e insegurança decorrentes da mudança no estilo de vida que a própria condição impõe à família.[46]

O momento que antecede a alta deve ser considerado oportuno para avaliar as necessidades da mãe e/ou cuidador, detectar as dificuldades cognitivas e de habilidade, minimizando riscos potenciais para que o cuidado domiciliar não seja cumprido adequadamente.

A escolaridade tem sido um fator que contribui para a não adesão do paciente ao tratamento e para o baixo grau de compreensão a respeito da doença e à continuidade do cuidado. A ansiedade e o desejo de ir para casa levam à falta de concentração por parte do paciente ou cuidador e à ineficácia da orientação para a alta, justificando a importância de a realização do plano educacional ocorrer de forma progressiva e não somente no dia da alta hospitalar.[47]

Em estudo de Pagliarini e Perroca (2008),[48] com 82 áreas de cuidado, verificou-se que a nutrição e a hidratação foram os campos mais selecionados pelos enfermeiros na alta domiciliar, destacando a prioridade dessas categorias.

Por sua complexidade, destaca-se que a terapia nutricional é uma prática que requer grande atenção porque depende de uma atuação multiprofissional, envolve várias etapas e exige preparo e entendimento do paciente, familiar e/ou cuidador.

O planejamento educacional é uma importante atribuição do enfermeiro na TN no momento da alta domiciliar. Essa ação deverá ocorrer de forma contínua a fim de sanar dúvidas e minimizar riscos de complicações e reinternações, garantindo continuidade na terapia e segurança.

Como rotina das atividades do enfermeiro, a abordagem educacional deverá ocorrer desde o momento em que se inicia a terapia, sendo uma estratégia para estabelecer um vínculo maior e promover maior entendimento e colaboração do paciente e familiar.

O planejamento poderá ser desenvolvido por meio de várias técnicas, como apresentação de vídeo ou demonstração de procedimentos à beira-leito permitindo o manuseio dos dispositivos e esclarecimento de dúvidas; e o uso de *folders*, cartilhas ou manuais em linguagem simples com figuras ilustrativas, conforme Figura 28.8.

A cartilha sobre terapia nutricional deverá conter informações diversas como:[16]

- Definição e finalidade da sonda;
- Quais os benefícios da nutrição;
- Tipo de dieta que deverá ser utilizada;
- Quais os materiais utilizados (dieta, sonda, equipo, frasco e bomba de infusão) para a alimentação desse paciente;
- Organização do ambiente com recomendações sobre a limpeza e iluminação, bem como a elevação do decúbito e posicionamento do paciente no leito;
- Preparo da dieta enteral abordando aspectos como a lavagem das mãos, verificação da validade e temperatura da dieta, diluição e envazamento para a administração;
- Formas de infusão da dieta;
- Validade dos equipos e frascos para infusão;
- Diluição de medicamentos;
- Manutenção da sonda (lavagem com água filtrada);
- Troca da fixação da sonda e periodicidade;
- Realização de curativo para gastrostomia e jejunostomia;
- Orientações necessárias quando houver exteriorização ou obstrução da sonda;

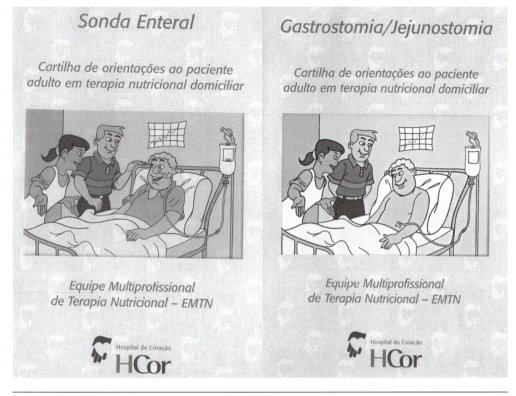

Figura 28.8 Cartilha de orientações ao paciente em terapia nutricional domiciliar por sonda enteral e por sonda de gastrostomia. Equipe Multidisciplinar de Terapia Nutricional – EMTN (Hospital do Coração/HCor).

- Locais de aquisição dos insumos e dispositivos.

Acredita-se que o plano de alta é uma ferramenta que faz parte do processo educacional, sendo utilizada por todos os profissionais da equipe multiprofissional, procurando garantir orientações ao paciente e à família acerca do que necessitam saber e compreender.

■ CONCLUSÃO

Pela condição clínica que pode expor em risco de desnutrição acentuado, a cardiopatia congênita requer um atendimento de alta complexidade por equipe multiprofissional especializada.

O acompanhamento efetivo da aceitação e tolerância alimentar poderão auxiliar na otimização do aporte proteico-calórico desejado e, dessa forma, auxiliar na redução dos índices de desnutrição hospitalar.

A enfermagem é uma das profissões que estabelece o contato inicial com a mãe e a criança, e o convívio se estende até a alta domiciliar. Esse vínculo permite a identificação precoce de vários sinais e sintomas que serão incluídos no planejamento diário de cuidados.

A sistematização do cuidado de enfermagem na TN é uma estratégia essencial que deverá ser utilizada pelo enfermeiro a fim de detectar os riscos da má nutrição, minimizar complicações, garantir qualidade no cuidado e segurança nos processos assistenciais e auxiliar na redução do tempo de internação hospitalar.

■ REFERÊNCIAS BIBLIOGRÁFICAS

1. Briassoulis G., Zavras N, Hatzis T. Malnutrition, nutritional indices, and early enteral feeeding in critically ill children. Nutrition 2001;17(7-8):548-57.

Seção 6 | Integração Multidisciplinar no Cuidado ao Paciente Pediátrico Congênito

2. Oba J, Delgado AF. Terapia nutricional na disfunção cardíaca da criança. In: Jatene FB, Bernardo WM, Coord. Projeto Diretrizes. São Paulo: Associação Médica Brasileira; 2011.

3. Oba J. Terapia nutricional na criança com cardiopatia congênita. In: Ebaid M. Cardiologia em pediatria: temas fundamentais. São Paulo: Rocca; 2000. p.495-512.

4. Matsuba CS, Serpa LF. Interferência da enfermagem no processo de alimentação e nutrição. In: Roberto TS, Magnoni D, Cukier C, Stikan R. Gastronomia hospitalar no conceito do Comfort Food. São Paulo: Balieiro; 2013. p.36-53.

5. Kondrup J, Johansen N, Plum LM, et al. Incidence of nutritional risk and causes of inadequate nutritional care in hospitals. Clin Nutr. 2002;21(6):461-8.

6. Brasil. Ministério da Saúde. Agência Nacional de Vigilância Sanitária. RCD n.63, de 06 de Julho de 2000. Aprova o Regulamento Técnico para fixar os requisitos mínimos exigidos para a Terapia de Nutrição Enteral. Diário Oficial da União da República Federativa do Brasil. Brasília, 07 jul, 2000.

7. Brasil. Ministério da Saúde. Agência Nacional de Vigilância Sanitária. Portaria n. 272, de 08 de Abril de 1998. Aprova o Regulamento Técnico para fixar os requisitos mínimos exigidos para a Terapia de Nutrição Parenteral. Diário Oficial da União da República Federativa do Brasil. Brasília, 15 abr., 1999.

8. Brasil. Conselho Federal de Enfermagem. Resolução COFEN n. 0453, de 16 de janeiro de de 2014. Aprova a norma técnica que dispõe sobre a atuação da equipe de enfermagem em terapia nutricional. Brasília, 2004.

9. Braegger C, Decsi T, Dias JA, et al. Practical approach to paediatric enteral nutrition: a comment by the ESPHGAN Commmitee on Nutrition. J Pediatr Gastroenterol Nutr 2010;51(1):110-22.

10. Leite HP, Meneses JF. Dietas especiais para nutrição enteral. In: Telles Jr M, Leite HP. Terapia nutricional no paciente pediátrico grave. São Paulo: Atheneu; 2005. p.423-36.

11. Machado JZ, Coutinho MR. Características e indicações de fórmulas infantis. In: Gomes DF, Magnoni D, Cukier C, Guimarães MP. Manual prático: terapia nutricional em pediatria. São Paulo: Metha; 2014. p.60-75.

12. Joffe A, Anton N, Lequier L, et al. Nutritional support for critical ill children. Cochrane Database Syst Rev 2009;15(2):CD005144.

13. Shoshima AH, Fontes VC, Marques TF. Composição das fórmulas parenterais. In: Matsuba CST, Magnoni D. Enfermagem em terapia nutricional. São Paulo: Sarvier; 2009. p.104-23.

14. A SPEN statement on parenteral nutrition standardization. JPEN J Parenter Enteral Nutr 2007;31(5):441-8.

15. Correa MI. Indicação, formulação e monitoração em nutrição parenteral central e periférica. In: Waitzberg DL. Nutrição oral, enteral, parenteral na prática clínica. São Paulo: Atheneu; 2009. p. 933-9.

16. Matsuba CS, Magnoni D. Enfermagem em terapia nutricional. São Paulo: Sarvier; 2009.

17. Bankhead R, Boullata J, Brantley S, et al. Enteral nutrition practice recommendations. JPEN J Parenter Enteral Nutr 2009;33(2):122-67.

18. ASPEN Board of Directors. Guidelines for the use of parenteral and enteral nutrition in adults and pediatric patients. J Parenteral Enteral Nutr 1993;17:20-1.

19. Matsuba CS. Acessos para nutrição parenteral e enteral. In: Simões R. Programa de atualização baseado em Diretrizes da AMIB (PRODIRETRIZES). Porto Alegre: Artmed; 2010.

20. Matsuba CS. Boas práticas de enfermagem em nutrição e terapia nutricional enteral. In: Viana DL. Boas práticas de enfermagem. São Caetano do Sul: Yendis: 2010.

21. Ciosak SI, Matsuba CS, Silva ML, et al. Acessos para terapia nutricional parenteral e enteral. In: Jatene FB, Bernardo WM. Projeto Diretrizes. São Paulo: Associação Médica Brasileira; 2011.

22. Batalha LM, Costa LP, Almeida DM, et al. Fixação de cateteres venosos periféricos em crianças. Revista de Enfermagem Esc Anna Nery 2010;14 (3): 511-8.

23. Machado AF, Pedreira ML, Chaud MN. Estudo prospectivo, randomizado e controlado sobre o tempo de permanência de cateteres venosos periféricos em crianças, segundo três tipos de curativos. Rev Latino-am Enferm 2005;13(3):291-8.

24. Pittiruti M, Hamilton H, Biffi R, et al. ESPEN Guidelines on Parenteral Nutrition: Central Venous Catheters(access, care, diag-

Capítulo 28 | Sistematização do Cuidado de Enfermagem na Terapia Nutricional Oral,... **383**

nosis and therapy of complications). Clin Nutr 2009;28(4):365-77.

25. Vendramim P, Pedreira ML, Peterlini MA. Cateteres centrais de inserção periférica em crianças de hospitais do município de São Paulo. Rev Gaúcha Enferm 2007;28(3):331-9.

26. Neto OC, Calixto-Lima L, Gonzalez MC, et al. Vias de acesso em nutrição parenteral. In: Calixto-Lima L. Manual de nutrição parenteral. Rio de Janeiro: Rubio: 2010.

27. Matsuba CS. Avanços tecnológicos em terapia nutricional enteral e terapia nutricional parenteral. In: Matsuba CS, Serpa LF, Ciosak SI. Terapia nutricional enteral e parenteral: consenso de boas práticas de Enfermagem. São Paulo: Martinari; 2013. p.39-57.

28. Souza FI, Teske M, Sarni RO. Nutrição parenteral no recém-nascido pré-termo: proposta de protocolo prático. Rev Paul Pediatr 2008; 26(3):278-89.

29. Mueller C, Compher C, Ellen MD, et al. Nutrition screening, assessment, and intervention in adults. JPEN J Parenter Enteral Nutr 2011; 35(1):16-2.

30. DiMaria-Ghalili RA, Bankhead R, Fisher AA, et al. Standards of Practice for Nutrition Support Nurses. Nutr Clin Pract 2007; 22(4):458-65.

31. Dias MC, van Aanholt DP, Catalani LA, et al. Triagem e avaliação do estado nutricional. In: Jatene FB, Bernardo WM. Projeto Diretrizes. São Paulo: Associação Médica Brasileira; 2011.

32. Joosten KF, Hulst JM. Malnutrition in pediatric hospital patients: current issues. Nutrition 2011; 27(2):133-7.

33. Carvalho FC, Lopes CR, Vilela LC, et al. Tradução e adaptação cultural da ferramenta Strongkids para triagem do risco de desnutrição em crianças hospitalizadas. Rev Paul Pediatr 2013;31(2):159-65.

34. Helms RA, Tilman EM, Patel AJ, et al. Protein digestion, absorption and metabolismo. In: Corkins MR. The ASPEN pediatric nutrition support care curriculum. Silver Spring: American Society for Parenteral and Enteral Nutrition; 2010. p.31-44.

35. Ferreira AC. Caracterização nutricional de crianças e adolescentes com diagnóstico de doença oncológica. Trabalho de Investigação. 1.º Ciclo em Ciências da Nutrição- Faculdade de Ciências da Nutrição e Alimentação da Universidade do Porto, 2012.

36. Silva CT, Matsuba CS. Transição de via alternativa para via oral de alimentação. In: Furkin AM, Santini CR. Disfagias orofaríngeas. 2 ed. Barueri: Profono; 2008. p. 21-7.

37. Fussi C, Romero SB. Disfagia: desmistificando dúvidas na prática da equipe de enfermagem. In: Matsuba CST, Magnoni D. Enfermagem em terapia nutricional. São Paulo: Sarvier; 2009. p.196-219.

38. Matsuba CS, Muniz KL. Nutrição parenteral total em pediatria. In: Gaiva MAM, Ribeiro CA, Rodrigues EC. PROENF Programa de Atualização em Enfermagem: Saúde da Criança e do Adolescente: Ciclo 8. Porto Alegre: Artmed/ Panamericana; 2014. p. 67-108 (Sistema de Educação em Saúde Continuada a Distância, v.3).

39. O'Grady NP, Alexander M, Burns LA, et al. Guidelines for the prevention of intravascular catheter-related infections. Clin Infect Dis 2011; 52(9):162-93.

40. Kent-Smith BL. Complicações da nutrição enteral. In: Bases da Nutrição Clínica. Rio de Janeiro: Rubio; 2008. p.204-7.

41. Mirtallo J et al. Safe practices for parenteral nutrition. JPEN J Parenter Enteral Nutr 2004;28(6):S39-70.

42. Ukleja A, Kevin LF, Gilbert K, et al. Standards for nutrition support: adult hospitalized patients. Nutr Clin Pract 2010;25(4):403-14.

43. Pedreira ML, Harada MJ. Enfermagem dia a dia: segurança do paciente. São Caetano do Sul: Yendis; 2009.

44. Matsuba CS, Fontes VC, Oliveira D, et al. Monitoramento do fluxo da nutrição parenteral preparada: do recebimento à instalação. Rev Bras Nutr Clin 2011;26(2)): 97.

45. Mamon J, Heinwachs DM, Fahey M, et al. Impact of hospital discharge planning on meeting patient needs after returning home. Health Serv Res 1992;27(2):155-75.

46. Dantas RA, Stuchi RA, Rossi LA. A alta hospitalar para familiares de pacientes com doença arterial coronariana. Rev Esc Enferm USP 2002;36(4):345-50.

47. Potter PA, Perry AG. Fundamentos de enfermagem. 5 ed. Rio de Janeiro: Guanabara Koogan; 2004. p.394-421.

48. Pagliarini FC, Perroca MG. Uso de instrumento de classificação de pacientes como norteador do planejamento de alta de enfermagem. Acta Paulista de Enferm 2008; 21(3):393-7.

capítulo **29**

Daniele Silva Szpak

Farmacologia na Cardiopatia Congênita

■ INTRODUÇÃO

Realizar a farmácia clínica na pediatria é um grande desafio, devido à dificuldade em encontrar na literatura as dosagens e tratamentos específicos, em virtude da falta de estudos clínicos para esse grupo etário, para o qual a maioria dos medicamentos e suas formas farmacêuticas não são adequadas. O farmacêutico tem que estar em constante aprendizado e trocar essas informações com a equipe multiprofissional para um melhor tratamento e acompanhamento do paciente.

As características fisiológicas desse grupo etário são variáveis, principalmente nos primeiros anos de vida, em que as crianças estão em contínuo desenvolvimento e há constantes mudanças na funcionalidade de cada órgão. A farmácia clínica busca uma prescrição racional de medicamentos, que deve considerar o emprego de dose capaz de gerar um efeito farmacológico benéfico, com o mínimo de efeito tóxico.

Todo o cuidado é pouco quando estamos falando na administração de fármacos na pediatria. A dosagem pode ser estabelecida de acordo com: peso corporal, área de superfície, idade, sexo, estado nutricional, entre outros. O conhecimento da Farmacologia pediátrica é de suma importância para o alcance de um tratamento correto e seguro.

Em nossa instituição, o farmacêutico clínico analisa diariamente as prescrições médicas, verificando se a via de administração, dose e frequência dos medicamentos estão corretos; realiza o ajuste de dose dos medicamentos conforme a função renal, hepática e peso atual do paciente; participa ativamente da visita multidisciplinar; verifica interação medicamentosa, incompatibilidade físico-química, interação medicamento _vs._ alimento, substituição de forma farmacêutica e monitoramento farmacoterapêutico; faz busca ativa dos medicamentos gatilhos para farmacovigilância, acompanhamento de exames laboratoriais, análise da prescrição de nutrição parenteral manipulada e realiza a reconciliação medicamentosa (verificar os medicamentos de uso habitual do paciente e comparar com a prescrição durante a internação hospitalar, garantindo a continuidade do tratamento).

■ DOBUTAMINA

Indicação

Quando é necessário, há o suporte inotrópico para tratamento de pacientes com estados de hipoperfusão nos quais o débito cardíaco é insuficiente para suportar as demandas circulatórias; no tratamento de situações de pressão de enchimento ventricular anormalmente aumentada, podendo levar a um risco de congestão pulmonar e edema; para aumentar a contratilidade cardíaca na insuficiência cardíaca aguda resultante tanto de doença cardíaca orgânica como de procedimentos cirúrgicos cardíacos; para aumentar a contratilidade cardíaca na descompensação cardíaca da ICC ou na contratilidade deprimida devido à cirurgia cardíaca ou vascular de grande porte.[1]

Posologia

- **Neonatal:** 2 a 20 mcg/kg/minuto, titular a resposta desejada.[2]
- **Pediatria:** 2,5 a 15 mcg/kg/minuto, titular a resposta desejada. Dose máxima: 40 mcg/kg/minuto.[1]
- **Diluir em:** SF0,9% ou SG5%; concentrações de infusão usuais: 1.000 mcg/mL; 2.000 mcg/mL ou 4.000 mcg/mL.

Concentração máxima recomendada: 5.000 mcg/mL (5 mg/mL).[1]

Precaução

O extravasamento tecidual pode provocar necrose. Antes do tratamento, deve-se, se possível, corrigir completamente a hipovolemia; a infiltração provoca alterações inflamatórias locais.[2]

■ DOPAMINA

Indicação

Estados de choque cardiogênico pós-infarto, choque cirúrgico, choque hipovolêmico ou hemorrágico, choque séptico, choque anafilático, insuficiência renal, retenção hidrossalina de etiologia variada, preparo pré-operatório de pacientes de alto risco.[3]

Posologia

Os efeitos hemodinâmicos da dopamina são dose-dependentes:[1]

- **Baixa dose:** 1 a 5 mcg/kg/minuto, aumento do fluxo sanguíneo renal e diurese.[1]
- **Dose intermediária:** 5 a 15 mcg/kg/minuto, aumento do fluxo renal arterial, frequência cardíaca, contratilidade cardíaca, débito cardíaco e pressão arterial.[1]
- **Dose elevada:** Maior que 15 mcg/kg/minuto, efeitos alfa-adrenérgicos começam a predominar; vasoconstrição, aumento da pressão sanguínea.[1]
- **Lactentes e crianças:** 1 a 20 mcg/kg/minuto; dose máxima: 50 mcg/kg/minuto, titular a resposta desejada.[1]
- **Diluir em:** SF0,9% ou SG5%, concentrações de infusão usuais: 1.600 mcg/mL ou 3.200 mcg/mL.[1]

Precaução

Hipovolemia deve ser corrigida, se possível, antes de iniciar a terapia. O extravasamento pode causar necrose do tecido, devido ao potencial de gangrena das extremidades; use com precaução em doentes com doença vascular.

Não deve ser administrado a pacientes com feocromocitoma nem em presença de taquiarritmias não tratadas ou de fibrilação ventricular.[1]

■ MILRINONA

Indicação

Tratamento em curto prazo de insuficiência cardíaca congestiva, inclusive nos estados de baixo débito após cirurgia do coração.[4]

Posologia

- **Neonatal e Pediatria:** dose de ataque: 50 mcg/kg durante 15 minutos, seguida de infusão contínua de 0,5 mcg/kg/minuto; dose usual: 0,25 a 0,75 mcg/kg/minuto, titular a resposta desejada.[1]
- **Diluir em:** SF0,9% ou SG5%, concentração de infusão usual: ≤ 200 mcg/mL.[1]

Precaução

Evitar o uso em pacientes com doença valvular aórtica ou pulmonar obstrutiva grave; utilização em doentes com estenose subaórtica hipertrófica pode aumentar a obstrução da via de saída. Utilizar com precaução em pacientes com história de arritmias ventriculares, fibrilação atrial ou *flutter* atrial. Ajustar a dose em pacientes com insuficiência renal.[1]

■ NOREPINEFRINA

Indicação

Tratamentos em certos estados hipotensivos agudos (infarto do miocárdio, septicemia, transfusão sanguínea e reações a drogas); como coadjuvante no tratamento da parada cardíaca e hipotensão profunda.[5]

Posologia

- **Crianças:** inicial: 0,05 a 0,1 mcg/kg/minuto, titular a resposta desejada. Dose máxima: 1 a 2 mcg/kg/minuto[1].
- **Diluir em:** SG5%, concentrações de infusão usuais: 8 mcg/mL ou 16 mcg/mL.[1]

Precaução

Depleção de Sangue/volume deve ser corrigida, se possível, antes da terapia com norepinefrina; extravasamento pode causar necrose tecidual grave. Não usar em pacientes com trombose vascular periférica ou mesentérica, devido à isquemia que pode ser aumentada e à área de infarto que pode ser estendida.[1]

■ EPINEFRINA

Indicação

Alívio do broncoespasmo, reação anafilática, parada cardíaca; não deve ser usada em insuficiência cardíaca ou choque cardiogênico, traumático ou hemorrágico. Também pode ser usada no alívio de sintomas da doença do soro, urticária e edema angioneurótico, bem como no glaucoma simples (ângulo aberto).[6]

Posologia

- **Assistolia ou parada cardíaca**: IV, IO: 0,01 mg/kg (dose única máxima: 1 mg); a cada 3 a 5 minutos até o retorno da circulação espontânea.[1]
- **Endotraqueal:** 0,1 mg/kg (dose única máxima: 2,5 mg) a cada 3 a 5 minutos, até o retorno da circulação espontânea.[1]
- **Bradicardia:** IV, IO: 0,01 mg/kg (dose máxima: 1 mg ou 10 mL); pode repetir a cada 3 a 5 minutos, conforme necessário.[1]
- **Endotraqueal:** 0,1 mg/kg (dose única máxima: 2,5 mg); doses tão elevadas como 0,2 mg/kg podem ser eficazes; pode repetir a cada 3-5 minutos, conforme necessário.[1]
- **À infusão contínua:** IV, IO: 0,1 a 1 mcg/kg/minuto; titulação da resposta desejada.[1]
- **Hipotensão/Choque não responsivo à reposição volêmica:** IV infusão contínua: 0,1 a 1 mcg/kg/minuto; doses até 5 mcg/kg/min raramente podem ser necessárias; pode ser associada com drogas vasoativas.[1]
- **Suporte Inotrópico:** IV infusão contínua: 0,1 a 1 mcg/kg/minuto, titular a resposta desejada.[1]
- **Infusão pós-ressuscitação para manter o débito cardíaco ou estabilizar:** IV infusão contínua: 0,1 a 1 mcg/kg/minuto;

doses < 0,3 mcg/kg/minuto produzem geralmente efeitos beta-adrenérgicos e doses > 0,3 mg/kg/minuto geralmente produzem vasoconstrição alfa-adrenérgica; titular a resposta desejada.[1]
- **Diluir em:** SF0,9% ou SG5%, concentrações de infusão usuais: 10 mcg/mL, 16 mcg/mL, 32 mcg/mL ou 64 mcg/mL.[1]

Precaução

Usar com cautela em pacientes com hipertireoidismo, diabetes, hipertrofia prostática, insuficiência coronariana e angina.[1]

■ NITROPRUSSIATO DE SÓDIO

Indicação

Estimular o débito cardíaco, reduzir as necessidades de oxigênio do miocárdio na insuficiência cardíaca secundária ao infarto agudo do miocárdio, bem como na doença valvular mitral e aórtica e na cardiomiopatia, incluindo tratamento intra e pós-operatório de pacientes submetidos à cirurgia cardíaca.[7]

Posologia

Neonatal: IV infusão contínua: 0,2 mcg/kg/minuto, titular a resposta desejada; doses até 8 mcg/kg/min foram relatadas, contudo doses ≥ 1,8 mcg/kg/minuto estão associadas com o aumento da concentração de cianeto.[1]
- **Pediatria:** IV infusão contínua: 0,3 a 0,5 mg/kg/minuto, titular reposta desejada; doses ≥ 1,8 mcg/kg/minuto estão associadas com o aumento da concentração de cianeto, raramente são necessárias doses > 4 mcg/ kg/minuto. Dose máxima: 8 a 10 mcg/kg/minuto[1].
- **Diluir em:** SG5%, a solução deve ser protegida da luz; concentrações de infusão usuais: 100 mcg/mL ou 200 mcg/mL.[1]

Precaução

Quantidades excessivas podem causar toxicidade por cianeto (normalmente, ocorre em pacientes com função hepática diminuída) ou toxicidade por tiocianeto (normalmente, ocorre em pacientes com diminuição da função renal ou pacientes com função renal normal, mas que fazem uso prolongado). Usar com cautela em pacientes com hipotiroidismo, insuficiência renal e hepática severa, hiponatremia e aumento da pressão intracraniana.[1]

■ ISOPRENALINA

Indicação

É um simpatomimético que atua quase exclusivamente nos receptores beta-adrenérgicos. Estimula o SNC, causa vasodilatação periférica e possui propriedades broncodilatadoras. A isoprenalina é usada em vários distúrbios cardíacos, em bradicardia severa.[1]

Posologia

- **Bradicardia, Neonatal e Pediatria:** 0,05 a 2 mcg/kg/minuto; titular a resposta desejada.[1]
- **Diluir em:** SF0,9% ou SG5%, concentração de infusão usual: 20 mcg/mL.[1]

Precaução

Usar com cautela em diabéticos, pacientes com doença renal ou cardiovascular, hipertireoidismo e hipertrofia prostática.[1]

■ AMIODARONA

Indicação

Controle das seguintes arritmias: arritmias ventriculares; arritmias supraventriculares (*flutter* atrial, fibrilação atrial, taquicardia supraventricular); alterações do ritmo cardíaco associadas à síndrome de Wolf-Parkinson-White.[8]

Posologia

- **Neonatal, taquicardias supraventriculares:** Oral, dose inicial: 10 a 20 mg/kg/dia em duas doses divididas por 7 a 10 dias; dosagem deve então ser reduzida para 5 a 10 mg/kg/dia uma vez por dia e continuada durante 2 a 7 meses.[1]
- **IV infusão contínua:** 5 mcg/kg/minuto; dose requerida usual: 5 a 15 mcg/kg/minuto.[1]
- **IV bolus:** 5 mg/kg (máximo 300 mg/dose), administrar durante 60 minutos; as taxas de infusão em bolus geralmente não

devem ultrapassar 0,25 mg/kg/minuto. Dose máxima diária: 15 mg/kg/dia.[1]

- **Pediatria, taquicardias:** IV; IO 5 mg/kg (dose máxima: 300 mg/dose).[1]
- **Taquiarritmia,** incluindo ritmo juncional ectópico acelerado e taquicardia paroxística supraventricular: VO: 10 a 15 mg/kg/dia em doses divididas 1 a 2 vezes/dia durante 4 a 14 dias, ou até o controle adequado da arritmia; a dose deve ser reduzida para 5 mg/kg/dia, administrada uma vez por dia durante várias semanas; se a arritmia não se repetir, reduzir para dose eficaz mais baixa possível; habitual dose mínima diária: 2,5 mg/kg/dia.[1]
- **IV bolus:** 5 mg/kg (máximo 300 mg/dose), administrar durante 60 minutos; as taxas de infusão em bolus geralmente não devem ultrapassar 0,25 mg/kg/minuto. Dose máxima diária: 15 mg/kg/dia.[1]
- **IV infusão contínua:** 5 mcg/kg/minuto; dose requerida usual: 5 a 15 mcg/kg/minuto.[1]
- **Diluir em:** SG5%; concentração de infusão usual: 1,8 mg/mL.[1]

Precaução

A administração intravenosa é contraindicada em caso de hipotensão, insuficiência respiratória grave, miocardiopatia ou insuficiência cardíaca.[8]

■ ESMOLOL

Indicação

Em casos de taquicardia supraventricular (exceto síndromes de pré-excitação) e para o rápido controle da frequência ventricular em pacientes com fibrilação atrial ou *flutter* atrial em períodos perioperatório e pós-operatório, ou outras circunstâncias em que um controle de curto prazo da frequência ventricular com um agente de ação rápida seja necessário. Está também indicado nos casos de taquicardia e hipertensão que ocorram no período perioperatório e taquicardia sinusal não compensatória.[9]

Posologia

- **Neonatos a termo:** 0 a 7 dias: inicial: 50 mcg/kg/minuto; titular resposta desejada em 25 a 50 mcg/kg/minuto a cada 20 minutos.[1]

- **Neonatos a termo:** 8 a 28 dias: inicial: 75 mcg/kg/minuto; titular resposta desejada de 50 mcg/kg/ minuto a cada 20 minutos.[1]
- **Dose máxima:** 1.000 mcg/kg/minuto; doses mais elevadas não foram avaliadas.[1]
- **Lactentes e crianças:** Taquicardia supraventricular: doses inicias de 100 a 500 mcg/kg administrado ao longo de 1 minuto, seguido de uma infusão contínua de 25 a 100 mcg/kg/minuto; titular a resposta desejada[1].
- **Hipertensão pós-operatória:** doses de 100 a 500 mcg/kg/minuto, mais de 1 minuto, seguidas de uma infusão contínua, com doses de 100 a 500 mcg/ kg/minuto; titular a resposta desejada.[1]
- **Diluir em:** SF0,9%; concentração usual: 10.000 mcg/mL ou 20.000 mcg/mL.[1]

Precaução

Esse medicamento é contraindicado em pacientes portadores de bradicardia sinusal, bloqueio cardíaco superior ao de primeiro grau, choque cardiogênico ou insuficiência cardíaca manifesta. Usar com cautela em pacientes com diabetes *mellitus*, hipoglicemia e insuficiência renal. Evitar extravasamento; pode levar à necrose da pele e descamação.[9]

■ ADENOSINA

Indicação

No tratamento da Taquicardia Paroxística Supraventricular (TPSV) ao ritmo sinusal, incluindo a associada à síndrome de Wolff-Parkinson-White, visando a reversão ao ritmo sinusal.[10]

Posologia

- **Neonatal:** taquicardia paroxística supraventricular: dose inicial IV rápida: 0,05 a 0,1 mg/kg; se não obtiver a resposta desejada em 1 a 2 minutos, aumentar a dose em 0,05 a 0,1 mg/kg a cada 1 a 2 minutos, para uma dose única máxima de 0,3 mg/kg ou até o término da TPSV.[1]

- **Lactentes e crianças e adolescentes < 50 kg: taquicardia paroxística supraventricular:** dose inicial: 0,05 a 0,1 mg/kg; se não obtiver a resposta desejada em 1-2 minutos, aumentar a dose em 0,05-0,1 mg/kg a cada 1 a 2 minutos, para uma dose única máxima de 0,3 mg/kg ou até o término da TPSV. Dose única máxima: 12 mg.[1]
- **Crianças e adolescentes ≥ 50 kg e adultos:** 6 mg, se não obtiver a resposta desejada em 1 a 2 minutos, dose de 12 mg pode ser dada; podendo ser repetido 12 mg de *bolus*, se necessário. Dose única máxima: 12 mg.[1]
- **Diluir em:** pronto para uso.[10]

Precaução

Broncoespasmos podem ocorrer em pacientes asmáticos, contraindicado em pacientes com bloqueio AV de segundo e terceiro grau e doença do nó sinusal ou bradicardia sintomática (exceto em pacientes com marca-passo artificial funcionante).[10]

■ ALPROSTADIL

Indicação

Terapia paliativa, não definitiva, de manutenção da patência do *ductus arteriosus* até que seja realizada uma cirurgia paliativa ou corretiva em neonatos que apresentam má-formação cardíaca e que dependem de um *ductus* patente para sobreviver. Tais más-formações cardíacas incluem atresia pulmonar, estenose pulmonar, atresia tricúspide, tetralogia de Fallot, interrupção do arco aórtico, coarctação da aorta ou transposição dos grandes vasos com ou sem outras anomalias.[11]

Posologia

- **IV infusão contínua:** 0,05 a 0,1 mcg/kg/minuto; dosagem de manutenção: 0,01 a 0,4 mcg/kg/minuto, uma vez que obtiver a resposta desejada, reduzir a taxa de infusão para menor dose capaz de manter a resposta.[1]
- **Diluir em:** SF0,9%, concentração máxima: 60 mcg em 50 mL de SF0,9%.[12]

Precaução

Pode ocorrer apneia, sobretudo em neonatos com peso inferior a 2 kg ao nascer, que aparece, em geral, durante a primeira infusão. Portanto, esse produto deve ser usado em locais onde haja equipamento de ventilação disponível.[1]

■ CAPTOPRIL

Indicação

Tratamento de hipertensão; insuficiência cardíaca congestiva; infarto do miocárdio e nefropatia diabética.[13]

Posologia

- **Recém-nascidos prematuros:** oral: inicial: 0,01 mg/kg/dose a cada 8 a 12 horas; titular a resposta desejada.[1]
- **Neonatos a termo ≤ 7 dias:** oral: inicial: 0,01 mg/kg/dose a cada 8 a 12 horas; titular a resposta desejada.[1]
- **Neonatos a termo > 7 dias: oral:** inicial: 0,05 a 0,1 mg/kg/dose a cada 8 a 24 horas; titular a resposta desejada; dosagem máxima: 0,5 mg/kg/dose a cada 6 a 24 horas.[1]

Insuficiência cardíaca

- **Lactentes:** V.O: 0,3 a 2,5 mg/kg/dia a cada 8 a 12 horas.[1]
- **Crianças e adolescentes:** VO: 0,3 a 6 mg/kg/dia a cada 8 a 12 horas. Dose máxima: 150 mg/dia.[1]

Hipertensão

- **Lactentes:** dosagem inicial VO: 0,15 a 0,3 mg/kg/dose, dosagem usual: 2,5 a 6 mg/kg/dia. Dosagem máxima: 6 mg/kg/dia, dividido em 1 a 4 doses.[1]
- **Crianças e adolescentes:** VO: 0,3 a 0,5 mg/kg/dose a cada 8 horas. Dose máxima: 6 mg/kg/dia em 3 doses divididas.[1]

Precaução

Usar com cautela em pacientes com disfunção renal, especialmente naqueles com estenose severa da artéria renal.[1]

■ HIDRALAZINA

Indicação

Tratamento de hipertensão moderada a grave, insuficiência cardíaca congestiva crônica, hipertensão secundária à pré-eclâmpsia.[1]

- **Posologia:** Crianças e adolescentes: VO inicial: 0,75 mg/kg/dia em 2 a 4 doses divididas; dose máxima inicial: 10 mg/dose; aumentar a cada 3 a 4 semanas até a dose máxima de 7,5 mg/kg/dia, divididos em 2 a 4 doses. Dose máxima: 200 mg/dia.[1]
- **Crianças e adolescentes:** IV, IM: 0,1 a 0,2 mg/kg/dose (não exceder 20 mg/dose) a cada 4 a 6 horas, conforme necessário aumentar dose até: 1,7 a 3,5 mg/kg/dia em 4 a 6 doses divididas.[1]

Precaução

Usar com precaução em pacientes com doença renal grave ou acidente vascular cerebral.[1]

■ SILDENAFIL

Indicação

Tratamento de disfunção erétil. *Off-label*: Tratamento da hipertensão pulmonar.[1]

Posologia

- **Hipertensão pulmonar:** lactentes: 0,25 mg/kg/dose a cada 6 horas ou 0,5 mg/kg/dose a cada 8 horas; titular a resposta desejada. Dose máxima: 1 a 2 mg/kg/dose a cada 6 a 8 horas.[1]
- **Crianças e adolescentes menores de 18 anos:** 8 a 20 kg: 10 mg, 3 vezes ao dia; mais de 20 a 45 kg: 20 mg, 3 vezes ao dia; mais de 45 kg: 40 mg, 3 vezes ao dia.[1]
- **Hipertensão pulmonar, cirurgia cardíaca congênita (pós-operatório):** lactentes, crianças e adolescentes: 0,5 mg/kg/dose na admissão à UTI; titular a resposta desejada; aumentar 0,5 mg/kg/dose a cada 4 a 6 horas. Dose máxima: 2 mg/kg/dose.[1]

Precaução

Sildenafil potencializa o efeito hipotensor dos nitratos de uso agudo ou crônico.[1]

■ BOSENTANA

Indicação

Tratamento da Hipertensão Arterial Pulmonar (HAP) a fim de melhorar a capacidade ao exercício e sintomatologia dos doentes em classe funcional III da OMS.[14]

Foram também demonstradas algumas melhorias em doentes com hipertensão arterial pulmonar em classe funcional II da OMS.[14]

Bosentana é também indicada para reduzir o número de novas úlceras digitais em doentes com esclerose sistêmica e úlceras digitais em curso.[14]

Posologia

- **Lactentes ≥ 7 kg e Crianças:** 5 a 10 kg: inicial: 15,6 mg, uma vez ao dia, durante 4 semanas; aumentar a dose de manutenção para 15,6 mg, duas vezes ao dia.[1]
  - **10 a 20 kg:** inicial: 31,25 mg, uma vez ao dia, durante 4 semanas; aumentar a dose de manutenção para 31,25 mg, 2 vezes ao dia.[1]
  - **> 20 a 40 kg:** inicial: 31,25 mg, 2 vezes ao dia, durante 4 semanas; aumentar a dose de manutenção para 62,5 mg, 2 vezes ao dia.[1]
  - **> 40 kg:** inicial: 62,5 mg, 2 vezes ao dia; durante 4 semanas; aumentar a dose de manutenção para 125 mg, 2 vezes ao dia.[1]
- **Dosagem baseada em peso: Crianças > 2 anos:** inicial: 0,75 a 1 mg/kg/dose, 2 vezes ao dia durante 4 semanas (dose máxima: 62,5 mg); aumentar a dose de manutenção para 2 mg/kg/dose, 2 vezes ao dia (dose máxima: ≤ 40 kg: 62,5 mg. Dose máxima: > 40 kg: 125 mg).[1]
- **Adolescentes < 40 kg:** dose inicial e de manutenção: 62,5 mg, 2 vezes ao dia.[1]
- **Adolescentes > 40 kg:** dose inicial: 62,5 mg, 2 vezes ao dia, durante 4 semanas; aumentar a dose de manutenção para 125 mg, 2 vezes ao dia.

Precaução

Usar com cautela em pacientes com níveis de hemoglobina baixos ou doença cardiovascular isquêmica. Pode ocorrer retenção de líquidos.[1]

■ ESPIRONOLACTONA

Indicação

Tratamento do edema associado com insuficiência cardíaca congestiva, cirrose hepática acompanhada de edema ou ascites, síndrome nefrótica; tratamento da hipertensão, hiperaldosteronismo primário, hipocalemia e hirsutismo.[1]

Posologia

- **Neonatal: diurético:** 1 a 3 mg/kg/dia a cada 12 a 24 horas.[1]
- **Crianças:** diurético, hipertensão: 1 a 3,3 mg/kg/dia ou 60 mg/m^2/dia a cada 6 a 12 horas; não exceder 100 mg/dia.[1]
- **Diagnóstico de aldosteronismo primário:** 100 a 400 mg/m^2/dia divididos em 1 a 2 doses.[1]

Precaução

Uso cauteloso em pacientes desidratados, com hiponatremia, insuficiência hepática e renal, pacientes fazendo uso de outros diuréticos ou doses suplementares de potássio.[1]

■ PROPRANOLOL

Indicação

Tratamento da hipertensão, angina do peito, feocromocitoma, tremores, arritmias supraventriculares; taquicardias ventriculares; prevenção do infarto do miocárdio, enxaqueca, estenose subaórtica hipertrófica.[1]

Posologia

- **Neonatal:** hipertensão, taquiarritmia: VO: dose inicial: 0,25 mg/kg/dose a cada 6 a 8 horas. Dose máxima: 5 mg/kg/dia.[1]
- **Crianças e adolescentes 1 a 17 anos:** hipertensão VO inicial: 1 a 2 mg/kg/dia divididos em 2 a 3 doses; titular a resposta desejada. Dose máxima: 16 mg/kg/dia, 640 mg/dia.[1]

Precaução

Uso cauteloso em pacientes com insuficiência cardíaca congestiva, asma, diabetes

Seção 6 | Integração Multidisciplinar no Cuidado ao Paciente Pediátrico Congênito

mellitus, hipertiroidismo. Pode potencializar hipoglicemia em pacientes diabéticos.[1]

■ ÁCIDO ACETILSALICÍLICO

Indicação

Tratamento de dor leve e moderada; inflamação e febre; profilaxia de infarto agudo do miocárdio e episódios transitórios de isquemia; prevenção e tratamento das síndromes coronarianas agudas; acidente vascular cerebral isquêmico agudo e episódios isquêmicos transitórios; tratamento de artrite reumatoide.[1]

Posologia

- **Neonatal:** antiagregante plaquetário: pós-operatório de reparação cardíaca congênita ou acidente vascular cerebral isquêmico arterial recorrente: VO: 1 a 5 mg/kg/dose única diária.
- **Pediátrico:** antiagregante plaquetário: VO: 1 a 5 mg/kg/dose a 5 a 10 mg/kg/ dose única diária.[1]
- **Precaução:** Uso cauteloso em pacientes com desordens plaquetárias, hemorragias, problemas renais, desidratação, gastrite, úlcera. Crianças ou adolescentes não devem usar esse medicamento para catapora ou sintomas gripais antes que um médico seja consultado sobre a síndrome de Reye, uma rara, mas grave doença associada a esse medicamento.[1]

■ MIDAZOLAM

Indicação

Indutora de sono de ação curta e indicada a pacientes adultos, pediátricos e neonatos para: sedação da consciência antes e durante procedimentos diagnósticos ou terapêuticos com ou sem anestesia local; pré-medicação antes de indução anestésica; sedação em unidades de terapia intensiva.[15]

Posologia

- **Neonatal:** sedação dosagem intermitente: IM.IV 0,05 a 01 mg/kg/dose por 5 minutos.[1]

- **IV infusão contínua:** GA ≤ 32 semanas: inicial: 0,03 mg/kg/hora (0,5 mcg/kg/ minuto).[1]
- **GA > 32 semanas e crianças até 6 meses:** inicial: 0,06 mg/kg/hora (1 mcg/kg/ minuto).[1]
- **Lactentes, Crianças e Adolescentes: sedação intermitente:** IM inicial: 0,1 a 0,15 mg/kg, 30 a 60 minutos antes da cirurgia ou procedimento; intervalo: 0,05 a 0,15 mg/kg. Dose máxima: 10 mg.[1]
  - **IV:** 6 meses a 5 anos: inicial: 0,05 a 0,1 mg/kg; titular a dose com cuidado; doses de 0,6 mg/kg podem ser usadas. Dose máxima: 6 mg.[1]
  - **IV:** 6 a 12 anos: 0,025 a 0,05 mg/kg; titular a dose com cuidado; doses de 0,4 mg/kg podem ser usadas. Dose máxima: 10 mg.[1]
  - **IV:** 12 a 16 anos: usar dose de adulto. Dose máxima: 10 mg.[1]
  - **VO:** Lactentes > 6 meses, Crianças e Adolescentes ≤ 16 anos: 0,25 a 0,5 mg/ kg; titular a dose com cuidado. Dose máxima: 20 mg.[1]
  - **Sedação para pacientes em ventilação mecânica:** Dose inicial: 0,05 a 0,2 mg/ kg administrado IV lentamente por 2 a 3 minutos; seguido de infusão contínua IV: 0,06 a 0,12 mg/kg/hora (1 a 2 mcg/kg/minuto); titular a resposta desejada; faixa usual: 0,024 a 0,36 mg/ kg/hora (0,4 a 6 mcg/kg/minuto).[1]
- **Diluir em:** SF 0,9% ou SG5%; concentrações usuais de infusão Neonatal: 0,1 mg/ mL ou 0,5 mg/mL. Concentrações usuais de infusão Pediatria: 0,5 mg/mL ou 1 mg/mL.[1]

Precaução

Uso cauteloso em pacientes com insuficiência cardíaca congestiva, doença pulmonar, disfunção renal e hepática.[15]

Idosos e pacientes que estejam recebendo narcóticos concomitantemente podem sofrer depressão respiratória.[15]

■ FENTANILA

Indicação

Analgesia de curta duração durante o período anestésico ou quando necessário no

Capítulo 29 | Farmacologia na Cardiopatia Congênita

período pós-operatório. Para uso como componente analgésico da anestesia geral e suplemento da anestesia regional. Para uso como agente anestésico único com oxigênio em determinados pacientes de alto risco, como os submetidos a cirurgia cardíaca, procedimentos neurológicos e ortopédicos difíceis.[16]

Posologia

- **Neonatal – Analgesia:** doses intermitentes. IV lento: 0,5 a 3 mcg/kg/dose; IV infusão contínua: 0,5 a 2 mcg/kg/hora.[1]
- **Analgesia/sedação contínua; paciente em ventilação mecânica:** IV *bolus*: 1 a 2 mcg/kg; seguido de 0,5 a 1 mcg/kg/hora; titular a dose com cuidado.[1]
- **Analgesia/sedação contínua durante ECMO:** IV *bolus*: 5 a 10 mcg/kg lentamente durante 10 minutos; seguido de 1 a 5 mcg/kg/hora; titular a dose com cuidado.[1]
- **Lactentes – dor aguda:** 1 a 2 mcg/kg/dose; pode repetir a cada 2 a 4 horas. Crianças < 2 anos: 1 a 2 mcg/kg/dose, pode repetir a cada 30 a 60 minutos.[1]
- **Crianças – Analgesia/sedação para pequenos procedimentos:** IM e IV: 1 a 2 mcg/kg/dose; administrar 3 minutos antes do procedimento. Dose máxima: 50 mcg.[1]
- **Crianças – Analgesia/Sedação contínua IV: inicial *bolus*:** 1 a 2 mcg/kg; seguido de 1 mcg/kg/hora; titular a resposta desejada; dose habitual: 1 a 3 mcg/kg/hora; alguns pacientes requerem 5 mcg/kg/hora.[1]
- **Diluir em:** SF0,9% ou SG5%; concentração de infusão usual em Neonatal e Pediatria: 10 mcg/mL.[1]

Precaução

Deve ser usado com cautela em pacientes com doença pulmonar obstrutiva crônica ou outras patologias que diminuam a capacidade respiratória.[16]

■ CETAMINA

Indicação

Indução e manutenção de anestesia geral, especialmente quando a depressão cardiovascular deve ser evitada. Sedação e analgesia.[1]

Posologia

- **Neonatal:** adjunto à anestesia: 0,5 a 2 mg/kg/dose.[1]
- **Sedação/Anestesia para procedimento:** 0,2-1 mg/kg/dose; pode repetir 0,5 mg/kg/dose conforme necessidade.[1]
- **Crianças – Sedação:** IM: 3 a 7 mg/kg.[1]
  - **IV:** 0,5 a 2 mg/kg; usar doses menores 0,5-1 mg/kg para sedação em pequenos procedimentos;
  - **IV infusão contínua:** 5 a 20 mcg/kg/minuto; titular a resposta desejada.[1]
- **Diluir em:** SF0,9% e SG5%.[1]

Precaução

Alucinações e/ou delírios podem ocorrer; essas reações são menos comuns em pacientes < 15 anos de idade e > 65 anos, e quando administrado por via intramuscular.[1]

■ DEXMEDETOMIDINA

Indicação

Sedativo agonista alfa-2 adrenérgico com propriedades analgésicas indicado para uso em pacientes que necessitam de tratamento intensivo.[17]

Posologia

- **Crianças:** dose inicial: 0,5 a 1 mcg/kg; seguido por uma infusão contínua (manutenção): 0,2 a 0,7 mg/kg/hora. Existem relatos de dose de manutenção de até 1 mcg/kg/hora.[1]
- **Diluir em:** SF0,9%; concentração de infusão usual: 4 mcg/mL.[1]

Precaução

Usar com cautela em pacientes com bloqueio cardíaco avançado, disfunção ventricular grave, hipovolemia, diabetes *mellitus* e hipertensão crônica. Utilizar com precaução em pacientes recebendo vasodilatadores ou medicamentos que diminuem a frequência cardíaca.[17]

■ HIDRATO DE CLORAL

Indicação

Sedativo e hipnótico usado antes de procedimentos terapêuticos e diagnósticos.[1]

Posologia

- **Neonatal** – Sedação para procedimento: VO: 25 mg/kg/dose.[1]
- **Lactentes e Crianças – Sedação e analgesia:** 25 a 50 mg/kg/dia divididos a cada 6 a 8 horas. Dose máxima: 500 mg/dose.[1]
- **Antes de eletroencefalograma:** 25 a 50 mg/kg/dose de 30 a 60 antes do exame, pode repetir em 30 minutos; até máximo de 100 mg/kg ou total de 1 g para lactentes e total de 2 g para crianças.
- **Hipnótico:** 50 mg/kg/dose antes de dormir; dose máxima 1 g/dose. Dose máxima total: 1 g/dia para lactentes e 2 g/dia para crianças.[1]

Precaução

Usar com cautela em neonatos. A droga e metabólitos podem se acumular com o uso repetido da dose. O uso prolongado em neonatos está associado diretamente com hiperbilirrubinemia direta. Uso cauteloso em pacientes com porfiria. Devido à tolerância, não recomendado para uso > 2 semanas.[1]

■ REFERÊNCIAS BIBLIOGRÁFICAS

1. UpToDate [online].Disponível em: http://www.uptodate.com. Acessado em set/2014
2. Bianchini Jr, S. Dobutrex: ampola. Cosmópolis: Antibióticos do Brasil; 2014. (Bula de medicamento)
3. Módolo JC. Dopacris: ampola. Itapira: Cristália Produto Químicos Farmacêuticos; 2014. (Bula de medicamento)
4. Suzano SR. Primacor: ampola. São Paulo: Sanofi-Aventis Farmacêutica; 2014. (Bula de medicamento)
5. Lopes SP. Hyponor: ampola. Ribeirão das Neves: Hypofarma-Instituto de Hypodermia e Farmácia; 2014. (Bula de mediacamento)
6. Hojaij CC. Drenalin: ampola. São Paulo: Ariston Indústria Química e Farmacêutica; 2014.(Bula de medicamento)
7. Módolo JC. Nipride: ampola. Itapira: Cristália Produto Químicos Farmacêuticos; 2014. (Bula de medicamento)
8. Andrade CD. Ancoron: ampola. São Paulo: Libbs Farmacêutica; 2014. (Bula do medicamento)
9. Módolo JC. Brevibloc: ampola. Itapira: Cristália Produto Químicos Farmacêuticos; 2014. (Bula do medicamento)
10. Kryss J. Adenocard: ampola. São Paulo: Libbs Farmacêutica; 2014. (Bula do medicamento)
11. Guimarães AJ. Prostavasin: ampola. São Paulo: Biosintética, 2014. (Bula do medicamento)
12. Beldfordalprost: ampola. São Paulo: Opem; 2014. (Bula do medicamento)
13. Oliveira EM. Capoten: comprimido. São Paulo: Bristol-Myers Squibb; 2014. (Bula do medicamento)
14. Mendes FM. Tracleer: comprimido revestido. Rio de Janeiro: Actelion Pharmaceuticals do Brasil, 2014. (Bula do medicamento)
15. Diaz TT. Dormonid: ampola. Rio de Janeiro: Produtos Roche Químicos e Farmacêuticos; 2014. (Bula do medicamento)
16. Pereira MR. Fentanil: ampola. São Paulo: Janssen–Cliag Farmacêutica; 2014. (Bula do medicamento)
17. Pacanaro CV. Precedex: ampola. São Paulo: Hospira Produtos Hospitalares; 2014. (Bula do medicamento)

capítulo 30

Luciene Denneberg Guimarães Silva
Ana Lúcia Capucho Lorena Abrahão

Atuação do Time de Resposta Rápida Pediátrico

■ INTRODUÇÃO

Entendemos que o sucesso no atendimento de uma parada cardiorrespiratória (PCR) intra-hospitalar depende de alguns fatores que estão relacionados ao indivíduo e sua condição clínica (idade, antecedentes, fatores de risco, ritmo cardíaco no momento da PCR, entre outros), à estrutura hospitalar e ao preparo dos profissionais envolvidos nesse atendimento.[1,2]

Em 2010, pensando nessas situações, através de uma iniciativa da Gerência de Enfermagem e da Educação Continuada do HCor, foi criado o Grupo de Emergência, que identificou a necessidade da formação de um time de profissionais, voltado especificamente para o atendimento das emergências pediátricas.

O time é multidisciplinar e composto por enfermeiros, médicos, fisioterapeutas, farmacêuticos, engenheiros clínicos e psicólogos. Esse time tem como finalidades o apoio ao desenvolvimento técnico e científico de seus participantes e de todo corpo de colaboradores do hospital envolvidos no atendimento à população pediátrica.

A proposta foi uniformizar o atendimento de Urgências e Emergências Pediátricas por meio de capacitação dos colaboradores da área na identificação e atendimento às alterações de estado clínico que a criança cardiopata pode apresentar, através de cursos e treinamentos voltados para o tema, simulados de atendimento de PCR dentro do setor de internação pediátrica e padronização dos carros de emergência pediátricos nos diversos setores do hospital.[3,4]

Conforme a característica de cada situação de urgência ou emergência, foi criado um código específico de acionamento, que visa mobilizar o time de atendimento para que essas situações sejam acessadas com o máximo de agilidade. Esse time de profissionais, composto pela equipe multidisciplinar, foi denominado Time de Resposta Rápida (TRR).[3]

Em casos de PCR, em que o atendimento precisa ser imediato, aciona-se o Código Azul, que desencadeia chamada imediata ao TRR. Já nos casos de alteração aguda do estado clínico do paciente, baseando-se em critérios preestabelecidos, aciona-se o Código Amarelo. Esses acionamentos são feitos via dispositivos localizados à beira-leito do paciente, que vão gerar a informação que chegará aos bipes e ramais móveis do Time de Resposta Rápida, que será acionado em cascata (Figura 30.1), recebendo a informação e a localização exata do paciente e a informação se a situação refere-se a Código Azul ou Amarelo (Figura 30.2).[3]

■ TIME DE RESPOSTA RÁPIDA (TRR)

O TRR é composto de profissionais da equipe multidisciplinar, que atuam na assistência aos pacientes adultos e pediátricos, uns com atuação direta, e outros, indireta, mas todos extremamente importantes para que o processo ocorra de forma eficaz.[3]

O treinamento e as diretrizes são baseados nas descrições estabelecidas e reconhecidas pela *American Heart Association*, balizando todos os protocolos de atendimento de emergência, seja adulto ou pediátrico (Tabela 30.1).[5,6]

O atendimento de urgências e emergências, por apresentar variações relacionadas à população adulta e infantil, exigiu que fossem criados dois times paralelos, o TRR Adulto e

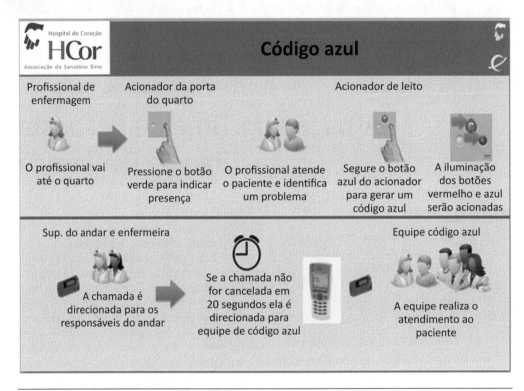

Figura 30.1 Esquema de cascata de acionamento do Código Azul.
Fonte: Arquivos do Grupo de Emergência do HCor, 2010.

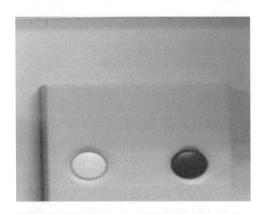

Figura 30.2 Acionador para Códigos Amarelo e Azul.
Fonte: Arquivos do Grupo de Emergência do HCor, 2010.

Diferentemente do que ocorre com os adultos, a PCR primária em crianças é muito menos comum, sendo, portanto, resultado de uma deterioração progressiva da função respiratória ou cardiovascular. Com base nesse fato, a prevenção da PCR pediátrica depende de uma avaliação atenta e voltada para detecção e tratamento de condições clínicas que possam necessitar de suporte imediato, visando evitar que a criança evolua desfavoravelmente.[6-9]

TRR Pediátrico

A ideia norteadora na criação do TRR Pediátrico foi a de buscar estabelecer condutas para o atendimento de pacientes pediátricos (abaixo de 18 anos) em situações de urgência e emergência.

Em nossa instituição, os pacientes pediátricos são, em sua quase totalidade, cardiopatas congênitos, o que nos levou a estabelecer critérios de avaliação mais específicos para acionamento dos códigos.

o TRR Pediátrico; porém, ambos obedecem às mesmas normas e seguem o mesmo regimento.[6]

Capítulo 30 | Atuação do Time de Resposta Rápida Pediátrico 397

Tabela 30.1 Resumo das etapas da RCP para adultos, crianças e bebês para profissionais de saúde..

Componente	Recomendações		
	Adultos	Crianças	Bebês
Reconhecimento	Não responsiva (para todas as idades).		
	Sem respiração ou com respiração anormal (isto é, apenas com *gasping*).	Sem respiração ou apenas com *gasping*.	
	Nenhum pulso sentido em 10 segundos.		
Sequência da RCP	Compressões torácicas, Via aérea, Ventilação (CAB)		
Frequência de compressão	No mínimo, 100/min.		
Profundidade de compressão	No mínimo, 5 cm.	No mínimo 1/3 do diâmetro AP Cerca de 5 cm.	No mínimo 1/3 do diâmetro AP Cerca de 4 cm.
Retorno da parede torácica	Permitir o retorno total entre as compressões. Alternem as pessoas que aplicam as compressões a cada 2 minutos.		
Interrupções nas compressões	Minimizar interrupções nas compressões torácicas. Tente limitar as interrupções a menos de 10 segundos.		
Via Aérea	Inclinação da cabeça elevação do queixo (suspeita de trauma: anteorização/subluxação da mandíbula).		
Relação compressão-ventilação (até inserção da via aérea avançada)	30:2 1 ou 2 socorristas	30:2 único socorrista 15:2 socorristas	
Ventilação com via aérea avançada	1 ventilação a cada 6 a 8 segundos (8 a 10 ventilações/min). Assíncronas com compressões torácicas. Cerca de 1 segundo por ventilação. Elevação visível do tórax.		
Desfibrilação	Coloque e use o DEA/DAE assim que ele estiver disponível. Minimize as interrupções nas compressões torácicas antes e após o choque; reinicie a RCP, começando com compressões, imediatamente após cada choque.		

Abreviações: DEA/DAE, desfibrilador automático externo; AP, anteroposterior; RCP, ressuscitação cardiopulmonar.

São crianças e adolescentes que foram ou serão submetidos a correções cirúrgicas complexas; na maioria dos casos, faz-se necessária mais do que uma intervenção, dependendo da patologia de base, o que os torna extremamente vulneráveis a descompensações clínicas com potencial elevado para PCR.

Eles passam, em sua maioria, por internações recorrentes, sejam elas para exame mais detalhado, cateterismo diagnóstico, quadros clínicos característicos da cardiopatia ou mesmo quadros clínicos relacionados a doenças infantis, que possam comprometer o quadro hemodinâmico.

Baseando-se nesse panorama, o TRR Pediátrico criou sua dinâmica abrangendo o atendimento dessa população, especificamente no que diz respeito à PCR, por toda a instituição, isto é, esteja a criança internada na Unidade Pediátrica, realizando exame no Centro de Diagnóstico, no Laboratório de Cateterismo ou mesmo no Pronto-Socorro; caso haja constatação de critérios para acionamento do Código Azul, o time está preparado e organizado para realizar esse atendimento.

Para que isso ocorra de forma eficiente e ordenada, se fez necessário padronizar o carro de emergência pediátrico em todos os setores do hospital que recebam essas crianças e intensificar os treinamentos voltados para o atendimento dessa população, aumentando as chances de sucesso no resultado final (Figura 30.3 e 30.4).[6]

Como parte integrante e atuante desses atendimentos, compõem o time os seguintes profissionais:[3]

- Médico da Unidade Pediátrica;
- Enfermeiro da Unidade Pediátrica;
- Supervisor da Unidade Pediátrica;
- Médico Intensivista da UTI Pediátrica;
- Enfermeiro da UTI Pediátrica;
- Segurança – Elevador;
- Fisioterapia da UTI Pediátrica;
- Gerente Enfermagem – Noturno;
- Farmacêutico;
- Laboratório.

Objetivos

Ao estabelecermos os critérios para acionamento dos códigos, focamos em alguns objetivos específicos relacionados a cada um: uniformizar o atendimento a essa criança, esteja ela onde estiver; capacitar as equipes assistenciais dos setores que recebem essa população; estudar a incidência e o atendimento das paradas cardiorrespiratórias pediátricas no nosso hospital; programar um sistema de coleta de dados eficiente; e, acima de tudo, aumentar a taxa de sobrevida desses pacientes, objetivando uma baixa incidência de chamadas de Código Azul frente às chamadas de Código Amarelo, visando prevenir a deterioração clínica que poderia culminar em PCR sem a devida ação necessária.

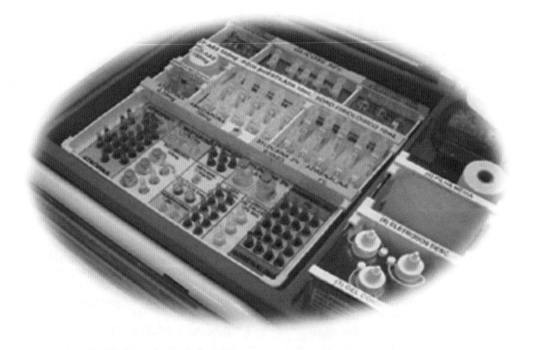

Figura 30.3 Padronização da organização das drogas (Psicobox).
Fonte: Arquivos do Grupo de Emergência do HCor, 2010.

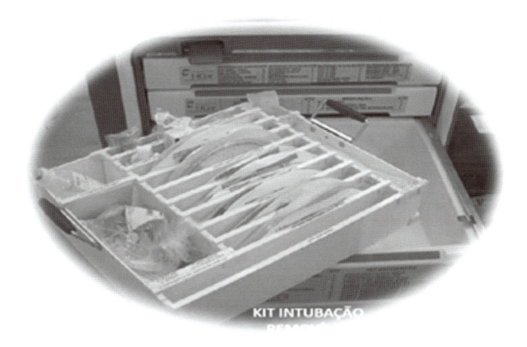

Figura 30.4 Padronização da disposição e facilidade de acesso às cânulas de intubação traqueal.
Fonte: Arquivos do Grupo de Emergência do HCor, 2010.

Como exemplo, podemos citar o fluxo de atendimento de urgência e emergências pediátricas no Centro de Diagnóstico do HCor, no qual, em concordância com os responsáveis médicos pelo atendimento do TRR, definiu-se que toda criança atendida no CD, seja ela externa ou internada, deverá ser atendida acionando-se o ramal 2531/2530 da UTI Cardiopediátrica e Neonatal para que a equipe Assistencial se desloque para prestar o atendimento necessário.

Para os atendimentos de **Código Azul**, toda a equipe deverá deslocar-se até o setor de CD (médico, enfermeiro e fisioterapeuta).

Para os atendimentos de **Código Amarelo**, somente o médico irá se deslocar ao setor, visto que há equipe assistencial presente e preparada para o atendimento.

Fica sob responsabilidade do Enfermeiro do CD informar a condição do paciente à Enfermeira da UTI Pediátrica, para que se faça o deslocamento da equipe necessária.[3]

■ CÓDIGO AMARELO PEDIÁTRICO

Seu acionamento é direcionado ao atendimento da criança internada na Unidade Pediátrica, quando esta apresenta mudanças agudas nos parâmetros vitais. Preconiza atendimento médico na ocorrência de instabilidade clínica, sistematizando o atendimento das urgências e intercorrências, procurando, assim, reduzir ao mínimo o acionamento do Código Azul.

Estabelecemos, como norma de segurança, que a equipe tem até 5 minutos para chegar ao local do chamado e iniciar a conduta, norma essa controlada por meio de registro entre a hora em que se fez o acionamento e a hora da chegada do médico ao local.

O acionamento, feito à beira-leito, chega aos bipes e ramais com as informações necessárias à equipe quanto a localização do paciente a ser atendido, conforme a seguir.

Código amarelo no P 123 610

Para isso, foram estabelecidos alguns critérios norteadores do acionamento. São eles:[7-10]

Comprometimento respiratório

- Frequência Respiratória (acompanhada de outros sinais clínicos):
  - RN – abaixo de 40 e acima de 70 irpm;
  - Lactentes – abaixo de 30 e acima de 60 irpm;
  - Crianças – abaixo de 20 e acima de 30 irpm;
  - Adolescentes – abaixo de 12 e acima de 18 irpm;
  - Desconforto respiratório importante;
  - Cianose seguida de queda de saturação.

Comprometimento circulatório

- Frequência cardíaca (acompanhada de outros sinais clínicos):
  - RN – abaixo de 80 e acima de 160 bpm;
  - Lactentes – abaixo de 60 e acima de 120/140 bpm;
  - Crianças e adolescentes – abaixo de 50 e acima de 90 bpm.
- Pressão arterial sistólica abaixo de (acompanhada de outros sinais clínicos):
  - RN 55 mmHg;
  - Lactentes – 70 mmHg;
  - Crianças (1 a 10 anos) – 70 + (idade em anos x 2);
  - Acima de 10 anos – 90 mmHg.
- Tempo de enchimento capilar maior que 3 segundos;
- Pulso periférico fraco ou ausente.

Comprometimento neurológico

- Alteração do nível de consciência;
- Convulsão;
- Diminuição de força motora importante;
- Parestesia;
- Mudança de cor, umidade e diminuição de temperatura nas extremidades do paciente (extremidades pálidas, acinzentadas ou cianóticas);
- Febre persistente ou refratária acima de 37,8ºC.

Enfermeiro preocupado com a condição clínica da criança

Os enfermeiros/familiares devem estar seriamente preocupados com mudança súbita no comportamento ou sinais clínicos do paciente, após avaliação e confirmação pelo Enfermeiro do setor. Um grande diferencial é levar em conta, como critério de acionamento, a percepção dos pais/cuidadores da criança atendida, pois, em grande parte das vezes, eles são importantes aliados na prevenção de episódios mais graves, servindo de alerta primário às condições de maior risco.[11-13]

■ CÓDIGO AZUL PEDIÁTRICO

Consiste no atendimento da criança que, quando avaliada, identifica-se que não responde a estímulos, tornando-se esse o único critério para o acionamento do Código Azul (Figura 30.1).

Esse acionamento também é feito à beira-leito, e cada membro do TRR recebe essa mensagem imediatamente ao acionamento do botão, informando a eles o local exato do evento, como a seguir.

Código azul no P 123 610

Nessa situação, a equipe que identificou a PCR inicia as manobras básicas de reanimação cardiopulmonar até a chegada do TRR, e a partir daí, o médico inicia com manobras de suporte avançado de vida.

Importante frisar que, também para esse código, foi estabelecido como meta de segurança e qualidade um tempo de chegada esperado para até 3 minutos pós-acionamento, que é auditado da mesma maneira como é feito no Código Amarelo, com o objetivo de estudar a incidência e o atendimento das paradas cardiorrespiratórias pediátricas no Hospital do Coração, sistematizar o atendimento de pacientes com suspeita de PCR, implementar um sistema de coleta de dados eficiente e aumentar a taxa de sobrevida em pacientes com PCR, além de uniformizar o atendimento prestado a pacientes pediátricos em PCR em todo Hospital do Coração.

■ META DO TRR PEDIÁTRICO

Conforme dito anteriormente, a meta principal do TRR Pediátrico é garantir a qualidade da assistência prestada à criança, trabalhando no âmbito da prevenção, evitando que seu estado de saúde deteriore a ponto de evoluir para uma PCR, que, quando instalada, como a estatística nos mostra, tende a comprometer sua qualidade de sobrevida.

Nosso TRR Pediátrico tem obtido excelente resultado desde sua implantação, como demonstram os gráficos a seguir, exemplificando o ano de 2013, em que as estatísticas mostraram que não houve nenhum acionamento de Código Azul, e os casos de Código Amarelo foram precocemente identificados e tratados, e em sua maioria foi possível a permanência da criança no setor de internação, diminuindo a necessidade de transferência da criança para a Unidade de Terapia Intensiva (Figuras 30.5 e 30.6).

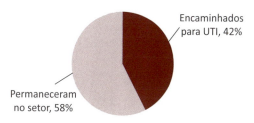

Figura 30.5 Destino das crianças atendidas mediante acionamento de Código Amarelo no setor de internação da Cardiopediatria no ano de 2013.
Fonte: Arquivos do TRR Pediátrico do HCor, 2013.

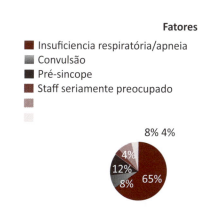

Figura 30.6 Fatores determinantes dos acionamentos de Código Amarelo no setor de internação da Cardiopediatria no ano de 2013.
Fonte: Arquivos do TRR Pediátrico do HCor, 2013.

■ CUIDADOS E INTERVENÇÕES DE ENFERMAGEM[11,12]

Dentro do contexto atual de atendimento a urgências e emergências em cardiopediatria, nossa maior preocupação está sempre voltada à prevenção de situações críticas, por meio de avaliações constantes para um diagnóstico precoce.

Entre vários planos de ação criados para garantir uma maior segurança às nossas crianças, como simulados de atendimento de emergência dentro do setor de internação, discussões de caso clínico e conduta terapêutica, criamos uma rotina de cuidados diferenciada para as primeiras 24 horas de retorno da criança cardiopata à unidade, após sua permanência na UTI Pediátrica.[3]

Essas novas orientações à equipe de enfermagem foram as seguintes:

- Toda criança que vier da UTI Pediátrica/Neonatal, seja ela clínica ou cirúrgica, durante as primeiras 24 horas na Unidade de Pediatria (6º 123 ou 147), deverá ter seus sinais vitais controlados e registrados de 2/2h, devendo ser relatada qualquer alteração à equipe médica.
- Qualquer alteração de quadro clínico que a criança internada na Unidade de Pediatria apresente, seja ela clínica, pré ou pós-procedimento ou cirurgia, deve ser avaliada pela Enfermeira do plantão, e o exame físico e sinais vitais da criança devem ser registrados em prontuário; deverá ser solicitada a avaliação do médico responsável pelo plantão.
- Avaliar a necessidade de acionamento do Código Amarelo, mediante parâmetros pré-definidos.
- Além das recomendações, deve ser colocada uma caixa extra de material respiratório na sala de procedimentos, para os casos de ter mais de uma emergência em sequência.

Essa revisão de rotina aconteceu por dois motivos essenciais; primeiro, o de garantir que essa criança e essa família sintam-se acolhidas, assistidas e seguras nessa fase de transição, na qual saem de um momento de cuidados intensivos, para outro, em que essa não é mais a premissa, o que por vezes gera insegurança e aflição aos pais; segundo, e principal, acompanhar clinicamente essa criança, que ano a ano tem vindo com diagnósticos mais complexos e, consequentemente, maior risco para morbidade e mortalidade, intrínseco ao próprio diagnóstico de base e suas necessidades cirúrgicas.

■ PARTICIPAÇÃO DA FAMÍLIA

A dinâmica do TRR Pediátrico conta com a participação da família em todo seu contexto.

A família, desde o momento da internação, toma os primeiros contatos com a ferramenta, por meio de informações prestadas pela enfermeira do setor, que são reforçadas na alta da UTI Pediátrica e no retorno à Unidade de internação.

O intuito de incluí-los no contexto do atendimento do TRR é não só educacional, mas principalmente o de trazer a eles o conceito da responsabilidade compartilhada que se estabelece na unidade.

Como já falado anteriormente, são eles quem mais conhecem as características específicas de seus filhos, seus gostos e suas reações normais, portanto são aliados essenciais quando realizamos a avaliação clínica ou mesmo quando, apesar da avaliação voltada à fisiopatologia da criança, deixamos escapar algum detalhe que somente quem está 24 horas ao lado do paciente e que o conhece profundamente é capaz de detectar, e são nos detalhes que vencemos as grandes batalhas, principalmente quando se trata de população pediátrica.[3]

■ REFERÊNCIAS BIBLIOGRÁFICAS

1. Reducing Hospital Mortality Rates (Part 2). Institute of Helthcare Improvemente, 2005. (Innovations Series)

2. Cummins RO, Chamberlain D, Hazinski MF, et al. Recommended guidelines for reviewing, reporting, and conducting research on inhospital resuscitation: the inhospital 'Utstein style'. American Heart Association. Circulation 1997;95(8):221339.

3. Protocolos, rotinas e políticas institucionais Hospital do Coração .

4. Institute of Healthcare Improvement – Campanha 5 Milhões de Vidas – http://www.ihi.org/IHI/Programs/Campaign/

5. Travers AH, Rea TD, Bobrow BJ, et al. American Heart association Guidelines CPR. Circulation. 2010 Nov 2;122(18 Suppl 3):S676-84.

6. Guimaraes JI, Timerman S. Diretriz de Apoio ao Suporte Avançado de Vida em Cardiologia – Código Azul – Registro de Ressuscitação Normatização do Carro de Emergência. Arq Bras Cardiol 2003;81 (Suppl 4):314.

7. Manual of Pediatric Critical Care. St. Louis: Hazinski MF; 1999. p.113.

8. Santana MV. Cardiopatias congênitas no recém nascido: diagnóstico e tratamento. 2 ed, São Paulo: Atheneu; 2005.

9. Haque IU, Zaritsky AL. Analysis of the evidence for the lower limit of systolic and mean arterial pressure in children. Pediatric Crit Care Med 2007; 8(2):138 44.

10. Libby PB, Zipes DP. Braunwald Tratado de doenças cardiovasculares. 8 ed. Rio de Janeiro: Saunders Elsevier; 2010. P. 15636.

11. Silverthorn DU. Fisiologia humana: uma abordagem integrada. 5 ed. Porto Alegre: Artmed; 2010.

12. Rodrigues AB, Silva MR, Oliveira PP, et al. O guia da enfermagem: fundamentos para assistência. São Paulo: Iátria; 2008.

13. Figueiredo MA, Viana DL. Tratado prático de enfermagem. São Paulo: Yendis; 2006. p.3947.

capítulo 31

Maria do Carmo Martins Jatobá
Janaina Xavier de Andrade Santos
Erica Freitas de Amorim
Renata Helena Benvenga
Elaine Cristina Dalcin Seviero

Reunião Semanal com os Pais das Crianças Internadas na Unidade de Terapia Intensiva

■ INTRODUÇÃO

O modelo de assistência centrada na criança e na família é baseado em filosofia de assistência moderna, cujos pressupostos parecem atender essa clientela de forma mais adequada. Porém, ao implantá-lo, deparamo-nos com enormes desafios, principalmente no que se refere à inclusão desse elemento novo (pais) no processo de cuidar, pois envolve uma complexidade de relações que se estabelecem no ambiente hospitalar.[1]

O principal fator no processo Humanização é a comunicação efetiva entre os pacientes, familiares e equipe no sentido de identificar as dificuldades colocadas pelos pais com as intervenções imediatas para uma solução da demanda apresentada por eles.[2]

Estar no ambiente de Internação Hospitalar é um momento bastante difícil para os pais e familiares de crianças cardiopatas, e esse se torna muito mais doloroso e hostil quando falamos de Unidade de Terapia Intensiva Cardioneopediátrica, pois o tempo dessa hospitalização depende da complexidade da doença de cada criança, podendo se estender de dias até meses.[3,4]

Dentro de uma UTI Cardiológica, os profissionais de enfermagem são conscientes dos desafios a serem enfrentados constantemente e dos limites que muitas vezes são arriscados para alcançar os objetivos comuns para tentar prestar uma melhor assistência para o seu paciente.

Observamos que esse mundo hospitalar é intenso, e a relação entre a equipe multiprofissional com os pais e familiares é de extrema importância, pois nesse momento percebemos que a necessidade de manter o vínculo entre pais, criança e profissionais é crucial para podermos minimizar o sofrimento e as angústias que permeiam esse período, pois tudo que havia sido idealizado durante a gestação mudou desde a descoberta do diagnóstico, muitas vezes já identificado intraútero.[4]

O relacionamento da equipe multiprofissional com os pais e as crianças pode evoluir para um constante trabalho de desenvolvimento e amadurecimento do vínculo, e a partir desse momento a família se sente acolhida e compreendida de acordo com a resolução das demandas atendidas satisfatoriamente.[5]

Os diagnósticos de cardiopatias congênitas são distantes da realidade de muitos pais, que jamais pensariam que um ser tão pequenino e indefeso tivesse um problema no coração e viesse a ser submetido a uma cirurgia/cirurgias tão complexas diante dos diagnósticos mais comuns na fase infantil, e chegam totalmente inexperientes para o enfrentamento de uma hospitalização demorada e muitas vezes gerada por intervenções e reinternações.

Quando realizamos admissão no setor de recém-nascido, lactente ou de uma criança maior, existem aspectos relevantes e determinantes para observarmos o estresse dos pais e familiares, gerado principalmente pela separação do binômio mãe-filho. Outro ponto que causa um impacto importante é a alteração da maternidade, pois o ideal é que seja realizada em um Hospital de referência com foco em cardiopatias congênitas para segurança do bebê, por necessitar de uma UTI Cardiológica.[6]

O Hospital do Coração é uma entidade com expertise em Cardiopatias Congênitas que se dedica à humanização da criança e ao bem-estar dos pais e familiares. Ao acompanhar as transformações ocorridas na assistência Neonatal e Pediátrica durante todos esses anos de dedicação, observamos a presença muito mais frequente e questionadora da família, convivendo no dia-a-dia de forma transparente com os profissionais que prestam assistência direta aos seus filhos. Isso devido à demanda das dúvidas e incertezas que os pais traziam para a equipe multiprofissional, que os deixavam sem respostas sobre a internação, intercorrências e instabilidade clínica pertinente à complexidade da doença que oscila rapidamente com a melhora (esse momento é de ansiedade dos pais, pois o conceito de melhora é interpretado como expectativa de que terá o seu filho de volta para o seu convívio familiar).

Criou-se em 2010 uma equipe multiprofissional que pudesse acolher os pais e familiares de forma mais personalizada dentro de suas necessidades básicas.

Essa equipe analisou criteriosamente tudo que já era oferecido para os pais e familiares a partir das necessidades de cada um, e dessa forma constatamos que apenas o esclarecimento sobre o diagnóstico e correção cirúrgica não eram o suficiente para deixá-los seguros e confiantes com a equipe que conduzia o tratamento. A equipe multiprofissional sentiu a necessidade de expandir as informações das condutas e rotinas prestadas na assistência para melhorar a confiança e minimizar as angústias. Tudo isso junto com um dos mais importantes objetivos para o desenvolvimento interno da humanização, que foi a comunicação entre a equipe multiprofissional e familiares.

Diante dos casos críticos que foram analisados e da necessidade que já havia sido pontuada anteriormente pela demanda trazida pelos pais e familiares à equipe (Médico, Enfermeira, Fisioterapeuta, Assistente Social, Nutricionista, Enfermeira SCIH e Psicóloga), analisou-se criteriosamente todos os aspectos e infraestrutura que podiam levar a um debate sobre como poderiam agir de forma que melhor atendesse os pais de forma ética e acolhedora, e dessa forma nomeou-se esses atendimentos com o seguinte título: "**Reuniões com os pais de crianças internadas na UTI Cardiopediátrica/Neonatal**".

A Equipe está sempre visando uma melhor forma de acolher os pais e familiares das crianças/bebês internadas em nosso setor e sempre preocupada com os problemas para que os membros não valorizassem apenas problemas técnicos e esquecessem a fundamental necessidade de estar naquele setor para se criar um vínculo entre o trinômio pais/paciente/ profissional e consequentemente desenvolver as relações humanas vivenciadas no ambiente de estresse, medo, conflitos e tensão constante das notícias esperadas, tirando-os por um momento daquele ambiente de muitas expectativas, deixando-os participar com sugestões e sempre escutando mais do que falando, pois só dessa forma conseguimos desenvolver um trabalho em Equipe. Na filosofia da PNH, o acolhimento prioriza a formação de redes e vínculos multiprofissionais, visando a integralidade e valorização dos sujeitos.[7,8]

Após a construção das reuniões, partimos para um local específico distante do ambiente fechado da Unidade de Terapia Intensiva, preferencialmente durante a semana, por termos uma maior disponibilidade da equipe multiprofissional e uma maior adesão dos participantes, ficando determinado que fosse de 1 hora de duração, semanal e com agendamento programado em um auditório.

Isso diante de todo o contexto dos conflitos internos apresentados pelos pais, que tendem a aumentar no dia-a-dia, sendo fator gerador de ansiedade: "Não terem com quem deixar os outros filhos maiores, condição social precária, a distância da residência até o Hospital, o tratamento prolongado, o desconhecimento do tratamento, a culpa de ter gerado um filho doente entre outros".

E um dos fatores que trabalhamos de maneira intensa é a expectativa de quanto tempo a criança ficará internada, que sempre é um dos ou o maior causador da ansiedade dos pais; a alta para a Unidade de Pediatria e posteriormente a alta para residência, se após a cirurgia seu filho terá uma vida normal como outras crianças; dúvidas essas que muitas vezes não podem ser esclarecidas durante o boletim médico por mais que as informações sejam minuciosas e realizadas de diferentes formas; muitas vezes não conseguimos solucioná-las, pois o foco naquele momento não é o de saber a verdade, e sim é o momento de acreditar nas últimas esperanças que ainda restam, pois um bom prognóstico é esperado; por mais que a realidade seja transparente, o processo de aceitação é extremamente difícil.

A equipe é constituída por número limitado de profissionais por área, seguindo a estrutura:

- Público-alvo: pais e familiares de crianças internadas na UTI Neopediátrica.
- Periodicidade: Semanal/Quinzenal.
- Duração: 1 hora.
- Componentes: Médico, Enfermeira, Supervisora do setor, Enfermeira do SCIH, Fisioterapeuta, Nutricionista, Psicóloga e Assistente Social.
- Material didático: uma boneca customizada como se fosse uma criança em pós-operatório de cirurgia cardíaca.

A Rotina de Funcionamento das Reuniões com a Equipe Multiprofissional:

- É realizado um agendamento dos auditórios semanalmente para um período de um mês ou dois meses com duração de 1 hora pela Enfermeira Supervisora do setor;
- A divulgação das reuniões para os pais e familiares é realizada de duas maneiras:
  a) É liberado um cronograma com as datas na recepção da UTI;
  b) Os pais são convidados pelas Assistentes Sociais e Psicólogas através de convites;
- É permitida a presença dos pais e/ou familiares apenas das crianças internadas na UTI;
- Sempre iniciamos as reuniões fazendo uma apresentação geral e sempre pontuando que aquele momento é específico para se tratar de assuntos que não sejam sobre o diagnóstico, e sim um momento para tirar dúvidas com a equipe de apoio ou sugerir ideias de melhoria para o setor;
- Assuntos sobre os diagnósticos devem ser abordados no boletim médico;
- Antes do término das reuniões, mostramos a boneca para os pais e, ao mesmo tempo, eles vão questionando e comparando os dispositivos que os seus filhos apresentam, como: cateter, sonda, acessos, faixa do CPAP e outras dúvidas que surgem no momento, tornando o ambiente bem descontraído, as dúvidas sendo explicadas pelo profissional ao qual foram direcionadas(Figura 31.1);
- Após o término das reuniões, os profissionais fazem um pequeno *briefing* sobre os pontos mais delicados das reuniões, para que todos tenham atenção específica no decorrer da internação; muitas vezes um pequeno detalhe que antes ninguém havia percebido é sinalizado nesse momento;
- Após o término, o encontro é registrado em Ata da reunião e é feita uma lista de presença com assinatura de todos os presentes.

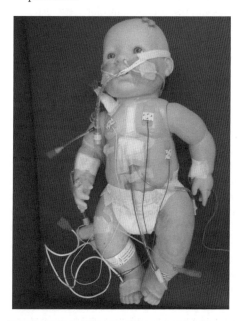

Figura 31.1 Boneca.

A experiência de poder participar como Enfermeira desse grupo de pais de crianças internadas na UTI é muito gratificante, devido aos depoimentos que presenciamos e intervenções que podemos fazer de forma a contribuir com o ser humano que se encontra impotente para realizar suas ações.

Deparamo-nos com muitos casos de mães que descobrem que seus filhos são doentes após o nascimento; ocorrências de separação de casais, em que o marido responsabiliza a esposa pelo diagnóstico da criança; sonhos de casais que são interrompidos por um exame de imagem mal diagnosticado (independentemente do nível social) etc.

A falta de informação é geral, e observamos que nos encontros semanais com os pais é oferecido suporte necessário e consequentemente há a diminuição das dúvidas, que são tiradas de forma mais tranquila e descontraída. Como profissionais, não podemos esquecer que os pais têm necessidade de informações, e elas só podem ser alimentadas quando os cercamos desses esclarecimentos, pois os sentimentos oscilam bastante durante a internação, com a mistura medo da verdade, curiosidade através da internet, questionamentos constantes aos profissionais, desconfiança e outros sentimentos que muitas vezes desencadeiam conflitos os quais eles não sabem controlar – e é justamente nesse momento que precisamos ajudá-los, oferecendo suporte com uma comunicação eficiente da equipe e mostrando que, além de a equipe ser uma referência, poderá oferecer acolhimento de forma mais personalizada.

Após um determinado período, observamos que o processo dos Encontros Semanais com os Pais de Crianças Internadas na Unidade de Terapia Intensiva Cardiopediátrica/Neonatal veio se agregar ao trabalho de humanização da instituição, pois o saciar as mães, pais e familiares de informações reflete automaticamente nos seus anseios, em seus desejos de transparência das rotinas prestadas para a criança, o que desenvolve nos pais um vínculo de segurança em relação a toda a equipe – e assim detectamos o quanto eles tornam-se dependentes.

Temos também um cuidado mais intenso com os pais dos pacientes crônicos nas reuniões semanais.

No caso da criança crônica que se encontra com grande período de internação, preferencialmente são realizadas reuniões personalizadas para que os objetivos sejam apresentados de forma mais específica; sendo agendadas antecipadamente com os pais e com a presença do Médico, Enfermeira e Psicóloga.

Na sequência, mostraremos como é a participação de cada profissional durante as reuniões e como é sua atuação na resolução das angústias e intervenção dos problemas.

Temos que referenciar a importância dos profissionais (médico, nutricionistas e enfermeira do Serviço de Controle de Infecção Hospitalar) que trabalham diariamente no time com a proposta de esclarecer as dúvidas e informar aos pais acerca das condutas e tratamentos propostos participando ativamente.

■ PSICOLOGIA

[...] As pessoas pedem para ser assistidas, e já é muito que elas aceitem ir embora sem pedidos de radiografias, sem receitas, sem calmantes, enfim, sem provas tangíveis de que tenham estado no médico. Portanto, é preciso pelo menos falar-lhes, muni-las de conselhos precisos que provocarão, se forem aplicados, um progresso, por ligeiro que seja, no comportamento da criança, graças ao que terão confiança em nós e voltarão com ela.[9]

A palavra "encontro", no contexto aqui endereçado, por si só é um convite a refletir sobre sua semântica, que faz alusão a uma reunião combinada em meio a outras interfaces, que ousa torná-las em questionamentos, considerando o olhar dos pais ao serem inseridos no grupo: *Em busca* de que estão? *Em favor* de quem?

Tais perguntas ressoam de modo significativo e imediatamente nos levam a ponderar que esses pais encontram-se em busca de informações em favor de seus filhos, o que implica na compreensão de sua cardiopatia congênita, evolução clínica, tratamento e prognóstico, entre outros, e o que nos remete a refletir na dimensão da importância da comunicação nessa situação.

As palavras "comunicação" e "comunhão" têm a mesma origem etimológica e referem-se a uma mesma posição, em que pessoas se põem em comum, partilham algo e relacionam-se, além de apresentarem a ideia de união e ligação.[10] Observa-se que tais conceitos, quando os transpomos para a realidade de nossos encontros, são bastante legítimos.

A comunicação entre a equipe multiprofissional e a família das crianças, quando efetiva, contribui no manejo e enfrentamento dos familiares na compreensão do adoecimento e processo de hospitalização de seus filhos[11] e a *qualidade desse diálogo inicial, que implica na excelência do acolhimento da equipe, do respeito e autenticidade demonstrados mutuamente (equipe-família) são características imprescindíveis para uma condição de bom êxito de tudo o que virá a seguir.*[12]

A comunicação desempenhada de modo apropriado tem uma função essencial, para que as informações direcionadas aos familiares incidam com maior clareza, consistência e fluidez.

Mas afinal... O que é comunicado? Uma das preocupações primordiais da equipe multiprofissional é provocar e facilitar aos pais que verbalizem suas dúvidas e sentimentos emergentes naquele momento, reforçando sobre a importância de escutá-los e não inaugurar assuntos específicos. É proporcionado um espaço psíquico para que esses pais possam expressar pensamentos, ideias e emoções da forma que se apresentam a eles. Tal conduta e o vínculo que se produz frente a isso repercutem no fortalecimento da relação pais-equipe e pode possibilitar que os sentimentos de frustração, incerteza, tristeza, insegurança, solidão e medo sejam minimizados.

Diante do conteúdo manifesto pelos pais, o psicólogo se localiza na posição para além da escuta convencional, que agrega as funções peculiares de saber e dar atenção. Ele a transpõe no sentido de que essa escuta atém-se ao discurso do outro, ou seja, a nossa prática nos permite ter ouvidos mais afinados e cautelosos ao que o outro fala e em concordância com a observação de Freud: "ouvir é uma via privilegiada para o conhecimento, a qual o paciente nos dá acesso".[13]

Durante o encontro, a aproximação do discurso entre equipe e pais se encerra no adoecimento da criança e na busca desses familiares por resgatar o seu filho imaginado e desejado em meio ao contexto da hospitaliza-

ção, além da tentativa dos pais em apropriar-se minimamente de uma posição de suporte em relação a um entendimento peculiar sobre o seu filho.

Observar o que os pais sabem e o que desejam saber é fundamental ao psicólogo para mediar essa conversa, no sentido de significar a experiência de sofrimento dos pais junto à equipe e de elucidar aos pais que a fusão dos diversos olhares das especialidades profissionais ali presentes integram um conhecimento único sobre seus filhos.

Reforça-se ainda que manter a escuta atenta à narrativa dos pais é imprescindível, pois "(...) o que se escuta, na maioria das vezes, são coisas cujo significado só é identificado posteriormente",[14] cabendo aqui complementar que os "teores mencionados são inconscientes, sendo que o momento mais adequado e oportuno para interpretar, pontuar ou intervir dar-se-á quando o psicólogo perceber que o paciente, no caso os pais, estiverem em condições de absorver determinados conteúdos".[15]

É importante ressaltar que o contorno emocional e a continuidade do cuidado psicológico ocorre também independentemente da atuação do profissional na equipe. Os pais são acompanhados, e os atendimentos acontecem de forma individual, através de uma rotina que respeita uma periodicidade e se dá a todas as famílias cujos filhos submeteram-se a tratamento cirúrgico ou através de solicitação da equipe multiprofissional, pais ou paciente.

Nota-se que, em meio à hospitalização e especialmente durante o encontro, os pais são despertados ou mobilizados a se identificarem entre si pela dor de vivenciar a mesma situação, tipo de cardiopatia congênita e similaridades do quadro clínico; a partir disso, instituem novos laços e se aproximam empaticamente, buscando conforto e apoio mútuo, por experienciarem o mesmo processo (adoecimento dos filhos).

Há ainda casos em que alguns pais sentem-se incomodados e angustiados com as reações diferentes de outros familiares, o que parece relacionado ao receio de verem sua experiência refletida no espelho do outro, em planos e dimensões maiores; no entanto, o encorajamento viabilizado pelo psicólogo para expressar suas fantasias e o potencial de compreensão (no sentido de apreensão do conjunto) propiciado a partir das trocas, tende a favorecer a reflexão sobre si mesmo e possibilitar que considere as dificuldades díspares vivenciadas por cada familiar, em virtude das urgências emocionais que invariavelmente são compartilhadas por todos dentro dessa Unidade.

Essa Unidade (UTI Cardiopediátrica/ Neonatal), por sua vez, abarca a união de cuidados contínuos às crianças, mas que transcendem as fronteiras do arcabouço físico ao irromper e retornar ao cerne da temática que nos conduz: o cuidado oferecido aos pais durante o encontro.

Halm[16] contribui aludindo que "as intervenções grupais podem oferecer melhora temporária no estado psicológico dos membros familiares e auxiliá-los no desenvolvimento de estratégias que lhes permita lidar com futuras situações de estresse".

Observa-se que o encontro e a confluência excitada pela equipe também têm uma atuação de apoio, pois os pais cujos filhos estão mais afastados de situações de crise e próximos da alta para a Unidade de Internação tornam-se uma referência para os familiares que se encontram nos estágios iniciais, ou seja, que chegam posteriormente, quando já há um público conhecido entre si.

Ao final de cada encontro, é possível perceber o efeito agregador e continente oportunizado aos pais, pela união de saberes tão distintos, pensando nos profissionais e experiência de outras famílias, mas que se completam em magnitude.

E em continuidade à constatação anterior, vale destacar que a atuação do psicólogo se estende para além desse momento, pois ao detectar quadros mais críticos e adversos, discutirá com a equipe sobre possibilidades de articulação e condução do caso, bem como de planejamento de tratamento aos pais e consequente acompanhamento do processo.

Conclui-se assim que é premente e de grande importância o trabalho realizado junto aos pais, uma vez que perpassa pelo cuidado com seus bebês, para que "através de sua intervenção e investimento emocional, possam também reanimar o desejo de viver de seus filhos, que se encontram em situação de risco e muitas vezes entre a vida e a morte".[17]

■ SERVIÇO SOCIAL

O encontro semanal com os pais e/ou responsáveis pela criança internada na Unidade de Terapia Intensiva Pediátrica e Neonatal é um importante avanço nos cuidados integrados do paciente, pois proporciona a troca constante de saberes e o fortalecimento do vínculo criado entre aquele que cuida (equipe multiprofissional) e os pais/responsáveis pelas crianças.

Essa troca permite ao profissional exercitar o seu lado empático percebendo o outro enquanto sujeito de direitos[18] e o identificando como ser único que traz sua própria história de vida e capacidade de enfrentamento da doença vivenciada pelo filho naquele momento e, ainda, permite aos pais participar dos cuidados do filho, dentro de suas possibilidades. Tal reflexão teve seu embasamento em citação de texto na Norma Técnica dos Serviços Socioassistenciais da Prefeitura de São Paulo:[19]

> A convivência deve ter como pressuposto que ao estimular a confiança e a cooperação entre os participantes de um grupo, produzimos um impacto positivo no desenvolvimento individual e coletivo. Por sua vez, a interação entre os participantes propicia a reflexão sobre o mundo que os cerca, a compreensão de que os saberes individuais se conectam com outros saberes, novas percepções da realidade se transformam, adquirindo um novo formato e se transformando em conhecimento coletivo.

Através da reunião praticamos o diálogo e a escuta, com a possibilidade de trazer à tona dúvidas pertinentes à ocasião e as sugestões para a melhoria e o fortalecimento da Unidade e dos cuidados prestados.

A Metodologia Participativa, descrita na NT-PSB,[19] apoia-se nos seguintes princípios teóricos de construção do conhecimento:

a) No usuário como sujeito de direitos, que expressa desejos e vontades e é produtor de conhecimento;
b) Na horizontalidade do processo educativo, baseada no "diálogo" entre diversos atores sociais;

Capítulo 31 | Reunião Semanal com os Pais das Crianças Internadas na Unidade... 409

c) Na equidade, considerando que as pessoas necessitam de níveis de atenção diversificados e, portanto, carecem de diferentes recursos técnicos, profissionais e institucionais;

d) Na construção de conhecimentos e compreensões sobre a realidade social, em vez da mera "transmissão" do conhecimento científico;

e) Que o ser humano é por natureza um "ser inacabado", pois está em constante processo de criação e recriação; portanto, as intervenções sociais são processuais.

Assim, a oportunidade de reunirmos a equipe multiprofissional e a partir daí desenvolvermos a interdisciplinaridade[20] em prol do bem-estar do cuidador da criança nos leva a refletir sobre a importância da humanização no cuidado. O assistente social enquanto um dos agentes dessa humanização se coloca à disposição da equipe de cuidadores que ali se reúne semanalmente, a fim de orientar e informar quanto aos seus direitos e possibilitar que ações **proativas** sejam realizadas, tomando iniciativa, prevendo ocorrências futuras, antecipando-se às situações de risco ou agindo de forma imediata.

A humanização na assistência hospitalar é um tema que vem sendo debatido por vários autores tendo como base o discurso do Ministério da Saúde (MS). A seguir, destaco alguns pontos definidos pelo MS, através de sua "Política Nacional de Humanização":[21]

- O aumento do grau de corresponsabilidade na produção de saúde e de sujeitos,
- O ato de humanizar, ou seja, dar estado ou condições de homem, no sentido de ser humano;
- A mudança na cultura da atenção dos usuários e da gestão dos processos de trabalho.

A seguir, outros autores vão se reportar ao conceito de humanização na assistência de forma a contribuir na reflexão diária do assistente social enquanto agente transformador de realidades sociais dos pais/familiares participantes dessa rotina na UTI, levando em consideração as diversas relações em que ele se vê inserido.

Ayres, que se utiliza dos pensamentos de diversos filósofos contemporâneos para sua análise quanto à importância da comunicação na humanização, diz que: "Seremos tão mais individualizados e legítimos quanto mais livremente nos comunicarmos, e a liberdade de nossa comunicação, por sua vez, está diretamente relacionada à nossa capacidade de dar legítima expressão às diversas identidades singulares em interação."[22]

Boaretto contribui na discussão sobre a humanização colocando-se sobre a importância do papel da equipe no contexto da assistência junto ao seu paciente: "A equipe tem papel importante e deve saber lidar com as emoções, adquirir sensibilidade e capacidade de escuta, incorporando a dimensão subjetiva e social do paciente, tomando em conta sua percepção sobre a doença e sua experiência de vida, ajudando a reduzir medos e ansiedades e dando o suporte emocional necessário, um instrumento terapêutico".[23]

A humanização é um processo em amadurecimento e que desafia o profissional a sair de sua zona de conforto, pois o conhecido sempre é mais seguro. Ousar e mudar são arriscados e nem sempre o profissional da saúde está disposto a assumir esse risco. Como coloca Martins, "cada profissional, equipe ou organização passa por processo singular de humanizar, pois se não for singular não será humanização".[24]

Diante dessas opiniões, concluímos que tanto o profissional da saúde quanto o usuário dela precisam se integrar para a busca de um mesmo objetivo, que é a coletividade para um bem-estar maior.

■ FISIOTERAPIA
Papel da fisioterapia na reabilitação da criança com cardiopatia congênita

A descoberta, mesmo antes do nascimento, de uma cardiopatia congênita causa aos pais e a toda a família um estresse emocional e devastador, pois tudo que foi planejado para a criança se transforma em um futuro incerto e desconhecido.

A falta de conhecimento profundo dos pais em relação à doença, somada ao medo constante da perda abrupta da vida da criança durante o período de hospitalização (que muita das vezes torna-se prolongado devido à alta complexidade da cardiopatia), às alterações abruptas hemodinâmicas e respiratórias e à necessidade de mais de uma intervenção cirúrgica, causa um acentuado extravasamento emocional dos pais que se manifestavam com desconfiança e descontentamento para com a equipe multidisciplinar, em relação aos cuidados prestados aos seus filhos.

Quando essas reuniões com os pais ainda não existiam, atitudes de desconfianças eram exacerbadas pela maneira formal e técnica com que as informações sobre o estado geral da criança eram compartilhadas no "Boletim Médico".

Durante as reuniões, os pais relatavam a importância dessas como um acontecimento necessário para esclarecimento da doença, prognóstico, condutas e procedimentos. Consequentemente, os pais adquiriram maior tranquilidade, segurança e conscientização da participação e responsabilidade do tratamento e reabilitação dos seus filhos.

Nas reuniões, notamos que os questionamentos em relação à fisioterapia respiratória e de reabilitação motora eram dúvidas simples, as quais vamos transcrever ao longo deste capítulo.

Os pais são importantes aliados no processo de cura da criança, portanto é fundamental investir um tempo explicando e esclarecendo suas dúvidas, sejam elas simples ou complexas, consolidando o relacionamento "pais e terapeutas".

Ressalvamos a importância de se separar um tempo para quaisquer esclarecimentos, seja ele simples ou complexo, pois esses tornaram-se um aprendizado para os pais e um aliado para o terapeuta, consolidando o relacionamento "pais e terapeutas".[25]

O que é fisioterapia respiratória e por que a fisioterapia respiratória e motora deve ser realizada em crianças com doenças cardíacas?

Trata-se de um tratamento preventivo ou de reabilitação respiratória e/ou motora, realizado pelo fisioterapeuta, sob prescrição médica. Os exercícios e manobras respiratórios manuais são utilizados para auxiliar na resolução de problemas respiratórios como a asma, bronquiolite, pneumonias ou na reabilitação da função respiratória que pode estar acometida pela cirurgia cardíaca. Ela causa diminuição da capacidade respiratória e o acúmulo de secreções pulmonares (catarro).

No tratamento cirúrgico de algumas cardiopatias congênitas, existe mais um agravante que colabora para o prejuízo da capacidade pulmonar: a circulação extracorpórea (CEC), que é indispensável em algumas intervenções cirúrgicas, pois permite o exame detalhado do interior do coração e realização da intervenção corretiva.

No entanto, a CEC induz uma reação inflamatória pulmonar caracterizada por aumento da permeabilidade da membrana alveolocapilar pulmonar, com consequente edema intersticial e alveolar e inativação do surfactante pelas proteínas intra-alveolares, com redução da complacência pulmonar.

Essas alterações prejudicam a difusão pela membrana hematogasosa, de modo a contribuir para a diminuição dos volumes pulmonares e trocas gasosas, aumento do *shunt* intrapulmonar e hipoxemia no pós-operatório.[26,27]

Além disso, a isquemia e a reperfusão pulmonar, próprias da CEC, acentuam esses mecanismos inflamatórios e contribuem para alteração da mecânica respiratória no pós-operatório.[28,29]

As complicações pulmonares, dentre as quais a atelectasia é a mais frequente, incidem em até 45% dos pacientes pediátricos submetidos à cirurgia cardíaca com CEC[30] e podem colaborar para o prolongamento do tempo de ventilação mecânica pós-operatória bem como para o tempo maior de permanência na Unidade de Terapia Intensiva (UTI). Constatou-se esse preocupante panorama quando se detectou 82% de atelectasias no PO imediato de correção de cardiopatia congênita com CEC, envolvendo, na sua maioria, os lobos superior direito (35%) e inferior esquerdo (64%).[31]

Qual o objetivo da fisioterapia respiratória e como o fisioterapeuta atua na UTI do Hcor?

Frente aos efeitos deletérios bem definidos e documentados da CEC, associados a: (1) complexidade das doenças cardíacas congênitas com hiperfluxo ou hipofluxo pulmonar;[32] (2) às particularidades do sistema respiratório da criança[33] (vias respiratórias bem finas, em que qualquer obstrução causa cansaço e acúmulo de secreções; respiração exclusiva pelo nariz até o sexto mês de vida, língua grande proporcionalmente ao seu tamanho, complacência pulmonar baixa e complacência torácica alta); (3) ventilação mecânica e (4) colapso alveolar, que predispõem à disfunção respiratória.

Diante disso, a proposta fisioterapêutica para pacientes críticos em situações especiais é definida cuidadosamente após avaliação individual e tem como objetivo restabelecer a função respiratória, dentre as intervenções e medidas terapêuticas:

- Adequar a Ventilação Mecânica Invasiva (VMI) para restituir a capacidade residual funcional, melhorar a complacência pulmonar e a resistência do sistema respiratório, associando às necessidades de cada cardiopatia;
- Adequar a Ventilação Não Invasiva (VNI) à doença de base e/ou situações específicas no pós-operatório;
- Avaliação de critérios para desmame da VMI e VNI;
- Adequar às trocas gasosas e minimizar hipoxemia;[34]
- Reverter atelectasia, com manobras de re-expansão pulmonar e estratégias ventilatórias, como a manobra de recrutamento alveolar. Essa manobra, de fácil realização e muito utilizada em adultos acometidos por diferentes tipos de lesões pulmonares associadas às atelectasias, principalmente na vigência da Síndrome da Angústia Respiratória Aguda (SARA).[35,36] Todavia, seu emprego estende-se, também, ao pós-operatório de operações mais prolongadas, efetuadas sob anestesia geral, como usualmente ocorre nas cirurgias cardíacas e é reforçado pelo grande atrativo da possibilidade da detecção imediata da eficácia da MRA, com o emprego de oximetria de pulso (SpO_2);
- Higiene brônquica com manobras de higiene brônquica e técnicas para remover secreção. Nos casos de secreção pulmonar, a tosse também é importante, pois é por meio dela que as secreções caminham nas vias pulmonares até serem expelidas pela boca. É importante saber que as secreções podem ser deglutidas e eliminadas pelas fezes, principalmente nas crianças menores, que ainda não sabem expectorar. Se a tosse não for suficiente para eliminar toda a secreção existente, o fisioterapeuta pode estimular o processo, por exemplo, realizando o procedimento de aspiração com sonda nasotraqueal com pressão máxima do aspirador de -30 Bar;
- Além dos cuidados com a fisioterapia respiratória, é responsabilidade do fisioterapeuta a manutenção da fixação e do posicionamento da cânula orotraqueal, bem como da integridade da pele, juntamente com a equipe de enfermagem (Figura 31.2)

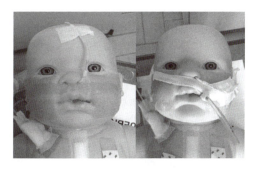

Figura 31.2 Manutenção da fixação e do posicionamento da cânula orotraqueal, bem como da integridade da pele.

Quais são as principais técnicas fisioterapêuticas usadas em crianças?

- **Percussão ou tapotagem:** é uma manobra de desobstrução brônquica, que tem como objetivo soltar as secreções das vias respiratórias e facilitar sua eliminação. É realizada com as mãos em conchas ou ventosas de forma alternada e rítmica na região nas costas.

- **Vibração:** as mãos do fisioterapeuta são posicionadas diretamente sobre a pele do tórax da criança realizando um movimento de vibração a fim de mobilizar, soltar e expelir as secreções.
- **Drenagem postural:** trata-se da colocação da criança em diversas posições para facilitar o escoamento e a eliminação das secreções auxiliada pela força da gravidade. Pode ser realizada deitando a criança para ambos os lados ou sentada. Deve ser feita juntamente com a tapotagem e a vibração.

Deve-se ter atenção especial ao tipo de incisão realizada na cirurgia para que essas técnicas possam ser realizadas.[32]

É importante ressaltar que, durante a terapia, a criança pode chorar, dormir e brincar. Por isso, a terapia deve ser feita com muita responsabilidade, carinho e, de preferência, com a presença de uma pessoa familiar à criança. Além disso, quanto mais precocemente a criança começar o tratamento com o fisioterapeuta, melhores e mais rápidos serão os resultados percebidos.

De quanto em quanto tempo a fisioterapia respiratória deve ser realizada?

Nos intervalos entre as mamadas ou a alimentação (ou pelo menos 30 minutos depois, porque pode causar náuseas e vômitos). As crianças devem ser avaliadas antes, durante e após a terapia pelo fisioterapeuta. O período de sono deve ser respeitado sempre que possível.

Todavia, para todas as crianças, a terapia será estratificada e conduzida previamente por um sinalizador de complexidade, que estende-se pelos diferentes tipos de lesões pulmonares, procedimento cirúrgico (classificado pela escala de Racks), idade, tempo de internação, complicações no pós-operatório e tolerância ao exercício da criança.

O fisioterapeuta avalia o padrão respiratório e hemodinâmico da criança, identificando as necessidades terapêuticas e possíveis complicações inerentes à cardiopatia frente à terapia, e propondo diferentes condutas estabelecidas por:

- **Farol Verde:** terapia mais longa e sem restrições de manobras fisioterapêuticas respiratórias e motoras;
- **Farol Amarelo:** terapia com algumas restrições de manobra respiratória ou motora, com tempo médio de terapia;
- **Farol Vermelho:** terapia com restrições ou cuidados de aspiração nasotraqueal, nas manobras de re-expansões e higiene pulmonar. Terapia de curto tempo.

Frente ao exposto, é importante um profissional habilitado com expertise em cardiopatia e pediatria, que tenha afinidade com crianças. A sessão de fisioterapia respiratória/motora não deve ser um sofrimento, e sim uma conquista, contando com bom relacionamento entre pais, fisioterapeuta e criança.

O que é fisioterapia motora?

O desenvolvimento motor é o processo de mudanças no comportamento que envolve tanto a maturação do sistema nervoso central quanto a interação com o ambiente e os estímulos dados durante o desenvolvimento da criança. Está relacionado com a idade, postura e movimento da criança.

Quando a criança nasce, o Sistema Nervoso Central (SNC) ainda não está completamente desenvolvido. Ela percebe o mundo pelos sentidos e age sobre ele, criando uma interação que se modifica no decorrer do seu desenvolvimento. Desse modo, por meio de sua relação com o meio, o SNC se mantém em constante evolução, em um processo de aprendizagem que permite sua melhor adaptação ao meio em que vive.

Um bom desenvolvimento motor repercute na vida futura da criança nos aspectos sociais, intelectuais e culturais, pois ter alguma dificuldade motora faz com que a criança se refugie do meio o qual não domina, muitas vezes deixando de realizar atividades que não domina.

Rápidas mudanças no desenvolvimento ocorrem durante os primeiros 24 meses após o nascimento e influenciam por toda a vida. As mudanças evolutivas que ocorrem durante esse período são resultado de complexo desenvolvimento neurológico, o qual é influenciado por fatores genéticos e ambientais. O fisioterapeuta precisa ter conhecimentos claros sobre o desenvolvimento motor para poder avaliar a criança, sabendo identificar as características individuais de seu desempenho, relacionando-as com sua idade. É sabido que criança cardiopata submetida à internação hospitalar e a procedimento cirúrgico pode apresentar um atraso no desenvolvimento motor normal, por isso a estimulação motora deve ser realizada o mais precocemente possível.

A fisioterapia motora deve ter início no pré-operatório e se estender ao pós-operatório imediato até alta hospitalar. Nos casos de crianças com instabilidade hemodinâmica, esterno aberto e uso de circulação extracorpórea, a estimulação motora fica limitada apenas ao posicionamento no leito para idade, que mantém os estímulos motores e sensoriais ao cérebro, prevenindo o atraso do desenvolvimento neuropsicomotor (ADNPM).

Quanto mais tarde a criança iniciar a fisioterapia motora, mais defasado estará o seu desenvolvimento motor. Por isso é importante que um planejamento fisioterapêutico seja desenvolvido e aplicado precocemente pelo fisioterapeuta, assim como orientações para que os pais deem continuidade ao tratamento. As atividades lúdicas são também utilizadas durante as sessões de fisioterapia para atingir os objetivos terapêuticos.[37]

O que é Ventilação Não Invasiva (VNI) e quais cuidados são importantes?

É um sistema artificial que gera pressão positiva nos pulmões durante a respiração espontânea a fim de oferecer um suporte e diminuir o cansaço da criança, evitando a intubação orotraqueal.

Ela pode ser realizada com pronga nasal, máscara nasal ou facial. Os recém-nascidos e lactentes até 6 meses de vida respiram exclusivamente pelo nariz, tornando fácil e eficaz a utilização da VNI com pronga nasal. A partir dessa idade, as máscaras nasais ou faciais estão indicadas.

A utilização de pronga e de máscara deve ser cuidadosa, pois sua aplicação deve ser segura e eficaz para evitar escape de ar. Isso pode gerar uma pressão contra a face da criança. Essa pressão pode produzir necrose da pele. Para minimizar esse fator, pode-se utilizar placa de hidrocoloide para proteger a pele (Figura 31.3)

A VNI é indicada quando se tem aumento do trabalho respiratório; presença de retrações supraesternais, subdiafragmáticas e intercostais; gemência; batimento de asa de nariz; agitação; palidez; cianose; expansibilidade pulmonar diminuída e queda de saturação não esperada para a patologia.

Ela é indicada principalmente em: (1) crianças no pré-operatório de patologias com canal arterial dependente, pois o uso de prostaglandina pode causar apneia; (2) pós-operatório de cirurgia de Jatene, devido à insuficiência cardíaca; (3) extubação após ventilação mecânica invasiva prolongada ou desmame difícil e em crianças desnutridas ou com baixo peso.

É importante que os pais estejam bem orientados quanto ao uso da VNI. Ela costuma gerar muitas dúvidas e perguntas. Para que a VNI seja instalada com pronga nasal, é necessário utilizar uma faixa na cabeça para que essa seja fixada juntamente com as extensões. Cabe ao fisioterapeuta explicar aos pais a necessidade da utilização da VNI, assim como o enfaixamento da cabeça (Figura 31.3).

Já a VNI com máscara deve ser instalada com uma touca. Também é função do fisioterapeuta explicar aos pais a necessidade da VNI e da utilização e boa fixação da touca.[38-40]

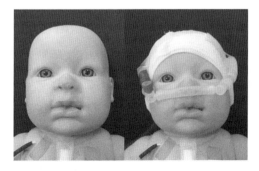

Figura 31.3 Máscara de hidrocoloide, utilização da VNI e enfaixamento.

Quais os cuidados especiais com as Crianças cardiopatas?

- Saturação de oxigênio: deve-se ter especial atenção. Esse é um controle que deve ser conhecido por toda a equipe, assim como os familiares. A saturação de oxigênio esperada varia de acordo com a patologia e procedimento cirúrgico realizado. Deve-se ter especial atenção às cardiopatias complexas, como síndrome da hipoplasia do coração esquerdo.[41]
- Cuidados após a alta e orientação aos pais e cuidadores da criança:
  - Desde os primeiros atendimentos na Unidade de Interação é orientado aos pais que tenham atenção ao posicionamento ideal da criança no berço em casa: colocar a criança de barriga para cima, e a cabeceira mais elevada para evitar o risco de refluxo gastresofágico (quando o leite volta – não necessariamente a criança vomitará – e vai para os pulmões). Essa posição também facilita a respiração.
  - É orientada também a forma como colocar e tirar a criança do berço, carregar no colo e realizar a estimulação motora e brincadeiras, sem que a criança sinta dor ou prejudique a cicatrização do osso esterno.
  - Se necessário, realizar inalação, que deve ser prescrita pelo pediatra, para facilitar a eliminação das secreções. Esses procedimentos precisam ser feitos sempre com uma máscara bem posicionada no nariz e boca da criança, para garantir eficácia e boa absorção pelas vias respiratórias.

■ REFERÊNCIAS BIBLIOGRÁFICAS

1. Collet N. Criança Hospitalizada: participação das mães no cuidado. Tese (Doutorado) – Escola de Enfermagem de Ribeirão Preto, Universidade de São Paulo. Ribeirão Preto, 2001.
2. Knobel E. Condutas no paciente grave. São Paulo: Atheneu; 1998 1306-12.
3. Elsen I. Desafios da enfermagem no cuidado de famílias. In: Bub LI. Marcos para a prática de enfermagem com famílias. Florianópolis: UFSC; 1994.
4. Ferreira JC, Sakita NK, Ceccon ME, et al. Experiência de grupo de pais em uma Unidade de Terapia Intensiva Neonatal. Pediatria (São Paulo) 2009;31(1): 20-5.
5. Reis LS, Silva EF, Waterhemper R, et al. Percepção da equipe de enfermagem sobre humanização em unidade de tratamento intensivo neonatal e pediátrica. Rev Gaúcha Enferm. 2013;34(2):118-24.
6. Virgínia B. O significado do grupo de apoio para a família de recém-nascidos de risco e equipe de profissionais na unidade neonatal. J Pediatria (Rio J.) 2006;82(4):7-15.
7. Brasil. Ministério da Saúde. Política Nacional de Humanização. Brasília: Ministério da Saúde; 2010. Disponível em: www.saúde.gov.br/ (Acesso em nov. 2014)
8. Silva CR, Lunardi Filho WD, et al. Acolhimento como estratégia do Programa Nacional de Humanização. Ciênc Cuid Saúde 2011;10(1): 35-43.
9. Dolto F. Psicanálise e pediatria. Rio de Janeiro: Zahar; 1977.
10. Houaiss A, Villar MS. Dicionário Houaiss da língua portuguesa. Rio de Janeiro: Objetiva; 2001.
11. Barçante TA, Dias GT, Souza JS, et al. Humanização do cuidado na UTI: uma possibilidade real. Rev Enferm 2009;. Disponível em: http://www.portaldoenfermeiro.com.br. (Acesso em: 08/11/2014)
12. Leitgel-Ville M. Boi da cara preta: crianças no hospital. Salvador: Edufba/Agalma; 2003.
13. Gay P. Freud, uma vida para nosso tempo. São Paulo: Companhia das Letras; 1989. p.80.
14. Freud S (1912). Recomendações aos médicos que exercem psicanálise. In: ESB das obras psicológicas completas de Sigmund Freud. Rio de Janeiro: Imago; 1996. p.123-33.
15. Freud S (1913). Sobre o início do tratamento. In: ESB das obras psicológicas completas de Sigmund Freud. Rio de Janeiro: Imago; 1996. p.137-58.
16. Halm MA. Effects of support groups on anxiety of family members during critical illness. Heart Lung 1990;19(1):62-71.
17. Mathelin C. O sorriso da Gioconda: clínica psicanalítica com bebês prematuros. Rio de Janeiro: Companhia de Freud; 1999.
18. Conselho Federal de Serviço Social. Código de ética do assistente social. Brasília: CFESS; 2011.

Capíulo 31 | Reunião Semanal com os Pais das Crianças Internadas na Unidade... **415**

19. Norma Técnica dos Serviços Socioassistenciais (on-line). Proteção Social Básica da Prefeitura do Município de São Paulo. disponível em: http://www.prefeitura.sp.gov.br

20. Martinelli ML. O trabalho do assistente social em contextos hospitalares: desafios cotidianos. Serv Soc Socied 2011;107:497-508.

21. Brasil. Ministério da Saúde (on-line). Política Nacional de Humanização Hospitalar. Brasília: Ministério da Saúde; 2003. Disponível em: www.saúde.gov.br/

22. Ayres JR. Humanização da assistência hospitalar e o cuidado como categoria construtiva. Re Ci Saúde Col 2004;9(1):16.

23. Boareto C. Humanização da assistência hospitalar: o dia-a-dia da prática dos serviços. Rev Ci Saúde Col 2004;9(1):22-4.

24. Martins MC. Humanização das relações assistenciais: a formação do profissional de saúde. São Paulo: Casa do Psicólogo; 2001.

25. Buarque V, Lima MC, Scott RP, et al. O significado do grupo de apoio para a família de recém-nascidos de risco e equipe de profissionais na unidade neonatal. J Pediatria 2006;82(4):295-301.

26. Paul DA. Greenspan JS, Daves DA, et al. The role of cardyopulmonary bypass and surfactant in pulmonary decompensation after surgery for congenital heart disease. J Thorac Cardiovasc Surg 1999; 117(5):1025-6.

27. Tusman G, Böhm SH, Tempra A, et al. Effects of Recruitment maneuver on atelectasis in anesthezied children. Anesthesiology. 2003;98(1):14-22.

28. lebi S, Köner O, Menda F et al. The Pulmorary and Hemodynamic Effects of Two Different Recruitment Maneuvers After Cardiac Surgery.Istambul. Anesth Analg. 2007; 104(2):384-90.

29. Clark SC. Lung injury after cardiopulmonary bypass. Perfusion. 2006;21(4):225-8. Review.

30. Dyhr T, Nygård E, Laursen N, et al. Both lung recruitment maneuver an PEEP are needed to increase oxygenation an lung volume after cardiac surgery. Acta Anaesthesiol Scand. 2004;48(2):187-97.

31. Emhardt JD, Moorthy SS, Brown JW, et al. Chest radiograph changes after cardiopulmonary bypass in children. J Cardiovasc Surg (Torino). 1991;32(3):314-7.

32. Regenga MM. Fisioterapia em cardiologia: da UTI à reabilitação. 2 ed. São Paulo: Roca; 2012.

33. Laranjeira, LN; Regenga MM; Corrêa DCT; Guimarães HP. SAFE (Simulação Aplicada a Fisioterapia nas Emergência) - Guia de Urgência e Emergência para Fisioterapia. 1ed. São Paulo: Atheneu, 2012, p. 165-184.

34. Puls A, Pollok-Kopp B, Wrigge H, et al. Effects of a single-lung recruitment maneuver on the systemic release of inflammatory mediators. Intensive Care Med 2006;32(7):1080-5

35. Amato MB, Barbas CS, Medeiros DM, et al. Effect of protective ventilation strategt on mortality in the acute respiratory distress sybdrome. New Engl J Med 1998;338(6): 347 54.

36. Grasso S, Mascia L, Turco MD, et al. Effects of recruiting maneuvers in patients with acute respiratory distress ventilated with protective ventilator strategy. Anesthesiology 2002;96(4):795-801.

37. Willrich A, Azevedo CC, Fernandes JO. Desenvolvimento motor na infância: influência dos fatores de risco e programas de intervenção. Rev Neuroc 2009;17(1):51-6.

38. Lima MR, Freire AL, Andrade LB, et al. Comparação dos níveis de pressão positiva contínua nas vias aéreas de dois sistemas. J Pediatr (Rio J) 2004; 80(5):401-6.

39. AARC Guideline: Neonatal CPAP. Application of continuous positive pressure to neonates via nasal prongs, nasopharyngeal tube or nasal mask – 2004 revision & update. Respir Care 2004;49(9):1100-8.

40. Barrington KJ, Bull D, Finer NN. Randomized trial of nasal synchronized intermittent mandatory ventilation compared with continuous positive airway pressure after extubation of very low birth weight infants. Pediatrics 2001; 107(4):638-41.

41. Silva JP, Silva LF. Síndrome de hipoplasia do coração esquerdo (SHVE): o que fazer e o que não fazer no pré e no pós-operatório. Rev Soc Cardiol Estado de São Paulo 2011;21(4):8-14.

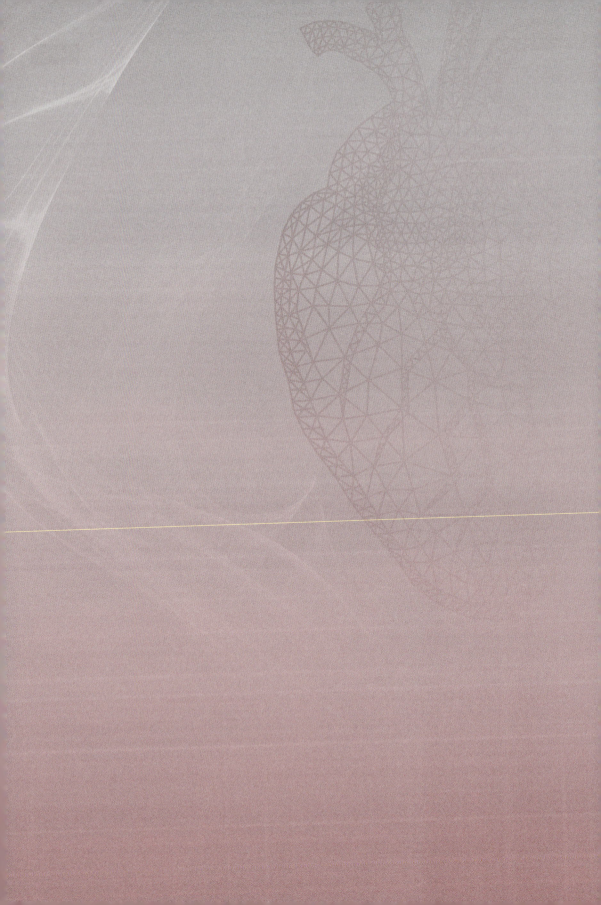

capítulo **32**

Maria do Carmo Martins Jatobá
Janaina Xavier de Andrade Santos

Humanização:
A Expectativa e a Participação do Familiar na Terapia Intensiva

■ INTRODUÇÃO

O Humanismo é uma palavra que pode ser aplicada a quase todas as ideologias modernas e contemporâneas. Na Grécia e Roma antiga, o humanismo enaltecia o homem, sobretudo os valores de beleza, força, harmonia, virtude, heroísmo, gênio etc. No mundo cristão, o ser humano passou a ter destaque como pessoa, isto é, como princípio autônomo e individual.[1]

Humanizar é tornar humano; dar condição humana a; humanar; tornar benévolo; afável; tratável; fazer adquirir hábitos sociais polidos.[2]

Humanizar-se é também a capacidade de ser frágil, poder chorar, sentir o outro, ser vulnerável e, ao mesmo tempo, ter vigor, lutar, resistir, poder traçar caminhos. Ternura e vigor.[3]

A humanização é entendida como valor, na medida em que resgata o respeito à vida humana. Abrange circunstâncias sociais, éticas, educacionais e psíquicas presentes em todo relacionamento humano. Esse valor é definido em função de seu caráter complementar aos aspectos técnico-científicos que privilegiam a objetividade, a generalidade, a causalidade e a especialização do saber.[4]

O cuidar humanizado implica, por parte do cuidador, exercer na prática uma reflexão sobre as questões pessoais num quadro ético, em que o cuidar se vincula à compreensão da pessoa em sua peculiaridade e em sua originalidade de ser.[5]

Humanizar a Unidade de Terapia Intensiva Cardiopediátrica/Neonatal significa cuidar, acolher o paciente como um todo, englobando o contexto familiar, psíquico e social, nunca esquecendo os aspectos culturais, os valores básicos da individualização de cada um.

O setor de Unidade de Terapia Intensiva Cardiopediátrica/Neonatal (UTI Cardiopediátrica/Neonatal) tem se desenvolvido nos últimos tempos no aspecto arquitetônico, estrutural e tecnológico, porém a busca constante do acolhimento físico e psicológico dos pacientes, familiares e a preocupação com a saúde mental do trabalhador vêm traduzir o conceito que hoje melhor se aplica para o que chamamos de humanização.

O cenário com que nos deparamos diariamente nas diferentes UTIs nos aponta certa necessidade de trabalhar o tema HUMANIZAÇÃO, principalmente pelos nossos pacientes, que são fragilizados e totalmente dependentes por serem crianças e recém-nascidos; outro fator que vem nos mobilizar é o acolhimento aos pais e familiares.

Para esses familiares, lidar com o ambiente de Unidade de Terapia Intensiva é sempre um momento de grandes desafios e expectativa em torno da melhora do quadro clínico do seu filho e da incerteza da alta para Unidade de Internação. Os desafios aumentam quando se trabalha com crianças cardiopatas, pois muitas vezes necessitam de reinternações e reintervenções, em que a convivência com a dor e a morte são presentes.

Para os pais, a Unidade de Terapia Intensiva Cardiopediátrica/Neonatal é um ambiente de esperança e de medo. Esperança por saber que esse é um local preparado para

Seção 6 | Integração Multidisciplinar no Cuidado ao Paciente Pediátrico Congênito

atender melhor seu filho e aumentar as chances de sobrevida, e medo por saber dos riscos inerentes aos pacientes que vão para tal ambiente – e ainda, sentimentos de frustração, por não estarem, em geral, preparados para essa separação.[6]

Devemos manter dentro da UTI um ambiente confortável e tranquilo para a criança e familiares, respeitando-a dentro de suas necessidades, valores e crenças (Quadro 32.1).

Quadro 32.1 Elementos fundamentais para uma boa humanização dentro de uma UTI.[7]

- Respeitar o paciente (RN/criança) de acordo com suas necessidades básicas.
- Respeitar os pais e familiares acolhendo da melhor forma e minimizando suas angústias.
- Aliviar a DOR em todos os sentidos, a da separação, a fisiológica, a da perda, a do sofrimento.
- Preservar a privacidade do diagnóstico e prognóstico.
- Oferecer todo suporte de investimento, desde recursos tecnológicos até o terapêutico.

A Constituição de 1988 incorporou como prioridade a proteção dos direitos da criança e do adolescente e o atendimento de suas necessidades básicas. Em 13 de julho de 1990, a Lei n. 8.069, que regulamenta o Estatuto da Criança e do Adolescente, dispõe, no seu Art. 12º, que (...) "os estabelecimentos de saúde devem proporcionar condições para a permanência, em tempo integral, de um dos pais ou responsável, nos casos de internação de crianças e adolescentes".[8]

■ A FAMÍLIA E A CRIANÇA HOSPITALIZADA

Dentro do conceito de humanização e em especial quando articulamos sobre crianças, as figuras parentais mãe e pai – mais precisamente falando, a família – estarão sempre presentes e atuantes, especialmente quando se trata de um bebê que nasceu com uma malformação congênita (cardiopatia), o que os mobiliza a se defrontar com a frustração de que o filho imaginado em seus sonhos não é o filho concebido, instaurando-se assim o processo de luto pela perda do filho imaginário, a aceitação do filho real e o reinvestimento emocional endereçado ao filho, o que os motiva a seguir na continuidade do cuidado.

A cardiopatia congênita é considerada uma doença crônica, o que subentende a necessidade de atenção permanente, oscilações clínicas, múltiplas e prolongadas hospitalizações, consultas médicas constantes, controle rigoroso de medicamentos e alguns tratamentos cirúrgicos ao longo do desenvolvimento global da criança.

Segundo definição da OMS,[9] a doença crônica compreende a "inabilidade residual causada por alteração patológica não reversível, necessidade de treinamento em reabilitação, situação que requer longo período de supervisão, observação ou cuidado", o que implica na atenção da família e suporte médico-hospitalar. Conforme complementa Carreiras,[10] "não existe uma criança. Existe uma criança e os seus pais e sua equipe terapêutica e a comunidade onde está inserida". Vale acrescentar ainda que a OMS[19] prevê que o cuidado frente ao adoecimento crônico deve integrar o bem-estar da família.

No que diz respeito ao hospital e sua consequente contribuição simbólica, "as instituições devem ser permanentes, garantindo a estabilidade necessária à vida psíquica e social dos sujeitos",[11] especialmente quando falamos sobre pais de bebês, que experimentam diariamente a angustiante espera pela evolução do quadro clínico e melhora de seu filho. Vidal (1991) agrega ao assunto dispondo sobre as representações familiares, fundadas nos sentimentos ambivalentes que transitam durante a vivência hospitalar, ao referir sobre o grupo institucional que:[12]

> (...) é um grupo de 'familiares, e que nesse ponto mobiliza de maneira privilegiada uma fantasmática familiar. 'Ser da Casa', 'fazer parte da Casa' são expressões reveladoras das interações e das relações de 'familiaridade' que se tecem entre os indivíduos que convivem permanentemente e cotidianamente no trabalho ou em outras atividades. É certamente inevitável que as representações do grupo institucional se construam sobre o modelo das fantasias propriamente familiares e se expri-

Capítulo 32 | Humanização: A Expectativa e a Participação do Familiar na Terapia Intensiva

mam naturalmente nos termos e através desses protótipos... domésticos!

E transcendendo o simbólico, deparamo-nos com a premência da família em imprimir um registro de singularidade ao seu filho, solicitando à equipe a permissão para trazer pertences e adereços que foram adquiridos para uso do bebê. Itens como gorro, laço, meias e luvas, artigos que representam suas crenças religiosas, fotos da família, entre outros, são autorizados como uma via de legitimar o desejo dos pais.

Na Unidade de Terapia Intensiva Cardiopediátrica/Neonatal, em meio à rotina de medicamentos, intervenções invasivas, cirurgias e procedimentos diversos, o contorno emocional proporcionado pelos pais parece ser o bálsamo para a dor e o sofrimento psíquico vivenciado pelas crianças.

A possibilidade de presença permanente dos pais dentro da Unidade viabiliza que esses possam se sentir envolvidos nos cuidados e efetivamente atuar no processo de recuperação dos filhos, que principalmente no momento pós-cirúrgico se encontrarão mais fragilizados física e emocionalmente, dependentes e com inúmeras restrições, sejam elas relacionadas à alimentação, locomoção e/ou movimentos. Posteriormente a essa etapa, o papel dos pais se prolongará na manutenção e continuidade do tratamento da criança.

Mas, para além dessa constatação, é necessário que o psicólogo favoreça aos pais a elaboração de suas concepções a respeito do adoecimento, mobilizando as primeiras interações com seus filhos, o toque afetivo e a comunicação através do olhar, que acolhe e transmite segurança, além de auxiliá-los na compreensão sobre a relevância e excelência de seu acompanhamento, os implicando na participação do processo e legitimando sobre a importância da presença e competência de ambos.

Além disso, é importante mediar, em alguns momentos, a interlocução que se dá entre o médico e os pais, no sentido de colaborar e tornar possível a compreensão acerca das informações clínicas, diagnóstico, prognóstico, tratamento e condutas a serem tomadas em relação a seu filho. Para além dessa pluralidade de intervenções, o acolhimento e a escuta sobre os medos e fantasias tornam-se absolutamente necessários nesse contexto.

E você pode perguntar o motivo pelo qual tudo isso é tão significativo, não é mesmo? Mas a resposta é simples... À medida que se disponibiliza as orientações necessárias, propicia-se aos pais uma comunicação de qualidade com a equipe, bem como o favorecimento para se apropriarem de sua função parental, ainda que de modo enviesado em virtude de tantas dificuldades e complicações inerentes à patologia, e a partir disso eles se sentirão mais seguros no relacionamento com a equipe multiprofissional, que prima pela transparência e veracidade, corroborando com a síntese de que "a verdadeira terapêutica é aquela que visa zelar a atenção global do paciente".[13]

As crianças na UTI encontram-se absortas e subjugadas aos cuidados clínicos intensivos, rotinas inerentes ao espaço e trabalho técnico-científico. Frente a esses fatores, é fundamental realizar atividades lúdicas que produzam efeitos terapêuticos. O lúdico como recurso projetivo e expressivo nos dá notícias sobre a dinâmica subjetiva do paciente frente ao adoecimento, bem como sobre a qualidade do contexto que vivencia.

Circundada por aparelhos de monitoração, ruídos, procedimentos invasivos, luz artificial e medicamentos, a infância pede passagem... folha, lápis de cor e livro são instrumentos suficientes e eficientes para a imaginação, criatividade e o "faz-de-conta" renderem horas de brincadeiras e transportarem as crianças para uma realidade distante da que estão vivenciando. E o que é possível fazer a partir disso? Através do brincar, facilitar a comunicação da criança com a mãe e equipe; desviar o foco da dor e aliviar a tensão do momento; auxiliá-la na compreensão de sua condição física e consequentes frustrações, contribuindo para melhor enfrentamento da ansiedade decorrente; propiciar um espaço potencial para que a criança identifique-se com os personagens das histórias e trabalhar com essa o conteúdo emergente.

Como foi possível observar, a comunicação é um dos balizadores na humanização hospitalar e tem uma função imprescindível em pacientes cujo enredamento clínico impede ou dificulta a fala, especialmente quando os pacientes são crianças que se encontram no final da primeira infância e em idade escolar, que estão conscientes mas apresentam uma ou mais limitações de ordens diversas para se expressar ou se fazer entender diante da vulnerabilidade imposta pelo adoecimento.

Com o objetivo de assistir adequadamente a esse paciente, dar-lhe "voz" e oferecer subsídios para minimizar suas angústias, frustrações e tristezas, bem como viabilizar o trabalho da equipe multidisciplinar e o contato dos pais com seus filhos, foram desenvolvidas, pelo Serviço de Psicologia do Hcor, pranchas de comunicação que abarcam desenhos infantis, contemplando as dimensões cotidiana e hospitalar da criança, subdivididas em (Figura 32.1):

- emoções (alegria, tristeza, medo, dor etc.);
- corpo (cabeça, braços, coração, pernas etc.);
- profissionais (psicólogo, médico, enfermeiro, nutricionista etc.);
- rotina do hospital (dreno, mamadeira, troca de fralda, chupeta etc.);
- família (pai, mãe, irmãos, avós etc.);
- refeições (café da manhã, almoço, janta etc.);
- talheres (faca, garfo e colher);
- palavras mágicas (por favor, obrigado, desculpa, bom dia, boa tarde, boa noite, entre outras).

As pranchas configuram-se como uma comunicação alternativa e são potencialmente essenciais para que o processo de troca aconteça, assegurando o fortalecimento do vínculo paciente-família-equipe e proporcionando um cuidado efetivo, integrado e humanizado.

Pensando nisso, temos que trabalhar com as expectativas dos pais/familiares no enfrentamento da doença, tornando o ambiente humanizado, provendo o acolhimento por parte da equipe de enfermagem às crianças/pais/familiares e desmitificando o ambiente com o qual ambos terão contato durante o tratamento.

Expectativa do acolhimento e participação dos pais/familiares

O acolhimento dos pais/familiares é de fundamental importância no contexto hospitalar, pois é exatamente nesse momento que ocorre um desequilíbrio entre o processo de descobrimento da doença até a internação do seu filho.

O universo que envolve a hospitalização é imenso, abrangendo a criança, o profissional e a família, e o tempo dessa hospitalização depende da doença de cada criança, podendo estender-se de dias a meses.[14]

A expectativa dos pais sobre a informação objetiva, transparente e constante é a forma mais indicada de alinhar todas as dúvidas. Muitos dos obstáculos que interferem nessa comunicação são: a ansiedade nas respostas aos questionamentos sobre as rotinas, tempo de internação, entendimento do diagnóstico, manuseio do filho pós-cirurgia, fisioterapia e outras dúvidas que possam surgir.

É nesse momento que há um desafio ainda maior a ser superado pela equipe de enfermagem da Unidade de Terapia Intensiva, pois evidenciamos fatores estressantes, presentes na UTI, que provocam nas crianças e nos pais reações psicológicas indesejáveis, como o medo, a ansiedade, a insegurança e a angús-

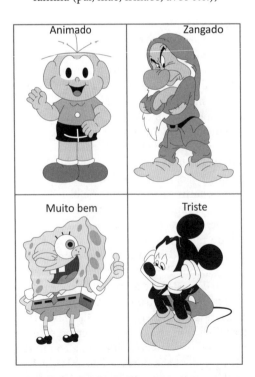

Figura 32.1 Prancha de comunicação.

tia. Essas reações podem reduzir – ou mesmo anular – os efeitos benéficos do tratamento intensivo. A maioria delas, no entanto, pode ser evitada se a equipe da UTI se mantiver atenta, identificando as causas que determinam essas reações e procurando eliminá-las.[15]

Devido ao sentimento de culpa já incorporado nos pais, muitas vezes eles tentam minimizar com cobranças acerca da assistência de enfermagem, e muitas vezes chegam a confundir qual o seu papel como acompanhante dentro da Unidade de Terapia Intensiva e terminam tendo uma percepção distorcida, pois passam a se concentrar mais nas deficiências e vulnerabilidade do que nos recursos presentes para o seu filho.[1,3]

Para os profissionais de saúde, o ambiente pode parecer natural, pois é naquele local que se tem a convivência com os colegas.

O relacionamento da equipe multiprofissional com os familiares e pacientes (RN/Criança) pode evoluir para o estreitamento do vínculo a partir do momento em que a família se sente compreendida e com suas necessidades atendidas.[16]

A participação dos pais no cuidado prestado é de fundamental importância em todos os aspectos da internação, pois identificamos o quanto melhora sua satisfação em relação a poder contribuir no tratamento do seu filho desde o diagnóstico até a alta, pois com simples atitudes podemos oferecer o mínimo de credibilidade na equipe de enfermagem, tais como: liberação de brinquedos, auxiliar durante o banho, colocar no colo e auxiliar em determinados cuidados prestados. São formas que eles encontram de minimizar tudo que foi criado em torno da gestação.

O HCor oferece aos pais/familiares um suporte de informações através do boletim médico diário e entrega de *folders* contendo informações com esclarecimentos sobre o funcionamento e rotinas do setor, entregue pela Enfermeira do plantão, e todo o apoio da equipe multidisciplinar.

Expectativa sobre o ambiente da unidade de terapia intensiva

No sistema hospitalar, a Unidade de Tratamento Intensivo (UTI) é o local que normalmente abriga cliente em estado crítico, o que gera angústias e apreensões nos familiares e/ou nas pessoas próximas.[17]

O ambiente da Unidade de Terapia Intensiva pode parecer muito familiar para os profissionais que atuam no dia-a-dia, porém, para os pais que estão passando por um período difícil, é percebido como assustador. Para eles, esse local muitas vezes oferece situação de impotência.

A internação em uma UTI promove um grande desequilíbrio entre o filho e os pais, evoluindo para uma situação de estresse. No momento da internação, os pais podem se desestruturar e criar fantasias ameaçadoras em torno das diferentes situações que envolvem o termo UTI, podendo levar a uma desorganização emocional, tornando-os ansiosos e impacientes.[18]

Essas unidades são organizadas de maneira a prestar assistência especializada aos clientes em estado crítico, com risco de vida, exigindo controle e assistência médica e de enfermagem ininterruptas. Em virtude desses atos, justifica-se a introdução de tecnologias cada vez mais aprimoradas que buscam, por meio de aparelhos, preservar e manter a vida do paciente em estado crítico. Tais equipamentos tanto podem favorecer o atendimento imediato como podem contribuir para tornar as relações humanas mais distantes, fazendo com que o cliente se sinta abandonado.[19]

Os familiares de pacientes internados em UTI não somente necessitam de informações como também da veiculação dessas, de forma que a assimilação possa ser garantida, minimizando-se assim os efeitos que a ansiedade pode interpor na compreensão das informações e, consequentemente, na comunicação estabelecida com a equipe. Assim, contatos mais prolongados, privativos e constantes com os familiares podem promover a melhora da comunicação, a aquisição de novos conhecimentos e a expressão das dúvidas.[20]

E, no ambiente de UTI, isso se tornou particularmente importante por poder contrapor a necessidade de aproximação da equipe de seus pacientes, em vez de relacionar-se com eles por meio dos aparelhos que os monitorizam. A comunicação torna-se, então, um aspecto fundamental para compreendermos o que é humanização. É ela que vai permitir

Expectativa sobre o profissional de enfermagem

O Hospital Humanizado é aquele que contempla, em sua estrutura física, tecnológica, humana e administrativa, a valorização e o respeito à dignidade. Seja para o paciente, familiar ou o próprio profissional que nele trabalha, garantindo condições para um atendimento de qualidade.[22]

A humanização do ambiente hospitalar não está voltada exclusivamente aos fatores motivacionais externos ou apenas focada no cliente, e sim num processo de construção participativa que requer respeito e valorização de quem cuida também.

A equipe de saúde que trabalha na Unidade de Terapia Intensiva Cardiopediátrica/Neonatal é confrontada diariamente com questões relacionadas à morte, utilizando muitas vezes de mecanismos de defesa para evitar o confronto com a angústia, geradas pela participação do sofrimento do paciente, podendo causar, se não trabalhado adequadamente, o estresse, o sofrimento psíquico. Nesse processo, o sofrimento pode ser potencializado pela forma como está organizado o trabalho, a saber, jornadas prolongadas, ritmo acelerado, falta de descanso ao longo da vida ou até mesmo a jornada dupla de serviço, intensas responsabilidades na realização de tarefas para um paciente que não expressa suas angústias, irritações ou medos. A vivência cotidiana com essa realidade pode levar a sentimentos de frustração, raiva e falta de confiança em si próprio, diminuindo a satisfação com o trabalho, podendo, inclusive, desencadear sintomas de depressão.[7]

Para que o trabalho não se torne mecanizado e desumano, é necessário que os profissionais estejam instrumentalizados para lidar com situações do cotidiano, recebendo auxílio psicológico e aprendendo a administrar sentimentos vivenciados na prática assistencial. Vale salientar que, para o desenvolvimento de ações humanizadas, essas devem estar alinhadas com a filosofia da instituição. Portanto, essa deve estar comprometida com um projeto terapêutico que contemple a humanização das relações de trabalho, da assistência e do ambiente. Nesse contexto, é fundamental o incentivo à equipe, valorizando os profissionais enquanto seres biopsicossociais, pois quando se sentem mais respeitados, valorizados e motivados como pessoas e profissionais, podem estabelecer relações interpessoais mais saudáveis com os pacientes, familiares e equipe multiprofissional.[22]

Individualmente, enquanto profissionais de saúde, todos são corresponsáveis pelo processo de desgastes das relações. Para humanizar o atendimento aos pacientes, é necessário que o profissional procure humanizar a si mesmo, por mudanças, estímulos e treinamentos que sejam implementados de maneira permanente e contínua. De acordo com os autores, é essencial chamar a atenção dos gestores para a importância da implementação de cuidados humanizados e do estabelecimento de programas que possibilitem essa implementação. O cuidar humanizado deve começar por cuidar de quem cuida.[23]

■ A VISITA DOS IRMÃOS

A criança frequentemente é o centro das atenções da família nuclear, e passa a ser um novo membro em que serão depositadas as fantasias, os projetos, as frustrações e as expectativas não só de seus pais, como também de seus irmãos e outros elementos componentes da família.[24] E o que fazer diante da situação na qual o mais novo integrante da família (o bebê) encontra-se doente e hospitalizado?

Tal questionamento, aliado à escuta ativa dos pais sobre o sofrimento e debilidades na dinâmica familiar, foi um disparador para estruturar um plano de ação que atendesse às necessidades familiares e favorecesse o cuidado emocional de modo singular, o que inclui, portanto, os outros filhos, ou seja, os irmãos dos bebês e/ou crianças internados.

Com o aumento crescente de partos realizados na instituição, observamos que tal demanda passou a ser mais recorrente. Os irmãos mais velhos acompanham todo o pe-

Capítulo 32 | Humanização: A Expectativa e a Participação do Familiar na Terapia Intensiva

ríodo gestacional da mãe e, ao nascimento do bebê, têm a curiosidade, expectativa, desejo de conhecer, ficar próximo do irmão e sentir-se parte do contexto vivenciado pela família.

A partir da observação do psicólogo, da solicitação dos pais e do olhar apurado da Equipe de Enfermagem em relação à condição clínica do bebê para receber a visita dos irmãos, é iniciado um trabalho terapêutico com os pais e seus filhos.

Antes de a visita acontecer, é realizada uma abordagem psicológica ao irmão, na qual buscamos conhecer a compreensão desse sobre o adoecimento e a hospitalização do bebê, bem como seus conflitos, sintomas e fantasias frente a todo o processo que passou a experimentar, utilizando-nos de recursos lúdicos adequados à fase de desenvolvimento que se encontra. Conforme acrescenta Aberastury,[25] "a criança é capaz de estruturar, por meio de brinquedos, a representação de seus conflitos básicos, suas principais defesas e fantasias, deixando em evidência o seu funcionamento mental".

Atravessado pela linguagem peculiar do brincar, observa-se sofrimento e desconforto por parte dos irmãos, visto a mudança de suas rotinas, concernentes ao distanciamento e ausência dos pais que permanecem grande parte do tempo no hospital acompanhando o tratamento do bebê doente.

Nos casos em que os pais vêm acompanhados pelo outro filho no horário de visita e não há tempo hábil para realizar a avaliação dentro do processo mencionado, estabelecemos um contato breve e assertivo, no qual se busca identificar o impacto da doença no irmão saudável, seu enfrentamento e manejo da situação.

Cabe salientar que, na ausência do psicólogo que faça uma abordagem técnica da criança, o enfermeiro pode instituir uma conversa para entender a compreensão do irmão e, a partir disso, se posicionar sobre a permissão para a entrada ou não da criança.

Considerando a faixa etária e compreensão equivalente, alguns irmãos demonstram entender que algo diferente aconteceu ao verbalizarem que sabem que o bebê apresenta um "dodói no coração" e que está internado para "consertar o coração". Pode-se dizer que

uma parcela importante demonstra desejo em cuidar do irmão doente e também se sentem valorizados por entender que o mesmo profissional (psicólogo) que está em contato com seu irmão também oferece atenção a eles, conforme confirma a frase de um irmão de 4 anos: "Que legal, tia, você cuida dos irmãos também!".

Após o atendimento com enfoque lúdico, dá-se um retorno aos responsáveis e é acordado sobre a visita ao bebê, que ocorrerá sempre na companhia do pai ou da mãe. Todas as visitas de irmãos são programadas com o enfermeiro da Unidade, com o qual é ajustado um horário específico para recebê-lo, visando poupar o irmão de presenciar procedimentos, exames e avaliações. No caso de pacientes com restrições, o enfermeiro avalia e solicita a autorização médica, se julgar necessário.

Antes de o irmão entrar na Unidade, prudentemente fecha-se a cortina que separa um leito do outro, com a finalidade de preservar esse encontro familiar tão emblemático, além de favorecer que ele mantenha o foco no bebê, minimizando as distrações.

Durante todo o tempo de visita, o psicólogo mantém-se presente, sendo observada a recorrência do fato de alguns irmãos se identificarem com o bebê e reconhecerem-no como sua continuidade, em especial em situações que o parto ocorreu na instituição e na qual a possibilidade de ter o bebê no colo é remota, devido à rotina hospitalar e quadro clínico da criança. Nesse momento, o psicólogo irá favorecer o toque, a conversa, a expressão e fluidez dos sentimentos.

É possível perceber ainda que o vínculo já estabelecido do irmão saudável com o irmão doente, durante o período gestacional da mãe, é atualizado nessa situação; os laços são consolidados e o encontro quase sempre é marcado por muita afetividade e por discursos que confirmam sobre esse sentimento. Seguem alguns fragmentos: "Eu esperei você durante tanto tempo", "Eu te amo e vou rezar para você sair logo daqui", "Você vai ficar bonzinho!", "Fica bom logo pra gente brincar!", entre outros.

Após a visita, é realizado um novo atendimento psicológico com o irmão, no qual nota-se que esse encontro pode: permitir a desmistificação de fantasias acerca do local em que o irmão doente encontra-se hospitalizado; auxiliar na compreensão da condição de adoecimento e no que implica dizer sobre "operar o coração", minimizando curiosidades e conflitos em relação à doença, oportunizando a expressão de seus medos e frustrações.

Em uma pesquisa brasileira, pode-se encontrar dados que solidificam as impressões dos desdobramentos das visitas de irmãos saudáveis aos irmãos hospitalizados, nos quais, "os pais relatam mudanças positivas no comportamento dos irmãos, como diminuição de queixas escolares e desaparecimento de distúrbios psicossomáticos. Eles se sentiram aceitos e integrados".[26]

■ CONFERÊNCIA FAMILIAR

A conferência familiar consiste em uma reunião da equipe multiprofissional composta por médicos, enfermeiros e psicólogo com os pais de crianças hospitalizadas na UTI, cujo quadro apresenta agravamento clínico com piora progressiva e/ou risco de morte, além de prognóstico reservado, e também tem o intuito de reiterar informações sobre a evolução e terapêutica, visando criar um canal acessível de comunicação.

A complexidade, severidade e comorbidades das cardiopatias congênitas apresentadas em alguns quadros e as consequentes mudanças clínicas inesperadas refletem um impacto emocional nos pais, pelo medo da perda, situação disruptiva, sentimento de impotência, frustração e tristeza.

Em casos de poucas possibilidades de resposta à terapêutica curativa e irreversibilidade da patologia, é significativo e pertinente realizar um tratamento que pondere sobre a preservação da dignidade do paciente, que compreenda o alívio da dor e controle de sintomas, e tenha como proposta uma ação paliativa que intenta a diminuição das repercussões negativas da doença sobre o bem--estar do paciente; como consequência, são oferecidos os cuidados ao fim de vida.[27]

Nessa reunião, busca-se identificar as necessidades dos familiares, averiguar a rede de apoio social, avaliar a compreensão sobre suas perspectivas, esclarecer dúvidas e oferecer o aporte de informações pertinentes ao que o momento lhe exige, sempre se debruçando no que os direitos do paciente preveem, dado os devidos ajustamentos por tratar-se de uma criança e a devolutiva ser outorgada à família.

Todo ser humano tem direito à vida e a vivê-la em plenitude e com dignidade, desde o momento do seu nascimento até a sua morte. Para que esse princípio seja aplicado, faz-se necessário o direito a informação: é fundamental que o doente conheça sua doença, sua forma de progressão, seu estágio de evolução e seu prognóstico de vida para que possa exercer o direito às escolhas necessárias com relação aos tratamentos que irá receber. A informação deve ser clara e precisa, porém ser administrada com respeito e atenção aos limites da compreensão e da tolerância emocional do doente.[27]

Em situações de notificação de morte iminente, o psicólogo, após a reunião, através de sua escuta sensível e aliança terapêutica estabelecida com a família, disponibilizará um espaço potencial para que os pais expressem suas emoções, verbalizando sobre o que necessitam naquele momento, o que pode implicar em permanecerem junto ao seu filho (tocar, falar, sofrer o luto de um óbito próximo, expressar lembranças possíveis, desejos e planos) como também em manterem-se a sós e reservados ao contato ou ainda se beneficiarem do atendimento, que em algumas circunstâncias pode viabilizar que o vínculo pais-criança seja ressignificado.

Freud enfatiza com transparência sobre a dificuldade em perder um filho em uma carta endereçada a um amigo, quando recorda sobre a perda da própria filha: "Ainda que saibamos que, logo após a perda, o estado do luto agudo se minimiza, também sabemos que seguiremos inconsoláveis e que jamais encontraremos um substituto. Não importa quando chegará o vazio, ou se chegará plena ou parcialmente; se permanecerá para sempre, ou se trará algo diferente. E, na realidade, é assim que deve ser. É a única maneira de perpetuar esse amor ao qual não queremos renunciar".[28]

A aproximação da morte da criança pode suscitar em alguns pais, cuja crença religiosa é significativa, o desejo em ter a assistência religiosa, que afigura um elemento integrador e uma referência que imprime um sentido espiritual ao que estão vivenciando, auxiliando-os a suportar e enfrentar esse momento de transição. Diante desse anseio da família, é disponibilizado pela instituição apoio religioso, conforme preconiza o *Manual de Padrões de Acreditação da Joint Comission Internacional para Hospitais*[29] e a Lei n. 9.982, que dispõe sobre a prestação de assistência religiosa nas entidades hospitalares públicas e privadas;[30] no entanto, também é permitido à família que traga um representante de seu credo, religiosidade, doutrina ou fé, conferindo assim um cuidado integrado e humanizado aos pais.

■ A MÚSICA COMO ACALANTO

Somando as experiências elencadas, aliadas ao trabalho psicoterapêutico, atualmente contamos com uma dupla de músicos profissionais, que duas vezes por semana apresentam-se para crianças, pais e equipe, cujas observações e reações são expressivas e bastante representativas.

Em levantamento realizado na UTI, dezoito mães observaram em seus bebês, cuja faixa etária era em média de dois meses, que durante a apresentação musical houve melhora na agitação, sono, desconforto, irritabilidade, choro, humor, atenção, ansiedade e aceitação nos cuidados da equipe. Com relação a si mesmas, referiram sentir-se mais alegres, confortadas emocionalmente e seguras em relação ao trabalho da equipe. No que diz respeito à percepção da equipe multidisciplinar, notou-se melhora na pressão arterial, frequência cardíaca, agitação motora, sono, dor, conforto emocional e aceitação nos cuidados.

Com o desenvolvimento do trabalho musical, fomos aos poucos percebendo que a música se inseria numa condição especial que pode ser comparada ao que, na psicanálise winnicottiana,[31] é chamado de *holding*, aqui mencionado; referimo-nos a algo similar que é o acolhimento e sustentação emocional às crianças, pais e equipe, sentida através de acordes musicais originados do dedilhado compassado e da suavidade aveludada da voz, quase sussurrada ao cantar, que ecoa notas serenas e transforma-se em linguagem, e "pela linguagem descobrimos os meios pessoais

de comunicação com o outro, sem o que nos desumanizamos reciprocamente. Isto é, sem comunicação não há humanização. A humanização depende de nossa capacidade de falar e ouvir, do diálogo com nossos semelhantes".[32]

E quando falamos de linguagem ou desenvolvimento dessa, vale destacar a construção de Wilheim,[33] ao referir que "o feto dentro do ambiente uterino ouve o fluxo de sangue da mãe, os batimentos cardíacos dela", bem como os fluidos internos e a voz materna, o que parece assegurar uma afinidade especial com essa, que em sua condição fundante e primária tem "valor enquanto prosódia e musicalidade".[34] De acordo com o que postula o psiquiatra e psicanalista Golse,[35] "o bebê adentra pela linguagem (e pelo pensamento) através da música da voz e organiza seus diferentes fluxos sensoriais através de uma compatibilidade rítmica dos mesmos, o que permitiria estabelecer uma sensação de continuidade psíquica".

A música está intrinsecamente relacionada ao ritmo, que implica em cadência e compasso, silêncio e som, timbre e intensidade, sonoridades que também perfazem o âmbito da UTI infantil de um modo conflitante, através de equipamentos como bomba de infusão e monitor cardíaco, mas que tem como atenuante a melodia harmônica do Saracura, que vem com o objetivo de restaurar o acalanto, aconchego e acolhimento da função materna.

Conforme acrescentam Schroeder & Schroeder "a música é um acontecimento vivo e dinâmico, que se atualiza a cada realização, e não um sistema fechado e inerte... uma mesma realização musical pode ter significados diferentes em situações distintas".[36]

■ CONSIDERAÇÕES FINAIS

Despertar o processo de humanização na UTI Cardiopediátrica/Neonatal não é resultado de uma análise isolada, e sim de um reconhecimento coletivo de muitas vivências concretas no dia-a-dia.

Este trabalho é o resultado constante com pacientes, familiares e profissionais, no qual o único foco é oferecer a melhor forma de prestar uma assistência integral com qualidade individualizada.

As evidências acumuladas mostram o quanto é importante a atenção que se deve oferecer para os pais/familiares dentro de uma Unidade Crítica, pois dessa forma teremos possibilidade de trabalhar cuidadosamente auxiliando nas dúvidas e angústias que muitas vezes não podem ser eliminadas diretamente com médico ou outro profissional.

A equipe de enfermagem possui um papel fundamental, que é o de envolver os pais no cuidado direto com os seus filhos, proporcionando sua participação nos cuidados, onde são necessários para evolução da criança, minimizando procedimentos agressivos e estressantes.

Em suma, humanizar é cristalizar condutas integradoras.... é cuidar... cuidar de si mesmo e do outro, pois afinal o cuidado nos institui e nos tece; é certificar ao paciente-família a segurança do saber técnico aliado às melhores práticas,[37] visando a promoção da saúde; é tratar com excelência que deve ser respaldada por metas efetivas, profícuas e consistentes, que compreendem a postura e atuação de todos os membros da equipe multidisciplinar.

■ REFERÊNCIAS BIBLIOGRÁFICAS

1. Nogare PD. Humanismos e anti-humanismos. 7 ed. Petrópolis: Vozes; 1982.
2. Ferreira AB. Aurélio: o dicionário da Língua Portuguesa. 7 ed. Rio de Janeiro: Nova Fronteira; 2009.
3. Boff L. Saber cuidar: ética do humano – compaixão pela terra. 11 ed. Rio de Janeiro: Vozes; 2009.
4. Ministério da Saúde- Secretária de Assistência à Saúde. Programa Nacional de Humanização da Assistência Hospitalar. Brasília: Ministério da Saúde; 2010.
5. Pessini L, Bertachini L. Humanização e cuidados paliativos. São Paulo: Edições Loyola; 2004.
6. Ferreira L, Vieira CS. A influência do método mãe canguru na recuperação do recém-nascido em Unidade de Terapia Intensiva Neonatal: uma revisão de literatura. Acta Scientiaum Maringá 2003;25(1):41-50.
7. Knobel E. Condutas no paciente grave. 2 ed. São Paulo: Atheneu; 1998.
8. Ferreira JC, Sakita NK, Jurfest ME, et al. Experiência de Grupo de pais em uma Unidade de Terapia Intensiva Neonatal. Pediatria (São Paulo) 2009;31(1):20-25.
9. Koizumi MS, Kamiyama Y, Freitas LA. Percepção dos pacientes de unidade de terapia intensiva: problemas sentidos e expectativas em relação à assistência de enfermagem. Rev Esc Ter Enferm USP 1979;13(2):135-45.
10. Buarque V, Lima MC, Scott RF, et al. O significado do grupo de apoio para a família de recém-nascidos de risco e equipe de profissionais na unidade neonatal. J Pediatr (Rio J.) 2006;82(4):10-16.
11. Salicio DM, Gaiva MA. O significado de humanização da assistência para enfermeiros que atuam em UTI. Rev Eletr Enferm 2006;8(3): 370-6.
12. Sociedade Brasileira de Pediatria 2003. Os 10 passos para a atenção hospitalar humanizada à criança e ao adolescente. Rio de Janeiro: SBP; 2010.
13. Nascimento KC, Erdmann AL. Cuidado transpessoal de enfermagem a seres humanos em Unidade Crítica. Rev Enferm UERJ 2006;14(3): 333-41.
14. Salman LA. Humanização em Unidade de Terapia Intensiva. Trabalho de Conclusão de Curso da 5ª Turma de Pós-Graduação em Medicina Intensiva Adulta. Instituto Terzius e Faculdade Redentor. São José dos Campos: FacRedentor; 2010.
15. Goulart BN, Chiari BM. Humanização das práticas do profissional de saúde: contribuições para reflexão. Ciênc Saúde Col 2010;15(1):255-68.
16. Cintra EA, Nishide VM, Nunes WA. Assistência de enfermagem ao paciente gravemente enfermo. 2 ed. São Paulo: Atheneu; 2003.
17. Vila VS, Rossi LA. O significado cultural do cuidado humanizado em unidade de terapia intensiva: "muito falado e pouco vivido". Rev Latino-Am Enferm 2002;10(2):37-144.
18. BRASIL. Ministério da Saúde. Estatuto da criança e do adolescente. Brasília: Ministério da Saúde; 1991.
19. OMS. Organização Mundial da Saúde. Internacional Classification Of Impairments, Disabilities and Handicaps. A manual of classification relating to the consequences of disease. Genebra; 1980
20. Carreiras MA. A criança com doença crônica, os pais e a equipe terapêutica. Anál Psicol 2000;3(18):280.
21. Kaës R. Realidade psíquica e sofrimento nas instituições. In: Kaës R, Bleger J, Enri-

Capítulo 32 | Humanização: A Expectativa e a Participação do Familiar na Terapia Intensiva

quez E, et al. A instituição e as instituições: estudos psicanalíticos. São Paulo: Casa do Psicólogo; 1991.

22. Vidal JP. O Familiarismo na abordagem "analítica" da Instituição: a instituição ou o romance familiar dos analistas. In: Kaës R, Bleger J, Enriquez E, et al. A Instituição e as instituições: estudos psicanalíticos. São Paulo: Casa do Psicólogo; 1991. p.91.

23. Mello A. Psicossomática e pediatria. In: Mello Filho J. Psicossomática hoje. Porto Alegre: Artes Médicas; 1992. p.195-207.

24. Parahyba EM, Álvares M, Abreu P. Infância e família. In: Mello Filho J, Burd M. Doença e família. São Paulo: Casa do Psicólogo; 2004. p. 205-16.

25. Aberastury A. Teoria y tecnica del psicoanalisis de niños. 6 ed. Buenos Aires: Paidos; 1978.

26. Morsch DS, Delamonica J. Análise das repercussões do programa de acolhimento aos irmãos de bebês internados em UTI Neonatal: "Lembraram-se de mim!". Cien Saúde de Col 2005;10(3):677-87.

27. Academia Nacional de Cuidados Paliativos. Critérios de qualidade para os cuidados paliativos no Brasil. Rio de Janeiro: Diagraphic; 2007. p.11-14

28. Freud S. (1929) Letter to Ludwig Binswanger. In: Frankiel RV. Essential papers on object loss. New York: New York University Press; 1994. p.70.

29. Joint Commission on Accreditation of Healthcare Organizations. CAMH Refreshed Core. January, 1998.

30. Brasil. Ministério da Saúde. Direitos dos usuários dos serviços e das ações de saúde no Brasil: legislação compilada – 1973 a 2006. Brasília (DF): Ministério da Saúde; 2007.

31. Winnicott DW. (1958). O relacionamento inicial entre uma mãe e seu bebê. In: A família e o desenvolvimento individual. São Paulo: Martins Fontes; 2005.

32. Serra J. Manual do Programa Nacional de Humanização da Assistência Hospitalar. Ministério da Saúde, Secretaria de Assistência à Saúde, Série C, Projetos, Programas e Relatórios, no. 20. Disponível em: <http://bvsms.saude.gov.br/publicações/pnhah01.pdf>

33. Wilheim J. O que é psicologia pré-natal? 3 ed. São Paulo: Casa do Psicólogo; 1997.

34. Catão I. O bebê nasce pela boca: voz, sujeito e clínica do autismo São Paulo: Instituto Langage; 2009.

35. Golse B. L´etre bébé. Paris: PUF; 2006.

36. Schroeder S, Schroeder J. As crianças pequenas e seus processos de apropriação da música. Rev ABEM (Londrina) 2011;19(26): 105-8.

37. Kahan B, Goodstadt M. The IDM manual: a guide to the IDM (Interactive Domain Model) best practices approach to better health. 3rd ed. Centre for Health Promotion: University of Toronto, 2005. Disponível em: <http://www.utoronto.ca/chp/download/IDMmanual/IDM_basics_dist05. pdf>. (Acesso em: 16 abr. 2016)

Índice Remissivo

A

Absenteísmo, 7
Aceitabilidade, 8
Acesso venoso, 287
Ácido
   acetilsalicílico, 392
   fólico, 213
Acolhimento
   dos pais/familiares, 420
   e recepção no centro cirúrgico, 19
Acomodações para o paciente pediátrico, 99
Acompanhamento
   após correção cirúrgica, 41
   de temperatura corporal, 138
   do débito urinário, 138
   do ganho ponderal na gestação, 65
   nutricional, 65
   psicológico no parto, 67
Acreditação, 9
Adenosina, 389
Admissão
   do paciente, 92
   na hemodinâmica/radiologia
     intervencionista, 31
Agendamento, 29
Alcalose, 241
Alimentação pela via oral, 363
Alprostadil, 389
Alta da UTI para a unidade, 105
Alto volume residual gástrico, 368, 369
Ambrisentan (Volibris/Letairis), 250
Ambulatório de cardiopediatria, 107
   estrutura, 107
     de recursos humanos, 109
     física, 108
     organizacional, 108
Amenorex, 232
Aminas em infusão contínua, 296
Amiodarona, 388
Âmnio, 115

Analgesia, 348
Anatomia cardíaca, 120
Anemia, 294
Angiografia pulmonar hipertensão arterial
   pulmonar, 244
Angioplastia
   com cateter balão, 149
     para correção da coarctação, 148
   com *patch* Dacron, 151
Angiorressonância com o contraste
   gadolíneo, 45
Angiotomografia do coração
   coarctação da aorta, 145
     em recém-nascido, 300
Anomalia(s)
   cardiovasculares associadas, 208
   de Ebstein, 280
   do retorno venoso e sistêmico pulmonar,
     41
Ansiedade, 372
Antagonistas dos receptores da endotelina,
   249
Anticoagulantes, 245
Aorta, 121
   dorsal, 114, 115
   e colaterais, 52
Apartamento, 88
Apoio social, 69
Aprendizado, 79
Aquecedor, 31
Arco(s) aórtico(s), 115
   direito, 208
   interrupção, 52
Armário de brinquedos, 20
Arritmias cardíacas, 277
   correlação do tipo de cardiopatia
     congênita e, 280
   eletrocardiograma, 277
   monitorização do ECG, 280
   participação da família, 287

430 Enfermagem em Cardiopatias Congênitas – Neonatal e Pediátrica

secundárias à dilatação atrial direita, 134

Artéria(s)
  coronária(s)
    direita, 124
    esquerda, 124
    proximais, 208
  intersegmentares dorsais, 115
  pulmonares, 53
  umbilical, 115
  vitelina, 115

Aspiração, risco de, 154, 166, 201, 257

Assistência de enfermagem, 44, 186
  do preparo à alta do laboratório de hemodinâmica, 29
  na realização de exames, 35
  na segurança do paciente na ressonância magnética, 47
  no intraoperatório, 25
  no quilotórax, 310
  para realizar o ecotransesofágico, 41

Atresia
  pulmonar, 191
    com septo ventricular íntegro, 191, 193
    não íntegro, 191
  tricúspide, 45, 195

Átrio(s), 116
  aumentados, 290
  direito, 121, 122, 123
  esquerdo, 121, 122
  primitivo, 114, 116

Atriosseptostomia, 254

Aulas teórico/prática, 78

Aurícula direita, 118

Automaticidade, 124

Automatismo, 277

Avaliação, 4
  clínica, 29
  de enfermagem, 30
  de exames pré-operatórios, 29
  ecocardiográfica das causas cardíacas de hipertensão pulmonar, 243
  estrutural das cardiopatias congênitas, 52
  neurológica, 163
  pré-anestésica, 30
  venosa, 53

Avulsos, 19

B

Backup manual, 339

Balanço hídrico, 164, 346, 361

Baqueteamento digital, 161

Benfluorex, 234

Beraprost, 248

Bloqueadores de canal de cálcio, 247, 253

Bloqueio AV, 281
  de alto grau, 282
  de primeiro grau, 281
  de segundo grau, 281
    tipo Mobitz I, 281
    tipo Mobitz II, 281
  de terceiro grau e dissociação AV, 282

Bomba
  centrífuga, 339
    e *backup*, 348
  de heparina, 348
  injetora de contraste, 31

Bosentana, 254, 391

Bradicardia, 264, 281

Brinquedoteca, 90, 91

Bulbo cardíaco, 114, 116, 117

C

Caixa(s)
  cirúrgicas de instrumentas, 15
  de material delicado, 19
  padrão, 12
  perfusão
    infantil, 18
    neonatal, 19
  vascular, 18

Calibre do Button, 358

Câmaras cardíacas, 121

Canal
  arterial, 293
  atrioventricular, 114, 116
    direito, 116, 117
    esquerdo, 116, 117

Cânulas, 339

Captopril, 390

Cardiogênese, 114

Cardiomegalia, 43

Cardiopatia congênita, 45, 297, 385
  avaliação de, 51
  comunicação
    interatrial, 300
    interventricular, 300
  enfermagem do centro cirúrgico e, 25

Carro de insumos da farmácia, 14

Cateter
  central
    de curta permanência, 359

de inserção periférica (PICC), 359
umbilical, 360
venoso, 164
central, 164
não tunelizado, 359
de longa permanência semi-
implantado ou tunelizado, 360
Cateterismo cardíaco, 29, 134, 137
coarctação da aorta, 145
cuidados
na admissão e transprocedimento
no setor de hemodinâmica, 31
pós-procedimento hemodinâmico,
34
diagnóstico, 29
direito hipertensão arterial pulmonar, 245
intervencionista, 29, 41
pré-procedimento hemodinâmico, 29
tetralogia de Fallot, 161
truncus arteriosus communis, 212
Cavidade amniótica, 115
Central de material e esterilização (CME), 12
Centro
cirúrgico, 11
de diagnóstico, 35
Cetamina, 393
Checklist para cirurgia cardíaca congênita, 22
Choque, 258
séptico, 312, 314
Cintilografia
cardíaca com gálio-67, 57
de inalação ou ventilação pulmonar, 58
miocárdica, 60
pulmonar, 58
de ventilação-perfusão, 58
hipertensão arterial pulmonar, 243
Circulação
cardíaca, 123
coronariana, 52
em sala de procedimento, 32
Cirurgia
cardíaca, 11
montagem da sala, 12
congênita, *checklist* para, 22
de Fontan, 46
de Glenn e Fontan, 54
de Glenn/Norwood Glenn, 46, 184
de Jatene, 54
de retalho da subclávia, 151
segura, 20

Coarctação da aorta, 44, 141
adulto, 142
associada à transposição das grandes
artérias, 147
associada ao defeito do septo ventricular,
146
associada com aneurisma do polígono de
Willis, 147
avaliando a criança cardiopata com
coartação de aorta, 152
comorbidades, 151
ductal, 142
embriologia, 142
etiologia, 142
fisiopatologia, 143
indicação de cirurgia para correção de
hipoplasia do arco transverso, 145
infantil, 141
insuficiência cardíaca congestiva e, 300
pós-correção, 151
pós-ductal, 142
pré-ductal, 142
Código
amarelo no P 123 610, 399
amarelo pediátrico, 399
azul no P 123 610, 400
azul pediátrico, 400
Colaboradores de enfermagem, 31
Coma hiperglicêmico, 375
Complexo QRS, 277
Comportamento, 79
Composição dos leitos, 99
Comprometimento
circulatório, 400
neurológico, 400
respiratório, 400
Comunicação
interatrial, 132, 133, 280, 293
tipo *ostium secundum*, 132
interventricular, 41, 131, 135, 159, 161,
280, 293
duplamente relacionada, 41
grande, 136
moderada, 136
pequena, 136
Condutividade, 124, 277
Conferência familiar, 424
Conforto médico, 101
Constipação, 166
Contaminação da fórmula, 375

432 Enfermagem em Cardiopatias Congênitas – Neonatal e Pediátrica

Contratilidade, 124, 277
 ventricular, 127
Controle
 de sangramento, 347
 dos sinais vitais, 344
 laboratorial, 138
Copa para colaboradores, 101
Coração, 115, 121
 com sistema de condução, 118
 dilatado, 290
 em forma de bota, 44
 fatores que influenciam o tamanho
  aparente, 43
 normal, 290
   anatomia e fisiologia do, 119
 origem e propagação do impulso elétrico
  através do, 36
 primitivo, 120
 tamanho, 43
 univentricular, 54
Cordão umbilical, 115
Córion, 115
Coronária especial, 18
Correção cirúrgica da coarctação, 150
Coxins endocárdicos, 116
 dorsal e ventral, 114
 fundidos, 116
Crises
 convulsivas, 343
 de hipóxia, 161
Crista
 bulbar, 117
 terminal, 114
 truncal, 117
Cuidado(s)
 de enfermagem e segurança
   cintilografia
   com gálio-67, 58
   pulmonar com ventilação e
    perfusão, 59
   tomografia com sedação, 54
 humanizado, 32
 integrado, 3, 4
Curativos, 347
Cúspides ou folhetos das válvulas mitral e
 tricúspide, 122
Custo(s)
 fixo, 8
 semivariáveis, 8
 variáveis, 8

D

Débito cardíaco, 126
 diminuído, 152, 200, 256, 272, 303
 do septo
   atrial, 41, 132, 133
   parcial, 293
   total, 293
   atrioventricular, 41, 131
   ventricular, 135
 urinário, 346
Deficiência de ácidos graxos, 377
Densidade
 de infecção
   de corrente sanguínea
    laboratorialmente confirmada, 5
   do trato urinário associada à sonda
    vesical de demora, 5
 de pneumonia associada à ventilação
  mecânica, 5
Dependência, 372
Depósito de material de limpeza (DML), 101
Depressão, 372
Derivações precordiais e periférica, 279
Desempenho
 cardiovascular, 164
 hemodinâmico, 164
 renal, 164
 respiratório, 163
Desequilíbrio
 do volume de líquidos, 271
 eletrolítico, 155
 na temperatura corporal, 165, 200
Desfibrilador, 31
Deslocamento
 da sonda enteral, 368
 do cateter, 373
Desnutrição, 354
Desobstrução ineficaz de vias aéreas, 165,
 258, 303
Despolarização, 126
Dexmedetomidina, 393
Dextroposição da aorta, 159
Diabetes, 214
Diálise
 indicações de, 325
 peritoneal, 328, 331
Diarreia, 166, 370
Digitálicos, 295
Digoxina, 245
Disfunção

Índice Remissivo **433**

orgânica pediátrica, 314
renal, 268
sisto-diastólica esquerda, 134
ventricular direita sistólica, 134
Displasia broncopulmonar, 231, 232
Dispositivos
de assistência ventricular, 255
em terapia nutricional
enteral, 378
parenteral, 378
para administração da terapia nutricional
em pediatria, 356
parenteral, 359
Distância foco-filme, 43
Distensão abdominal, flatulência, 369
Diurese, 105
Diuréticos, 245, 296
DML (Depósito de Material de
Limpeza), 101
Dobutamina, 385
Doença
de Ebstein da válvula tricúspide, 44
pulmonar venosa obstrutiva, 232
hemangiomatose capilar pulmonar
e, 231
vascular pulmonar, 134
Dopamina, 386
Doppler
contínuo, 38
pulsátil, 38
Dor aguda, 154, 166
Doses de radiação, 50
Drenagem
anômala das veias pulmonar total
(DAVPT), 217, 218
anatomia, 217
assistência de enfermagem, 223
diagnóstico
médico, 222
de enfermagem na cardiopatia
congênita, 223
ecocardiograma, 222
eletrocardiograma, 222
estudo hemodinâmico, 220
exames complementares, 219
fisiopatologia, 219
intervenções de enfermagem ao
paciente, 224
manifestações clínicas, 219
papel da família, 224
tipo I supracardíaco, 218

tipo II cardíaco, 218
tipo III infracardíaco, 218
tipo IV misto, 218
tratamento
cirúrgico, 223
clínico, 223
paliativo, 223
postural, 412
venosa pulmonar anômala
parcial (DVPAP), 217
total (DVPAT), 217
Drenos, 346
torácicos, 164
Ducto torácico anatomia do, 307

E

E-learning, 78
ECMO (Extracorporeal Membrane
Oxigenation), 335
anticoagulação, 341
assistência de enfermagem, 344
balanço hidroeletrolítico, 342
complicações, 343
componentes da, 338
contraindicações, 338
critérios para interrupção da assistência,
338
desmame da assistência circulatória, 343
exames, 342
instalação e manejo da assistência
circulatória, 340
medidas de pressão, 340
posicionamento, 341
reposição de hemoderivados, 342
resultados, 349
sedação e analgesia, 341
tipos de assistência, 335
troca de curativos, 342
venoarterial, 335
venovenosa, 336
Ecocardiografia
em cardiopatias congênitas, 40
transesofágica (ETE), 40
contraindicações, 41
absolutas, 41
relativas, 41
tridimensional de nova geração (3D em
tempo real ou RT-3DE), 39
truncus arteriosus communis, 211
Ecocardiograma, 38, 134
bidimensional, 137

Enfermagem em Cardiopatias Congênitas – Neonatal e Pediátrica

coarctação da aorta, 144
  fetal, 143
drenagem anômala total das veias
  pulmonares, 222
hipertensão arterial pulmonar, 242
tetralogia de Fallot, 161
Educação permanente, 73
  em saúde importância da, 74
  integração para gestão e desenvolvimento
    na saúde, 76
  para implementação de processos
    contínuos de qualidade na assistência
    de enfermagem, 77
  prática da, 77
Efeito(s)
  físicos do campo magnético nos
    dispositivos cardiovasculares
    implantados, 46
  rebote, 253
Efetividade, 8
Eficácia, 8
Eficiência, 8
Eixo elétrico, 279
Eletrocardiograma, 35, 134
  arritmias cardíacas, 277
  coarctação da aorta, 144
  drenagem anômala total das veias
    pulmonares, 222
  hipertensão arterial pulmonar, 242
  insuficiência cardíaca congestiva
    (ICC), 292
  normal recém-nascido, 36
  tetralogia de Fallot, 161
  truncus arteriosus communis, 211
Embolia gasosa, 373
Embriologia cardíaca, 113
Enfermagem, 64
  no atendimento à gestante, 65
Enfermaria, 87
Enfermeiro da cardiopediatria, 6
Engenharia clínica, 102
Entupimento do cateter, 373
Enzima fosfodiesterase 5 (PG5), 237
Epinefrina, 387
Epoprostenol, 247, 248
Equidade, 9
Equilíbrio, 167
Equipamentos, 30
Equipe de fisioterapia 24 horas, 102
Eritrocitose secundária, 240
Esmolol, 388

Espironolactona, 391
Esteatose hepática, 377
Estenose
  aórtica, 293
  da válvula
    aórtica, 44
    pulmonar, 44
  insuficiência da válvula aórtica e, 236
  mitral, 293
  pulmonar, 161, 293
Estímulo elétrico do coração, 36
Estudo ecocardiográfico
  bidimensional com mapeamento de fluxo
    a cores e Doppler insuficiência cardíaca
    congestiva (ICC), 291
  com Doppler, 38, 39
Esvaziamento gástrico lentificado, 369
Evolução, 4
Exame físico, 345
Excitabilidade, 124
Exercícios, 294
Expectativa
  do acolhimento e participação dos pais/
    familiares, 420
  sobre o ambiente da unidade de terapia
    intensiva, 421
  sobre o profissional de enfermagem, 422
Expurgo, 88, 101
Extravasamento de NP, 374

F

Falência
  cardíaca, 337
  respiratória, 337
Família e a criança hospitalizada, 418
Farmacêutico, 102
Farol
  amarelo, 412
  verde, 412
  vermelho, 412
Febre, 294
Fechamento interventricular (CIV) por
  colocação de próteses, 41
Feixe(s)
  de His, 36, 125
  de Purking, 117
Fenfluramina, 233
Fenilpropanolamina, 234
Fenômeno de Wenckebach, 281
Fentanila, 392
Ferramenta(s)

para avaliação do treinamento, 78
Strong Kids, 361
Fibras de Purkinje, 36, 118
Fibrilação atrial, 284
Fisiologia cardíaca, 125
Fisiologia relacionada à condução do estímulo elétrico, 125
Fisioterapia, 409
motora, 412
na reabilitação da criança com cardiopatia congênita, 409
respiratória, 410
frequência, 412
Flutter atrial, 283
Fluxo de gás, 349
Foco atrial ectópico, 284
Foramen primum, 116
Fórmula infantil
à base de proteína de soja, 355
acidificada, 355
antirregurgitação, 355
de prematuro, 355
de transição, 355
elementar, 355
enterais, 354
especial, 355
extensamente hidrolisada, 355
hidrolisada, 355
hipoalergênica, 355
isenta de lactose, 355
Formulários do programa de congênitos do IQIC, 24
Frequência
cardíaca, 36, 127
respiratória, 264
Funções hepáticas, alterações das, 371

G

Ganho energético-proteico, 361
Gasometria arterial
hipertensão arterial pulmonar, 242
insuficiência cardíaca congestiva, 292
Gastroenterocolite, 370, 371
Geleia cardíaca, 114
Gestão
da assistência, 4
da unidade de cardiopatia congênita neonatal e pediátrica, 3
de pessoas, 5, 7
de qualidade, 8
do cuidado à gestante na unidade fetal, 63

Glicemia instável, 155, 272
Gradiente de pressão transmembrana, 340

H

Hemangiomatose do capilar pulmonar, 232
Hemodinâmica, 126
Hemofiltro, 339, 348
Hemograma, albumina sérica, ureia e creatinina, 292
Hemólise, 343
Hemorragia intracraniana, 343
Hemotórax, 372
Hérnia diafragmática congênita, 231, 232
Hidralazina, 390
Hidrato de cloral, 393
Higiene
brônquica, 411
ocular e oral, 345
Hipercapnia, 371, 376
Hiperfluxo pulmonar, 211
Hiperglicemia, 371, 376
Hipertensão arterial pulmonar (PAH), 229, 230, 294, 343, 390
após correção cirúrgica, 238
associada com doença cardíaca congênita, 231
associada com pequenos defeitos cardíacos, 238
associada com *shunts* cardíacos congênitos, 237
associada com *shunts* sistêmico-pulmonares, 238
com mecanismos pouco claros e/ou multifatoriais, 231
definição e classificação, 229
devido à doença cardíaca esquerda, 231
devido à doença pulmonar e/ou hipoxêmica, 231
familiar, 232
hereditária, 231, 232
idiopática, 231
no pós-operatório de correção de cardiopatia congênita tratamento com NO na, 253
no recém-nascido uso de NO no tratamento de, 252
persistente, 231
no neonato (HPPN), 240
secundária à
disfunção diastólica do VE, 235
disfunção sistólica do VE, 235

doença valvular do coração
esquerdo, 236
tromboembólica crônica, 231
Hipertermia, 153
Hipertireoidismo, 294
Hipertrofia ventricular, 159
Hiperventilação, 241
Hipervolemia, 294
Hipoglicemia, 376
Hipoplasia
do arco transverso, 145
do coração esquerdo, 54
Hipovolemia, 343
Hipóxia, 161
Horas/treinamento/homem, 7
Humanização, 417
dentro de uma UTI, 418
no centro cirúrgico, 19

I

Iloprost, 248
Imobilidade do paciente, 31
Impulso elétrico do coração, 36
origem e propagação, 36
Indicadores
assistenciais, 9
de treinamento, 80
Índice
de dieta enteral infundida, 5
de nutrição parenteral infundida, 5
de perda de acesso enteral na pediatria, 5
de perda de sonda enteral, 5
de reintubação em criança, 5
Infecção(ões), 154, 155, 166, 257, 201, 270,
312, 313, 343
do cateter, 374, 375
da corrente sanguínea relacionadas ao
cateter vascular central, 321
do sítio cirúrgico, 322
do trato urinário associadas à sondagem
vesical de demora, 322
Ingestão oral insuficiente, 354
Inibidores da fosfodiesterase, 296
tipo-5 (PDE-5), 250
Insuficiência
cardíaca, 390
aguda, 325
classificação, 325
definição, 325
fisiopatologia, 326
quadro clínico e diagnóstico, 327

tratamento, 327
conservador, 328
congestiva (ICC), 289
cuidados de enfermagem e
participação da família, 302
diagnóstico, 291
divisão das cardiopatias em relação
às características clínicas, 297
em cardiopatas congênitos e
indicação cirúrgica, 299
tratamento
medicamentoso, 294
não medicamentoso, 292
renal, 344
Integridade da pele prejudicada, 165, 200
Interação entre pacientes e trabalhadores da
enfermagem, 4
Internação
cardiopediátrica, 86
Internação
de uma criança, 85
para acompanhamento clínico, 93
pós-operatório, 93
pré-operatória e cateterismo cardíaco, 93
pré-parto, 92
Intervalo
PR, 277
QT, 278
Intervenção de enfermagem nas atresias
pulmonar e tricúspide, 197
Intolerância à atividade, 304
Intubação, 25
IQIC Team, 24
Irritação
da pele e escoriação ao redor da ostomia,
368
nasofaríngea, nasolabial, 368
Isoprenalina, 388

J

Jejum, 29

K

Kit de material e medicamentos, 15

L

Lactário, 90
Lactente, 37
Legitimidade, 8
Leito

de isolamento, 100
semicrítico, 88
Lesão(ões)
de pele, hidratação e prevenção de, 346
renal aguda (LRA), 325
Levantamento de dados, 4
Ligadura do ducto torácico, 309

M

Manual de Acreditação Hospitalar, 5
Manuseio da via de acesso percutâneo e
retirada de introdutor, 34
Manutenção
da sonda nasogástrica em sifonagem, 138
do cateter venoso central, 138
ineficaz da saúde, 165, 200
Mapeamento
de fluxo em cores, 38
por perfusão, 58
Máquina PYXIS, 101
Marca-passo, 287
Máscara de hidrocoloide, 413
Medicina nuclear, 56
Melhoria contínua da qualidade, 77
Membrana de oxigenação extracorpórea
(ECMO), 252, 335
anticoagulação, 341
assistência de enfermagem, 344
balanço hidroeletrolítico, 342
complicações, 343
componentes da, 338
contraindicações, 338
critérios para interrupção da assistência,
338
desmame da assistência circulatória, 343
exames, 342
instalação e manejo da assistência
circulatória, 340
medidas de pressão, 340
posicionamento, 341
reposição de hemoderivados, 342
resultados, 349
sedação e analgesia, 341
tipos de assistência, 335
troca de curativos, 342
venoarterial, 335
venovenosa, 336
Menocil, 232
Mesas auxiliares, 16
com materiais avulsos, 15
Metas internacionais de segurança, 31

Midazolam, 392
Milrinona, 241, 386
Miocárdio, 124
Modulação perioperatória das citocinas, 268
Monitorização, 34
da oximetria de pulso, 138
da pressão
arterial sistólica, diastólica e média
(PAM), 138
de átrio direito (AD), 138
venosa central (PVC), 138
do ritmo cardíaco, 138
Montagem padrão
da mesa cirúrgica para recebimento da
criança, 17
de bombas para infusão de fármacos, e
soroterapia aquecida, 16
para anestesia geral, 16
Música, 425

N

NAS (Nursing Activities Score), 6
Náusea e vômitos, 369
Nitroprussiato de sódio, 387
Nó
atrioventricular (AV), 36, 118, 125
sinoatrial (SA), 36, 117, 118, 124
Norepinefrina, 386
Nutrição, 65, 102
enteral, 365, 379
parenteral, 356, 365, 379
periférica, 356
total, 356

O

Observação, 4
Obstipação, 369
Obstrução
da via de saída do ventrículo direito, 159
do acesso enteral, 367, 368
funcional do fluxo sanguíneo pulmonar,
240
Onda
P, 277
T, 37, 278
U, 278
Operação de Blalock Taussig, 193
Orientação
aos pais e familiares, 32
de passagem de plantão, 78

438 Enfermagem em Cardiopatias Congênitas – Neonatal e Pediátrica

Óstio
coronário, 124
das veias cavas superior e inferior, 114
Otimização, 8
Óxido nítrico, 237, 241, 252
Oxigenador, 339, 348
Oxigênio, 245
Oxigenoterapia, 239

P

Padrão
ineficaz de alimentação do lactente, 166
respiratório ineficaz, 156, 166, 200,
201, 223, 258
Parada cardíaca, 344
Parênquima pulmonar, 240
Participação da família, 93
Parto, 67
Passagem de plantão, 34
Peptídeos natriuréticos, 250
Percussão, 411
Perfusão
gastrintestinal ineficaz, 153
miocárdica, 124
renal ineficaz, 153, 166, 200, 272, 304
tecidual/tissular
cardíaca diminuída, 166, 304
periférica ineficaz, 153, 271
cerebral ineficaz, 257, 273, 304
Persistência do canal arterial, 131
Planejamento, 4
Pneumonia
aspirativa, 371, 372
associada à ventilação mecânica (PAV),
321
Pneumotórax, 372
Policitemia, 161
Polígrafo, 31
Pós-carga, 127
Pós-cateterismo cardíaco diagnóstico ou
procedimento, 105
Pós-operatório de cirurgia cardíaca, 103
Posicionamento, 346
Posto
administrativo, 88
de enfermagem, 88
Pré-carga, 127
Preparo do paciente
para administração de contraste, 50
para procedimento hemodinâmico, 32
Pressão

de acesso, 340
pós-oxigenador, 340
pré-oxigenador, 340
de atriais, 104
1º arco aórtico, 114
Procedimento(s)
de Fontan com tubo extracardíaco com
fenestração, 186
de Norwood, 54, 183
Glenn, 185
hemodinâmico Rashkind, 181
híbrido, 182
para realização de eletrocardiograma, 37
técnicos e de comunicação, 4
Propranolol, 391
Prostaciclinas, 241
Prostanoides, 247, 250
Proteção
da incisão cirúrgica com curativo plástico,
138
do fio de marca-passo, 138
radiológica, 51
Protocolo para Cirurgia do Ministério da
Saúde/Anvisa, 21
Psicologia, 66, 68, 406
Pulmão, 43

Q

Qualidade, 9, 77
Queda, risco de, 156, 167, 201
Quilo, composição do, 307
Quilotórax, 307
assistência de enfermagem no, 310
causas de, 308

R

RACHS-1, categorias de risco, 23
Radiografia, 43
de tórax, 42
coarctação da aorta, 144
insuficiência cardíaca congestiva,
291
tetralogia de Fallot, 161
truncus arteriosus communis, 211
divergência dos, 43
pulmonar, hipertensão arterial pulmonar,
242
Radiologia, 42
Ramo
AV, 118
esquerdo, 118
Reação, 79

Recém-nascidos de gestantes do programa da Medicina Fetal, 105
Recepção e sala de espera, 100
Recuperação, 34
    pós-operatória retardada, 273
Recursos financeiros, 7
Redução do leito vascular pulmonar, 240
Reentrada
    no nó AV, 284
    por via acessória, 284
Registro ECG em 12 derivações, 278
Relaxantes musculares, 241
Repolarização, 126
Resfriamento, 287
Resposta
    alérgica, 153
    disfuncional ao desmame ventilatório, 272
Ressonância magnética (RNM), 44, 45
    coarctação da aorta, 145
    hipertensão arterial pulmonar, 244
Resultado, 79
Retorno venoso, 114
Reunião semanal com os pais das crianças internadas na unidade de terapia intensiva, 403
Risco
    de aspiração, 154, 166, 201, 257
    de choque, 258
    de desequilíbrio
        do volume de líquidos, 271
        eletrolítico, 155
        na temperatura corporal, 165, 200
    de glicemia instável, 155, 272
    de infecção, 154, 155, 166, 201, 257, 270
    de perfusão
        gastrintestinal ineficaz, 153
        renal ineficaz, 153, 166, 200, 272, 304
        tecidual/tissular
        cardíaca diminuída, 166, 304
        cerebral ineficaz, 257, 273, 304
        periférica ineficaz, 153, 271
    de queda, 156, 167, 201
    de resposta alérgica, 153
    de sangramento, 154, 166, 200, 270, 271
Ritmo sinusal, 36
Rotatividade, 7, 102
Rouparia setorial, 101

S

Saco
    aórtico, 114, 115
    vitelino, 115

SAE (Sistematização da Assistência de Enfermagem), 4
Sala
    chefia de enfermagem, 101
    cirúrgica, 13, 14, 17
    da chefia médica, 101
    das voluntárias, 90
    de coleta de leite humano, 89
    de materiais, 88
        respiratórios e instrumentais, 101
    de procedimentos, 89
    de reunião, 101
    médica, 89
    para coleta de lixos, 101
Sangramento, 154, 166, 200, 270, 271
    no pós-operatório, 104
Saturação de oxigênio, 414
Secretaria, 101
Sedação, 348
Segmento ST, 277
Seio venoso, 114, 115, 116
Sepse, 208, 312, 313
    grave, 311, 312, 314
        definição, 312
    pediátrica, 313
    tratamento da, 318
Septação
    do bulbo cardíaco e do tronco arterial, 116, 117
    do canal atrioventricular, 116
    do coração, 115
Septicemia, 313
Septo
    aorticopulmonar, 116, 117
    formação dos, 115
    interatrial, 121
    interventricular, 117, 118
        em desenvolvimento, 116
Septum primum, 116
Serviço
    de psicologia, 102
    social, 69, 71, 102, 408
Shunt sistêmico-pulmonar, 237
Sildenafil, 241, 251, 390
Simulação prática
    em laboratório, 78
    na área assistencial, 78
Síndrome
    da hipoplasia do coração, 147
        esquerdo (SHCE), 179
    da realimentação, 377

da resposta inflamatória sistêmica, 263,
312, 313
cuidados de enfermagem, 320
definição, 264
diagnósticos e intervenções de
enfermagem, 269
fisiopatologia, 265, 316
quadro clínico, 266, 317
tratamento clínico, 269
da válvula pulmonar ausente, 44
de disfunção de múltiplos órgãos
(SDMO), 312
de Down, 239
de Eisenmenger, 237, 238, 239
de Turner, 148
do baixo débito cardíaco, 267
do estresse respiratório, 267
do roubo celular, 377
séptica, 313
Sinus venarum, 114
Sinusite aguda, rinite e colonização da
cavidade oral por fungos ou bactérias, 368
Sistema(s)
cardiovascular
formação embrionária do, 119
funções, 120
primitivo, 115
de alimentação elétrica, 105
de assistência, 4
de condução do coração, 36, 117, 277
estimulação cardíaca e, 124
de troca de calor, 339
nervoso parassimpático, 125
PIRO, 315
prostaglandina (PG), 237
Sistematização do cuidado de enfermagem
na terapia nutricional, 360
Sitaxentan (Thelin), 249
Situs atrial, 41
Sonda
de gastrostomia, 358
de baixo perfil ou Button, 358
de jejunostomia, 358, 359
enteral pediátrica dupla, 357
reposição de, 358
Sopro sistólico, 161
Sulfato de magnésio, 241
Suporte
extracorpóreo, 255
mecânico de assistência ventricular, 255

T

Tadalafil, 252
Tamanho do coração, 43
Tapotagem, 411
Taquicardia, 264, 282
atrial, 282, 283
juncional, 285
supraventricular, 284
ventricular
monomórfica, 285
polimórfica, 286
Taxa
de adesão à higiene das mãos, 5
de utilização de cateter venoso central, 5
Técnica(s)
de gradiente eco na RM, 46
fisioterapêuticas usadas em crianças, 411
Técnico de enfermagem, 6
Temperatura, 105
Teoria
do tecido ductal, 142
hemodinâmica, 142
Terapia
de substituição renal, 328, 330
contínua, 329, 331
durante a ECMO, 330
nutricional, 353
enteral, 363
parenteral, 363
planejamento educacional na, 380
sistematização do cuidado de
enfermagem na, 360
Termorregulação ineficaz, 270
Teste
de função pulmonar, 242
do coraçãozinho, 214
Tetralogia de Fallot, 44, 46, 159, 280
aspectos embriológicos, 160
Blalock-Taussig
clássico, 162
modificado, 162
shunt, 163
correção paliativa, 162
diagnósticos de enfermagem, 165
fisiologia, 160
insuficiência cardíaca congestiva e, 300
orientações de alta hospitalar, 165
participação da família, 164
tratamento cirúrgico correção total, 162
Time de resposta rápida (TRR), 395

participação da família, 402
pediátrico, 396
Timo, 43
Tipagem sanguínea e reserva de sangue, 29
Tomografia computadorizada (TC), 49
avaliação pós-operatória, 53
de alta resolução, hipertensão arterial
pulmonar, 244
evolução da, 49
multidetectores cardíaca, 50
Tônus pulmonar, 237
Tórax, 43
Torsades de points, 286
Toxic rapeseed oil, 233
Transferência de outros serviços, 105
Transporte de pacientes, 101
Transposição das grandes artérias, 46, 54, 169
cuidados de enfermagem
no pré-operatório, 173, 174
no pós-operatório tardio, 175
fisiopatologia, 169
intervenção de, 175
manejo
fetal, 180
pós-natal, 181
morfologia e fisiologia, 180
orientação de alta, 176
participação da família, 175
quadro clínico e exame físico, 170
tratamento, 171
Treinamento
in loco, 78
setorial assistencial, 78
Trepostinil, 248
Triagem nutricional, 361
Troca de gases prejudicada, 256
Trocador de calor, 348
Tromboembolismo pulmonar, 58
Trombose
do circuito e/ou da membrana, 341
venosa, 373
Tronco
arterial, 208
arterioso, 114, 116, 117
pulmonar, 117, 121
Truncus arteriosus communis, 205
apresentação clínica, 210
causas, 205
classificação, 207
diagnóstico
clínico, 211
diferencial, 212

embriologia, 206
exames complementares, 211
fisiopatologia, 210
intervenções de enfermagem, 213
mortalidade e morbidade, 209
prevalência, 208
prognóstico, 213
terapêutica, 212
Tubos e conectores, 339

U

Ultrassom morfológico, 214
Ultrassonografia de abdome hipertensão
arterial pulmonar, 245
Unidade de internação pediátrica, 85
descrição, 87
estrutura física, 86
fluxos de atendimento, 92
Unidade de Terapia Intensiva (UTI), 30, 73
cardiopediátrica, 97, 99
critérios de admissão, 103
dependências, 99
histórico, 98
localização, 99
neonatal, 99
permanência da criança na, 105
planejamento de uma, 98
recursos
humanos, 101
tecnológicos, 102
reunião semanal com os pais das
crianças internadas, 403
serviços de apoio à disposição 24
horas, 103
treinamento, 105
Unidade fetal do hospital do coração, 68

V

Vacinação, 213
Válvula(s)
aórtica, 122
bicúspide (BAV), 146
atrioventriculares, 122
cardíacas, 122
mitral, 122
pulmonar, 122
semilunares, 123
sinoatrial, 114, 116
no orifício do seio venoso, 116
tricúspide, 122

Vardenafil, 252
Vascularização pulmonar
   aumentada, 44
   diminuída, 44
Vasodilatadores, 297
   pulmonares, 241
Veia(s)
   cardinais, 115
      anterior, 115,
      comum, 114, 115
      posterior, 115
   cava
      inferior, 117, 121
      superior, 121
   formação das, 115
   pulmonar, 41, 115, 121
   umbilical, 115
   vitelina, 115

Ventilação
   espontânea prejudicada, 258
   mecânica, 174
      invasiva, 411
      não invasiva, 411, 413
Ventrículo(s), 114, 117, 121
   aumentados, 290
   direito, 118, 121, 122
   esquerdo, 118, 121, 122
   primitivo, 116
Via(s)
   aéreas, 346
   de sinalização intracelular do óxido
      nítrico, 250
Vibração, 412
Visita dos irmãos, 422